Rolf Haubl

Franziska Lamott

(Hg.)

Handbuch Gruppenanalyse

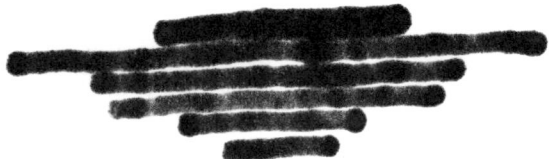

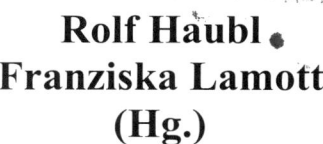

Rolf Haubl
Franziska Lamott
(Hg.)

Handbuch Gruppenanalyse

Mit Beiträgen von Birgitt Ballhausen-Scharf, Benjamin Bardé,
Bernd Böttger, Elke Böttger, Andrea Eckert, Günther Franzen,
Marlene Greussing, Rolf Haubl, Eva Kohut, Franziska Lamott,
Erwin Lemche, Eveline List, Helmut Paulus, Elisabeth
Schönberger, Christian Schwarz, Hanspeter Stutz

Verlag Dietmar Klotz

Die Deutsche Bibliothek – CIP Einheitsaufnahme

Ein Titeldatensatz für diesen Band ist bei der
Deutschen Bibliothek / Frankfurt am Main erhältlich

ISBN 978-3-88074-537-7

2. Auflage 2007
Unveränderter Nachdruck der 1. Auflage erschienen im
Quintessenz Verlag 1994

© **Verlag Dietmar Klotz GmbH**
   Krifteler Weg 10
   65760 Eschborn bei Frankfurt am Main
   www.verlag-dietmar-klotz.de

Inhalt

Inhalt

Geleitwort

Anfang der 70er Jahre beginnt in London nach der Gründung der
Group-analytic Society erst die eigentliche Professionalisierung
und Verbreitung des neuen gruppenanalytischen Ansatzes. Foulkes
hatte seit Beginn der 40er Jahre als zunächst klassischer Psychoanalytiker ungewöhnliche Wege beschritten: Beeinflußt durch Karl
Mannheim, Max Horkheimer, Kurt Lewin und Norbert Elias interessierte er sich seit seiner Emigration im Jahre 1933 von Deutschland nach England zunehmend für das psychische Eigenleben von
Gruppen. Er begann ab 1941, in seiner eigenen Praxis mit Gruppen zu arbeiten: er forschte nach unbewußten Zusammenhängen
zwischen den oft sehr unterschiedlichen Gruppenteilnehmern, zwischen ihren manchmal sogar polar entgegengesetzten Gefühlen,
Auffassungen und Rollen. Dabei entdeckte er eine Reihe von unbewußten Beziehungsmustern, und er hatte die besondere persönliche Weite und Toleranz, alle diese Muster im Rahmen eines
Netzwerkes, einer „Matrix" des Gruppenganzen zu sehen und den
Teilnehmern zu deuten.

So war die Psychoanalyse der Gruppen — in der Krankenbe-
handlung angewandt als analytische Gruppenpsychotherapie — entstanden, wie wir sie später in London in eben jenen frühen 70er
Jahren kennenlernten.

Ab 1975 begannen wir dann, sie in Altaussee im Sinne einer
Weiterbildung zu etablieren, organisierten Workshops z.T. noch
unter Mitwirkung von Foulkes und seinen Londoner Mitarbeitern.
Ab 1977 arbeiteten wir dann endgültig in eigener Regie als „Internationale Arbeitsgemeinschaft für Gruppenanalyse". Daraus ist ein
großes Weiterbildungszentrum mit Teilnehmern aus ganz Europa
geworden, unter Anbindung von Dozenten aus verschiedenen Ländern und Kulturen.

Sowohl die Group-analytic Society wie auch die Tavistock-Kli-
nik in London stehen weiterhin mit uns in Wechselwirkung. Eine
eigenständige Entwicklung des gruppenanalytischen Ansatzes ist
aber in Altaussee durchaus vorhanden: Vor allem wird der Akzent
im gruppenanalytischen Sehen und Interpretieren eindeutig auch
auf die jeweils persönliche Vorgeschichte der Gruppenmitglieder
gelegt. Damit wird die Dialektik zwischen diesem klassisch psychoanalytischen Aspekt und einem Deuten der Dynamik der Gruppe im „Hier und Jetzt" zur zentralen Methode.

gelegt. Damit wird die Dialektik zwischen diesem klassisch psychoanalytischen Aspekt und einem Deuten der Dynamik der Gruppe im „Hier und Jetzt" zur zentralen Methode.

Wir freuen uns, daß die Herausgeber und Autoren dieses Werkes nun eine Vielzahl von Arbeiten vorlegen, die von der besonderen Anregung und Fruchtbarkeit des Altausseer Ansatzes zeugen. Hierfür danken wir ihnen an dieser Stelle sehr herzlich.

Altaussee, im Frühjahr 1994
Alice Ricciardi, Josef Shaked, Michael Hayne

Vorwort

Der zunehmenden Verbreitung und Popularität von Gruppenanalyse — als therapeutischer Methode und sozialwissenschaftlichem Analyseinstrument — korrespondiert ein auffallendes Defizit an gesammelten Informationen und gebündeltem Wissen. Das vorliegende Handbuch will diese Lücke schließen. Als Nachschlagewerk für informierte Laien, interessierte Kliniker und Sozialtherapeuten sowie für qualitativ arbeitende Sozialwissenschaftler stellt es Schlüsselbegriffe zur Verfügung, die eine vertiefende Auseinandersetzung mit Gruppenanalyse eröffnen.

Die Textsammlung ist im Diskussionszusammenhang der Internationalen Arbeitsgemeinschaft für Gruppenanalyse entstanden. Zweimal im Jahr treffen sich Gruppenanalytiker aus verschiedenen Ländern — Deutschland, Großbritannien, Israel, Italien, Norwegen, Österreich, Schweden — in Altaussee und bieten den Teilnehmern ein Laboratorium für Selbsterfahrung und Weiterbildung an, in dem Gruppenanalyse praktisch und theoretisch erfahren werden kann. Der Psychoanalyse als gemeinsamem Nenner verbunden, verkörpern sie eine Vielfalt von Ansätzen, die dem Freudschen Junktim von Heilen und Forschen verpflichtet sind.

Da der Laienanalyse dabei ein wichtiger Stellenwert zukommt, ist hier eine einschnürende Medizinalisierung der Gruppenanalyse, wie sie leider dem Zeitgeist entspricht, noch nicht zu spüren. Denn die Heterogenität der Teilnehmer garantiert eine Öffnung zu außerklinischen Praxisfeldern und damit einen interdisziplinären Austausch. Der Transfer in weite Bereiche unserer Kultur — von der Kunst über die Klinik hin zu den Universitäten und zurück — wird durch die gemeinsame Arbeit von Weiterbildungskandidaten und Selbsterfahrungsteilnehmern gewährleistet.

Ein wesentlicher Bestandteil, der in besonderem Maße die Verbindung zwischen klinischer und gesellschaftlicher Praxis herstellt, ist die Großgruppe, die ihren Namen aufgrund der Teilnehmerzahl tatsächlich verdient. Es nehmen oft hundert Personen an dem kollektiven Experiment teil, das eine Auseinandersetzung mit der Spannung von Individuierung und Vermassung ermöglicht. Der Spielraum von sinnlicher Erfahrung, regressiver Entgrenzung und luzider Erkenntnis trägt das gesamte gruppenanalytische Projekt in Altaussee.

Die Beobachtung und das Verstehen von Prozessen in Groß- und Kleingruppen sind neben der Selbsterfahrung wichtige Bausteine der Weiterbildung in Gruppenanalyse, zu deren Prinzipien es auch gehört, daß die Kleingruppen grundsätzlich in Co-Leitung geführt werden. Diese mehrstufige Erfahrung bildet den Hintergrund der Beiträge des Handbuches.

Seine Texte sind ein Kaleidoskop gruppenanalytischer Essentials. Dabei folgt die Reihung der Schlüsselbegriffe einer sinnhaften Annäherung an die gruppenanalytische Praxis: von den Rahmenbedingungen über die Beziehungsdynamik in der Gruppensituation hin zum Stand der empirischen Forschung. Die Beiträge gehen oft über „orthodoxes" psychoanalytisches Denken hinaus und versuchen, Anschluß an andere Diskurse zu gewinnen. Da sie als Anregungen zum Weiterdenken verstanden werden wollen, haben wir sie theoretisch nicht vereinheitlicht. Ebenso sind die Textsorten — von wissenschaftlich streng bis bildhaft narrativ — keineswegs homogen. Sie verdanken sich dem nicht-medizinischen Zugriff ebenso wie der besonderen Affinität der Psychoanalyse zur Metaphorik.

Da viele psychoanalytische Abhandlungen stark abstrahiert sind, aber erst ein Einblick in die Praxis Verstehen ermöglicht, bieten die meisten Beiträge Fallbeispiele. Es handelt sich um „Werkstattberichte", die eine Praxis vorstellen, die häufig tabusiert wird, da sie als unvollkommen, widersprüchlich und damit angreifbar gilt. Doch gerade die Reflexion von „Grenzfällen" zeigt, daß es eine Gruppenanalyse lege artis nicht geben kann. Eine solche Reflexion soll Mut machen für Vorläufiges und legt die eigenverantwortliche Erprobung näher als die vermeintliche Anwendung gesicherten instrumentellen Wissens. In diesem Sinne führen die Beiträge ein „work in progress" vor, das die Leser zur Fortsetzung der Diskussion anregen will.

Um diese Diskussion zu erleichtern, haben wir am Ende jedes Schlüsselbegriffes einige Literaturempfehlungen zusammengestellt, die nicht ausschließlich die Position der Autoren wiedergeben, sondern zur weiterführenden Perspektivierung gedacht sind. Darüber hinaus bietet das umfangreiche Literaturverzeichnis einen repräsentativen Überblick über das gruppenanalytische Schrifttum. Die im Text kenntlich gemachten Verweise auf andere Schlüsselbegriffe ermöglichen den Nachvollzug komplex verwobener Erkenntnisse. Die Vernetzung zwischen den Schlüsselbegriffen wird schließlich durch ein Sachverzeichnis komplettiert.

Im Anhang finden sich zudem Verzeichnisse der wichtigsten deutschen und vor allem anglo-amerikanischen Fachzeitschriften sowie der wichtigsten gruppenanalytischen Weiterbildungsinstitute im deutschsprachigen Raum.

Die Produktion des Buches war nicht immer einfach. Es gab kleinere und mittlere Katastrophen, Ärgernisse und Zumutungen. Wir glauben aber, daß das vorliegende Ergebnis unsere gemeinsamen Anstrengungen rechtfertigt.

Vorworte sind traditionsgemäß Orte für Widmungen, verborgene Geständnisse und versteckte Liebeserklärungen. Diesmal finden sich verstreute Zeichen in allen Texten. Sie richten sich an die „Mütter" und „Väter" der Internationalen Arbeitsgemeinschaft für Gruppenanalyse, die sich mit uns — in Freuds Feriendomizil — auf die Suche nach den Spuren unserer individuellen und kollektiven deutsch-jüdischen Geschichte gemacht haben. Dafür gebührt ihnen nach nunmehr zwanzigjährigem Bestehen der Institution herzlichen Dank.

Allen Lesern wünschen wir, daß ihnen das Buch hilft, die Dynamik von Gruppenprozessen besser zu begreifen.

Die Herausgeber

Danksagung

An der Entstehung eines Buches sind in der Regel neben den Herausgebern und den Autoren immer auch noch andere Personen beteiligt. Sie bleiben zwar im Hintergrund, ohne sie kommt es aber nicht rechtzeitig, weniger ansehnlich und auch weniger durchdacht auf den Markt.

Zu danken haben wir in erster Linie Regina Dietmair, die das Layout des Buches von der ersten bis zur letzten Zeile gestaltet hat. Mit ihrer computertechnischen Kreativität ließ sich so manches Rätsel lösen, das zunächst unlösbar schien.

Dank gebührt auch einigen Kollegen, die unser Projekt auf die eine oder andere Weise unterstützt haben. So hat sich Armin Günther als kritischer Kommentator der Beiträge von Rolf Haubl betätigt und dadurch - nicht zum ersten Mal - deren logische Stringenz gefördert.

Den Beiträgen von Benjamin Bardé haben sich Rike Grünberger (Literaturrecherchen) und Frau Ch. Hartmann (Textverarbeitung) hilfreich angenommen.

Letztlich hat uns Stefan Granzow, der Verlagslektor, mit seiner Unbeirrbarkeit zu mehr Verständlichkeit gezwungen und überdies ein paar mehr Kasuistiken abgerungen. Auch dafür Dank.

Kultur und Gruppe — Gruppenkultur

Auch wenn sich die Gegenüberstellung von Individuum und Gesellschaft anhaltender Popularität erfreut, so ist sie doch falsch.
Menschen existieren nur als Mit-Menschen. Sie bleiben unaufhebbar mit der sozialen Ordnung verbunden, in die sie hineingeboren
werden. Mehr noch: Die Möglichkeit eines individuellen Daseins,
einschließlich des (programmatischen) Selbstverständnisses, indi-
viduiert zu sein, ist ein sozialer Effekt. Folglich zählen Gruppenbildung und Gruppenzugehörigkeit zu den grundlegenden Elementen der gattungsgeschichtlichen Evolution des Menschen. Dabei ist
die Gruppe der Verwandten („Familie") primär (Schmidbauer,
1975). Diesen Primat behält die Verwandtschaftsgruppe zwar auch
in einer modernen Massengesellschaft, dort wird er aber durch die
gleichzeitige Zugehörigkeit eines (erwachsenen) Menschen zu
mehreren heterogenen Gruppen einander nicht verwandter Gesell-
schaftsmitglieder vielfältig gebrochen.

Gruppen und andere soziale Systeme. Sozialwissenschaftlich
betrachtet ist eine Gruppe ein spezifischer Typ eines sozialen Systems (Tyrell, 1983). Was seinen Komplexitätsgrad anbelangt, so
unterscheidet es sich zum einen von dem weniger komplexen sozialen Proto-System der Interaktion, zum anderen von den komplexeren sozialen Systemen der Organisation und der Gesellschaft.
Gruppen liegen — definitionsgemäß — im Konvergenzbereich der
Einflußnahmen dieser anderen sozialen Systeme: Sie beruhen auf
Interaktionen zwischen Individuen, die die *Möglichkeit zu direktem
Kontakt* („face-to-face") haben und *diffuse*, mithin nicht eindimen-
sional festgelegte *Beziehungserwartungen* aneinander richten, fallen aber nicht mit diesen Interaktionen zusammen, da Gruppen eine *relative raum-zeitliche Stabilität* aufweisen, die sie von der Präsenz der Gruppenmitglieder abhebt. Diese Abhebung erfolgt durch
Organisierung. Basal geschieht dies durch (regelmäßig) *wiederholte Begegnungen*, die das soziale System der Gruppe als Geschichte
dieser Begegnungen etabliert. Darüber hinaus wird durch Einpas-
sung der Begegnungen in die Strukturvorgaben einer bestimmten
Organisation, die ihrerseits Teil des Institutionengefüges einer bestimmten Gesellschaft ist, die basale Stabilität erhöht.
    Gleiches gilt auch für psychoanalytisch geleitete Therapie- und
Selbsterfahrungsgruppen. Sie beruhen auf den Interaktionen zwi-

schen Gruppenleiter und Teilnehmern sowie den Teilnehmern untereinander, finden innerhalb von Organisationen der psychosozialen Versorgung statt, die ihnen einen dauerhaften professionellen Rahmen sichern, und wurzeln dadurch letztlich in der Gesellschaft, die diese Organisationen institutionalisiert hat.

Die Kulturgebundenheit der Gruppenanalyse. In den Sozialwissenschaften werden Gesellschaft und Kultur unterschieden. Zwischen beiden besteht eine Wechselbeziehung. In Selbstthematisierung ihrer faktischen Lebenspraxis entwirft eine Gesellschaft Vorstellungen von einer erwünschten Praxis, die sie als regulative Ideen verankert. Die Gesamtheit dieser Ideen (Werte) kann als Kultur gelten. Indem sich eine Gesellschaft Kultur schafft, strebt sie danach, mitmenschliches Zusammenleben gemäß der verankerten Wertmaßstäbe zu normieren.

Historisch ist diese Wechselbeziehung Veränderungen unterworfen, die aus der soziokulturellen *Dialektik von Traditionsbildung und Innovation* resultieren. Zu den Kennzeichen der Kultur der Moderne (van der Loo & van Reijen, 1992) gehört es, daß es kaum Werte gibt, die für die gesamte gesellschaftliche Lebenspraxis normativ verbindlich sind. Stattdessen herrscht eine Konkurrenz alternativer Werte (Pluralismus). Dadurch gerät der Wertkonflikt zu einem Dauerkonflikt, der die Gesellschaft dynamisiert.

In diesen makrosozialen Entwicklungsprozeß des Gesellschaftssystems sind die meso- und mikrosozialen Entwicklungsprozesse der weniger komplexen sozialen Systeme eingebettet. Folglich ist auch für Gruppen eine Dialektik von Traditionsbildung und Innovation anzunehmen, auf die sich die Konfliktspannungen auswirken, die in ihrer (organisatorischen und gesellschaftlichen) Umwelt bestehen.

Psychoanalytische Therapie- und Selbsterfahrungsgruppen bleiben von solchen Konfliktspannungen nicht unberührt. Da die orthodoxe Psychoanalyse ihren Blick auf soziokulturelle Universalien richtet, übersieht sie diesen Zusammenhang aber leicht. Indessen findet jede der Gruppen an einem bestimmten sozialen Ort mit den dort bestehenden Konfliktspannungen statt; und sie versammelt Menschen, die lebensgeschichtlich mehr oder weniger verschiedenen sozialen Orten verbunden sind, deren Konfliktspannungen ihre Persönlichkeitsstrukturen nachhaltig subkulturell geprägt haben.

Gerade wenn man psychoanalytisch annimmt, daß individuelle psychopathogene Konflikte *intrapsychisch gewendete soziokulturelle Konflikte* sind, die sich durch das Interaktionsgeflecht der Gruppensituation als Konflikte zwischen Gruppenleiter und Teilnehmern sowie Teilnehmern untereinander reinszenieren (Heigl-Evers & Heigl, 1975, S. 243f.), darf diese Verortung nicht überspielt werden (Menne, 1980; Heising et al., 1982).

Das setzt voraus, daß die Gruppenanalyse die stereotype psychoanalytische Unterstellung verwirft, es gäbe einen universellen Familientypus mit einer vorherbestimmten Menge von Konfliktmöglichkeiten, und sich stattdessen theoretisch und praktisch auf die *reale Vielfalt* der (primären) Sozialisationsformen und der durch sie präformierten Lebensschicksale einläßt (Buchholz, 1990).

Der Antagonismus von Familie und Kultur. Die prinzipiell zutreffende Annahme, „Familie" sei die Institution, durch die eine Gesellschaft ihre Mitglieder basal bindet, muß von der *familialistischen Ideologie* befreit werden, die die orthodoxe Psychoanalyse beherrscht. Diese Ideologie läßt sich etwa an Ausführungen von Winnicott (1969) ablesen:

„Das Leben der Gesellschaft ist wesentlich eine Erweiterung des Familienlebens. Wenn wir zuschauen, wie Erwachsene sich um kleine und ältere Kinder kümmern, und wenn wir dann die politischen Einrichtungen der Gesellschaft betrachten, so erkennen wir in ihnen die Verschiebungen der Strukturen von Heim und Familie. [...] Das Zuhause und die Familie sind nach wie vor die Modelle, nach denen alle Arten gesellschaftlicher Einrichtungen geformt werden müssen, wenn sie funktionieren sollen." (S. 227f.)

Dem ersten Teil des Zitates kann man vorbehaltlos zustimmen. So ist es eine psychoanalytische Grunderfahrung, daß Menschen die konflikthaften „Interaktionsformen" (Lorenzer, 1972) ihrer familiären Sozialisation auf außerfamiliäre gesellschaftliche Institutionen übertragen und dadurch etwa Leitfiguren aus Arbeitswelt und Politik als Elternfiguren erleben; desgleichen gehört es zum gängigen Repertoire von Herrschaftsstrategien, diese Leitfiguren als Elternfiguren zu inszenieren, um die Mobilisierung familiärer Übertragungsbereitschaften zur Loyalitätsbeschaffung auszunutzen (Sennett, 1985).

Der zweite — normative — Teil des Zitates ist sozialwissenschaftlich jedoch unannehmbar. Denn er macht deutlich, daß Winnicott diese *Familiarisierung* für zwangsläufig und richtig hält.

3

Damit wird jedoch ein Zustand zum Ideal erhoben, den Freud eindeutig als neurotisch erachtet hat.

Freud geht nämlich von einem *Antagonismus zwischen Familie und Kultur* aus, wobei er Kultur als Prozeß der *Vergesellschaftung* begreift, der immer größere Menschenmengen bindet, erst „vereinzelte Individuen, später Familien, dann Stämme, Völker und Nationen" (Freud, 1930a, S. 481). Diesem Prozeß steht die Familie als Institution der *Vergemeinschaftung* entgegen:

> „Die Familie will aber das Individuum nicht freigeben. Je inniger der Zusammenhalt der Familienmitglieder ist, desto mehr sind sie oft geneigt, sich von anderen abzuschließen, desto schwieriger wird ihnen der Eintritt in den größeren Lebenskreis. Die phylogenetisch ältere, in der Kindheit allein bestehende Weise des Zusammenlebens wehrt sich, von der später erworbenen kulturellen abgelöst zu werden." (ebd., S. 463)

Wenn Freud den *Ödipus-Komplex* im Zentrum seiner Theorie der individuellen Entwicklung sowie im Zentrum seiner Theorie der kulturellen Entwicklung plaziert, zielt er genau auf diesen Übergang (Pohlen & Bautz-Holzherr, 1991, S. 188ff., 222ff.). Dessen Bewältigung durch *Anerkennung des Inzesttabus* (J. Klein, 1991), das die Basis des (individuellen und kulturellen) Über-Ich bildet (Freud, 1912-13), durchbricht den Zwang, ständig die eigenen Familienverhältnisse wiederholen zu müssen, und führt dadurch zur *Gesellschaftsfähigkeit* (Erdheim, 1992). Denn Vergesellschaftung verlangt uns (friedliche und freundliche) Beziehungen zu Fremden ab, die ganz wie wir selbst und gleichzeitig doch ganz anders sind.

Daran gemessen erliegen Menschen, die in ihrer Entwicklung am Ödipus-Komplex scheitern, dem Trugschluß, Gesellschaft durch Entdifferenzierung als Gemeinschaft etablieren zu können. Infolgedessen sind sie — Freud (1921c) hat es am Vorabend des Faschismus hellsichtig beschrieben — bereit, sich jeder Autorität zu unterwerfen, die ihnen das ersehnte Gemeinschaftserlebnis glaubhaft verspricht. In deren Auftrag bekämpfen sie dann an ihren Mitmenschen und an sich selbst alle befremdenden Unterschiede, die sich nicht verleugnen lassen.

Gruppenanalyse ist die Analyse der Gruppenbildung einander fremder Menschen in der Konfliktspannung zwischen (regressiver) Vergemeinschaftung und (progressiver) Vergesellschaftung. Im Vergleich mit der Einzelanalyse tritt dieses Moment der Konfrontation mit dem interindividuellen Fremden (je nach Gruppengröße und -zusammensetzung) viel stärker in den Vordergrund und ängstigt deshalb auch mehr. Damit übereinstimmend treffen *Indivi-*

duationsprozesse (Greene, 1983), begriffen als *Prozesse der wechselseitigen Anerkennung der psychosozialen Eigenheiten, die sich nicht vergemeinschaften lassen,* auf hartnäckigere Widerstände. Gelingt es aber, sie zu überwinden, dürfte die Beziehungsfähigkeit, die Teilnehmer an psychoanalytischen Therapie- und Selbsterfahrungsgruppen entwickeln, wohl auch nachhaltiger als durch Einzelanalyse vor belastungsbedingten Einbußen geschützt sein.

Das *entwicklungsfördernde Moment des Fremden* wird zumindest theoretisch, womöglich aber auch praktisch verkannt, wenn man — wie Kutter (1984, S. 169) — die psychoanalytische Gruppe nicht nur als Schauplatz begreift, auf dem die Teilnehmer nach Maßgabe ihres neurotischen Persönlichkeitskernes ihre „phantasierte Herkunftsfamilie" zu reinszenieren suchen, sondern darüber hinaus die Gruppe auch positiv „als reale neue Familie" stilisiert.

Gruppenanalytische Kulturimagines. Es kommt entscheidend darauf an, welche „Kulturimago" (Erdheim, 1992, S. 274) das theoretische Gruppenkonzept transportiert, das die gruppenanalytische Praxis bestimmt. Denn *Kulturimagines richten die Wahrnehmung des Gruppenanalytikers aus, indem sie ihm* — meist als unreflektierte Hintergrundannahme (Mans, 1991; Streeck, 1986) — *bestimmte Kriterien zur Beurteilung eines „gelungenen" Gruppenprozesses nahelegen*, die er dadurch auch den Teilnehmern vermittelt.

So findet man bei Foulkes (1948), der sein Gruppenkonzept im Umfeld der Frankfurter Schule, insbesondere im Anschluß an die Zivilisationstheorie von Elias (Pines, 1979, S. 719; Blomert, 1989) formuliert hat (→Theoriebildung), die *Imago einer demokratischen Kultur*, an der er seine gruppenanalytische Praxis orientiert. Dementsprechend behandelt er *Familiarisierungstendenzen* in psychoanalytischen Therapie- und Selbsterfahrungsgruppen konsequent als →Widerstand, den es den Teilnehmern bewußt zu machen und zu überwinden gilt.

Die Frage nach der praxisleitenden Kulturimago weist freilich über den einzelnen Gruppenanalytiker hinaus auf das Selbstverständnis der Gruppenanalytiker als wissenschaftliche und berufspolitische Organisation. In dessen Zentrum steht, mit Pohlen (1982) gesprochen, das Problem der „Parteinahme", das allen Diskussionen um realisierbare gruppenanalytische Ziele und zielführende gruppenanalytische Mittel vorgelagert ist.

Pohlen kritisiert in diesem Zusammenhang Tendenzen von Gruppenanalytikern wie von Psychoanalytikern überhaupt, ihre Verfahren zur gesellschaftlichen Anpassung einzusetzen. Deshalb plädiert er dafür, sie — angetrieben von der „Lust nach Veränderung" (ebd., S. 31) — als *Erweiterung von individuellen Kompetenzen* zu betreiben. Er nennt die „Selbstwahrnehmungskompetenz", die durch Öffnung des Erlebens für domestizierte sinnlich-körperliche Erfahrungen erweitert wird, sowie die „antizipatorische Kompetenz"; deren Erweiterung setzt am „Phantasiespielraum" an und verlangt die „Wiedergewinnung von Wunschpotentialität" und die Steigerung der Kreativität, „Befriedigungsmöglichkeiten für sich zu finden und in gegebenen Situationen sich optimal, im Sinne optimaler Triebbefriedigung verhalten zu können".

Beide Kompetenzen sind ihrerseits notwendige Bedingungen dafür, daß es einem Individuum gelingt, seine „Handlungskompetenz" zu erweitern. Und „daran, wie handlungsmächtig der Patient wird, erweist sich für uns letztlich, was Psychoanalyse bewirken kann" (ebd., S. 34f.).

Hält man diesen Anspruch für berechtigt, werden Gruppenanalytiker ihr erklärtes *Programm, Unbewußtes bewußt zu machen,* selbstkritisch daraufhin *überprüfen* müssen, *wieweit es tatsächlich veränderungswirksam ist.* Vermutlich zeigt sich dann, daß es nur vorteilhaft für sie sein kann, wenn sie sich um die *Aufklärung ihrer eigenen Immunisierungsstrategien* bemühen (Psychoanalyse der Psychoanalyse) und infolgedessen die Bereitschaft entwickeln, den *Austausch mit anschlußfähigen Wissenschaftstraditionen* zu suchen. Wie produktiv dies sein kann, belegt etwa die Verbindung von Gruppenanalyse und Systemtheorie (J.E. Durkin, 1982).

Setzt man aber auf Veränderung, darf die gesellschaftliche Realität nicht aus dem Verfahren ausgeklammert bleiben. Sind individuelle psychopathogene Konflikte intrapsychisch gewendete soziokulturelle Konflikte, kann es nicht um die „Herstellung von Harmonie" gehen, sondern „vielmehr um die mit wachsender Selbstgewißheit wachsende Freisetzung von Widerstandspotential und damit das Aushaltenkönnen und Austragenkönnen von Widersprüchen. Das Ziel einer Analyse kann also nur eine produktive Desintegration des Subjekts sein" (Pohlen, 1982, S. 33).

Das darf freilich nicht dazu führen, die Teilnehmer von psychoanalytischen Therapie- und Selbsterfahrungsgruppen (unbe-

wußt) in die Rolle von „Revolutionären" drängen zu wollen. Indessen darf ihnen aber auch *nicht erspart werden, sich kritisch mit
gesellchaftlichen Normalitätszumutungen auseinanderzusetzen* (Parin, 1975).

Der Prozeß der Gruppenbildung. Eine psychoanalytische The-
rapie- oder Selbsterfahrungsgruppe ist zunächst eine Menge von —
einander fremden — Menschen, die in einem bestimmten organisatorischen Rahmen zusammenkommen. Sie verkörpern mehr oder
weniger heterogene Ausschnitte aus dem gesamten soziokulturellen
Spektrum, die durch ihre einzigartigen lebensgeschichtlichen Erfahrungen zu unverwechselbaren biographischen Gestalten geworden sind. Der bewußte Wunsch, von Leidensdruck befreit zu werden, bringt sie zusammen. Daß sie sich zu diesem Zweck selbst
verändern müssen, ist damit allerdings unbewußt noch längst nicht
anerkannt (→Widerstand).

Indem sich die Teilnehmer nach Maßgabe des vereinbarten →
Settings wiederholt begegnen, kommt *unweigerlich* ein Prozeß der
Gruppenbildung in Gang, da sie es nicht vermeiden können, einander zu beeinflussen. Der Verlauf dieses Prozesses ist entscheidend durch die vorgegebene(n) gruppenanalytische(n) →Grundre-
gel(n) bestimmt, sich darauf zu beschränken, miteinander zu sprechen, dies aber völlig unvoreingenommen zu tun. Dadurch wird
eine nur durch das Setting begrenzte, ansonsten aber *offene soziale
Situation* geschaffen, für die die Teilnehmer zunächst keine geeignete Situationsdefinition parat haben.

Die Verunsicherung, die sich deshalb einstellt, erzeugt Angst
und Lust zugleich: Nichts scheint möglich — alles scheint möglich.
Diese *Angstlust* mobilisiert die verschiedenen Interaktionsstrategi-
en, die die Teilnehmer lebensgeschichtlich gelernt haben, um ihre
Angst zu senken und ihre Lust zu steigern. Der Gebrauch dieser
Strategien manifestiert sich in dem gemeinsamen Bemühen, eine
Situationsdefinition „auszuhandeln", die eine *optimale Affektbalan-
ce* ermöglicht. Aufgrund der unterschiedlichen Lebenserfahrungen
der Teilnehmer kann dies aber nicht reibungslos gelingen, zumal
auch der Gruppenleiter ihre Erwartung enttäuscht, eine Gruppen-
ordnung zu verfügen, die ihnen die Anstrengung ihrer Selbstbestimmung abnimmt. So kommt es (je nach Gruppengröße und -zu-
sammensetzung) bald zu Konflikten, die in dem Maße, wie sie die
Teilnehmer an eigene traumatische Lebenskonflikte erinnern, das

Konfliktlösungsniveau der Gruppe *regredieren* läßt. Mit zunehmender →Regression werden dann Situationsdefinitionen verhandelt, „die ihren Ursprung in infantilen Interaktionsszenen haben" (Streeck, 1980, S. 212).

An den verhandelten Situationsdefinitionen läßt sich ablesen, welchen Prozeß die Gruppenbildung durchläuft. Dabei sind nicht nur der (thematische) Inhalt, sondern mehr noch die Form einer Situationsdefinition — das Verhältnis von verbalisiertem und gezeigtem Erleben — von Bedeutung.

Zahlreiche empirische Untersuchungen über Gruppenbildung zeigen, daß sich die Abfolge der verhandelten Situationsdefinitionen in den verschiedensten Gruppen als gleichartiger *Phasenverlauf* beschreiben läßt. Nach Tuckmann (1965) handelt es sich um die vier Phasen: „Abhängigkeit und Ausprobieren", „Intragruppenkonflikt (Sturm und Drang)", „Entwicklung von Gruppenkohäsion (Normierung)" und „Arbeit (Ausführung)". Diese Phasen sind nicht linear verknüpft, sondern vernetzt. *Als Arbeitsphase gilt dabei der angestrebte Gruppenzustand, der sich aus den im Gruppenkonzept formulierten Zielen ableitet.* Sie ist sehr störanfällig und muß deshalb von einer Gruppe immer wieder neu hergestellt werden.

Im Falle psychoanalytischer Therapie- und Selbsterfahrungsgruppen ist dieser angestrebte Zustand als veränderungswirksame *Selbstanalyse* der Teilnehmer bestimmt, wobei die Phasen insgesamt als regressive Wiederbelebung der familiären Entwicklung vom Kind zum Erwachsenen — von der Prä-Ödipalität zur Ödipalität, von der Symbiose zur Individuation — begriffen werden (Saravay, 1978). Indem ein Gruppenleiter sie dementsprechend deutet, reduziert er die Komplexität des Prozesses der Gruppenbildung auf ein bewältigbares Ausmaß. Dies muß er tun, will er sich „in seinen Interventionen nicht verzetteln und damit sich selbst unwirksam machen" (König, 1979b, S. 795).

Unwirksam macht er sich freilich auch dann, wenn er zu stereotyp interveniert, weil er die Annahmen seines Verlaufsmodells für strenge Gesetzmäßigkeiten hält und deshalb berechtigt zu sein glaubt, Gruppenprozesse seinem Modell subsumieren zu dürfen. Besonders Gruppen informierter Teilnehmer verführen ihn dazu. In dem Maße nämlich , wie Gruppenanalyse zu einer soziokulturell *etablierten Dienstleistung* wird, verändern sich die Voraussetzungen ihrer Effektivität, die ursprünglich für „naive" Teilnehmer ohne Kenntnisse des gruppenanalytischen Verfahrens und seiner Begründung kalkuliert sind.

Informierte Teilnehmer gehen dagegen, so Fürstenau (1982a, S. 310), „mit bestimmten realistisch begründeten Vorstellungen und Erwartungen in diese Behandlung hinein und reagieren auf sie mit bestimmten Manövern, hinter denen sie ihren Veränderungswiderstand verstecken". Solche Manöver bereiten Gruppenanalytikern große Schwierigkeiten, weil sie „sozusagen das a priori der Behandlung [betreffen], das jenseits dessen liegt, was die Therapeuten aufgrund ihrer expliziten Orientierung wahrnehmen und verarbeiten" (ebd.).

Dieses Problem, das um einiges *verschärft in Gruppen von Weiterbildungskandidaten* auftritt, macht Gruppenanalyse zwar nicht unmöglich. Seine Bewältigung verlangt allerdings eine gruppenanalytische Haltung, die im Bewußtsein der *Selbstlähmung durch professionelle Routinisierung* dieser Lähmung entgegenarbeitet, weil andernfalls „die Spannung des Überraschenden, Neuen, Befremdlichen [schwindet], das Anstoß zu einem verändernden Erlebnis für die Patienten werden könnte" (ebd.).

Gruppenkultur und Veränderung. Im phasischen Verlauf der Gruppenbildung entwickeln die Teilnehmer eine Gruppenkultur (Pines, 1979, S. 730), die analog dem allgemeinen Kulturprozeß begriffen werden kann.

Wie bereits skizziert, betrachtet Freud diesen allgemeinen Prozeß als Vergesellschaftung immer größerer Menschenmengen. Sie setzt einen *Verzicht* der Individuen auf die Befriedigung ungehemmter libidinöser und aggressiver (narzißtischer und objektbezogener) Triebbedürfnisse voraus. Dieser Verzicht soll das Resultat einer möglichst *einsichtsgeleiteten* Sozialisation sein, die Wünsche produziert, deren Erfüllung *soziokulturell verträglich und zugleich individuell befriedigend* ist. Freuds Konzept der *Sublimierung* markiert dieses Ziel (Haubl, 1992). Indessen bleibt die Realität vielfach dahinter zurück, da der Verzicht mehr oder weniger sozial erzwungen und zudem mehr oder weniger sozial ungleich verteilt ist (Freud, 1908d, 1927c, 1930a).

Jede psychoanalytische Therapie- und Selbsterfahrungsgruppe stellt die Notwendigkeit der kulturell und subkulturell herrschenden Verzichtsleistungen erneut zur Debatte. Indem sie sich eine eigene Kultur schaffen, „entscheiden" die Teilnehmer, wieweit sie vom

Status quo ihrer Umwelt abweichen wollen und können. Diese *prinzipielle Möglichkeit, Neues zu schaffen,* bietet den geeigneten Nährboden für „utopische Phantasien" (Gibbard & Hartman, 1976).

Gemäß Freuds letzter (mythopoetischer) *Triebtheorie,* mit der er den Anspruch erhebt, *universale* Entwicklungsgesetze zu formulieren (Freud, 1933b, S. 20), kommt der Gruppenprozeß dabei durch die *Dialektik von Eros und Thanatos* voran: Während Eros auf den Aufbau immer größerer zwischenmenschlicher Einheiten drängt, drängt Thanatos auf deren Abbau.

Für sich genommen besitzt jeder der beiden Antagonisten *sowohl eine progressive als auch eine regressive Ausprägung.* Eros läßt Menschen in progressiver Richtung eine individuierte mitmenschliche Bindung anstreben, muß dazu aber an seiner regressiven Tendenz gehindert werden, sie in symbiotischer (narzißtischer) Verschmelzung mit ihren Mitmenschen festzuhalten. Dagegen läßt Thanatos Menschen in progressiver Richtung die Trennung (Ent-Bindung) von ihren Mitmenschen anstreben, muß dazu aber an seiner regressiven Tendenz gehindert werden, sie von diesen (narzißtisch) zu isolieren. Folglich begreift Freud den Kulturprozeß, der im Dienste der gesellschaftlichen Selbsterhaltung steht, als einen permanenten Ausgleich zwischen diesen Antagonisten, wobei Eros Menschen (über erlebte Ähnlichkeiten) *integriert* und Thanatos sie (über erlebte Unterschiede) *differenziert.*

Wie insgesamt die Selbsterhaltung einer konkreten Gesellschaft aus einem spezifischen Zusammenspiel von Eros und Thanatos resultiert, sind auch die in dieser Gesellschaft herrschenden Formen der Psychosexualität und Aggression — Teilfunktionen der Selbsterhaltungsfunktion, für die sich Freud lebenslang besonders interessierte — Resultanten dieser Dialektik. So wird Psychosexualität zu einer entwicklungshemmenden Fessel, wenn sie Menschen (sexuell und psychisch) nur ihresgleichen zu begehren erlaubt, und Aggression verliert ihre emanzipative Wirkung, wenn sie Menschen ohne mitmenschliche Bindung destruktiv werden läßt.

Vor diesem (trieb-)theoretischen Hintergrund sind die soziokulturellen *Traditionen* einer Gesellschaft, einer Organisation oder einer Gruppe als die *bestehenden psychosexuellen und aggressiven Interaktionsformen* zu beschreiben, *die im Dienste ihrer Selbsterhaltung normative,* mithin durch wechselseitige Sanktionierung erzeugte *Kraft besitzen.* Sie stehen — aufgrund *unvermeidbarer indi-*

vidueller Ambivalenzen und Ambitendenzen — unter einem *ständigen Innovationsdruck*, der dann zu Veränderungen führt, wenn diese Kraft schwächer wird.

Die Kultur einer psychoanalytischen Therapie- oder Selbsterfahrungsgruppe formt demnach die (affektiven) Beziehungen, die Gruppenleiter und Teilnehmer untereinander eingehen. Diese können in *Realbeziehungen, Übertragungsbeziehungen und Arbeitsbeziehungen* unterschieden werden (König, 1979a). Freilich sind es streng genommen lediglich Beziehungsaspekte, die sich empirisch vermischen. So beruhen sowohl Realbeziehungen als auch Arbeitsbeziehungen auf „unanstößigen" (Freud, 1912b, S. 371) Übertragungen.

Die Psychoanalyse richtet ihre Aufmerksamkeit vor allem auf die Übertragungsbeziehungen (→Übertragung — Gegenübertragung), die die freie Interaktion behindern, indem sie →Widerstände gegen die Gewinnung von veränderungswirksamen Einsichten erzeugen. Wegen dieser Behinderung müssen sie aufgelöst werden. Da Übertragungen der Teilnehmer aufeinander sowie auf Gruppe und Gruppenleiter unbewußt wirken, heißt das gemäß dem psychoanalytischen Aufklärungsanspruch: Sie sind bewußt zu machen. *Bewußtmachung ist zwar eine notwendige, aber keine hinreichende Bedingung für Veränderung.* Deshalb muß ihr eine Gruppenpraxis korrespondieren, in der eine *Erweiterung* der zuvor beschränkten Interaktionsmöglichkeiten *tatsächlich erprobt* wird.

Mit *Gruppenpraxis* ist das manifeste Gruppengeschehen gemeint, mithin alle beobachtbaren Interaktionen: alles, was die Teilnehmer sprechen sowie para- und nonverbal in Szene setzen. Darauf bezieht sich das *Gruppenbewußtsein.* Es besteht aus den Bedeutungen, die die Teilnehmer in Selbstthematisierung ihrer Gruppenpraxis dem manifesten Gruppengeschehen zuschreiben. Die dritte Ebene schließlich ist die der Latenz. Sie umfaßt alles, was von den Teilnehmern aus dem manifesten Gruppengeschehen, zumindest aber aus dem Gruppenbewußtsein ausgeschlossen wird. Es ist die Ebene des *Gruppenunbewußten.*

In Anlehnung an das Konzept des „gesellschaftlich produzierten Unbewußten" von Erdheim (1982, S. 221) kann man präziser von einem *gruppenspezifisch produzierten* Unbewußten sprechen: In jeder Gruppe drängen sich die Teilnehmer wechselseitig dazu, ängstigende Affekte, Wünsche und Phantasien sowie ängstigende Wahrnehmungen der Außenwelt abzuwehren; sie dürfen nicht zur

Sprache kommen, vielleicht sogar nicht einmal erlebt werden. Die *Funktion* dieses gruppenspezifisch produzierten Unbewußten ist es, die *Gruppenkohäsion zu erhöhen.* Folglich fallen alle Interaktionen, durch die die Teilnehmer diese Kohäsion gefährdet wähnen, dieser Abwehr zum Opfer.

Ein solch ausgeschlossener Bereich ist nicht sofort mit der ersten Gruppensitzung vorhanden, sondern entwickelt sich als Teil der *Gruppengeschichte* (Kellerman, 1979, S. 83ff.). Er läßt sich auch nicht per se als dysfunktional beurteilen, steht er doch im Dienste der *Etablierung einer psychosozialen Gruppengrenze,* die eine „Abgrenzung nach außen" bewirkt, durch die erst eine „Entwicklung nach innen" möglich wird, indem sie die Angst vor Diffussion mildert. Es wäre illusionär, wollte man annehmen, „eine Gruppe könnte alle Konflikte zulassen und auf schützende Grenzen" — die wechselseitige Sicherheit, einander nicht zu überfordern — „verzichten" (Pühl, 1988, S. 107).

Mithin ist die gruppenspezifische Produktion von Unbewußtheit solange *funktional,* wie sie die *konfrontative Selbstthematisierung der Gruppenpraxis auf den Entwicklungsstand der Bewältigungskompetenz der Teilnehmer abstimmt.* Sie wird *dysfunktional,* wenn sie *notwendige Veränderungen* nicht länger vorbereitet, sondern zu *ersparen* sucht. Denn dann ist das Gruppenunbewußte, das sich aus den unbewußten individuellen Persönlichkeitsstrukturen speist, aber nicht mit deren Summe identisch ist, zu einer Bastion geworden, in deren Schutz die Teilnehmer Übertragungsbeziehungen eingehen, die ihre (psychopathologischen) Bereitschaften kontraemanzipativ verstärken, welche auf Reinszenierung ihrer Familienverhältnisse drängen.

Diese defensive Entwicklung manifestiert sich oftmals als Herausbildung einer bestimmten Tradition, wie die Gruppe in unausgesprochener, aber durchaus auch in ausgesprochener Übereinstimmung der Teilnehmer etwa den Gebrauch der →Grundregel(n) oder eine bestimmte psychodynamische Rollenverteilung (Schindler, 1957) normiert.

Kasuistik. So führt in einer psychoanalytischen Selbsterfahrungsgruppe mit jungen Erwachsenen die zu frühe intensive — quasi einzelanalytische — Beschäftigung des Gruppenleiters mit einem sehr gequält wirkenden jungen Mann zur Generierung der Norm, jeder Teilnehmer müsse sich erst einmal auf diese Weise behandeln lassen, bevor man sich als Gruppe fühlen könne. Folglich warten alle zu Beginn jeder folgenden Sitzung darauf, daß sich jemand, der bislang noch keine solche Einzelsitzung hinter sich gebracht hat, zur Verfügung stellt. Versucht ein Teilnehmer stattdessen, seine Lebensprobleme, von denen in einer früheren Sitzung bereits die Rede gewesen ist, wieder aufzunehmen, bleibt er ohne Resonanz und schweigt deshalb ziemlich rasch.

Diese Praxis setzt sich zunächst unbewußt durch; mit der Zeit wird sie aber Thema, wobei die Gruppe sie allerdings für gut heißt und dadurch rechtfertigt. Die Aufklärung dieser expliziten Normsetzung entlang der Interventionen des Gruppenleiters ergibt, daß sich die uninformierten Teilnehmer Gruppenanalyse tatsächlich als Abfolge von Einzelbehandlungen durch einen Experten vorstellen. Indessen kommt ihnen diese Vorstellung auch entgegen, weil sie einen starken Wunsch nach exklusiver Zuwendung durch den Gruppenleiter verspüren. Den aber wagen sie nicht zu äußern, fürchten sie doch den Neid der anderen Teilnehmer. Vor diesem psychodynamischen Hintergrund läßt sich die Norm als Versuch deuten, einer als zerstörerisch erlebten Rivalität zu entgehen, indem man sich auf eine Gleichverteilung für die Zuwendung durch den Gruppenleiter einigt und streng auf deren Einhaltung achtet. Sie hilft jedem Teilnehmer, den Verzicht auf ein ungehemmtes Ausleben seiner peinlichen Neidgefühle als vermeintlich altruistische Leistung im Dienst der Gruppenbildung zu rationalisieren.

Daß eine Rationalisierung am Werk ist, zeigt sich spätestens dann, als ein bis dato unbewußt gehaltenes Detail der Gruppenpraxis offensichtlich wird: die Erwartung, die Sitzung sei nur dann gelungen, wenn der behandelte Teilnehmer heftig geweint habe, wozu man ihm notfalls durch vereinte Kräfte verhelfen müsse. Zum einen belegt dieses Detail, wie die Teilnehmer die aggressive, durch die ungestillte Gier nach Zuwendung motivierte Komponente ihres Neides auf die Rivalen im schützenden Bewußtsein, dem Behandelten hilfreich zu sein, ausleben. Zum anderen sagt es etwas über die Beziehung der Gruppe zum Gruppenleiter aus: Weint der behandelte Teilnehmer nämlich nicht, hat der Gruppenleiter versagt; dieser bekommt dann vorgehalten, aufgrund fehlenden wirklichen menschlichen Interesses die Chance verschenkt zu haben, effektiv zu helfen. Die dadurch zum Ausdruck gebrachte Entwertung kaschiert freilich nur den Wunsch nach intensiver Zuwendung, die man selbst gerne erhalten würde und von der man befürchtet, daß die Rivalen sie erhalten. Den Tränen kommt dabei eine spezifische Bedeutung zu: unbewußt als Genugtuung erlebt, daß derjenige leiden muß, der einem die Zuwendung des Gruppenleiters streitig macht, evoziert ihr Ausbleiben die unerträgliche Vorstellung einer Zurücksetzung, der man ohnmächtig ausgeliefert ist.

Dieselbe Gruppe praktiziert zu einem späteren Zeitpunkt ihrer Geschichte die Norm, eine junge Frau daran zu hindern, sich zu verändern. Für diese Teilnehmerin ist es kennzeichnend, daß sie ihre panische Angst, von unkontrollierbaren Gefühlen überwältigt zu werden, durch endlos lange, mit angelesenem Wissen vollgestopfte Vorträge über eben diese Gefühle kontrolliert. Jedesmal, wenn es in der Gruppe unvermeidlich scheint, desillusionierende Deutungen des Gruppenleiters anerkennen zu müssen, wird diese Teilnehmerin vielstimmig aufgefordert, doch endlich weniger Worte zu machen und stattdessen ihre Lebensprobleme tatkräftig anzupacken. Unbewußt vertraut die Gruppe in der Befolgung dieser Norm darauf, der Gruppenleiter werde einmal mehr am eloquenten Widerstand der jungen Frau scheitern und infolgedessen selbst desillusioniert davon ablassen, auch von den anderen Teilnehmern Veränderungen zu verlangen.

Wie die Vignette illustriert, läßt sich *Gruppenkultur* als *die in einem bestimmten Zeitraum jeweils eingespielte Formation von Gruppenpraxis, Gruppenbewußtsein und Gruppenunbewußtem im Interaktionsgeflecht der Teilnehmer* begreifen.

Die Selbststeuerung der Gruppe. Wichtig für die Entwicklung einer veränderungswirksamen Gruppenkultur ist das Selbstverständnis des Gruppenanalytikers. Versteht er sich als Experte, der aufgrund eines überlegenen Wissens immer schon vorab weiß, was geschieht, wird er diese Entwicklung wahrscheinlich verhindern. Strenggenommen verpflichtet ihn die psychoanalytische Haltung, sich als Teil eines *gemeinsamen* Projektes der Selbsterforschung zu begreifen, das für Überraschungen offen ist (→Gruppenleitung).

Dennoch kommt dem Gruppenleiter freilich eine *Sonderstellung* zu (König, 1977; Mendell, 1981). Aufgrund seiner →Abstinenz ist er die *personifizierte Repräsentanz des Fremden*, das sich seiner Vereinnahmung durch das Gruppenunbewußte reflektiert widersetzt. Seine Interventionen (→Interventionsstrategien) sollen Irritationen auslösen, die die Selbststeuerung der Gruppe provozieren.

Insofern sitzt der Gruppenanalytiker buchstäblich auf der Grenze. Er ist *gleichzeitig in und außerhalb der Gruppe*, wodurch er die *Aufgabe der Grenzziehung* im Spannungsfeld zwischen einer *ängstlichen Schließung* der Grenzen gegen das Fremde und einem *neugierigen Offenhalten* der Grenzen für das Fremde repräsentiert.

Die Sonderstellung des Gruppenleiters darf allerdings nicht darüber hinwegtäuschen, daß er ständig in Gefahr steht, selbst die Errichtung eines „Abwehrbündnisses" (Bosse, 1982, S. 27) zu begünstigen (→Widerstand). Dann drängt er die Gruppe unbewußt dazu, einen Teil seiner Persönlichkeit zu agieren, und zwar „den Teil, den er nicht in seine professionelle Rolle integrieren kann" (ebd., S. 29). Dieser Teil setzt sich zum einen aus seinen eigenen unaufgelösten Übertragungsbereitschaften (→Übertragung — Gegenübertragung) zusammen, die eine erkenntnisproduktive Nutzung seiner Gegenübertragungsreaktionen hintertreiben, zum anderen hängt er auch mit der Wahl des praxisleitenden Gruppenkonzepts (→Theoriebildung) und der Flexibilität zusammen, mit der es gehandhabt wird.

So ist es etwa bei Gruppenkonzepten, die das Hier und Jetzt der Gruppe dogmatisieren und infolgedessen die Verständigungsversuche über Erlebnisse außerhalb der Gruppe als Widerstand deuten (Ezriel, 1950), wahrscheinlich, daß die Teilnehmer diesen Bereich mit der Zeit aus ihrer Selbstanalyse ausschließen. Damit bleibt dann aber stets unklar, ob und wie es diesen gelingt, einen *Transfer zwischen Gruppe und Lebenswelt* herzustellen. Diese Unklarheit kann der Gruppenleiter unbewußt als Belohnung erleben, schafft sie doch Raum für die *narzißtische* Phantasie, daß die Gruppe, mithin sein — der Betriebsamkeit der Welt entrückter — Arbeitsplatz, letztlich doch die ganze Welt sei, in der sich alles um ihn dreht (→Gruppenleitung).

Selbststeuerung ist die Fähigkeit einer Gruppe, die Selbstanalyse ihrer Gruppenkultur so auszuwerten, daß sie diese veränderungswirksam entwickeln, mithin den gruppeninternen Spielraum für Entwurf und Erprobung veränderter (weniger pathologischer) Interaktionen erweitern kann. Insofern ist der Unterschied zu expliziten Selbsthilfegruppen (Moeller, 1988) nur graduell. Gruppenkonzepte, die die Gruppe wie eine Gesamtperson behandeln, dürften dafür weniger sensibel sein (Kibel & Stein, 1981). Entscheidend ist, daß die Teilnehmer ihre Arbeitsbeziehungen — welche Ziele mit welchen Mitteln in der Gruppe verfolgt werden sollen (Abend, 1979) — veränderungswirksam gestalten und nicht, ob sie sich dabei der Arbeitsdefinition der Psychoanalyse annähern. Freilich hat die *Arbeitshaltung des Gruppenleiters* für diese Gestaltung *Vorbildfunktion*. Sie begünstigt die Entwicklung einer Gruppenkultur, bei der es zu einer *positiven Übertragung auf die psychoanalytische Methode* kommt. Durch die zunehmende Erfahrung mit dieser Methode lernt der einzelne Teilnehmer, daß er sich selbst nur verändern kann, wenn er hilft, die Gruppe in Richtung einer freieren Interaktion aller Teilnehmer zu verändern.

Rolf Haubl

Literaturempfehlungen

Bond, G.R. (1983). Norm regulation in therapy groups. In R.R. Dies & K.R. MacKenzie (Eds.), Advances in group psychotherapy: integrating research and practice (pp. 171-191). New York: International Universities Press.

Erdheim, M. (1992). Kultur und Sozialisation. Gruppenpsychotherapie und Gruppendynamik, 28, S. 265-278.

König, K. (1979). Arbeitsbeziehungen in analytischen Gruppen. In A. Heigl-Evers (Hg.), Lewin und die Folgen. Die Psychologie des 20. Jahrhunderts, Bd. 8 (S. 790-794). Zürich: Kindler.

MacKenzie, K.R. (1979). Group norms: importance and measurement. International Journal of Group Psychotherapy, 29, 471-480.

Schmidbauer, W. (1975). Vom Es zum Ich. Evolution und Psychoanalyse. München: List.

Schneider, H. (1989). Toward a more detailed understanding of self-organizing processes in psychotherapy. In A.L. Goudsmit (Ed.), Self-organization in psychotherapy (pp. 72-99). Berlin: Springer.

Schülein, J.A. (1975). Das Gesellschaftsbild der Freudschen Theorie. Frankfurt/M.: Campus.

Stock, D. & Thelen, M.A. (1958). Emotional dynamics and group culture. New York: Universities Press.

Streeck, U. (1980). „Definition der Situation", soziale Normen und interaktionelle Gruppenpsychotherapie. Gruppenpsychotherapie und Gruppendynamik, 16, 209-221.

Theoriebildung

Die Bezeichnung „Gruppenanalyse" geht auf den amerikanischen Psychoanalytiker Burrow (1925, 1926, 1928) zurück, der bereits in den zwanziger Jahren mit Gruppen sich gegenseitig analysierender Psychoanalytiker und Universitätsstudenten zu experimentieren begonnen hatte. Im Jahre 1942 faßte der aus Deutschland emigrierte Psychoanalytiker Foulkes seine Patienten zu vier Gruppen zusammen, um sie gemeinsam mittels psychoanalytischer Technik zu behandeln. Foulkes übernahm für seine eigene Methode die Bezeichnung Gruppenanalyse (Foulkes & Lewis, 1944). Im folgenden wird die Bezeichnung Gruppenanalyse jedoch nicht im engen Foulkesschen Sinne verwendet, sondern weiter gefaßt.

Bereits in den dreißiger Jahren hatten andere Autoren Anwendungen der Psychoanalyse in Gruppen versucht (Slavson, 1950; Schilder, 1936, 1939; Wolf & Schwartz, 1962). Deren Ansätze gelten als *„Einzelanalyse in Gruppen"*. Eine gegenläufige Position hierzu nehmen die Autoren der Tavistock-Schule (Bion, Ezriel, Grinberg, Sutherland) ein. Ihre Analyse der *„Gruppe als Ganzes"* beinhaltet in Anlehnung an Melanie Klein die Wiedererfahrung früher Ereignisse des Seelenlebens durch einen Interventionsansatz, der über die Vernachlässigung der Ansprache von einzelnen Mitgliedern stärker das Erleben von Spannungen in der Gruppe fördert. 1933 lieferte Adler, allerdings ohne eigene Gruppentherapie-Praxis, das wichtige Konzept des *Gemeinscnaftsgefühls* (Adler, 1973). Diese Bereitschaft zur sozialen Eingebundenheit und zur Kooperation gilt als Voraussetzung, individuelle Minderwertigkeitsgefühle zu überwinden. Es darf angenommen werden, daß Gruppenanalyse diese Fähigkeiten stärker fördert als Einzelanalyse. Insofern kann die Erlangung von differenzierter Gemeinschaftserfahrung als ein wichtiges Element der Gruppenanalyse angesehen werden.

In der vorliegenden Übersicht werden diejenigen Konzepte unter die Bezeichnung Gruppenanalyse gefaßt, die die *gemeinsame unbewußte Phantasie der Gruppe und den je individuellen Anteil in seiner assoziativen Verknüpfung zum gemeinsamen Prozeß zugrundelegen* (Stock-Whitaker & Lieberman, 1965), und bei denen die *Bearbeitung von psychodynamischen Konflikten im Gruppensetting das Hauptanliegen* ist. Damit rückt das Beziehungsgeschehen in der gruppenanalytischen Aktualsituation in den Mittelpunkt des

Interesses, im Gegensatz zu einer Sichtweise, die eine synchrone Einzelanalyse in Gruppenform betont.

Das Theorie-Praxis-Problem macht sich in der Betrachtung der Funktionsweise von Gruppenphänomenen besonders deutlich bemerkbar: Es besteht ein unmittelbarer Zusammenhang zwischen theoretischer Sichtweise und interventionstechnischem Ansatz in Gruppen (Putash & Wolf, 1990); dies gilt auch für Gruppenanalyse im Foulkesschen Sinne (Lemche, 1993). Daher kommt der Erörterung und Klärung theoretischer Belange eine besondere Wichtigkeit zu (Sandner, 1981).

Doch muß angemerkt werden, daß auch für die psychoanalytische Theorie und Praxis der Gruppe die Einbeziehung verschiedener anderer gruppendynamischer, vor allem sozialpsychologischer Modelle, wichtig (Lewin, 1947; Schindler, 1957, 1960; Hürter, 1977; Sandner, 1978; Lemche, 1993) und daher deren Kenntnis unumgänglich ist. Diese Ansätze aus Gestalttheorie, Feldtheorie, Systemtheorie, Informations- und Kommunikationstheorie, Ethologie oder Ethnologie können hier jedoch nicht dargestellt werden. Strenggenommen sind fast alle gruppenanalytischen Ansätze implizit oder explizit *Mischungsverhältnisse aus gruppendynamischen Elementen und psychoanalytischen Theorien*. Der Einbezug gruppendynamischer Elemente erscheint für das Rahmenverständnis der Gruppengeschehnisse notwendig, da die Psychoanalyse als „Zwei-Personen-Psychologie" dies nur eingeschränkt liefern kann.

Meine Darstellung legt — von Freud einmal abgesehen — den Schwerpunkt auf die beiden gruppenanalytischen Ansätze, die eine konsistente gruppenanalytische Theoriebildung ausweisen. Es sind der Ansatz von Foulkes sowie der von Bion und seinen Nachfolgern. Aus der integrativen Sicht dieser beiden Ansätze ergeben sich folgende Problemstellungen: Was macht eine Gruppe zur Gruppe (→Kultur und Gruppe — Gruppenkultur)? Warum und wie funktioniert Gruppenanalyse (→Evaluation)? Warum ist der affektive Gehalt in der Gruppe so intensiv (→Affektdynamik)? Warum fühlt sich eine Gruppe als Gruppe? Wie ist das starke Regressionsphänomen (→Regression) zu erklären? Welche immanenten Faktoren bestimmen den Ablauf des gruppenanalytischen Prozesses?

Freuds Beiträge zur Gruppenanalyse. Der grundlegende Beitrag Freuds zur Gruppenanalyse ist aus seinen kulturtheoretischen

Schriften zu erschließen. Freud liefert mit „Totem und Tabu" (1912-13) den psychoanalytischen Kommentar zur Ethnologie seiner Zeit (vgl. u.a. Wundt, 1912). Er bringt deren Befunde in Zusammenhang mit der von ihm kurz zuvor entdeckten Rolle des Ödipuskomplexes in der Neurosenätiologie (Freud, 1905d, 1908b). Das Phänomen des *Totemismus* zeigt sich in der magischen Gottverehrung in der Form eines Stammestieres, das eine unbewußte Repräsentation der Eltern darstellt.

Das im Leben des Stammesclans verbreitete *Exogamiegebot* untersagt den Geschlechtsverkehr mit Frauen des eigenen Stammes. Als *Tabu* galten bestimmte Orte, Menschen, Tiere und Speisen, die spezifische Partialtriebimpulse repräsentieren und gleichzeitig für ein kollektives Verbot als Ausdruck der gruppenspezifischen Abwehr gegen ihren Versuchungscharakter stehen. Freud weist diese universalen Kulturerscheinungen als noch nicht internalisierte Hemmungen aus, die letztlich in Verbindung mit dem *Inzestverbot* und dem *Verbot des Vatermordes* stehen. Was in den animistischen Naturreligionen als kulturelle Institution im Stammesverbund noch in der Gemeinschaft real gelebt wird, unterliegt bei „Zivilisierten" als Introjekt in der ödipalen Phase einem Verinnerlichungsprozeß. In Freuds Verständnis erinnern diese Institutionen an den vom Brüderbund der archaischen Urhorde begangenen Vatermord und die nachfolgende Reue über dieses Urverbrechen.

In „Massenpsychologie und Ich-Analyse" (1921c) zeigt Freud anhand der organisierten Massen Kirche und Heer die *libidinöse Bindung der Mitglieder an die Führerperson*. Er erklärt sie mit der *Bildung eines kollektiven Ich-Ideals in Delegation der eigenen Über-Ich-Funktionen*. Folge dieser →Regression ist eine *Herabsetzung der kritischen Reflexionsfähigkeit, der Impulskontrolle und der Kreativität* beim Individuum (→Großgruppe). Erst dieser Mechanismus ermöglicht Konformität in gemeinsamem Gruppenhandeln und reduziert die Angst der Mitglieder, die jedoch als Panik wiederkehren kann, wenn der Führer ausfällt. Wie Freud (1927c) beschreibt, führt die Vatersehnsucht des Ödipalstadiums im Gruppenkontext zu einem Wunsch nach einer starken und übermächtigen Vaterfigur, die Geborgenheit vermittelt (Bion, 1971). Diese *Illusion mit Nähe zur Wahnbildung*, wie Freud die Religion sieht, *kann nur durch eine starke Realitätsbezogenheit aufgelöst werden.*

In „Das Unbehagen in der Kultur" stellt sich Freud (1930a) die Frage, ob der Mensch in unserer Kultur glücklich werden könne, und verneint dies aufgrund der Einschränkungen durch die kulturelle Sexualunterdrückung. Im Umgang mit den affektiven Abkömmlingen des Todestriebes hat es die Menschheit selbst in der Hand, sich mit dem gegebenen Vernichtungspotential auszurotten oder gemeinsam zum Guten zusammenzuschließen. Was der Rationalist Freud noch in der Terminologie seiner Triebmythologie formulieren mußte, kann in den Worten einer modernen Affekttheorie mühelos in den Kontext des gruppenanalytischen Geschehens transferiert werden: Auch die *Kleingruppe besitzt ein enormes Aggressionspotential, das für destruktive Zwecke eingesetzt werden kann, oder aber zur Erfüllung des gemeinsamen Wunsches nach Entwicklung der individuellen Persönlichkeit.*

Für die Erfassung der Psychodynamik in der Gruppe sind weiterhin Freuds Lehre von den *Abwehrmechanismen* sowie sein zweites topologisches Modell (Instanzenmodell) zentral: Bereits bei der Erforschung der Traumgesetze entdeckte Freud (1900a) mit den Mechanismen der Verschiebung, Verdichtung, Verkehrung ins Gegenteil und Ersetzung wichtige Umformungen des Unbewußten. In den folgenden Jahren kamen Reaktionsbildung, Isolation, Ungeschehenmachen und Verdrängung hinzu (Freud, 1915d). In ihrer Monographie belegte Anna Freud (1964 [1936]) schließlich zehn Abwehrmechanismen; besonders betont sie die Identifikation mit dem Aggressor und die Wendung gegen das Selbst. *Gruppenrelevant sind vor allem die entwicklungsgeschichtlich frühen Mechanismen der Spaltung, Verleugnung und Projektion.* Sie wirken in Gruppen, Teams und Institutionen in vielfältiger Form als Abwehrbündnisse bzw. als interpersonale Konstellationen zum Schutz vor Bedrohung durch Zerstörung. Ebenso häufig wird auch Subgruppenbildung, z.B. in Intrigenform, als Abwehr von Vernichtungsangst beschrieben (Bion, 1971; Turquet, 1977).

Auch Freuds Behandlungstechnik wird — wengleich in modifizierter Form — in der Gruppenanalyse angewandt. Zentrale Technik ist die *freie Assoziation*, die Suggestion und Katharsis abgelöst hat (Freud, 1895d). Der (Gruppen-)Analytiker fordert auf, alles psychische Geschehen ohne Zensur auszusprechen. Der Begriff des →Widerstandes umfaßt alles, was die Fortsetzung der (gruppen-)analytischen Arbeit behindert und dieser →Grundregel entgegenläuft. Das Konzept der Übertragung (→Übertragung — Gegenübertragung) als Ersetzung einer früheren Person durch die Person des Analytikers beinhaltet die Neuauflage alter Impulse,

Wahrnehmungen und Erfahrungen in der (gruppen-)analytischen Situation (Freud, 1905e, 1926d). Der Wiederholungszwang ist ein Phänomen der Wiederkehr von Symptomen und negativen Erfahrungen in unbewußt hergestellten, unangenehmen (Gruppen-)Situationen (Freud, 1914g, 1920g, 1924c).

Der Ansatz von Foulkes. Ausgangspunkt ist die These, daß — in Analogie zur intrapsychischen Dynamik von Wunsch und Abwehr im Sinne des Freudschen (1923b) Instanzenmodells — die individuelle Psychodynamik des Einzelnen auch in der Gruppe zur Entfaltung kommt (Foulkes, 1986; siehe auch Argelander, 1972). Die intrapsychische Dynamik der einzelnen Mitglieder konstelliert sich nach Foulkes im Gruppenkontext als *interpersonales Geschehen* und manifestiert sich als *multipersonale Übertragung* (Foulkes & Anthony, 1957) (→Übertragung — Gegenübertragung). Insgesamt beschreibt der Foulkessche Ansatz das Funktionieren der Gruppe auf ödipalem Niveau.

Die ganzheitliche Grundüberzeugung — „das Individuum als Ganzes in einer es umfassenden Situation" (Foulkes, 1948, S. 1) — und ihr Ausbau zum Konzept der *transpersonalen Gruppenmatrix* beruft sich auf das Bedürfnis des Individuums nach sozialer Bezogenheit. Das gruppendynamische Konzept von Foulkes basiert auf der Gestaltpsychologie (Wertheimer, Goldstein) und stellt eine Parallelentwicklung zu Lewins Feldtheorie dar (Lewin, 1951). Seine zentralen Begriffe Matrix und Netzwerk kennzeichnen die Entstehung eines Beziehungsgeflechtes von internalisierten und aktuellen Objektbeziehungen im Gruppenkontext.

Auch das Foulkessche Neurosenmodell argumentiert mit sozialer Eingebundenheit in Form von *Nexus* (Repräsentanz der Primärgruppe) und *Plexus* (aktuelle Bezugsgruppe) als ein „*multipersonales Netzwerk von psychischem Konflikt*" (Foulkes & Anthony, 1957, S. 117) (→Konflikt). Dabei bestimmen Individualität und soziale Situation als Ganzheit die Details der Störung, denn auf den einzelnen in seinen Interaktionen als Knotenpunkt des Gruppen-Netzwerks hat die Totalität der Situation entscheidenden Einfluß: „Die Individuen sind Knotenpunkte dieses Netzwerks, sie erzeugen es, während sie von ihm durchwirkt werden" (Foulkes, 1948, S. 81).

Das in der Gruppe entstehende Gespräch nannte Foulkes anfangs *freifließende Diskussion* (Foulkes, 1948). Das freie Gruppengespräch hat zunächst Konversationscharakter und richtet sich zunehmend auf die gegenseitigen Beziehungen, wobei intime und konflikthafte Gehalte an Raum gewinnen (Foulkes & Anthony, 1957). Foulkes beschreibt mehrere Kommunikationsphänomene, die im Zuge dieser freien Gruppenassoziation zu beobachten sind: vor allem die Resonanz auf eine Äußerung, die analog der *Spiegelung* (Laxenaire, 1983) des Kleinkindes durch die Mutter wirkt.

Die Spiegelreaktion entsteht durch Identifikation und Projektion im Interaktionsgeschehen. Durch sie ist es möglich, daß bei anderen Gruppenmitgliedern neurotische Konflikte wahrgenommen werden, was es erleichtert, entsprechende Konflikte bei sich selbst zu erkennen. Dieses Erkennen, das ein Haupteffekt der Gruppenanalyse ist, trainiert nach Foulkes die Selbstbehauptung. So gewonnene Erfahrungen werden als psychischer Niederschlag mittels introjektiver Identifikation und Internalisation zu neu gewonnenen Facetten der Selbstrepräsentanz. In *Kondensorphänomenen* finden unbewußte Impulse aufgrund von Verschiebungs- und Verdichtungsmechanismen ihren gemeinsamen Ausdruck und führen durch die Überwindung von Angst, Scham und Schuld zur Gemeinsamkeit. Ein Beispiel hierfür sind die Lebensbeichten der „Bekenntnisstufe" als Teil des Gruppenprozesses, wobei häufig ein Gruppenmitglied vorangeht und es dadurch den anderen ermöglicht, die eigene Verdrängungsschranke zu überwinden.

Zu den bleibenden Leistungen von Foulkes gehört die Klärung wesentlicher Settingfragen (→Setting). Wie kein anderer Autor betonte er die Wichtigkeit der Auswahl von Patienten, Vorbereitungen wie Testdiagnostik, psychische, physische und biographische Anamnese. Seine Unterteilung der Gruppenformen in geschlossen, offen, slow-open, combined und conjoint mit Einzelanalyse wird heute allgemein verwandt. Foulkes untersuchte die optimale Therapiedauer und benannte Indikations- und Behandlungskriterien. Für die Gruppenanalyse erachtete er Psychopathologien mit erkennbarem Bezug des Symptoms zur Kindheit als wünschenswert. Kontraindikationen aus seiner Sicht sind: paranoide und antisoziale Persönlichkeiten, Psychosen, Personen mit akuter Depression oder Suizidalität, sexuelle Perversionen.

Hinsichtlich der Gruppenzusammensetzung bevorzugt Foulkes Heterogenität, optimalerweise nach dem Arche-Noah-Prinzip: von jeder Eigenschaft ein Paar, nach Schulbildung, Schichtzugehörigkeit, Altersgruppe, Familienstand, Diagnose und Symptom zusammengestellt. Für die Gruppendauer sieht er ein Jahr als Minimum, ein Optimum mit zwei bis drei Jahren und ein Maximum mit acht Jahren vor. Eine Teilnehmerzahl von acht Personen, vier Männern und vier Frauen, stellt er als wünschenswert heraus, da sie Dreierkonstellationen (Foulkes & Anthony, 1957) ermöglicht. In der Foulkesschen Interventionsweise übt der Analytiker als Wächter des Settings vor allem die Leiterfunktion aus (→Gruppenleitung), die im Aufrechterhalten der Grenzen der gruppenanalytischen Situation besteht. Denn an diesen Grenzen manifestieren sich die entscheidenden Konflikte. Die Analyse und Deutung der interpersonalen Verstrickung in der Totalität des Netzwerkes ist die Hauptaufgabe des Gruppenanalytikers. Seine Haltung verlangt Rezeptivität und non-direktives Vorgehen bei Analyse, Erklärung und Deutung, Thematisierung der Beziehungen der Mitglieder untereinander und zu ihm, sowie das nicht-manipulative Annehmen aller Übertragungswünsche.

Die *Analyse ödipaler Konstellationen* in der Beziehungs-Matrix muß nach Foulkes die spezifische Konfiguration des Gruppenprozesses als ein *Figur-Hintergrund-Geschehen* beachten. Bei Foulkes sind Intervention und Deutung am Modalitätsprinzip (Wie geschieht was?), weniger an kausaler Rekonstruktion orientiert. Der Hauptbezug zur Psychoanalyse besteht bei ihm zu Freuds behandlungstechnischen Konzepten (u.a. Freud, 1912e, 1913c, 1914g, 1915a), wobei Foulkes versucht, sie für die Gruppenanalyse zu modifizieren: Freie Assoziation, Abwehrmechanismen, Widerstand, Wiederholung und Übertragung. Allerdings ist er der irrigen Ansicht, die Gruppensituation erlaube keine starke →Regression, „sie lenkt im Gegenteil davon ab und auf die Aktualsituation und eine progressive Entwicklung hin" (Foulkes, 1986, S. 157).

Der Ansatz Bions und andere kleinianisch orientierte Beiträge.
Die kleinianischen Beiträge liefern geeignete *Erklärungsmodelle für das präverbale und präödipale Niveau* gemäß der von Sandner (1986, S. 44) gelieferten Beschreibung der Funktionsebenen der Gruppe. Sie konzeptualisieren die tiefsten Ebenen der Regression, fern von der aktuellen Realität der interindividuellen Beziehungen. Es bleibt jedoch unklar, ob die Regression in der Gruppe auf ein gemeinsames Niveau absinkt, oder ob sie unterschiedlich, nämlich gemäß der individuellen psychischen Kongruenz, Psychopathologie oder Fixierungsstellen erfolgt (Finger-Trescher, 1991).

Sicherlich ist der Druck zur Konformität und Ent-Individualisierung in der Bionschen Gruppe weitaus größer als in der Foulkesschen Gruppe. Daher entsteht wenig Raum für lebensgeschichtliche Erzählungen und die Reflexion individueller Symptomatik. Deshalb ist diese Form der Gruppenanalyse für die Neurosentherapie eher nicht geeignet. Doch treten auch in nicht nach Bion geleiteten Gruppen die von ihm beschriebenen Phänomene auf, wenn auch weniger augenfällig. Seine Sichtweise, wonach in der Gruppe eine *Objektbeziehung zwischen der Gruppe als Ganzem und dem Analytiker entsteht*, ist zum Verständnis aller Gruppen wichtig.

In Anlehnung an Freud (1911b), der das psychische Geschehen in ein triebnahes, „primärprozeßhaftes" und in ein realitätsbezogenes, „sekundärprozeßhaftes" dichotomisiert, beschreibt Bion zwei Ebenen des Gruppenprozesses. Die realitätsbezogene Ebene nennt er *Arbeitsgruppe* (work group), die wunschbezogene Ebene *Grundannahmengruppe* (basic assumption group). Von Grundannahmengruppe spricht er deshalb, weil sich basale affektive Gruppenzustände (→Affektdynamik) dadurch plausibel erklären lassen, daß man unterstellt, die Gruppenmitglieder teilten unbewußt bestimmte gemeinsame verhaltensrelevante Annahmen oder Einstellungen.

Arbeitsgruppe und Grundannahmengruppe sind gewissermaßen als Antagonismen zu sehen, die als *Affektregulativ* zusammenwirken: Auf der einen Seite wirkt Strukturlosigkeit in der Gruppe angstmachend und ruft Organisationstendenzen zur Abwehr der mit den Grundannahmen verbundenen affektiven Tendenzen wach. Auf der anderen Seite wird die Arbeitsfähigkeit der Gruppe durch Spannungen eingeschränkt, welche in Folge der Abwehr der Grundannahmen entstehen. Die Grundannahmen verweisen auf primitive Partialtriebimpulse, die angstvoll vermieden werden sollen, was in Stimmungslagen wie Depressivität, Feindseligkeit und Hoffnung zum Ausdruck kommt.

In der ersten Grundannahme der *Abhängigkeit* (dependency) glauben die Gruppenmitglieder, daß sie in der Gruppe bedingungslos Sicherheit, Obdach und Versorgung erhalten können. In der zweiten Grundannahme *Kampf oder Flucht* (fight-flight) versucht die Gruppe über die Herstellung eines Feindbildes Selbsterhaltung und Kohäsion zu erreichen. In der dritten Grundannahme der *Paarbildung* (pairing) bringt die Gruppe ein Paar oder Mehr-Personen-Bündnis hervor, das ihr als Hoffnungsträger dient. Allen

Grundannahmen gemeinsam ist, daß sie die Existenz einer Führungsperson einschließen, wobei diese Rolle dem Analytiker, aber auch einem anderen Mitglied zugewiesen werden kann.

Die Grundannahmen und die ihnen entsprechenden Affektspannungen sind als Ausdruck gemeinsamer unbewußter Phantasien (→Gruppenphantasien) *zu werten* (Sutherland, 1952). Ihre Bedeutung für die verschiedenen Einzelphantasien bewirkt die Fortsetzung des assoziativen Gruppenprozesses (Stock-Whitaker & Lieberman, 1965). Ezriel (1952) macht noch nicht verbalisierte Gruppenkonflikte für die Entstehung der Affektspannungen (→Affektdynamik) verantwortlich. Für ihn sind sie Ausdruck von unbewußten Konflikten, die das Hier-und-Jetzt der analytischen Situation beherrschen.

→Regression ist die erlebnismäßige Rückkehr zu entwicklungsgeschichtlich früheren Verhaltensdispositionen. Als deren Ursache vermutet Bion in Anlehnung an Melanie Klein (1972c) die Anforderung an das Individuum, Kontakt mit dem affektiven Leben der Gruppe herzustellen, von der es aufgenommen wird. Diese Situation ähnelt dem Verhältnis des Neugeborenen zur Mutter(-brust). *Der regressive Verlust an Individualität und eigenen Grenzen versetzt die Gruppenmitglieder in Angst, die gruppenkonform bewältigt werden muß.* In der Terminologie von M. Klein (1972b, 1972c) ist es die als psychotiform beschriebene Angst der paranoid-schizoiden und der depressiven Position, die die Entwicklung des ersten Lebensjahres bestimmt (Grinberg et al., 1972). Entsprechend der Annahme Kleins, die depressive Position sei mit dem Erwerb der Symbolisierungsfähigkeit gekoppelt (M. Klein, 1972a), vertritt Bion die Ansicht, monotone Stimmungen mit anhaltendem Schweigen im Gruppenprozeß würden ein Festhalten an der paranoid-schizoiden Position kennzeichnen, während die depressive Position nur im sprachlichen Austausch einzunehmen sei.

Deshalb betont Ezriel (1952, 1960) in seiner Theorie der Gruppenaffektivität (siehe auch Strachey, 1935, 1937; Beland, 1992), der *Gruppenanalytiker* müsse bestrebt sein, den aktuellen Vermeidungsgrund einer Verbalisierung von Impulsen herauszuarbeiten, der die *Gruppenmitglieder vor dem Empfinden von Vernichtung und Katastrophe schützt* (→Gruppenleitung). Stock-Whitaker und Lieberman (1965) betonen die affektive Assoziation von Individuum und Gruppe, und betrachten es deshalb als notwendig, in Interventionen den Beitrag des Individuums zur Gruppenphantasie herauszustellen. Dies erscheint deshalb wichtig, weil nur das Individuum Erinnerungen besitzt, eine gemeinsame Geschichte in der Gruppe jedoch erst nach langer Arbeit entsteht. Daher ist auch eine analytische Rekonstruktion im eigentlichen Sinn in der Gruppe nicht möglich (Argelander, 1972).

Der Gruppenanalytiker, der im Sinne der kleinianischen Schule interveniert, arbeitet mit Hilfe der Gegenübertragungsanalyse und Hier-und-Jetzt-Übertragungsdeutungen (Etchegoyen, 1982) die jeweils vorherrschende Grundannahme der Gruppe heraus und konfrontiert diese mit der Realität. Er sollte dabei fähig sein, zwischen projektiven Identifikationen, an deren rezeptivem Pol er sich befindet, und seinen eigenen Gegenübertragungen zu unterscheiden (Bion, 1971, S. 108f.). Grundsätzlich soll die Deutung des Gruppenanalytikers die Verbindung zwischen Arbeitsgruppe und Grundannahmen zur Sprache bringen, um dadurch die Bewußtmachung unbewußter Phantasien zu fördern. Wichtig ist, daß durch Bezugnahme auf das Hier-und-Jetzt der Gruppensituation die Aktualgenese der jeweils herrschenden Grundannahme im Gruppenprozeß für die Gruppe verstehbar wird.

Offene Probleme. Nach Finger-Trescher (1991) nimmt die Gruppenanalyse folgende Wirkfaktoren für sich in Anspruch:

— Bewußtwerdung von Verdrängung und Widerstand;
— Erfahrung der Wiederholung von pathogenen Konfliktmustern, Einsicht in die Übertragungs-Gegenübertragungsdynamik und zunehmende Realitätsprüfung;
— Internalisierung von korrektiven Beziehungserfahrungen durch die Realbeziehungen in der Gruppe und damit einhergehend das Unwirksamwerden projektiver Identifikationen.

Die wiederholte Betonung dieses Anspruchs darf freilich nicht die große Menge der ungelösten Probleme vergessen machen, die Sandner (1981) aufgelistet hat. Im Anschluß an ihn sind zu nennen:

— fehlende Anstrengungen, ein theoretisches Konzept zu entwickeln, das die praktischen Erfahrungen von Gruppenanalytikern aus verschiedenen „Schulen" integriert;

— fehlende Kenntnisse, wie Gruppenanalytiker (unbewußt) Gruppenprozesse steuern;
— fehlende Kenntnisse, wie das Unbewußte der Gruppenmitglieder und das Gruppenunbewußte zusammenspielen.

Zusätzlich sind aus meiner Sicht auch folgende Fragen offen:

— fehlender Anschluß an die zeitgenössischen psychoanalytischen Konzepte;
— fehlender Bezug zur neueren psychoanalytischen Entwicklungspsychologie;
— fehlende Kenntnisse über den Beitrag von Affekten zur Psychodynamik des Gruppenprozesses;
— fehlende Kenntnisse über die Manifestation von geschlechtsspezifischem Verhalten in der Gruppe.

Erwin Lemche

Literaturempfehlungen

Ashback, C. & Schermer, V.L. (1987). Object relations, the self and the group. London: Routledge & Kegan Paul.

Durkin, J.E. (Ed.) (1981). Living systems: group psychotherapy and general system theory. New York: Brunner/Mazel.

Finger-Trescher, U. (1991). Wirkfaktoren der Einzel- und Gruppenanalyse. Stuttgart: frommann-holzboog.

Kellerman, H. (1979). Group psychotherapy and personality: intersecting structures. New York: Grune & Stratton.

König, K. & Lindner, W.-V. (1991). Psychoanalytische Gruppentherapie. Göttingen: Vandenhoeck & Ruprecht.

Pines, M. (Ed.) (1983). The evolution of group analysis. London: Routledge & Kegan Paul.

Pines, M. (Ed.) (1985). Bion and group psychotherapy. London: Routledge & Kegan Paul.

Sandner, D. (1986). Gruppenanalyse. Theorie, Praxis und Forschung. Berlin: Springer.

Yalom, I.D. (1974). Gruppenpsychotherapie. Grundlagen und Methoden. München: Kindler.

Indikation

Die Entscheidung, einen Patienten einer bestimmten psychotherapeutischen Behandlungsform zuzuweisen, setzt grundsätzlich ein Wissen darüber voraus, welche Wirkung diese Behandlungsmethode, die von einem bestimmten Therapeuten mit einem bestimmten Patienten zur Anwendung gebracht wird, im Gegensatz zu anderen Behandlungsmethoden hat (Grawe, 1978; Goldstein & Stein, 1989). Zwar sind angesichts der großen Komplexität der Behandlung in der Gruppe Forschungspläne zur Beantwortung der Indikationsfrage entwickelt worden, empirische Daten zur Beantwortung dieser Frage liegen bislang aber nicht vor (Dies, 1979; Imker, 1991; Schneider-Düker, 1981, S. 87; Woods & Melnick, 1979, S. 155).

Die *Indikationsstellung* zur gruppenanalytischen Psychotherapie ist *bis heute ein weitgehend pragmatisch-kontingenter Vorgang,* und entsprechend existieren in der Literatur zu diesem Thema genau so viele gegensätzliche Standpunkte, wie sich Gruppenanalytiker zu Worte melden. Aussagen vom Typ „ich als (Gruppen-)Analytiker sage, daß..." beherrschen das Feld. Dies findet oft in der Überzeugung statt, daß die Anwendung der psychoanalytischen Methode in der Gruppe die therapeutische Zukunft beherrschen wird (Ziferstein & Grotjahn, 1956).

Daß gruppenanalytische Psychotherapie eine Wirkung hat, ist in zahlreichen empirischen Untersuchungen, die sich unterschiedlichster operationaler Indizes bedienen, *nachgewiesen worden* (z.B. Argelander et al., 1976; Cremerius, 1962; Deneke, 1982; Dührssen, 1964, 1985; Eckert & Biermann-Ratjen, 1985; J. Kemper et al., 1981; Kutter, 1985; Liedtke et al., 1990; Pohlen, 1972; Pritz, 1990; Rüger, 1976; Tschuschke, 1990a; Weiner, 1992). *Jedoch sind die Ergebnisse, was die gruppenanalytische Methode anbetrifft, sehr unspezifisch.* Luborsky und Singer (1975) konnten bezüglich des Behandlungserfolgs keinen Unterschied zwischen Einzel- und Gruppentherapie erkennen. Malan et al. (1976) stellen sogar fest, daß Gruppenbehandlungen gegenüber Einzelbehandlungen schlechtere Ergebnisse erbrachten. Die Befragung der Patienten ergab Hinweise dafür, daß die spezielle Konzeption der Gruppenanalytiker („Gruppe als Ganzes") dazu führte, daß die Gruppenpatienten sich isoliert und mißachtet fühlten.

Empirische *Untersuchungen zur "Effizienz"* von gruppenanalytischen Behandlungen sind *weitgehend wertlos* (Tschuschke, 1990a, S. 265), weil sie den Einfluß der emergenten Eigenschaften der Gruppe selbst in seinen Auswirkungen auf das Therapieergebnis ("Outcome") nicht berücksichtigen (Bednar, 1970; Parloff & Dies, 1977). Die Stellung der Gruppentherapeuten zum Patienten, die Interaktionsverläufe unter den Patienten und die Strukturierung des Gruppenprozesses durch theoretische Konzepte, Deutungsstile und die Persönlichkeit des Therapeuten werden methodisch nicht erfaßt. Selbst im Forschungsdesign außergewöhnlich ausgetüftelte und sicher sehr verdienstvolle empirische Untersuchungen, wie sie etwa von Piper und McCallum (1990) zur Erforschung des Persönlichkeitsmerkmals "psychologische Sensibilität" als Indikationskriterium für die Teilnahme an einer Kurzgruppenpsychotherapie vorgelegt wurden, greifen zu kurz, weil sie die grundlegende, gerade klinisch so bedeutsame Frage des "Wie" und des "Warum" der Behandlung in der Gruppe methodisch beiseite lassen. Bednar und Kaul ([2]1978) bringen dieses Forschungsdesiderat auf den Punkt:

"Warum sind Behandlungen in der Gruppe manchmal effektiv, aber nicht immer? Wie kommen die Wirkungen der Behandlungen in der Gruppe zustande? Diese Fragen sind ebenso grundlegend wie ausufernd. Sie umfassen das gesamte Spektrum von Aktivitäten in Gruppentherapien, wie Gruppenzusammensetzung, Eigenschaften des Gruppenleiters, theoretische Orientierung, Rollenerwartungen, kommunikative Kompetenz, Methoden der Konfliktlösung, Kommunikationsmuster, Behandlungsdauer, geeignete Beobachtung der Klienten und der Behandlungsmodalitäten, sowie Störungsformen der Klienten, um nur einige der wichtigsten Überlegungen zu nennen." (ebd., S. 688; siehe auch Bednar, 1970)

Es ist deshalb oft nicht klar, *was* das Ergebnis solcher Effizienzforschungen wirklich zu bedeuten hat, weil in diesen Untersuchungen vorab nicht geklärt wird, was eine Behandlung durch die Gruppe ist. So gut wie immer wird das *Tabu gehütet, wie der Gruppenleiter seine Gruppe in der Praxis de facto strukturiert* (konträr: Ohlmeier, 1973b) (→Evaluation).

Der eigenschaftsdiagnostische Irrweg. Ein *weitgehend gescheiterter* Versuch, das Indikationsproblem in der gruppenanalytischen Psychotherapie zu lösen, ist der Rückgriff auf das *"medizinische Modell"*. Man unterstellt kausale Beziehungen zwischen pathogenem Konflikt und Symptomatik und versucht, die Spezifität dieser Beziehung durch "Diagnosen" zu kennzeichnen. Üblich sind dann

Aussagen darüber, *welche „Diagnosen"* für eine Gruppenbehandlung *indiziert oder kontraindiziert sind.*

Grinberg et al. (1972) etwa sehen schwere Depressionen und Suizidgefährdung als Kontraindikationen an (siehe auch Dührssen, 1964). Battegay (1973) hat hingegen mit diesen Diagnosengruppen „ermutigende Erfahrungen" (ebd., S. 112) gemacht. Warnt Battegay vor der Aufnahme von Schizophrenen in eine therapeutische Gruppe, so sind etwa Pohlen (1972) und Sandner (1980, 1990) fast euphorische Vertreter gemischter Gruppen von „Neurotikern" und „Schizophrenen". Ähnlich verhält es sich mit „Perversionen". Warnt Yalom (1974) vor Homosexuellen, so berichtet Hadden (1972) über erfolgreiche Gruppenbehandlungen von Patienten dieser Diagnosengruppe. Hält Slavson (1956; 1977, S. 183) Patienten mit narzißtischen Störungen hinsichtlich der Behandlung in der Gruppe für ungeeignet, so berichten — im Sinne eines „widening scope of psychoanalysis" (L. Stone, 1954) — Horwitz (1987), Freedman und Sweet (1954), W.N. Stone und Gustafson (1982), Slavinska-Holy (1982) und auch Grotjahn (1984) von der Behandelbarkeit solcher Patienten in Gruppen.

Eine Variante des „medizinischen Modells", die letztlich *ähnlich unscharf* bleibt, ist die *Anwendung des psychoanalytischen Strukturmodells zur Indikationsstellung.* Die Orientierung an Diagnosen wird aufgegeben und stattdessen die Untersuchung der *Ich-Funktionen* hervorgehoben (Locke, 1961, S. 241). Bei „Ich-" und „Über-Ichschwäche" ist beispielsweise nach Battegay (1973, S. 114), K. Frank (1968) und Preuss (1972b, S. 89f.) die Gruppenbehandlung kontraindiziert, weil die Teilnahme solcher Patienten am Interaktionsprozeß in der Gruppe durch Störungen der Übernahme der Perspektive des sozialen Anderen („therapeutische Ichspaltung") und durch „Acting-out" gefährdet erscheint. Allerdings scheint die Bestimmung dessen, was als „Ichstärke" oder „Ichschwäche" zu gelten hat, sehr unbestimmt und subjektiv zu sein (König & Lindner, 1991, S. 209). Man kommt auf dieser Argumentationslinie zu der von Argelander formulierten Konsequenz, daß die Auswahlkriterien für die analytische Gruppentherapie (Gruppenanalyse) mit denen für die Einzelpsychotherapie (Einzelanalyse) identisch sind (Argelander, 1972, S. 95; konträr: Kutter, 1989b, 1989c). Man macht dann aus dem Strukturmodell abgeleitete psychisch-funktionale Erfordernisse letztlich doch wieder im Sinne einer traditionellen *Eigenschafts-Psychologie* geltend.

Der Patient soll „übertragungsfähig" sein und über „starke Ich-Funktionen" verfügen, als da sind: *Frustrationstoleranz, Ertragen temporärer Passivität, mittlerer Angstpegel, psychologisches Interesse, Fehlen gravierender Sprachstörungen, adäquate Realitätsprüfung, Fähigkeit zum Herstellen zwischenmenschlicher Beziehungen und positive Motivation für die Behandlung* (Hämmerling-Balzer, 1978, S. 1897).

Freilich gerät man auf diese Weise in die von Tyson und Sandler (1971, S. 225) dingfest gemachte *Indikationsparadoxie, daß der Patient, der für die (einzel- oder) gruppenanalytische Behandlung indiziert ist, diese eigentlich gar nicht mehr benötigt. Ein Ausweg* aus diesem Dilemma sehen sie darin, daß das am „medizinischen Modell" orientierte Konzept der Indikation und Kontraindikation aufgegeben und durch *Kriterien der Eignung für eine Behandlung* ersetzt wird (Kadis et al., 1982, S. 98; Woods & Melnick, 1979, S. 156f.).

Folgt man dem von Sadock (1988, S. 446) erarbeiteten Überblick, so werden Gruppentherapien praktisch schon *bei jeder bekannten psychischen Störung eingesetzt.* Zwar werden von ihm *Kriterien* der spezifischen Anwendbarkeit nicht expliziert, es zeichnet sich aber ab, daß diese jenseits von psychologischen Eigenschaften und Fähigkeiten, die alleine im Patienten verortet werden, *eher in der Beziehung zu suchen* sind, die *der Analytiker* zum Patienten aufgrund besonderer Kontextbedingungen herstellt (Strupp & Hadley, 1977, S. 96; Strupp, 1959, 1962, 1977). Zu diesen gehören die *Persönlichkeit* des Analytikers, seine *Professionalisierung* (Selbstanalyse, Theorie, Technik und Erfahrung), der *Rahmen*, innerhalb dessen er arbeitet (→Setting), und die besonderen Struktureigenschaften, die mit einer *Gruppe* gegeben sind.

Die selektive Wirkung der Persönlichkeit des Gruppenanalytikers. Ein weiterer Versuch, Indikationskriterien für eine gruppenanalytische Behandlung herauszufinden, besteht in *Untersuchungen von Patienten, die die Therapie vorzeitig abgebrochen haben* („drop-outs": Woods & Melnick, 1979, S. 164f., 170; Pritz, 1990, S. 203f.; Rosenzweig & Folman, 1974). Soweit darüber berichtet wird, brechen 10% bis 34% der Patienten Gruppenbehandlungen vorzeitig ab, und zwar vorrangig in den ersten 12 Sitzungen (Dick, 1975, S. 373; Stille, 1983; Pritz, 1990, S. 23; Yalom, 1974, S. 202). Dührssen (1985, S. 175f.) fand in katamnestischen

31

Untersuchungen heraus, daß Abbrecher ein Persönlichkeitsmuster zeigten, das durch „Depressivität, Minderwertigkeitsgefühle und Schuldgefühle einerseits, Erregbarkeit und Dominanzstreben andererseits charakterisiert war". Diese Kombination machte es ihr zufolge diesen Patienten schwer, sich in einer Gruppe zu öffnen und prädisponierte sie dazu, als Sündenböcke ausgestoßen zu werden. Beakeland und Lundwall (1975, S. 759ff.) kommen in ihrer Überblicksarbeit zu dem Ergebnis, daß die „Faktoren" für den Therapieabbruch in Gruppenpsychotherapien sich nicht wesentlich von denjenigen der Einzelpsychotherapie unterscheiden. *Der typische Abbrecher hat eine geringe psychologische Sensibilität, ist wenig introspektiv, interessiert sich wenig für andere Menschen, hat nur wenig soziale Fertigkeiten, keine klar ausgeprägten Symptome, zeigt paranoische Reaktionen, neigt zur Somatisierung und ist eher weiblichen Geschlechts.* Daß auch die häufige Abwesenheit des Gruppenleiters ein „Faktor" für den Therapieabbruch ist, verweist auf die Tatsache, *daß der Abbruch der Gruppenbehandlung nicht alleine an wie auch immer bestimmten Persönlichkeitseigenschaften des Patienten aufgehängt werden kann.* Die wenigen klinisch aufschlußreichen Berichte über Therapieabbrüche verweisen darauf, daß der Analytiker in seiner *Gegenübertragung* (Scheunert, 1959/60) dazu neigte, den Patienten auszustoßen, der ihm mit seiner Übertragungsthematik persönlich unerträglich wurde (→Übertragung — Gegenübertragung).

Grotjahn (1972) liefert hier, neben Neto (1966), wohl das ehrlichste Beispiel. Ein Patient entwickelte in der Gruppe eine Opferübertragung, in der Grotjahn komplementär in die Täterposition eines KZ-Lagerleiters gesetzt wurde.

„Das war eine so unerträgliche Übertragungszuschreibung für mich, den deutschen Immigranten, daß ich das Gefühl hatte, diese *Rollenperspektive nicht übernehmen zu können,* um sie dann zu interpretieren. Er verstärkte sein Übertragungsarrangement und vertiefte seine Anklagen, indem er sich auf jedermanns Sympathien berief, und zog es dann vor, nach einer Ferienunterbrechung nicht mehr zu erscheinen." (Grotjahn, 1972, S. 312)

Dieser Befund wird von Dehe et al. (1979, S. 172ff.) anhand eindrucksvollen klinischen Materials bekräftigt. Auch sie führen u.a. die untersuchten Behandlungsabbrüche auf die *narzißtische Kränkbarkeit des Psychoanalytikers* zurück. Stille (1983) kommt in ihrer Untersuchung von Behandlungsabbrüchen zu dem Schluß, daß vor allem Gegenübertragungs*probleme* des Gruppenanalytikers *mit oral-depressiven Übertragungsangeboten* der Patienten zum Behandlungsabbruch führten (Heising, 1971, S. 178; Loeser & Bry, 1953, S. 392ff.):

„Generell wird sicher zu sagen sein, daß die meisten Therapeuten 'saugendes Anklammern' ihrer Patienten und deren orale Verwahrlosung fürchten. Manche Behandler werden mit Rückzug reagieren, damit den Patienten überfordern, und das interaktionale Geschehen könnte dann von beiden Seiten aus auf Abbruch zusteuern." (Stille, 1983, S. 360)

Eine zusätzliche Plausibilität erhält diese Hypothese durch die Analysen von Stock et al. (1958, S. 354; Stock, 1962, S. 16; Whitman & Stock, 1958; Whitman et al. 1960). Die Autoren kommen aufgrund ihrer Forschungen zum „Gruppen-Fokal-Konflikt" zu dem Ergebnis, daß die *Initialphase* einer psychoanalytisch geführten Gruppenbehandlung durch die *Befürchtung der Gruppenmitglieder* charakterisiert ist, daß sie, wenn sie sich mit ihren Phantasien und Wünschen gemäß der Grundregel offen äußern, *einen Kontrollverlust erleben, der mit destruktiven Konsequenzen* nicht nur von seiten der Mitpatienten sondern *auch von seiten des Gruppenleiters enden wird.*

In dieser Phase (Sandner, 1978; Tuckmann, 1965; Tuckmann & Jensen, 1977) beobachteten Stock et al. immer wieder Gruppenteilnehmer, die an der konstruktiven „Lösung" dieses „primären" Gruppen-Fokal-Konfliktes *nicht teilhaben* konnten und tatsächlich im dynamischen Feld der Gruppe in eine Außenseiterposition gerieten. Die ursprünglich *phantasierte Gefahr* drohte im Rahmen der Gruppe zur traumatisierenden *faktischen Wirklichkeit* zu werden, da der Gruppenanalytiker nicht in der Lage war, die Perspektive des Außenseiters zu übernehmen, die nicht in sein Konzept des Gruppen-Fokal-Konflikts *paßte.* Der Therapieabbruch des Patienten erscheint so als die Konsequenz eines konzeptuellen „Vorurteils" in der Persönlichkeit des Analytikers, das zu relativieren er, wie auch immer motiviert, nicht in der Lage war.

So wird die *Fähigkeit des Gruppenanalytikers zur sozialen Perspektivenübernahme* in den Mittelpunkt der Betrachtung gerückt. Sie ist, wie Grotjahn (1985, S. 229ff.) hervorhebt, nicht nur von seiner Professionalität, sondern wesentlich auch von seiner lebendigen Spontaneität und dem reflexiven Erfahrungsreichtum seiner persönlichen Bildungsgeschichte abhängig.

Die Perspektive der Eignung eines Patienten zur Gruppenanalyse verkehrt sich jetzt. Es wird nun gefragt, *welche Wahrnehmungsstereotypen des Analytikers Patienten für ihn indiziert er-*

scheinen lassen. Schofield (1964) konstruierte aufgrund empirischer Forschungen den Patienten „*Mr. Yavis*", der vom Psychotherapeuten als sozial attraktiv wahrgenommen und dementsprechend gerne in Behandlung genommen wird. Dieser ist jung
(„*young*"), äußerlich attraktiv (*„attractive*"), er kann sich gut verbal ausdrücken (*„verbal*"), ist intelligent („*intelligent*") und ist in
sozialer Hinsicht gut integriert (*„social*"). Heine und Trossman
(1969) konnten empirisch bestätigen, daß in den von ihnen untersuchten Psychotherapeuten ein solches Stereotyp von Rollenerwartungen tatsächlich vorhanden war, und daß im Sinne einer aversi-
ven Reaktion gegenüber Rollendissonanzen die Therapeuten dazu
neigen, Patienten mit Merkmalen, die mit ihren Erwartungen nicht
komplementär sind, auszustoßen oder vorab erst gar nicht in Behandlungen aufzunehmen (vgl. zu Interaktionsstereotypen auch
Blaser, 1977; 1989, S. 64).

Goldstein (1962, 1971, 1973) hat ebenfalls eindrucksvolle Belege für die sozialpsychologische These vorgebracht, daß kongruente Rollenerwartungen (Herkner, 1981) — psychoanalytisch ausgedrückt: narzißtische Spiegelbeziehungen -, welche die Konventionalität des Analytikers nicht bedrohen, für das Arbeitsbündnis
eine gewichtige Rolle spielen (Deserno, 1990, S. 27ff.; J.D.
Frank, 1985, S. 234ff.). Besonders Kontraindikationen gegenüber
den Angehörigen unterer sozialer Schichten (Beakeland & Lundwall, 1975, S. 763f.; Heising et al., 1982) erscheinen auf dem
Hintergrund der Forschungsergebnisse von Goldstein (1973) und
Heising et al. (1982, S. 19ff.) insofern eher als Artefakte, als die
*Analytiker insgeheim die Patienten aktiv ablehnen, die nicht in die
eigene (narzißtische) Erwartungskongruenz ihrer persönlichen
Wirklichkeitskonstruktionen* („innere soziale Repräsentanz": Reiche, 1972, S. 168) *passen.* Das Interessante dieser empirischen
Ergebnisse besteht darin, daß die konsequente Professionalisierung
des Analytikers gegenüber den Befriedigungen seiner privaten,
persönlichen Begehrens- und Wunschwelt offensichtlich weniger
Gewicht zu haben scheint, als es die offiziösen Außendarstellungen
vermuten lassen. Freilich ist dieses Forschungsfeld bis heute weitgehend ein Tabu.

Eine erfrischende Ausnahme ist die Stellungnahme von Heising
(1971, Heising & Beckmann, 1971) zu diesem Themenkomplex.
Er spezifiziert das Problem der Gegenübertragung so, *daß der
Analytiker über den Patienten, den er behandelt, die Analyse sei-*

ner eigenen Neurose ständig fortsetzen können muß (Scheunert, 1960, S. 585, 592). Heising geht im Anschluß an Riemann (1959) davon aus, daß die Gegenübertragungsneurose (bzw. -reaktionen) des Analytikers von seiner Persönlichkeitsstruktur abhängig ist, und zeigt, wie diese das Beziehungsgeflecht der Gruppe *aktiv* strukturiert. Er beschreibt typische *Gruppenkonstellationen, die durch die persönliche Konflikt- und Charakterstruktur des Gruppenanalytikers* in der Interaktion mit den Gruppenteilnehmern *unbewußt erzeugt werden*: Der *depressiv* strukturierte Gruppentherapeut neigt dazu, mit der Gruppe ein „präödipales Paradies" herzustellen. Er vermeidet ödipale Auseinandersetzungen und provoziert wut- und haßerfüllte Komplikationen, die um enttäuschte „Fütterungsansprüche" gehen. „Gerade durch sein klammerndes Verhalten [kann er] den Abbruch und die Auflösung der Gruppe beschleunigen" (Heising, 1971, S. 178f.). Der *phallisch-narzißtisch* strukturierte Gruppentherapeut benutzt demgegenüber die Gruppe unbewußt wie eine Mutter, die weniger oral versorgen, sondern ihn „alleine lieben und bewundern" soll. „Er greift mit Vorliebe Deutungen auf, in denen er auf sich selbst Bezug nimmt und wartet förmlich darauf, daß er von der Gruppe beachtet wird" (Heising et al., 1982, S. 179). *Zwanghaft* strukturierte Analytiker neigen erst gar nicht dazu, sich der Gruppenanalyse zuzuwenden, da sie hier jenseits der „Regeln und Rituale mit abgesicherten Umgangsvorschriften" (ebd., S. 181) den Kontrollverlust fürchten.

Die oft vorgetragene Empfehlung, das Risiko eines Therapieabbruchs dadurch zu reduzieren, daß der Therapeut eine entsprechende „Vorbereitung" auf die Gruppe mit dem Patienten durchführt (z.B. König, 1990), erscheint unter diesem Gesichtspunkt als ein Versuch des Analytikers, die ganz „persönliche Gleichung" einer Rollenkomplementarität zwischen ihm und dem Patienten einzuüben (J.D. Frank, 1959, 1985).

Am radikalsten bringt Oppermann (1982) die Tatsache zum Ausdruck, daß Patienten gemäß den Mechanismen sozialer Attraktivität alleine von der Persönlichkeit des Analytikers für die Gruppenanalyse „maßgeschneidert" (Goldstein & Stein, 1989) werden (Eckert & Biermann-Ratjen, 1990).

„Mehr als bei der Auswahl der Patienten für analytische Einzeltherapie berücksichtige ich bei der Auswahl für analytische Gruppentherapie, ob ich mit dem oder der Patientin kann oder nicht." (Oppermann, 1982, S. 133)

Wenn sie sich in den Erstinterviews nicht ausreichend konzentrieren kann und sie sich von starken Affekten wie Zorn, Wut oder Scham (→Affektdynamik) bewegt oder blockiert fühlt, dann sind das für sie Fälle, mit denen sie nicht in einer analytischen Gruppe arbeiten kann (ebd., S. 135). Sie schützt sich dann „lieber von vorneherein vor derart starken Belastungen" (ebd., S. 138), indem sie solche Patienten in Einzeltherapie nimmt und sich durch das Couch-Setting vor ihnen schützt.

Ähnlich äußert sich auch Neto (1966), der offen berichtet, wie sehr die Zusammenstellung der von ihm geleiteten Gruppe durch narzißtische Selbsterweiterungsbedürfnisse bestimmt war, was ihn in späteren Prozeßphasen der Behandlung dann auch in entsprechende Schwierigkeiten brachte. In diesem Sinne erscheint die Indikation zur Gruppenbehandlung weniger durch die Persönlichkeit des Patienten als vielmehr durch die Persönlichkeit des Gruppenleiters bestimmt. Mit Kanter (1976, S. 141) könnte man sagen: „Jeder Therapeut bekommt die Gruppe, die er verdient [...] Eine Gruppe kann sich nur soweit entwickeln, wie es die Neurose des Therapeuten zuläßt" (→Gruppenleitung).

Die selektive Wirkung von Gruppenkonzepten. Die persönlichen „Vorlieben" der Gruppenleiter für „ihre" Patienten, die sie für ihre Gruppe aus(er)wählen, und die Art und Weise, wie sie diese in der Gruppe behandeln, kehren in den verschiedenen Konzept- und Modellvorstellungen darüber, was Gruppenanalyse bzw. analytische Gruppenpsychotherapie sei, in sublimierter Form wieder (→Theoriebildung).

Kutter (1978b; vgl. Parloff & Dies, 1977; Sandner, 1990) zählt elf Modelle auf: Das Familienmodell, das Neurosenmodell, das Strukturmodell, das Fokal-Konflikt-Modell, das Psychose-Modell, das Narzißmus-Modell, das Göttinger-Modell, das Schicht-Modell, das Segment-Modell und das Zylinder-Modell. Es wäre müßig, diese Modelle im einzelnen zu referieren, da sie eher nach außen darstellen, welche *Vorstellungen* ein renommierter Gruppenanalytiker darüber hat, wie Patienten in der Gruppenbehandlung zu handhaben seien, ohne dabei einen Einblick zu geben, wie er *tatsächlich* in der Gruppe mit welchen Patienten arbeitet. Insofern erscheinen wie immer auch modellierte Gruppenkonzepte als eine *Abwehr* der Untersuchung dessen, was in gruppenanalytischer Praxis tatsächlich geschieht. Wie die empirische Untersuchung von

Ehlers et al. (1993) zeigt, verteilt sich unter den praktizierenden Gruppenanalytikern des Deutschen Arbeitskreises für Gruppenpsychotherapie und Gruppendynamik (DAGG) die „Anwendung" der 12 identifizierten Konzepte der Gruppenbehandlung in quantitativer Hinsicht sehr unterschiedlich. Die „Hit-Liste" wird von Heigl-Evers/Heigl (1.), Foulkes (2.) und Yalom (3.) angeführt. Wolf und Schwartz (4.) und Schindler (5.) folgen. Bion rangiert auf Platz 6 (ebd., S. 40).

Folgt man der kritischen Auseinandersetzung von Zech (1985) mit der holistischen Konzeption der Gruppenanalyse von Bion (1971), so kann hier exemplarisch verdeutlicht werden, wie sehr ein gruppenanalytisches Konzept die *Reifikation einer Beziehungsdynamik* ist, *die aktiv durch die Persönlichkeit, die Haltung und die Vorstellungen des Analytikers darüber, was eine Gruppe ist, bestimmt wird.*

In der Analyse von Bions Vignetten aus (nicht-therapeutischen) Gruppen kommt Zech zu dem Ergebnis, daß die Behauptung der „Grundannahmengruppen" das Artefakt einer verwirrenden Interpretations-Technik ist, die den Dialog (dyadische Konstellationen) in der Gruppe mit den einzelnen Teilnehmern (und mit dem Gruppenanalytiker) systematisch entgleisen läßt. Da die Gruppe als „Ganzes" so sehr in den Vordergrund gestellt wird, müssen die Teilnehmer den Eindruck gewinnen, daß sie als Einzelpersonen ziemlich unwichtig sind.

„Das Ergebnis sind desolate Gruppenzustände unterschiedlicher Phänomenologie: Die Gruppenmitglieder empfinden dies, und sie diskutieren darüber, ob sie bleiben sollen oder nicht ('Kampf-Flucht-Gruppe') oder sie versuchen die Zeit zu nützen und fragen den Leiter, wie sie denn arbeiten sollen oder versuchen auch selbst, einen Ersatzleiter zu stellen ('Abhängigkeits-Gruppe') oder sie hoffen darauf, daß sich irgendwann einmal etwas ändert, vielleicht in dem Sinne, daß sie einmal doch begreifen könnten, was denn der Leiter mit ihnen vorhabe ('Paarbildungsgruppe')." (Zech, 1985, S. 380; siehe auch Horwitz, 1986)

Möglicherweise sind die für die Gruppenanalyse enttäuschenden Ergebnisse der Untersuchung von Malan et al. (1976) an der Tavistock Clinic in dieser Tatsache begründet:

„Die große Mehrheit der Patienten hat die Behandlung in der Gruppe als eine deprivierende und frustrierende Erfahrung empfunden, die sie mit Ärger auf die Klinik zurückgelassen hat." (S. 1314)

Die „Lösung" dieses Problems scheint weniger, wie Malan et al. vorschlagen, in einer besseren Indikationsstellung und Vorbereitung der Patienten für die Gruppenanalyse zu liegen als vielmehr in einer schärferen Selbstreflexion der Konzepte des Analytikers im Hinblick auf kritische Ereignisse im Prozeß der Gruppenbehandlung, wie dies Stock et al. (1958) tun. Folgt man Kutters *Evaluation der gruppenanalytischen Modelle* (Kutter, 1978b, S. 146ff.), so dürfte im Sinne einer Sparsamkeitsregel ein regulatives Konzept dahingehend sinnvoll sein, die Gruppe als ein System aufzufassen, in dem dyadische Konstellationen rotieren. Jedes Mitglied befindet sich im steten Wechsel von Zweier-Beziehungen im Rahmen einer faktisch gegebenen „Pluralität" (Heigl-Evers & Heigl, 1967; Heigl-Evers, 1971; Heigl, 1972) der Gruppe als einer dritten Instanz. Unter den psychoanalytischen Gesichtspunkten von →Übertragung — Gegenübertragung und →Widerstand wäre dann die widersprüchliche Einheit einer horizontalen Übertragung der Mitglieder untereinander und einer vertikalen Übertragung der Mitglieder auf die/den Leiter der Gruppe zu unterstellen (Deserno, 1984).

Gruppenanalytische Wirkfaktoren als Indikationshilfen. In den letzten Jahren wurde zunehmend der Versuch unternommen, Faktoren zu bestimmen, die der Gruppenpsychotherapie in spezifischer oder unspezifischer Weise inhärent sind und von denen angenommen wird, daß sie eine wichtige Voraussetzung für eine erfolgreiche — was immer das im einzelnen auch heißen mag — Behandlung sind (Bloch et al., 1982; Finger-Trescher, 1991; Tschuschke, 1990a, b). Freilich sind diese Wirkfaktoren (→Evaluation) bislang nicht empirisch in ihrer Spezifität nachgewiesen worden (Tschuschke, 1990a, S. 267; 1990b). Dennoch dienen sie im Sinne von *Faustregeln* als ein Regulativ, um Patienten in ihrer Eignung für eine Gruppenbehandlung einzuschätzen.

Corsini und Rosenberg (1963, S. 507ff.) extrahieren in einer Sekundäranalyse von ca. 300 Artikeln zur Gruppenpsychotherapie 9 Faktoren (Bloch et al., 1982; Yalom, 1974, S. 85ff.), die in der Gruppe verändernd „wirken":

1. *Aktzeptanz*. Dieser Faktor bezieht sich auf die Tatsache, sich der Gruppe nicht nur zugehörig zu fühlen, sondern in ihr auch ein freundliches Wohlbehagen empfinden zu können.
2. *Altruismus*. Das ist der Wunsch, auf der Grundlage von Akzeptanz sich für andere in der Gruppe engagieren zu wollen/können.

3. *Universalität.* Sie bezieht sich auf die Erfahrung der Relativität der eigenen Individualität, indem in der Gruppe die eigenen Konflikte und Probleme auch bei anderen erlebt werden können.

4. *Verstehen („intellectualization").* Damit ist ein Lernprozeß gemeint, in dem über Beziehungen in der Gruppe interpersonelles Erfahrungswissen erworben wird, das eine Voraussetzung für persönliche Einsichten ist.

5. *Realitätsprüfung.* In der Gruppensituation entwickeln sich Gegebenheiten, die als wichtig und als real erlebt und nicht als künstlich oder bedeutungslos abgetan werden können. Damit ist in der Gruppe die Voraussetzung dafür gegeben, daß der Patient auf der Grundlage einer bereits entwickelten wohlwollenden und sicheren Atmosphäre (vgl. Faktor 1, 2, 3) seine eigenen Realitäten in einer analytischen Gruppe über Deutungen des Analytikers oder anderer Gruppenteilnehmer überprüfen muß.

6. *Übertragung.* Damit ist gemeint, daß in der Gruppe starke emotionale Bindungen zum Leiter, zu anderen Gruppenmitgliedern oder zur Gruppe als einem Ganzen im Rahmen unbewußter Phantasien entwickelt werden, die in wichtigen frühen Familienbeziehungen begründet sind.

7. *Interaktion.* Dieser Faktor bezieht sich auf Beziehungen, die in der Gruppe entstehen und zunächst unspezifischer Natur sind. Die spontane und freie Entfaltung von Interaktionsprozessen in der Gruppe wird als eine zentrale Voraussetzung dafür gesehen, daß überhaupt im Sinne der Gruppenbehandlung förderliche Sachverhalte („Material") aktualisiert werden können.

8. *Perspektivenübernahme („spectator therapy").* Teilnehmer einer Gruppe können in besonderer Weise über teilnehmende Beobachtung sowie durch die empathische Übernahme der Erlebnis- und Wahrnehmungsperspektiven der anderen Teilnehmer für sich selbst einen Nutzen ziehen.

9. *Freie Assoziation („ventilation").* Wie in der Einzeltherapie ist dies auch ein wichtiger Faktor in der Gruppentherapie, der sich auf die Äußerung („release") von Gefühlen und auf die Mitteilung von Vorstellungen bezieht, die normalerweise in nicht-therapeutischen Situationen unterdrückt werden.

Diese Wirkfaktoren geben offensichtlich Kriterien für die Auswahl von Patienten zur Gruppenpsychotherapie an die Hand. Wenn

Preuss (1972b, S. 89) oder auch Sifneos (1979, S. 25ff.; 1972) hervorheben, daß der Patient, der einer Gruppe zugewiesen werden soll, mindestens in einer frühkindlichen Beziehung zu Eltern, Geschwistern, Erziehern oder Spielgefährten „ein Mindestmaß an Befriedigung" (Preuss, 1972b, S. 89; Yalom, 1974, S. 193) erlebt haben soll, so daß er/sie darüber eine „Geschichte" (Sifneos, 1979, S. 25ff.) erzählen kann, dann wird erwartet, daß der Patient in der Lage ist, auch im Rahmen einer Gruppe diese inneren „guten" Objekt- und Selbstrepräsentanzen so zu aktivieren, daß er gute und vertrauensvolle Beziehungen (Faktoren: Akzeptanz, Altruismus, Universalität und Interaktion) zu anderen Gruppenmitgliedern und zum Gruppenanalytiker herzustellen vermag (Allen, 1973; Kadis et al., 1982, S. 94). Die Fähigkeit, überhaupt eine basale *kohäsive* Beziehung einzugehen, ist ihrerseits Voraussetzung dafür, daß dann problematische Beziehungsmuster oder Beziehungsstörungen (Grunebaum & Kates, 1977, S. 32; Neighbor et al., 1963, S. 420f.) im Rahmen der Gruppe analysiert und durchgearbeitet werden können (Faktoren: Übertragung, Realitätsprüfung, Verstehen). Unter dem Aspekt der Übertragung ist es dabei wichtig, daß der Analytiker, der eine Gruppe zusammenstellt, selbst auf positive Objekt- und Selbstrepräsentanzen in der Beziehung zu einer Gruppe zurückgreifen können muß.

Sadoff (1973), der über eine Gruppe in sehr lehrreicher Weise berichtet, die nach etwa einem Jahr scheiterte, verdeutlicht das Problem der Übertragung einer destruktiv-entwerteten „Gruppen-Ich-Repräsentanz" (Ohlmeier, 1973a) des Analytikers auf seine zukünftige Gruppe bei deren Zusammenstellung. Im Sinne einer Residualisierung steckte er alle seine „unergiebigen" Patienten, mit denen er im einzeltherapeutischen Setting Gegenübertragungs-Schwierigkeiten hatte, in eine Gruppe.

Dabei ist die destruktiv-entwertete „Gruppen-Ich-Repräsentanz" des Gruppenanalytikers offensichtlich unverbunden gepaart mit einer hoch idealisierten, ja fast magisch anmutenden Repräsentation der Gruppe als Medium der Lösung der Probleme, denen man „einzeln" sich nicht gewachsen fühlt.

Auf diese Weise wird psychotherapeutische Arbeit in der Gruppe dann tatsächlich zu dem gemacht, wofür sie oft das Vorurteil hält: Eine Behandlung zweiter Wahl von Patienten, die für die psychoanalytische Methode unattraktiv sind (Kadis et al., 1982, S. 93).

Wie L. Stone (1954, S. 592) hervorhebt, sind es die „besonderen Vorlieben, Interessen, das emotionale Gefüge, die die Prognose und damit auch spürbar die Indikationen grundlegend beeinflussen können". Er fährt in einer fast pathetischen Weise fort, die möglicherweise doch mehr Realitätsgehalt hat, als üblicherweise angenommen wird:

„Ich vermute, verallgemeinert man grob, daß ein Therapeut — unabhängig von seinen Fähigkeiten — in der Lage sein muß, einen Psychotiker oder einen Delinquenten zu lieben, mindestens aber ein warmherziges Interesse für den Borderline-Patienten (ob dieses Gefühl technisch genutzt wird oder nicht) aufbringen muß, um optimale Ergebnisse zu erreichen."

Unter dem Gesichtspunkt der Wirkfaktoren der Gruppe, die sich auf den Aspekt der *Kohäsion* beziehen, wird in der Auswahl der Patienten häufig die *Homogenität* der Gruppe betont. Merkmale der Gruppenteilnehmer wie Alter, Bildungsgrad, soziale Schicht und Symptomatik sollen möglichst gleichartig sein, damit die Gruppe als Gruppe nicht durch zu große Verschiedenheiten der Teilnehmer auseinanderfällt und sie dadurch ihre Wirkungskraft, die vor allem in kohäsiven Kräften gesehen wird, voll entfalten kann (z.B. Heigl, 1972, S. 183; kritisch hierzu: Gurman & Gustafson, 1976).

Demgegenüber wird ebenso häufig die Notwendigkeit einer möglichst großen *Heterogenität* der Zusammenstellung der Gruppe in Bezug auf die Konfliktbereiche, die Symptomatik und sonstige Merkmale wie Alter, Geschlecht, sozioökonomischer Status etc. empfohlen (z.B. Stock-Whitaker & Lieberman, 1965, S. 206f.). Man ist der Meinung, daß sich in der heterogenen Gruppe als einer pluralen Gesellschaft im Kleinen („sozialer Mikrokosmos") die besten Möglichkeiten bieten, die Übertragungen, die die interpersonellen Beziehungen stören, zu entfalten und zu bearbeiten (Wolf & Schwartz, 1962, S. 62ff.). Die Auswahl geschieht in Orientierung am *„Arche-Noah-Prinzip"* (von jedem Patiententypus ein „Zwilling") oder an einem negativen *„Spiegelprinzip"* (zu jedem Patiententypus ein diametral entgegengesetzter Kontrasttypus). Systematisiertes empirisches Wissen ist jedoch auch zu dieser Frage bis heute nicht verfügbar. Bei der Zusammenstellung einer analytischen Gruppe hat man wohl Homogenität und Heterogenität (→Widerstand) *gleichzeitig* zu berücksichtigen (Furst, 1963; Melnick & Woods, 1976, S. 503ff.).

Zum einen müssen strukturell die Voraussetzungen dafür geschaffen werden, daß die Gruppe eine möglichst starke *Kohäsion* (Lieberman, 1990, S. 38ff.) entwickeln kann (→Kultur und Gruppe — Gruppenkultur), damit bei der Entfaltung des Übertragungsgeschehens („paratactic distortions": Yalom, 1974, S. 34f.) die dabei entstehenden Dissonanzen durch Deutungen einer wirkungsvollen *Einsicht* zugeführt werden können. Die Einsicht wirkt *dadurch* im Sinne des „interpersonellen Lernens" einstellungs- und verhaltensändernd (ebd., S. 115ff.), *daß der Einzelne aus dem kohäsiven Feld der Gruppe nicht herausfallen möchte und in der Konsequenz durch die Befolgung der „besseren Argumente" (Deutungen) in diesem Feld tatsächlich auch weiter handlungsfähig verbleiben kann* (Eckert & Biermann-Ratjen, 1990, S. 283; Hess, 1990, S. 399). Das ist wohl der Kern des Konzeptes der korrektiven emotionalen Erfahrung in der analytischen Gruppentherapie (Alexander, 1950; Kelman, 1963). Sozialpsychologisch sind diese Phänomene in der Nachfolge Lewins in Schachters „Psychology of affiliation" und im Rahmen des „Forced-compliance-Paradigmas" von Festinger experimentell gut erforscht worden (vgl. J.D. Frank, 1985, S. 156ff.; Herkner, 1981). Diese theoretische Rahmung verdeutlicht zum einen, welche große Bedeutung die Korrektheit einer Deutung hat (Hohage, 1990), zum anderen macht sie darauf aufmerksam, daß Einsicht und Veränderung nie ohne die Wirkung einer sozialen Bezugsgruppe stattfinden kann (Moscovici & Ricateau, 1975).

Entsprechend dieser These müßten Gruppen *um so homogener zusammengestellt* werden, *je weniger die Teilnehmer von ihrer psychischen Situation her die Voraussetzungen für die Entwicklung einer starken Gruppenkohäsion mitbringen.* So ließe sich u.a. auch erklären, daß zahlreiche Patientengruppen, die für analytische Gruppenpsychotherapie als ungeeignet betrachtet werden, gerade in homogenen Gruppen wirkungsvoll und „erfolgreich" behandelt werden konnten:

Alkoholiker (Hey, 1986), Psychotiker (Payn, 1965) und Schizophrene (O'Brien et al., 1972; O'Brien, 1975; Hartwich & Schuhmacher, 1985; Greve, 1987; Weiner, 1992), Homosexuelle (Hadden, 1972; Rogers et al., 1976), alte Menschen (Berland & Poggi, 1974; Bircher et al., 1979; Leszcz, 1990), Sexualstraftäter (Cook, 1991), psychosomatische und somatopsychische Störungen wie Schlaganfall (Bucher et al., 1984), Rheuma (Poulsen, 1991), Bulimia nervosa (Liedtke et al., 1991), Asthma (Deter & Allert, 1983), Krebs (Arnowitz et al., 1983), Herzinfarkt (Esser, 1987), Sexualstörungen (Reckless & Byrd, 1980).

Das vielleicht eindrucksvollste Beispiel sind neben Psychotikern Stotterer, die allgemein für eine analytische Gruppe als kontraindiziert eingeschätzt werden (z.B. Wolf & Schwartz, 1962, S. 55). Brody und Harrison (1954) hingegen berichten positiv von einer homogenen Gruppe, die aus sieben männlichen Stotterern bestand. Entsprechend der Tatsache, daß die Herstellung und Aufrechterhaltung der Gruppenkohäsion im Vordergrund steht, muß zur Erreichung dieses Ziels die *psychoanalytische Technik entsprechend geschmeidig gehandhabt* werden (Greve, 1987; Hartwich & Schuhmacher, 1985).

Institutionelle Indikation. Mit dem Kohäsionsproblem ist das *Settingproblem*, also die Frage, ob im ambulanten oder stationären Rahmen behandelt wird, eng verknüpft (Rüger, 1981). Die *stationäre* Gruppenpsychotherapie ist durch die Besonderheit geprägt, daß die Gruppenbehandlung in den größeren Kontext einer Klinik eingebettet ist (Eckert & Biermann-Ratjen, 1985). Das Indikations*problem* stellt sich hier insofern in einer komplizierten Weise, *da die Klinik — wie auch immer begründet — die Indikation zur stationären Behandlung stellt und der Gruppentherapeut in Abhängigkeit von dieser institutionellen Indikation seine Gruppen dennoch möglichst autonom im Sinne seiner Professionalität durchführen muß* (Bardé, 1993). Daß dies systematisch zu Konflikten einer doppelten oder gar multiplen „Rahmung" (Goffman, 1977) führen muß, läßt sich am *Problem der Cotherapie* (→Co-Leitung) zeigen (Dies et al., 1979; Heising & Wolff, 1976; MacLennan, 1965; McGee & Schuman, 1970; Paulson et al., 1976). R.H. Klein (1977, S. 203f.) macht deutlich, daß im stationären Setting der Gruppenanalytiker die institutionelle Indikation im nachhinein dadurch stabilisieren muß, indem er *mit allen Mitarbeitern des „sozialen Systems" Klinik*, die mit den Patienten auf unterschiedlichen professionellen Ebenen therapeutisch befaßt sind, *ein Arbeitsbündnis herstellt, da diese alle objektiv den Status von Cotherapeuten einnehmen*. Diese haben teilweise am stationären Lebensraum der Patienten sehr viel mehr Anteil als der Gruppentherapeut. Wie Dies et al. (1979) empirisch nachweisen konnten, ist der Prozeß einer Therapiegruppe, die mit Cotherapie durchgeführt wird, direkt abhängig vom Grad der „Offenheit", der zwischen den Cotherapeuten herrscht. Zenz et al. (1972) zeigen, daß Cotherapeuten den Prozeß der Gruppe in einem recht dramatischen

Ausmaß (um-)strukturieren und aktiv beeinflussen können. Das verlangt vom Gruppentherapeuten statt einer aktiven Auswahl der Patienten eher die Fähigkeit, sich laufend mit seinen Cotherapeuten, die er sich oft ebenfalls nicht auswählen kann, etwa im Sinne eines „integrierten Teams" (Bardé, 1987, 1993b), zu arrangieren, und seine theoretischen Konzepte, Modellvorstellungen und Behandlungstechniken den Möglichkeiten, die durch den Rahmen der Klinik und durch die Probleme der eingewiesenen Patienten gegeben sind, anzupassen (Ermann, 1982; Greene et al., 1985; Rice & Rutan, 1981; Russakoff & Odham, 1984). Die Kontroversen um die Kombination von Einzel- und Gruppentherapie (Argelander, 1974; Heigl-Evers & Heigl, 1974; Porter, 1989; Wong, 1979) relativieren sich im stationären Setting ganz erheblich (→Gruppenanalyse und Klinik, →Interventionsstrategien).

Indikation für Kurzgruppenpsychotherapie. Am schärfsten sind die Indikationskriterien in Bezug auf die „analytische Kurzgruppenpsychotherapie" formuliert worden (Pritz, 1990, S. 60ff., 84; Budman, 1985; Budman & Bennet, 1983; Budman et al., 1985). Angesichts der extrem kurzen Behandlungsdauer von *10-12 Sitzungen* müssen die Patienten, um die Metapher von Goldstein und Stein (1989) zu verwenden, ebenso strikt „maßgeschneidert" werden. Folgt man hier Sifneos (1979), so muß der Patient klar umschriebene Beschwerden haben, eine gute soziale Anpassung vor Beginn der Beschwerden vorweisen und wenigstens eine bedeutungsvolle Beziehung während der Kindheit gehabt haben; im Erstinterview sollte er flexibel mit dem Analytiker interagieren und Zugang zu seinen Gefühlen gewinnen können. Er sollte über eine hohe Motivation zur Bearbeitung seiner Problematik verfügen, eine psychologische Sensibilität aufweisen und so intelligent und einsichtsfähig sein, daß er schon vorab realistische Einschätzungen und Erwartungen in bezug auf die Therapie bilden kann. Immerhin konnte Pritz (1990, S. 199f.) in einem Kontrollgruppendesign empirisch nachweisen, daß Patienten mit einer schweren psychischen Problematik von der analytischen Kurzgruppenpsychotherapie profitieren.

In bezug auf die *sehr anspruchsvollen Indikationskriterien* zur Kurzgruppenpsychotherapie ist es dann auch konsequent, daß häufig die Notwendigkeit betont wird, auf diese Behandlungsmaßnahme durch ein besonderes „Training" vorzubereiten (Poey, 1985,

S. 335; Pritz, 1990, S. 24; R.H. Klein, 1977, S. 318). Ferner fällt auf, daß die Rolle des Gruppentherapeuten im Hinblick auf vorab gesetzte Therapieziele ebenso „maßgeschneidert" werden muß:

„(1.) Er [der Gruppenanalytiker] muß mit jedem einzelnen Patienten schnell eine Beziehung herstellen können. Er muß (2.) die Patienten schnell beurteilen, sorgfältig auswählen und vorbereiten und er muß klar einen Vertrag mit gemeinsamen Zielvorstellungen artikulieren. (3.) Der Therapeut muß die Führung übernehmen bei der Formulierung realistischer Behandlungsziele, die begrenzt und in einem kurzen zeitlichen Rahmen erreichbar sind. (4.) Der Therapeut muß einen aktiven und zielgerichteten Zugang aufrechterhalten, in dem er auf den Hauptkonflikt des Patienten, sein Symptom oder seine Besorgnis fokussiert." (Poey, 1985, S. 324)

Das mag noch plausibel für eine Fokaltherapie im Einzelsetting sein. Im Rahmen einer Gruppe scheinen die spezifischen therapeutischen Wirkfaktoren durch einen solchermaßen aktiven Leiterstil nicht mehr genutzt werden zu können. Vermutlich ist unter diesen Voraussetzungen die Anwendung der analytischen Methode in der Gruppe mit ihrem Wechselspiel von Kohäsion, übertragungsbedingter Dissonanz und Wiederherstellen der Kohäsion über Deutung und Einsicht nicht mehr möglich.

Plädoyer für praxisbezogene empirische Forschung in der psychoanalytischen Gruppentherapie. Die Indikation zur analytischen Gruppenpsychotherapie ist insofern immer problematisch, als sie stets in einer Konstellation von drei Variablen — nämlich der Persönlichkeit des Patienten, der Persönlichkeit des Therapeuten und den Gegebenheiten des Settings — erarbeitet werden muß und nur sehr schwer im Sinne eines Manuals, das dem traditionellen „medizinischen Modell" folgt, „objektiv" ableitbar ist (Kadis et al., 1982, S. 91ff.; Woods & Melnick, 1979, S. 171). Das Problem der Indikation ist letztlich immer das Problem derjenigen Menschen, die in den Rollen des Analytikers/Therapeuten und Patienten unter bestimmten äußeren Gegebenheiten aufeinandertreffen.

In der klinischen Praxis gibt es offensichtlich kein Problem, das nicht in einer Gruppe behandelt werden könnte und auch behandelt wird (Sadock & Kaplan, 1972). Insofern ist die Indikation zur Gruppenbehandlung, vor allem wenn man die Möglichkeiten der (teil-)stationären Behandlung in einer Klinik miteinbezieht, *universal. Einschränkungen der Indikation* werden in dem Maße vorgenommen, wie die Behandlung in der Gruppe unter ambulanten Bedingungen in der *Privatpraxis*, also im Sinne *privatwirtschaftli-*

cher Rationaliät durchgeführt wird. Hier achtet man darauf, daß der Patient genügend Fähigkeiten mitbringt, mit denen er sich dem ambulanten Setting, teilweise unterstützt über eine *Vorbereitung durch den Gruppenanalytiker* (Horwitz, 1976; Kadis et al., 1982, S. 96; König, 1990; Lindner, 1989; Palmowski, 1992, S. 142; Poey, 1985; konträr: Ezriel, 1950; Grinberg et al., 1972), so einfügen kann, daß er die *Routinen des niedergelassenen Therapeuten nicht stört.* Schön läßt sich das am Bericht von Sandner (1980, S. 36ff.) zeigen, der für eine „integrierte Behandelbarkeit" von Psychotikern und Neurotikern plädiert. Die extremen Belastungen, die mit dieser Gruppenzusammensetzung verbunden sind (emotionale Kipphänomene, Suizidalität einzelner Patienten, medikamentöse Behandlung, Krisenintervention in Form von Klinikeinweisungen im Zusammenhang mit Urlauben des Therapeuten etc.), dürfte wohl jeder niedergelassene Therapeut als „Sand im Getriebe" seiner Privatpraxis (Ohlmeier, 1987, S. 79) vermeiden, es sei denn, er hat ein ganz *persönliches Interesse* an einer solchen Arbeit. So hat Sandner (auch Freedman & Sweet, 1954) seine „integrierten" Gruppen im Rahmen eines renommierten Forschungsprojekts durchgeführt und war in diesem Rahmen angestellt oder verbeamtet.

Die Indikation wird des weiteren in dem Maße eingeschränkt, wie der Gruppentherapeut als Professioneller *einer bestimmten theoretischen Konzeption und Methode verpflichtet* ist, der er treu bleiben möchte (J.D. Frank, 1985, S. 239ff.), und nach der er deshalb seine Patienten „maßschneidert". Die Einschränkungen der Indikation zur ambulanten psychoanalytischen Gruppenpsychotherapie werden um so schärfer, je mehr der Gruppentherapeut *mit der analytischen Methode identifiziert* ist und sich weniger als *Gruppen*psychotherapeut, sondern vielmehr als Gruppen*analytiker* versteht (→Gruppenleitung). Das eindrucksvollste Beispiel hierfür ist Argelander (1972), der die Indikation zur Gruppenanalyse mit der Indikation zur Einzelanalyse gleichsetzt. Aus heutiger Sicht scheint der Unterschied zwischen analytischer Psychotherapie und Psychoanalyse alleine durch das begründet zu sein, was der jeweilige Psychoanalytiker, der sich von der Psychotherapie abgrenzen möchte, auf dem Hintergrund seiner wie immer bestimmten persönlichen Interessen für Psychoanalyse hält. *Empirisch ist die Differenz* nach wie vor *nicht begründet,* und es gibt alternative Forschungshypothesen, die besagen, daß allein die *Zeitdauer*

(Tschuschke, 1990b, S. 318) der analytischen Behandlung (unabhängig von Setting und Frequenz) die Anwendung der analytischen Methode im Sinne des Erinnerns, Wiederholens und Durcharbeitens wirkungsvoll werden läßt.

So gelangen wir schließlich im engeren Sinne zu der *Persönlichkeit des analytischen Gruppenpsychotherapeuten* (Ackerman, 1955; Berman, 1949; Deserno, 1990; J.D. Frank, 1959; Lowinger & Dobie, 1966; MacLennan, 1975; Riemann, 1959; Ross & Rissenden, 1961). Fast erscheint es so, daß er letztlich im Sinne eines Demiurgen die Gruppe sich selbst *erschafft*, die er für sich wünscht, ersehnt, ja, die er begehrt (Lacan, 1980, S. 277ff.). Entsprechend bestimmt er auch mit seiner Person und *seiner Haltung* („inherent moral practice": Mullan, 1991, S. 194ff.; auch Kutter et al., 1988) deren Prozeßverlauf (H.E. Durkin, 1964, S. 181; Heigl-Evers & Heigl, 1972b, S. 161). Er erschafft, wie Rice und Rutan (1981, S. 297) sich ausdrücken, die Gruppe dadurch als ein „soziales System", daß er die Grenzen dieses Gruppenkörpers wie eine Haut ständig sichern muß (→Setting). Fürstenau (1982b) meint wohl ähnliches, wenn er betont, daß der Gruppenanalytiker laufend das „System-Umweltverhältnis" der Gruppe zu organisieren hat, um ihren Bestand zu sichern. Auch Loeser und Bry (1953, S. 396ff.) heben die große Bedeutung einer *aktiven, schöpferischen und spontanen Haltung* des Gruppenanalytikers hervor. Sie betonen, daß Passivität und übermäßige Zurückhaltung des Analytikers in dieser Frage eine unbewußte Aggressivität und Feindseligkeit gegen ihre Existenz implizieren kann. Interessant ist in diesem Zusammenhang auch der empirische Nachweis, wie sehr das *Geschlecht* der Gruppenleiter den thematischen Verlauf der Gruppenprozesse bestimmt (Ariés, 1976; Bernardez & Stein, 1979).

Man kann mit Ohlmeier (1987, S. 80) oder auch Rudnitzki (1991, S. 8) überlegen, ob ein Analytiker mit Gruppen arbeitet, um eine phantasierte Intimität in einer Zweiersituation zu vermeiden, um die Gruppe als eine narzißtische Selbstamplifikation zu benutzen, oder um auf dem Hintergrund einer Erfahrung existentieller Bedrohung gemeinsam mit denjenigen eine „humane Waffe" zu schmieden, die grundsätzlich der Erfahrung existentieller Verfolgung, Bedrohung und Vernichtung ausgesetzt sind oder waren. Freilich müßte das dann auch mit dem Ziel geschehen, diese Bedrohung als eine solche zu erkennen, die immer von denjenigen auch selbst erzeugt wird, wenn sie sich in einer Gruppe befinden.

Denn in einer Gruppe kommt offensichtlich die basale — auch biologisch fundierte — Destruktivität der Menschen unter der dünnen Schicht der „Enkulturation" wohl am schnellsten und deutlichsten zum Vorschein.

Auf alle Fälle ist es eine wichtige und oft ungeklärte Frage, „wen wir in die Gruppe [nehmen], warum wir Gruppen [machen], wann wir Gruppen [machen]" (Ohlmeier, 1987, S. 81). Anzuschließen wäre allerdings die jenseits aller Uniformitätsmythen (Kiesler, 1980) zu stellende Frage, *wer* macht mit *wem* unter *welchen* Bedingungen *wie* Gruppe mit *welcher* Konsequenz? Hier eröffnet sich ein weites unbearbeitetes Forschungsfeld, in dem die Frage nach dem Fassungsvermögen und der affektiven und kognitiven Komplexität des inneren psychischen Raumes des Analytikers in seinen Auswirkungen auf die analytische Situation von größter Bedeutung sein dürfte (Bion, 1990, 1992; Grinberg 1993). Nicht nur die Indikation, sondern auch der psychoanalytische Prozeßverlauf und das Prozeßresultat dürften, so die Hypothese, in direkter Abhängigkeit vom psychischen Fassungsvermögen („containment") des Analytikers variieren.

Die Pioniere der Gruppenanalyse haben — wenn man den „take off" an Schilder (1940) festmacht — in den letzten 50 Jahren durch ihre Praxis gezeigt, *daß* die Gruppe ein mächtiges, wirkungsvolles Behandlungsinstrument sein kann. Aber jene letzte Frage ist wahrscheinlich eine solche, die nicht mehr alleine von *einem* Pionier im Sinne des „Ich als Gruppenanalytiker sage, daß ..." beantwortet werden kann. Sie verlangt eher eine kreative, selbstkritische und langfristige Zusammenarbeit von Forschern und Praktikern in Gruppen.

Benjamin Bardé

Literaturempfehlungen

Bond, G.R. & Lieberman, M.A. (1978). Selection criteria for group therapy. In J.P. Brady. & H.K.H. Brodie (Eds.), Controversy in psychiatry (pp. 114-133). Philadelphia: Saunders.

Kadis, A.L., Krasner, G.D., Einer, M.F., Winick, C. & Foulkes, S.H. (1982). Praktikum der Gruppenpsychotherapie, ergänzt und herausgegeben von P. Kutter. Stuttgart: fromman-holzboog.

Kutter, P. (1989). Gruppentherapie oder Einzeltherapie. Indikation, Methoden und Ziele. Praxis der Psychotherapie und Psychosomatik, 34, 7-14.

Sandner, D. (1990). Modelle der analytischen Gruppenpsychotherapie — Indikation und Kontraindikation. Gruppenpsychotherapie und Gruppendynamik, 26, 87-100.

Woods, M. & Melnick, J.A. (1979). A review of group therapy selection criteria. Small Group Behavior, 10, 155-175.

Zielke, M. (1979). Indikation zur Gruppenpsychotherapie. Stuttgart: Kohlhammer.

Setting

Die Gruppenanalyse und das Theater haben eines gemeinsam: Beide sind ihrem Selbstverständnis nach außeralltägliche Situationen. Beide stehen in einem besonderen Verhältnis zum Alltag, und für beide ist die systematische Grenzsetzung gegenüber dem „Außen" wichtigster Bestandteil dessen, was im „Innen" geschieht. Nicht nur das Theater, wie Brook (1988, S. 143) formuliert, auch die Gruppenanalyse „ist wie ein Vergrößerungsglas und ebenso wie eine Verkleinerungslinse. [Beides] ist anders als das Alltagsleben und kann daher leicht von ihm geschieden werden."

Turner (1976) hat in einer ethnographischen Analyse gruppentherapeutische mit alltäglichen Situationen kontrastiert und „einige formale Eigenschaften des therapeutischen Gesprächs" herausgearbeitet. An dem Exzerpt einer Gruppensitzung (ebd., S. 147) demonstriert er, wie die Teilnehmer die Grenze zwischen alltäglichem Gespräch und dem Beginn einer therapeutischen Sitzung markieren:

„Ther.: Hallo.
A.: Hallo. Wir hatten gerade so eine nette Unterhaltung.
Ther.: Oh, worüber denn?
A.: Bloß ein Gespräch über unsere Jobs.
B.: Das heißt nicht, daß wir etwas gegen ihre Gesellschaft haben.
Ther.: Ahah.
A.: Es ist so professionell jetzt, ganz plötzlich weiß man nicht mehr, was man sagen soll.
C.: Das heißt wohl, wir haben schon angefangen. Laßt mich eben noch ein bißchen Luft holen.

Ther.: Warten Sie mal, bevor wir anfangen möchte ich ganz gerne noch eine Sache zur Sprache bringen, und zwar, ich kann am nächsten Montag um vier Uhr nicht hier sein, und ich dachte, es wäre gar keine schlechte Idee, wenn fünf sich vielleicht an einem anderen Tag um vier Uhr treffen würden. Ich wollte gern wissen, was Sie davon halten. (Es folgt eine Diskussion über mögliche Zeiten und Orte für die Sitzung)

Ther.: [...] wenn Sie also nichts mehr von mir hören, dann treffen wir uns am Mittwoch um vier Uhr genau an dieser Stelle, ja?

A.: Gut. (Schweigen von 50 Sekunden)

C.: Ich würd' euch ja gern helfen, aber ich weiß nicht so recht, wo ich anfangen soll."

Gruppenanalysen und Theateraufführungen sind nicht denkbar ohne spezifische *Rahmenbedingungen, die das Innen/Außenverhältnis regeln* und dadurch die Exklusivität der Situation gegenüber alltäglichen Ereignissen bestimmen. Gruppenanalysen wie Theateraufführungen finden an einem *spezifischen Ort* zu *spezifischen Zeiten* statt. Die Besonderheit beider — so Barthes (1981) für die Bühne — liegt im wesentlichen in ihrer Funktion, „manifest zu machen, was als verborgen gilt (die 'Gefühle', die 'Situationen', die 'Konflikte')" (S. 84).

Aspekte des Settings. Trotz der überragenden Bedeutung des Settings in der Praxis der Einzel- und Gruppenanalyse ist eine erstaunliche Randständigkeit in der einschlägigen Fachliteratur festzustellen. Freud (1912e) selbst hat den angloamerikanischen Begriff des Settings in seinen „Ratschläge[n] für den Arzt bei der psychoanalytischen Behandlung" nicht benutzt. Im Vokabular der Theatersprache hat er allerdings einen festen Ort: Setting steht dort für Bühnenausstattung, für Szenerie. In den 50er Jahren taucht dieser Begriff, der in der ökologischen Psychologie auch als „Umwelt der Gruppe" Verwendung findet, in der Fachdebatte der Kleingruppenforschung auf. In seinem Beitrag über „Small group ecology" diskutiert Sommer (1967) das räumliche Arrangement und seine Auswirkungen auf das Gruppengeschehen. Dabei betont er die immense Bedeutung der Explikation dieser meist als selbstverständlich erachteten Rahmenbedingungen und fordert systematische Erforschung.

Setting ist ein Begriff für den „äußeren Rahmen der psychoanalytischen Situation" und gleichzeitig „mehr als eine äußere Anordnung" (Müller-Pozzi, 1991, S. 11), *weil die Rahmenbedingungen Einfluß auf die Beziehungsgestaltung haben.*

In der Literatur lassen sich Begriffsexplikationen von unterschiedlicher Reichweite finden. Die meisten Autoren zählen folgendes zu den Bestandteilen des Settings:

Zeit (Frequenz, Dauer, Ferienzeiten, Beendigung: Thomä & Kächele, 1986, S. 261ff.),

Ort (Klinik: König & Lindner, 1992, S. 192ff.; private Praxis, öffentliche Einrichtungen); →Gruppenanalyse und Klinik; →Außer-therapeutisches Analyseinstrument,

Raum (Gestaltung: Thomä & Kächele, 1986, S. 266f.; Bestuhlung: Haubl, 1988, S. 257ff.)

Gruppenformen (offen, geschlossen, slow-open: Foulkes, 1986, S. 23ff., Behr et al., 1985, S. 108f., König & Lindner, 1992, S. 195; →Indikation; geschlechtsspezifisch oder gemischtgeschlechtlich, altershomogen bzw. -heterogen, innerinstitutionell: König & Lindner, 1992, S. 192ff.; außerinstitutionell),

Gruppengröße (Klein- und →Großgruppe, Festlegung der minimalen Gruppengröße, bei der die Sitzung noch stattfindet)

Honorierung (Selbstzahler: de Swaan, 1982, S. 379; Fremdfinanzierung: Thomä & Kächele, 1986, S. 204ff., Cremerius, 1981a; Pflicht- oder Privatversicherung)

Leitungskonzepte (alleinige →Gruppenleitung, →Co-Leitung, Geschlecht der Leitung: Flaake, 1989, Leitungswechsel: König & Lindner, 1992, S. 199).

Manche Autoren rechnen auch noch Teilaspekte des Grundregelarrangements wie die freie Interaktion und die Interaktionsbereitschaft des Analytikers (Müller-Pozzi, 1991; Thomä & Kächele, 1986, 1988) dazu. Noch weitreichender konzeptualisiert Schröter (1983, S. 146ff.) das Setting. Er bezieht neben den oben genannten Bestandteilen des äußeren Arrangements und der →Grundregel(n) die behandlungstechnischen Regeln und das Arbeitsbündnis mit ein.

Das Setting als Schon- und Schutzraum. Das Setting ist ein Rahmen, der die Grenzen zum „Außen" markiert (van der Kleij, 1985) und dadurch die Analyse ermöglicht und schützt. Dem Gruppenleiter oder der Gruppenleiterin (→Gruppenleitung) kommt dabei die Aufgabe zu, die von ihnen gesetzten Grenzen zu hüten und zu verwalten. Die Grenzen sind wichtig. Sie erst *stellen einen verläßlichen Schutzraum zur Verfügung, in dem der inneren Welt der Gruppenteilnehmer ein Ort für ihre Entäußerung gegeben wird.* Winnicotts Begriff der „haltenden Umwelt (holding environment)" hat auch in diesem Zusammenhang einen Sinn. Der

„analytische Raum" (Viderman, 1979) muß für alle Beteiligten
klar strukturiert sein, um als „potentieller Raum (potential space)"
(Winnicott) fungieren zu können. Überträgt man Winnicotts
Überlegungen auf den gruppenanalytischen Kontext, dann zeigt
sich, welche bedeutende Funktion die Ausgestaltung des Settings
und damit die Herstellung eines „potentiellen Raums" durch den
Gruppenleiter hat.

In diesem befinden wir uns weder in der Welt von Traum und
Phantasie noch außerhalb in der Welt der gemeinsamen Realität,
sondern in einer paradoxen dritten Welt, die jedoch gleichzeitig an
den beiden ersten teilhat (Davis & Wallbridge, 1983). Ihr Ursprung liegt am Anfang des Lebens, also in jener frühen Umwelt,
die Teil der innerpsychischen Realität geworden ist. Entwickelt
sich das Kind (der Jugendliche, der Erwachsene) unter günstigen
Voraussetzungen,

> „entsteht die Frage nach der Trennung im Verlauf des Trennungsprozesses gar
> nicht erst, weil sich im Spannungsbereich zwischen Kleinkind und Mutter das Spiel
> entwickelt, das sich aus einer gelösten inneren Haltung ganz natürlich ergibt; das
> Kind kann dann beginnen, Symbole zu verwenden, die in gleicher Weise für Phä-
> nomene der äußeren Welt wie für die des einzelnen Menschen, um den es hier
> geht, stehen." (Winnicott, 1985c, S. 126)

Die Gruppenanalyse kann nur dann ein „potentieller Raum" sein,
in dem man sich der eigenen Geschichte vergewissern kann, wenn
die Strukturen Halt und Zuverlässigkeit garantieren. Daher müssen
alle Beteiligten die Rahmenbedingungen und die Spielregeln kennen. Unter diesen Bedingungen können Grenzverletzungen erfahren und thematisiert werden.

Grenzen schützen also den Innenraum, in dem sich die Konflikte jenseits alltäglicher Höflichkeitsrituale und moralischer Bewertungen entfalten können. Die Abstinenz des Gruppenleiters und die
besonderen Regeln der Interaktion, mit weitgehendem Verzicht auf
gegenseitige Kontrolle, erleichtern das freie Sprechen untereinander. *In diesem Schon- und Schutzraum stellen sich* — besonders in
der Anfangsphase einer Gruppenanalyse — *entsprechend dem
Konfliktniveau der Beteiligten, infantile Beziehungskonstellationen
und Abwehrmodalitäten wieder her* (→Regression), *die damit einer
Bearbeitung zugänglich werden.* Dabei sind verläßliche Rahmenbedingungen basal wichtig als Schutz vor übermächtigen Ver-
schmelzungswünschen und Fragmentierungsängsten. Erst wenn
diese gebändigt sind, kann man Konflikte zulassen, weil sie dann
nicht länger als (selbst-)destruktiv erlebt werden.

Das Setting als milde Traumatisierung. In der Anfangsphase einer Gruppenanalyse sind vertrauensvolle Beziehungen zwischen den Teilnehmern und dem Gruppenleiter noch nicht etabliert. Deshalb wirken die Rahmenbedingungen und die psychoanalytischen →Grundregeln, die Abstinenz und das Schweigen des Analytikers verunsichernd. Die Teilnehmer sind daher stärker mit ihrer eigenen Phantasiewelt konfrontiert und auf subjektive Situationsdeutungen verwiesen. In dieser Phase überwiegen verstärkt regressive Prozesse (→Regression) der Entindividualisierung, deren „Material" Reinszenierungen früher Traumata und Konflikte sind. *Das Gruppensetting wirkt gewissermaßen als „agent provocateur"* (Finger-Trescher, 1991, S. 262) *für die Wiederbelebung früher Ängste.* Es wird bewußt mit dem Ziel eingesetzt, „die Regression [...] im Dienste des therapeutischen Prozesses" (ebd., S. 263) zu fördern.

Das Gruppensetting stiftet nicht nur einen schützenden Rahmen, sondern kann auch als Einschränkung des individuellen Spielraums erfahren werden, die den →Widerstand der Gruppenteilnehmer hervorruft. So werden durch die zeitlichen Begrenzungen zum Beispiel gierige *orale* Wünsche, bedingungslos gefüttert und genährt zu werden, systematisch frustriert. Die durch die Rahmenbedingungen hervorgerufene „milde Traumatisierung" (ebd , S. 105, 262) kann vehemente Autonomiewünsche und -konflikte heraufbeschwören, die bei *analen* Fixierungen der Gruppenteilnehmer zur Überwindung der von außen gesetzten (Macht-)Grenzen herausfordern. Die Konflikthaftigkeit auf *ödipaler* Ebene hingegen wird deutlich durch die Frustration der im Prozeß manifest gewordenen Inzestwünsche. *Durch die Enttäuschungen aber werden die verschütteten, meist unbewußten Wünsche überhaupt erst zugänglich. Die der Latenz enthobenen Konflikte können nun in der Gruppe durchgearbeitet werden.*

Das Setting als Dienstleistungsvertrag. Das Setting ist nicht nur ein durch die Gruppenleitung garantiertes Regelwerk zur Sicherung der psychoanalytischen Arbeit, sondern ebenfalls wichtiger Bestandteil eines Vertrages, der zu Beginn jeder Analyse zwischen dem Leiter oder der Leiterin und den Gruppenteilnehmern abgeschlossen wird. Dieser beidseitige Vertrag soll auch die Mitarbeit seitens der Gruppenteilnehmer festigen.

Zunächst ist Gruppenanalyse eine Dienstleistung, deren Bezahlung eindeutig geregelt sein muß. Daher steht vor ihrem Beginn die Vereinbarung über das *Stundenhonorar* und das sogenannte *Ausfallhonorar*. Auch über einen eventuellen *Verzicht auf Honorar* muß gesprochen werden. Unklarheiten in diesen Fragen oder im Verhältnis von Selbst- und Fremdfinanzierung sind Sprengstoff für die analytische Beziehung und den therapeutischen Prozeß. An ihnen kristallisieren sich typische Konfliktkonstellationen, deren Kern aus einem untrennbaren Gemisch von Realität und Phantasie, von Übertragung und Gegenübertragung, von Macht und Ohnmacht besteht.

Ob der Analysand Selbstzahler oder Kassenpatient ist, bestimmt die Art und Weise der Vertragsaushandlung zwischen Gruppenanalytiker und Gruppenteilnehmer. Mit der Kassenregelung wird das Nachdenken über den Umgang mit dem Dritten wichtig (Thomä & Kächele, 1986, S. 204; Cremerius, 1981), denn die unbewußte Bedeutung des Dritten im Bunde könnte einen Einfluß auf das Wechselspiel von Innen und Außen im gruppenanalytischen Prozeß haben. Bei jeder Fremdfinanzierung entstehen typische Komplikationen: Der Gruppenanalytiker ist durch die Kassenregelung einem medizinischen Krankheitsmodell unterworfen, und der Gruppenteilnehmer wird zusätzlich in eine abhängige Position gebracht, da ihm das Mitgestaltungsrecht an der Therapie durch die kassenärztliche Regelung beschnitten wird. Die symbolische Wiedergutmachung am Gruppenleiter wird ihm abgenommen, und die zeitliche Limitierung geschieht durch die Entscheidungen Dritter. Es liegt auf der Hand, daß bei der Eigenfinanzierung die Mitverantwortlichkeit höher und die Vertragsbedingungen variabler sind.

Kasuistik. Die Übereinkunft des Leiters mit der Gruppenteilnehmerin Frau A., die Finanzierung „an der Steuer vorbei" zu regeln, hat die Gruppenanalyse konflikthaft eingefärbt: Die heimliche Komplizenschaft führt bei Frau A. zu Phantasien der Macht über den Gruppenleiter, die unter diesen Umständen einen realen Kern haben. Der Leiter selbst gerät aus Furcht vor Aufdeckung in eine — nicht nur phantasierte — Abhängigkeit von dieser Teilnehmerin. Die unausgesprochene und verdeckte Verstrickung wird von Frau A. zu Abwehrzwecken genutzt und führt auf seiten des Leiters zu einer weniger konfrontativen, vorsichtigeren und daher unwahrhaftigen Auseinandersetzung mit der Teilnehmerin. Das unter diesen Bedingungen zustandegekommene Spiel folgt anderen Regeln als die Gruppenanalyse, und der „kleine" gemeinsame Betrug generiert daher große Folgen. Nicht nur Frau A. wird um die Möglichkeit eigener Selbsterkenntnis gebracht, sondern die Gruppe wird mit einem Geheimnis belastet, dessen Existenz wohl gespürt, aber nicht verstanden werden kann. Außerdem beschränkt der Gruppenleiter seine Fähigkeit, mit dem Material aus dem „Konfliktbereich" frei umzugehen. Wie kann er „betrügerische" Impulse in der Gruppe aufdecken, wenn er doch selbst eine Bloßstellung befürchten muß?

Die Folgen dieser Settingverletzung zeigen deutlich, daß die Rahmenbedingung keineswegs beliebige und äußerliche Bestandteile der Gestaltung sind, sondern Basisregeln, die den gruppenanalytischen Prozeß erst konstituieren.

Das Setting als Rhythmusgeber. Die Auswirkungen in kontinuierlich laufenden therapeutischen Langzeitgruppen sind anders als in zeitlich begrenzten Intensivgruppen. Diese meist hochfrequenten analytischen Selbsterfahrungsgruppen, die zwischen drei Tagen und einer Woche dauern, dienen häufig der *Weiterbildung* zukünftiger Gruppenanalytiker. Der Zusammenhang zwischen Zeitstruktur, Frequenz und Regression wird in der Literatur zwar diskutiert, ist aber bislang nicht systematisch untersucht worden (Finger-Trescher, 1991, S. 251; →Evaluation).

Die Gruppenanalyse hat in ihrer *zeitlichen Abfolge* und ihrer Frequenz einen gravierenden Einfluß auf die Lebenswelt der Gruppenteilnehmer. Mit der Regelmäßigkeit und der erwarteten Pünktlichkeit, mit den Feiertagen und Ferienzeiten bestimmt sie — einem Uhrwerk gleich — das Zeitgefühl der Teilnehmer und stimmt diese mit der Anzahl der Analysestunden auf einen *gemeinsam geteilten Rhythmus* ein. Dabei greift die Strukturierung der Zeit nicht nur in das einzelne Leben des Gruppenteilnehmers ein, sondern wirkt sich ebenso auf sein Zusammenleben mit Familienmitgliedern, Freunden und Bekannten aus. Der analytische Raum erstreckt sich „nicht nur auf den konkreten Zeitraum der Behandlungsstunden, sondern beschreibt die intrapsychische Erfahrungswelt, die durch den analytischen Prozeß eröffnet wird" (Thomä & Kächele, 1986, S. 263f.).

Das Setting schützt nicht nur den analytischen Raum, die Grenzziehung schützt auch den Alltag jenseits der Grenze vor einem überbordenden Einfluß der Gruppendynamik. Wenn dieser „Grenzschutz" allerdings hermetisch ist und kein Transfer zwischen beiden Teilen stattfinden kann, dann wird alle Erfahrung in der Gruppe isoliert. Diese Einkapselung käme einer Abwehr der Erkenntnis- und Veränderungsprozesse gleich.

Der Ort und der Raum. Ein nicht zu unterschätzender Übertragungsauslöser ist die örtliche und räumliche Situierung der Gruppenanalyse: Findet sie an öffentlichen oder privaten Orten statt? Sind die Grenzen zur alltäglichen Realität hinreichend gesichert, oder kann die Gruppe vor Einbrüchen dieser Realität, etwa im Alltag einer Klinik oder der Familie des Gruppenleiters oder der Gruppenleiterin nicht sicher sein? Wie sieht die Raumgestaltung aus? Welche Konsequenzen könnten diese Faktoren für den gruppenanalytischen Prozeß haben?

Als „szenisches Übertragungsangebot" (Haubl, 1988, S. 257) ist die Bestuhlung des Raumes, in dem die Gruppe viele Stunden ihres Lebens verbringen wird, äußerst wichtig. Sind die Stühle karg, bequem oder gar gemütlich? Stehen verschiedene Stühle zur Wahl, gibt es eine feste Sitzordnung? Neben der Möblierung des Raumes kann auch die ästhetische Ausgestaltung durch Pflanzen und Bilder die Phantasie(räume) der Gruppe beeinflussen. So wird zum Beispiel ein Plakat der Friedensbewegung in einer Privatpraxis den politischen Standort des Gruppenleiters markieren und in gewisser Weise auch die Gruppenteilnehmer zu einem Engagement anregen (wollen?). Verletzt nicht der deutlich symbolisierte Aufforderungscharakter die Abstinenz des Analytikers? Bei der Ausgestaltung des Raumes sollte berücksichtigt werden, daß die Kunst keine Fortsetzung der Pädagogik mit anderen Mitteln ist, daß Mitteilungen aus der eigenen Lebensgeschichte des Analytikers, nur sparsam „veröffentlicht" werden sollten; und daß prinzipiell *alles, was zur ästhetischen Gestaltung des gemeinsamen Ortes von dem Gruppenleiter ausgewählt wird, auch ein von ihm gestifteter Übertragungsauslöser ist.* „Der Analytiker bestimmt den Ort, an dem die psychoanalytische Beziehung sich entfalten kann, und mit seiner Ausgestaltung stellt er auch sich selber zur Diskussion" (Thomä & Kächele, 1986, S. 266). Folglich sollte er sich durch seine Raumgestaltung auch nur soweit enthüllen, wie er bereit und fähig ist, seine Person zur Diskussion zu stellen.

Wenn der Ort und die Ausgestaltung des Raumes also Übertragungsangebote sind, so kann die Entscheidung für einen bestimmten Stuhl eine szenische Bedeutung im Gruppengeschehen annehmen.

Kasuistik. Die Gruppe (Haubl, 1988, S. 265f.) ist bereits versammelt, als die Co-Leiterin mit der Teilnehmerin Helga den Raum betritt. Helga setzt sich auf den angestammten Stuhl der Co-Leiterin, den „Mutter"-Stuhl und zwingt diese damit, ihre Sitzposition zum ersten Mal zu verändern. Hildegard, die den Vorgang beobachtet, gibt zu verstehen, daß ihr ganzes Bemühen bisher darauf ausgerichtet war, der Co-Leiterin gegenüberzusitzen, um sie im Auge behalten zu können. Ihre jetzige Position gefährde sie, da der optimale Abstand nun nicht mehr gewährleistet sei. Deshalb ärgere sie sich über Helga. Obwohl die Gruppe auf ihre Äußerungen nicht eingeht, kann Hildegard diese szenische Erfahrung für sich nutzen: In der folgenden Stunde sitzt die Co-Leiterin wieder auf ihrem Stammplatz, auf der einen Seite Helga und auf der anderen Hildegard, die ihr nun ganz nah ist. Die Annäherung wird nicht kommentiert. In den darauffolgenden Stunden wechseln die Personen, die den „Mutter"-Stuhl besetzen. Hildegard nimmt in diesen Sitzungen wieder den größtmöglichen Abstand zur Co-Leiterin ein; bis zu jener Stunde, in der sie sich auf den „Mutter"-Stuhl setzt, Gruppenleiter und Co-Leiterin auf beiden Seiten neben sich. Sie nimmt ihr Leben szenisch in die eigene Hand und spricht nun über die schwierige Beziehung zu ihrer Mutter, deren Umgang mit ihren Krankheiten, sie als erpresserisch erlebe. Sie fühle sich in ihrer Individuation und dem Wunsch nach Ausleben ihrer Sexualität durch die Krankheit der Mutter behindert. Ständig fürchte sie den Tod der Mutter und selbst die Teilnahme an dieser Gruppe mache ihr Schuldgefühle, zumal sie sich manchmal insgeheim wünsche, daß die Mutter nicht mehr da sei. Daher wäre die Besetzung des „Mutter"-Stuhls eine Art Probehandeln, ein Eingeständnis des Wunsches, die Mutter los zu sein. In den darauffolgenden Stunden zeigt sich die befreiende Wirkung dieser Selbst-Verständigung: Hildegard sitzt ab nun — ohne den Zwang, die „Mutter" im Auge zu behalten — unter den anderen männlichen und weiblichen Gruppenteilnehmern.

Das Setting als Intimitätsgrenze. Neben den äußeren Bedingungen sollten vor Beginn der Gruppenanalyse wichtige, den analytischen Prozeß betreffende Übereinkünfte erörtert werden. So empfiehlt es sich, ein *Abkommen* darüber zu treffen, daß mit Beginn der Analyse *jede weitere psychotherapeutische Maßnahme, aber auch jede eingreifende medikamentöse Behandlung mit dem Gruppenleiter oder der Gruppenleiterin zu besprechen* ist. Eine kombinierte Einzel- und Gruppenanalyse bei verschiedenen Therapeuten ist ohne diese Erörterung problematisch.

Allerdings ist die *Therapiekombination in einer Hand* nicht weniger *umstritten* (→Konflikt). Ein solches Setting, in dem neben der Gruppenanalyse mit Teilnehmern auch in Einzelstunden gearbeitet wird, wirft die Frage auf, was eigentlich nach den Gruppensitzungen mit dem aus dem Gruppenprozeß entstandenen Material geschieht, wenn zwischen diesen Sitzungen die Einzelstunden liegen. Es ist anzunehmen, daß die in den Gruppensitzungen entstandene Dynamik in die Einzelsitzung einfließt und dort zum Gegenstand einer dyadischen Beziehung wird. Die darauf folgende Gruppensitzung wäre damit aber weitgehend ihres Stachels beraubt, da das im kollektiven Prozeß entstandene unbewußte „Material" in den vielen Einzelsitzungen durch die Beziehung zum Gruppenleiter gefiltert wird. Vermutlich konzentrieren sich die Gruppenteilnehmer in solchen Verfahren stärker auf den Gruppenleiter, der eine andere Rolle einnimmt als in Konzepten, in denen das Unbewußte der Gruppe zentral ist (→Theoriebildung). Während im klassischen gruppenanalytischen Verfahren die unbewußte Dynamik der Gruppe von den Teilnehmern aufgenommen und bis zur nächsten Sitzung langsam „verdaut" wieder in den Gruppenprozeß zurückgebracht wird, scheint das kombinierte Verfahren eher auf die pädagogisch-therapeutische Begleitung des Erfahrungsprozesses der Einzelnen zu setzen. Der mit dieser Technik verbundene kontrollierende Aspekt könnte auf seiten der Teilnehmer zu einem ebenfalls kontrollierenden Interesse führen, möglichst genau zu erfahren, was in den Einzelsitzungen der anderen passiert. Das „Material" der Gruppensitzungen wäre damit präjudiziert. Darüber hinaus könnte das Informationsgefälle zwischen Gruppenleiter und Gruppenteilnehmern zu Mißtrauen und der berechtigten Frage führen, was der Gruppenleiter mit dem zusätzlichen Wissen eigentlich macht. Nutzt er die Informationen der Einzelstunde, die er in der Intimität der Dyade gewonnen hat, zur Interpretation des Verhaltens Einzelner in der Gruppe? „Verrät" er den Einzelnen an das Kollektiv? Die Grenzen drohen zu verschwimmen. Ein solches Setting mag therapeutisches Handeln zwar „irgendwie" sicherstellen, als Gruppenanalyse wird man dieses Verfahren allerdings nicht bezeichnen können.

Gruppenanalyse in therapiefeindlichen Institutionen. Neben der engen klinisch-therapeutischen Anwendung ist die Gruppenanalyse ein ausgezeichnetes Instrument zur Selbsterfahrung in Balint-Gruppen, Workshops und Laboratorien der Erwachsenenbildung, in Hochschulgruppen, im künstlerischen Bereich, in der Wirtschaft, in Fortbildungsverstaltungen für spezifische Tätigkeits- und Berufsfelder (→außer-therapeutisches Analyseinstrument). Als Selbsterfahrungsinstrument dient sie auch in Bereichen der Rehabilitation und der Resozialisierung. Da sich Institutionen sozialer Kontrolle allerdings in einem systembedingten Zielkonflikt zwischen Hilfe und Kontrolle befinden, muß mit typischen Konfliktkonstellationen gerechnet werden. Um Gruppenanalyse in außertherapeutischen oder gar „therapiefeindlichen" Institutionen zu etablieren, ist es daher in besonderem Maße notwendig, die Rahmenbedingungen, unter denen gearbeitet werden soll, genauestens zu bestimmen.

Gruppenanalyse im *Strafvollzug* ist ein Versuch der Implementierung von Therapie in einem extrem therapiefeindlichen Milieu (Lamott, 1984, 1986), denn „das Gefängnis ist" — wie Mannoni (1973, S. 95) treffend formulierte — „nicht der Ort, an dem es erlaubt wäre, freies Sprechen zu propagieren." Daher sind die *Rahmenbedingungen* als klare Abgrenzung gegenüber der strafenden Institution und als Voraussetzung *für die Schaffung eines geschützten therapeutischen Raums in besonderem Maße wichtig.* Sie müssen die *Kontrollfunktionen der Institution für den therapeutischen Raum außer Kraft setzen und das „Therapiegeheimnis" als wesentliche Basisregel der Gruppenanalyse errichten und garantieren.*

Ein wichtiges Charakteristikum des Strafvollzugs ist nicht nur die Kontrolle der Gefangenen, sondern auch die der Beamten. Die Institution verlangt von ihnen Rechenschaft über ihren Handlungsvollzug. Daher sind auch verbeamtete Psychologen der Strafvollzugsbehörde gegenüber rechenschaftspflichtig und können sich nicht auf die therapeutische Schweigepflicht berufen. Unter diesen

Umständen sind die durch das Setting zu errichtenden Grenzen an entscheidender Stelle porös und können keinen Schutz gegenüber den Kontrollansprüchen der Institution gewährleisten. Eine Gruppenanalyse wäre allein schon dadurch in Frage gestellt. Daher empfiehlt es sich, über die oben skizzierten Aspekte des Settings hinaus vorab folgende Fragen zu klären:

— Wer bietet die Gruppenanalyse an?
— Ist die Gruppenleitung selbständig, kommt sie also von außen oder ist sie Teil der Institution?
— Wer fragt mit welchem Interesse und welchen Zielvorstellungen nach? Die Institutionsleitung, die Sozialarbeiter des Gefängnisses, der zukünftige Gruppenleiter oder die Betroffenen selbst?
— Wer finanziert die Gruppenanalyse?
— Wie ist die Gruppe zusammengesetzt? Stellt die Gruppenleitung sie problembezogen zusammen oder existiert bereits eine mehr oder weniger geschlossene Gruppe?

Ganz entscheidend ist also die Frage, wie unabhängig die Gruppenleitung von der Institution, aber auch von ihrer Klientel ist: Wie weit läßt sie sich auf eine Kooperation mit der Behörde ein? Wird sie das — nicht nur symbolisch zu verstehende — Angebot seitens der Gefängnisadministration zur Übernahme der „Schlüsselgewalt" annehmen und gegebenenfalls die innerinstitutionell notwendigen Entscheidungsprozesse über Entlassung oder Verlegung von Gefangenen durch ihr Wissen unterstützen? Läßt sie sich also von dem Versprechen der Macht verführen, nur mit Hilfe dieser „Schlüsselgewalt" auch etwas für die Gefangenen tun zu können? Oder gibt sie auf andere Weise ihre Unabhängigkeit auf und wechselt als Anwältin der Gefangenen die Seiten?

Die Gruppenleitung muß, ganz besonders in einem solchen Setting, ihre Abstinenz gegenüber der Institution, aber auch gegenüber ihren Klienten wahren. Sie darf weder im gutgemeinten Interesse für ihre Klienten mit der Institution paktieren, noch sich für die Wunscherfüllung der Gefangenen instrumentalisieren lassen. Die Konflikte, die sich aus dem *Verzicht auf die Schlüsselübernahme* ergeben, verdeutlichen neben der Therapiefeindlichkeit der Institution auch deren Bemühen, das ihr fremde Autonomiebestreben abzuwehren. Der Schlüssel ist ein Symbol der Macht. Ihn anzunehmen, bedeutet auch, einer von denen zu werden, die Macht über die Gefangenen haben und das Gesetz der Institution vertreten. Den Schlüssel zu übernehmen bedeutet also auch, die Verpflichtung einzugehen, mit jenen an einem Strang zu ziehen, die die Interessen des Strafvollzugs vertreten. Und daß diese keineswegs mit den therapeutischen Zielvorstellungen übereinstimmen, liegt auf der Hand. Gruppenanalyse im Interesse des Strafvollzugs würde eher bedeuten, anstehende Entscheidungen durch therapeutische Erkenntnisse abzusichern, oder systemimmanente, alltägliche Konflikte zwischen den Gefangenen und Beamten gruppenanalytisch aufzufangen und zu befrieden.

Daher ist die klare *Abgrenzung des von außen kommenden Gruppenanalytikers eine Conditio sine qua non für die analytische Arbeit in einem therapiefeindlichen Milieu.* Der externe Status erleichtert es dem Gruppenanalytiker, auch gegenüber den Gefangenen eine abstinente Haltung zu vertreten, die es ihm verbietet, sich für sie in institutionellen Entscheidungsprozessen einzusetzen. Dieser Verzicht eröffnet auf der anderen Seite den therapeutisch verschwiegenen Raum, in dem der Schutz nach außen durch das Setting garantiert wird.

Franziska Lamott

Literaturempfehlungen

Behr, H.L., Hearst, L.E., van der Kleij, G.A. (1985). Die Methode der Gruppenanalyse im Sinne von Foulkes. In P. Kutter (Hg.). Methoden und Theorie der Gruppenpsychotherapie. Psychoanalytische und tiefenpsychologische Perspektiven (S. 93-119). Stuttgart: frommann-holzboog.

Fürstenau, P. (1986). Die Bedeutung von Rahmenbedingungen und rahmenbezogenen Konflikten in der Gruppenarbeit. Gruppenpsychotherapie und Gruppendynamik, 21, 363-365.

Haubl, R. (1988). Kreativer Spiel-Raum und Gruppeninszenierung. In J. Belgrad et al., Sprache — Szene — Unbewußtes. Sozialisationstheorie in psychoanalytischer Perspektive (S. 237-273). Frankfurt/M.: Nexus.

Kernberg, O.F. (1975). A systems approach to priority setting of interventions in groups. International Journal of Group Psychotherapy, 25 (3), 251-275.

Lothstein, L.M. (1978). Human territoriality in group psychotherapy. International Journal of Group Psychotherapy, 28, 55-71.

Swaan, A. de (1982). Zur Soziogenese des psychoanalytischen Settings. In P. Gleichmann (Hg.), Materialien zu Norbert Elias' Zivilisationstheorie (S. 369-407). Frankfurt/M.: Suhrkamp.

Kleij, G. van der (1985). Das 'Setting' und die Umwelt der Gruppe. In V. Friedrich & H. Ferstl (Hg.), Bruchstellen in der Psychoanalyse (S. 117-127). Frankfurt/M.: Fachbuchhandlung für Psychologie.

Viderman, S. (1979). The analytic space. Meaning and problems. Psychoanalytic Quarterly, 48, 315-324.

Grundregel(n)

„Sagen Sie [...] alles, was Ihnen durch den Sinn geht. Benehmen Sie sich so, wie zum Beispiel ein Reisender, der am Fensterplatz des Eisenbahnwagens sitzt und dem im Inneren Untergebrachten beschreibt, wie sich vor seinen Blicken die Aussicht verändert." (Freud, 1913c, S. 468)

Mit diesem poetischen Bild bringt Freud seinen Patienten die Grundregel der *„freien Assoziation"* als ihren wesentlichsten Beitrag zum Gelingen der Analyse nahe. Das Komplement auf seiten des Psychoanalytikers sei dann die *„gleichschwebende Aufmerksamkeit"*, die sich der freien Assoziation des Patienten schattengleich anhängt. Voraussetzung dieser Erkenntnishaltung sind die *Abstinenz* und *Neutralität* des Analytikers.

Obwohl diese Grundregeln aus dem Kontext einer dyadischen Einzelanalyse und zunächst für eine solche entwickelt wurden, gelten sie dennoch, gering modifiziert, auch für die Gruppenanalyse. Den Grundregeln der freien Assoziation, der gleichschwebenden Aufmerksamkeit und der Abstinenz des Analytikers wird, entsprechend dem interaktionellen Netzwerk der Gruppe, häufig eine Regel an die Seite gestellt, die den Verzicht der Gruppenteilnehmer auf das Ausagieren ihrer Beziehungswünsche untereinander fordert. *Dem Primat der Phantasie und der Sprache soll damit im analytischen Prozeß zu seinem Recht verholfen werden.*

Wie diese Grundregeln zu handhaben sind und in welchem Maße ein rigider oder gewährender Umgang mit ihnen das therapeutische Geschehen beeinflußt und bestimmte Konflikte induziert, hat
anhaltende Kontroversen ausgelöst. Um die zeitweilig heftig auf-
brausenden Diskussionen (Cremerius, 1984; Argelander, 1985;
von Schlieffen, 1983; Müller, 1993) über ein Aufgeben, Festhalten
oder Modifizieren des Grundregel-Arrangements zu verstehen,
muß man sich die Frage stellen, inwieweit wir den historischen
Entstehungskontext psychoanalytischer Grundregeln unausgesprochen mittransportieren, der unseren heutigen Entwicklungen nicht
mehr angemessen ist.

Von der „freien Assoziation" zur „freien Interaktion". Der
Begriff der Grundregel taucht zum ersten Mal 1912 in Freuds Beitrag „Zur Dynamik der Übertragung" (1912b) auf, obwohl der
dahinterstehende Gedanke bis in das II. Kapitel der Traumdeutung
(Freud, 1900a) zurückreicht. Zunächst ist damit die Grundregel
der freien Assoziation gemeint, die den Patienten mit gewisser
Strenge dazu anhält, aufrichtig und spontan alles ohne Auswahl
und Zensur auszusprechen, was ihm einfällt, gleichgültig ob er es
für lächerlich, störend oder unpassend hält (Freud, 1912b, S. 374).
Bei dem Versuch, das Konzept der freien Assoziation von der
Einzelanalyse auf die Gruppenanalyse zu übertragen, muß man
feststellen, daß dies nicht ohne weiteres möglich ist. Die einzelnen
Gruppenteilnehmer sind zusammen keine Ansammlung von Mona-
den, die beziehungslos und gleichzeitig alles äußern, was ihnen in
den Sinn kommt; vielmehr sind ihre Einfälle aufeinander bezogen,
sie interagieren.
Eine analytische Gruppe ist eine besondere Gruppe. Sie stellt
einen Rahmen zur Verfügung, in dem die Konventionalität des
sprachlichen Umgangs aufgehoben, alltagsweltliche Hierarchien
nivelliert und anstelle agierter Beziehungen vielfältige Übertragungen getreten sind. Der Spontaneität der Beiträge wird unter den
Bedingungen einer *„frei strömenden Diskussion"* (Foulkes, 1986,
S. 74) Raum verschafft. Foulkes (→Theoriebildung) analysiert sie
als eine Art *„Gruppenassoziation"* (ebd., S. 47) auf dem Hintergrund eines gegenüber der Einzelanalyse völlig veränderten Be-
zugsrahmens, nämlich der Gruppe als Ganzer bzw. der „Gruppen-
Matrix" (Roberts, 1983).

Mit der Einführung der Grundregel werden sowohl in der Einzel- als auch in der Gruppenanalyse die üblichen *Diskursregeln* wie Verständlichkeit, Höflichkeit, Wechselseitigkeit und Kohärenz *in der Rede aufgehoben*. Entgegen vertrauter Interaktion wird durch die „partielle Suspendierung alltagssprachlicher Gesprächskontrolle" (Mertens, 1990-91/II, S. 11) ein künstlicher Raum geschaffen, der einen Zugang sowohl zu den Abkömmlingen unbewußter Beziehungsphantasien als auch zu den Idealen, Werten und Einstellungen der Patienten ermöglichen soll. Dabei scheint das „Zusammenströmen von Assoziationen in der Gruppe ein besonders geeignetes Mittel zu sein, um Gebilde, die wie Symbole, Produkte des kollektiven Unbewußten sind, plastisch hervortreten zu lassen" (Foulkes, 1986, S. 59).

Der Kampf um die Grundregel. Das freie Sprechen über sich selbst kann an innere →Widerstände stoßen und den Wunsch hervorbringen, sich Auseinandersetzungen zu entziehen. Freud legt daher seinen Patienten während der Analyse ans Herz, nie zu vergessen, „daß sie volle Aufrichtigkeit versprochen haben" (Freud, 1913c, S. 469). Mit dieser an das *Über-Ich* appellierenden *Forderung* antizipiert er einen Widerstand des Patienten und setzt diesem mit der Forderung nach Einhalten der Grundregel die, wie er meint, nötige Strenge entgegen. Damit versucht er, den unbewußten Widerstand aus dem analytischen Prozeß herauszuhalten, ohne ihn einer Analyse zu unterziehen.

Inwieweit die *imperativische Regel den Widerstand* des Patienten selbst *mitproduziert*, reflektiert Freud nicht, da sie ihm in erster Linie zum Aufspüren traumatisierender Erinnerungen beim Patienten dient. Ihr heutiger Status als Mittel, um aktuelle dyadische oder multipersonale Beziehungskonflikte deutlich werden zu lassen, ist das Ergebnis der späteren Theorientwicklung. Erst *mit der Objektbeziehungstheorie rückt die Interaktion zwischen Analytiker und Analysand ins Zentrum* (→Theoriebildung). Der Analytiker reflektiert sie als Dynamik von Übertragung und Gegenübertragung.

Die Grundregel existiert also nicht beziehungslos, ohne den Analytiker, ohne die Bedeutungszuschreibung, die er vornimmt, und ohne die Funktion, die diese in seiner Arbeit für ihn hat. Die Art und Weise, wie er die Regeln formuliert, und wie der Analysand diese dann aufnehmen kann, findet als Übertragungsauslöser Eingang in die Beziehung.

A. Freud (1964, S. 15) hat darauf hingewiesen, daß

„nicht die Befolgung der analytischen Grundregel an und für sich, sondern der Kampf um die Befolgung der Grundregel [...] das [ist], worauf es uns ankommt."

Auch S. Freud spricht vom *„Kampf"* im Umgang mit der Grundregel. Doch er bezieht sich auf den *intrapsychischen Aspekt* der Abwehr, während seine Tochter die *interpersonale Dimension* der Auseinandersetzung zwischen Analytiker und Patient meint. Zu Recht weist von Schlieffen (1983) darauf hin, daß dieser Kampf meist deutliche Spuren von Analität trägt; denn schließlich geht es, wie in der Sauberkeitserziehung auch, um das Ringen zwischen Ungleichen:

„Wenn der Analytiker in einer der ersten Sitzungen zum Patienten sagt, daß er alles mitteilen solle, was ihm einfalle [...], dann fordert er den Patienten dazu auf, etwas von dem herzugeben, was er bisher bewußt oder meist unbewußt als Geheimnis gehütet hat. Der anale Machtkampf setzt sich, nun in eine Regel gekleidet, fort. In diesem analen Zweikampf sind die Positionen, wie damals in der Kindheit, eindeutig: der Analysand beharrt auf etwas, verweigert etwas, und der Analytiker, mit der Machtfülle der Eltern ausgestattet, fordert die Herausgabe." (ebd., S. 483)

Der Widerstand gegen die Grundregel kann darin bestehen, daß die Gruppenteilnehmer die Einhaltung verweigern, indem sie alles zurückhalten und schweigen oder sich in überzogenem Maße der Forderung unterwerfen und durch „systematisch inkohärentes" Sprechen (Laplanche & Pontalis, 1972, S. 174) die Absurdität der Regel zu demonstrieren versuchen.

Kasuistik. Eine Teilnehmerin bringt einen Traum mit in die Gruppe, den sie ausführlich schildert. Nach den Einfällen befragt, assoziieren sie und weitere Gruppenteilnehmer andere Träume (→Gruppenphantasien), an die sie der aktuell erzählte erinnert. Bis zum Ende der Gruppensitzung werden unablässig weitere Fragmente aus alten Träumen eingebracht, die in weitläufige Beziehung zu dem erzählten gesetzt werden könnten. Der Gruppenleiter ermüdet, ist zunehmend verwirrt, fühlt sich überschwemmt von der Überfülle des Traummaterials und den zwanghaft anmutenden Assoziationen. Hinter der sklavischen Einhaltung der Grundregel verspürt er, daß mit den unablässigen Assoziationen ein wirkliches und brennendes Problem der Gruppe zugeschüttet wird. Mit der Deutung des Widerstandes kann die Arbeit am Konflikt beginnen.

Die Schwierigkeit bei der Bearbeitung eines solchen Widerstandes besteht darin, daß eine rigide Aufforderung zur „Externalisierung des innerpsychischen Kampfes [...] verhindert, was eine anerkannte Regel der psychoanalytischen Technik fordert: daß noch vor der Bearbeitung der abgewehrten Inhalte die Widerstände gegen deren Bewußtwerdung analysiert werden" (v. Schlieffen, 1983, S. 481).

Gruppenanalyse ohne Grundregeln? Der Widerspruch zwischen der Forderung nach Befolgen der Regel und „freier", spontaner Assoziation hat zu weitreichenden Technik-Debatten geführt, in deren Zentrum die Konsequenzen des unterschiedlichen Umgangs mit der Grundregel stehen. Die Auseinandersetzung über deren angemessene Handhabung reicht vom unverbrüchlichen *Festhalten* an ihr als einer wesentlichen Gesetzmäßigkeit der Psychoanalyse (A.O. Kris, 1982) über die *Modifikation* im Hinblick auf die Förderung einer stärkeren Mitverantwortlichkeit des Patienten (Schafer, 1981), die Diskussion einer *Erweiterung* der Grundregel durch systematische Integration von Vorsprachlichem (Mahony, 1979), den Vorschlag einer auf die Patienten bezogenen *„milden Grundregel"* (Cremerius, 1977) bis hin zu einer zugespitzten Diskussion über eine Psychoanalyse *ohne Grundregel* (v. Schlieffen, 1983).

Kasuistik. Die Teilnehmer eines achttägigen gruppenanalytischen Workshops betreten am ersten Tag vereinzelt den Gruppenraum und nehmen schweigend Platz. Auch der Coleiter sucht sich einen Stuhl — unmittelbar neben der Tür. Bis auf zwei sind nun alle Plätze besetzt. Frau H., eine Teilnehmerin, die sich neben den Coleiter setzt, schließt die Tür. Kurz danach wird sie abermals geöffnet, die Gruppenleiterin betritt den Raum. Es ist genau neun Uhr, als sie Platz nimmt.

Die Gruppe schweigt. Auch die Gruppenleiterin und der Co-Leiter sagen nichts. Keine Begrüßung — keine Vorstellung — keine Regeln — keine Verbote — keine Eröffnung. Schweigen, bis Herr K. mit Blick auf die in der Mitte des Raumes hängende Lampe sagt, daß diese alte Jugendstil-Lampe sicher gestohlen sei. Wieder Schweigen, das nun Frau U. durchbricht: Sie habe am Abend zuvor, so erzählt sie sichtlich amüsiert, zwischen Dusche und Zu-Bettgehen den Teil eines Films im Fernsehen gesehen, in dem eine

Frau getötet worden sei. In ihrer Phantasie habe sie dann diesen Film weiter ausgesponnen und sich vorgestellt, daß die Frau gar nicht wirklich tot gewesen sei. Diese habe dann den Mann, der sie umbringen wollte, aus Rache getötet. Es sei ein „lustvolles Töten" gewesen und sie, die Erzählerin, habe danach gut geschlafen. Herr W. wirft daraufhin ein, daß in dem Film „Psycho" von Hitchcock die Getöteten diejenigen seien, die beobachtet würden, wie im Augenblick die Teilnehmer durch die Gruppenleiter. Doch — wirft Frau H. triumphierend ein — der Darsteller des Täters in Hitchcocks Film, Anthony Perkins, sei nun selbst tot, an AIDS gestorben.

Durch die Verbindungstür zum angrenzenden Raum hört man Männerstimmen, Lachen. Frau B. ist irritiert von der Durchlässigkeit der Türen. Was kommt rein und was geht raus? Sie spricht mit leiser Stimme darüber, daß sie schwanger sei, aber nicht wisse, ob sich dieser Zustand halten lasse. Sie habe schon einige Fehlgeburten gehabt und wisse nicht, ob sie diesmal einem Kind Raum geben könne.

Die unbewußten Phantasien der Gruppe in den ersten dreißig Minuten kreisen um den Zustand der Gesetzlosigkeit, um die Todesangst, um die Furcht vor der Instabilität der Grenzen, um die Haltlosigkeit, die letztendlich zum Tod führt. Sie thematisieren unbewußt den Beginn der Gruppe, während dessen ersten fünf Minuten sich Entscheidendes ereignet: Das Leiterpaar erscheint getrennt. Der Coleiter betritt den Raum vor Beginn der Gruppe, als sei er einer der Gruppenteilnehmer. Die Tür wird von einer Teilnehmerin verschlossen, noch bevor die Gruppenleiterin im Zimmer ist. Die symbolische Ausschließung bleibt unbesprochen. Die Gruppenleiterin übernimmt nicht die Leitung: Indem sie sich und ihren Coleiter namentlich und in ihrer Funktion nicht vorstellt, eröffnet sie auch die Gruppe nicht. Sie teilt den Anwesenden nicht die Grundregeln analytischer Gruppenarbeit mit und stellt damit keinen eindeutigen, stabilen Rahmen zur Verfügung. Läßt sich unter diesen Bedingungen überhaupt ein klarer Gruppenanfang markieren? Welchen Einfluß hat diese Struktur(losigkeit) auf den Verlauf des Gruppenprozesses?

Die Gruppe hat kein Gesetz. Sie findet im Niemandsland statt. Ohne Grenzen, in dem weder Personen und Namen, noch gemeinsam geteilte Regeln den Ort kennzeichnen, an dem zusammen gearbeitet werden soll. Die Gruppe gestaltet szenisch den Ort der

Leere und der Gesetzlosigkeit, indem sie an den Anfang einen „Gesetzesbruch" stellt: Der Raum wird von einer gestohlenen Lampe beleuchtet, von dem Beweisstück eines Verbrechens und der gleichzeitigen Repräsentation einer Schuld. Könnte das Schweigen der Gruppenleiterin nicht die Folge der „Entthronung" oder die Strafe für den Ausschluß durch die Gruppe sein? Wie mächtig ist sie und wie mächtig ist die Gruppe, wie groß ist ihre Schuld? Frau U. thematisiert unbewußt ihre Angst. Ihre Phantasie, daß das Opfer später den Täter aus Rache töten wird, dient ihrer Angstabwehr. Herr W. formuliert mit dem Film „Psycho" die Angst für die ganze Gruppe: Alle werden getötet. Der Sprung aus der Geschichte des Films in die Realität der Darstellung durch die Bemerkung von Frau H., der Darsteller des Täters sei nun auch gestorben (damit ungefährlich), könnte ein Hinweis auf das paranoide Ineinanderfließen von Phantasie und Wirklichkeit sein, das den Gruppenprozeß charakterisiert und den weiteren Verlauf bedroht. Es gibt kein institutionell abgesichertes Korrektiv für die Unterscheidung zwischen Phantasie und Realität. Der Verzicht der Gruppenleitung auf die Einführung von Grundregeln ist auch ein Verzicht auf haltgebende Gesetze und auf eine die Gruppe entlastende Strukturierung.

Freiheit als regulative Idee. Die Grundregeln sind auch Spielregeln, die für alle Beteiligten verbindlich sind. Sie ziehen in die Welt der Phantasie und der unbewußten Wünsche ein „Realitätsprinzip" ein, in dem sie die *Grenzen des analytischen Raumes klar benennen* (→Setting) und damit einen Ort zur Verfügung stellen, an dem sich die Ich-Grenzen vorsichtig lockern können. In diesem Rahmen kann das primärprozeßhafte Denken, ohne bedrohlich zu werden, Raum nehmen.

Die szenische Gestaltung des paranoiden Klimas im obigen Fallbeispiel zeigt eindrucksvoll, wie wichtig eine beidseitig geteilte Grundregel ist. Dabei setzt die Übernahme der Grundregel der *„freien Interaktion"* durch die Gruppenteilnehmer auf seiten des Gruppenleiters *„Interaktionsbereitschaft"* (→Gruppenleitung) voraus. Insofern *verweisen* beide Grundregeln *aufeinander*. Eine Gruppenanalyse ohne die Berücksichtigung beider Aspekte ist nicht denkbar.

Die vor allem im Kontext der Einzelanalyse geführte Debatte um die spezifische Handhabung oder das gänzliche Aufgeben der

Grundregeln relativiert sich angesichts der Interaktionsdynamik in Gruppen und rückt die Frage nach der Art der Regelvermittlung in den Vordergrund. Dabei sollte ein Aspekt der Debatte hervorgehoben werden: Es ist wichtig, sich der künstlich produzierten Asymmetrie analytischer Beziehungen bewußt zu sein und ein dogmatisches, rigides Festhalten an der Grundregel auch als eine mögliche Funktion der eigenen Angstabwehr zu erkennen (v. Schlieffen, 1983). Daß die Forderung nach „freier" Assoziation und Interaktion insofern ein Paradoxon ist, als etwas zur Voraussetzung gemacht wird, was meist erst am Ende einer Analyse erreicht werden kann, zeigt, daß es sich letztlich um den Versuch der *Annäherung an ein Ideal* handelt, um eine regulative Idee. Die in der psychoanalytischen Haltung zu Zwecken der Selbsterkenntnis ausgeklammerte Zensur der eigenen Wünsche und Phantasien repräsentiert eine Haltung, die vom konventionellen Zwang rigider Selbstkontrolle und von der Rücksichtnahme auf den Gesprächspartner befreien kann.

Folglich begünstigt die Anerkennung der Grundregel das Auftauchen eines Kommunikationstypus, „bei dem der unbewußte Determinismus durch das Erhellen neuer Verknüpfungen oder bedeutsamer Lücken in der Rede besser zugänglich ist" (Laplanche & Pontalis, 1972, S. 173).

Dabei ist die Grundregel mehr als eine Untersuchungstechnik. Sie strukturiert die „psychoanalytische Situation" (L. Stone, 1973a) und trägt dazu bei, die *Beziehung* zwischen Gruppenleiter und Gruppenteilnehmern als eine primär *durch Sprache vermittelte zu begründen*. Sie ist dazu bestimmt, „in den Worten des Analysanden die an den anderen gerichtete Dimension des Verlangens durchsichtig werden zu lassen" (Laplanche & Pontalis, 1972, S. 174).

Die →Abstinenz des Gruppenleiters führt dazu, das Verlangen auf verschiedenen Wegen zu formulieren: Die *sprach-symbolische Form* ist nur eine Möglichkeit der Mitteilung; auch nonverbale Signale können als chiffrierte Botschaft im szenischen Geschehen entziffert werden. Die *sinnlich-symbolischen Beiträge* — mimisch und gestisch unkontrollierte Bewegungen, motorische Unruhe oder plötzliche Hautveränderungen — werden neben den verbalisierten Einfällen zu einer wichtigen *Quelle der Erkenntnis*.

Auch der Gruppenleiter (→Gruppenleitung) suspendiert einige Regeln alltäglicher Interaktion, wenn er mit wohlwollender Neutralität sich jeglichen Urteils enthält, auf die Zensurierung der Rede, auf moralische Bewertungen und erzieherische Eingriffe verzichtet und dadurch die Gruppenassoziation unterstützt. Damit respektiert er die Mitteilungen der Gruppenteilnehmer in vollem Umfang und versucht, sie in deren Erlebniszusammenhang zu verstehen (Lorenzer, 1984).

Die Besonderheit des systematisch hergestellten analytischen Freiraumes — vorausgesetzt, aller Einstimmen auf die psychoanalytische Haltung gelingt — stellt mit ihren spezifischen Strukturen dem Unbewußten und seinem Widerstand eine Bühne zur Verfügung, auf der sich szenisch jene zwischenmenschlichen Konflikte entfalten können, die Leiden sinnlich erfahrbar und damit auch bearbeitbar machen.

Franziska Lamott

Literaturempfehlungen

Argelander, H. (1985). Betrachtungen über die Begründung psychoanalytischer Regeln. In V. Friedrich & H. Ferstl (Hg.), Bruchstellen in der Psychoanalyse (S. 11-21). Frankfurt/M.: Fachbuchhandlung für Psychologie.

Flader, D. & Grodzicki, W.-D. (1982). Hypothesen zur Wirkungsweise der psychoanalytischen Grundregel. In D. Flader, W.-D. Grodzicki & K. Schröter (Hg.), Psychoanalyse als Gespräch. Interaktionsanalytische Untersuchungen über Therapie und Supervision (S. 41-95). Frankfurt/M.: Suhrkamp.

Koerfer, A. & Neumann, V. (1982). Alltagsdiskurs und psychoanalytischer Diskurs. Aspekte der Sozialisierung des Patienten in einem „ungewohnten" Diskurstyp. In D. Flader, W.-D. Grodzicke & K. Schröter (Hg.), Psychoanalyse als Gespräch (S. 96-137). Frankfurt/M.: Suhrkamp.

Mertens, W. (1990-91). Psychoanalytische Grundregel. In ders., Einführung in die psychoanalytische Therapie, Bd. 2 (S. 11-41). Stuttgart: Kohlhammer.

Schlieffen, H. von (1983). Psychoanalyse ohne Grundregel. Psyche, 37, 481-497.

Gruppenleitung

Einer oft zitierten Sentenz zufolge bemerkt Freud (1937c, S. 94), der Analytiker übe einen „unmöglichen" Beruf aus, ebenso wie es Lehrer und Politiker täten. Dies liege daran, daß „man des ungenügenden Erfolgs von vornherein sicher sein kann" (ebd.). Ob diese Skepsis berechtigt ist, hängt nicht zuletzt von den *Erfolgserwartungen* ab, die Analytiker — unter dem (öffentlichen) Druck ihrer Klientel — glauben, erfüllen zu müssen. Vor diesem Hintergrund hat Freud stets dafür plädiert, sich *realistischerweise* mit einer *Linderung* psychischen Leide(n)s zu bescheiden. Den Analytiker warnt er deshalb nachdrücklich vor dem „furor sanandi" (Freud, 1915a, S. 320), der sich nur mit dem totalen Erfolg zufrieden gibt und dadurch seine Abkunft aus Allmachtsphantasien verrät.

Aber auch dann, wenn sich der Analytiker bescheidet, kann er sich eines Erfolges nicht sicher sein. Denn — darin liegt die Unmöglichkeit seines Berufes strukturell begründet — er hat keine hinreichende Kontrolle über die Erfolgsbedingungen. Der Analytiker kann *lediglich Möglichkeitsbedingungen* schaffen: *Helfen müssen sich Analysanden selbst* — so wie auch Schüler selbst lernen, Staatsbürger selbst sozial verantwortlich handeln müssen. Ihrer aller Selbständigkeit impliziert, daß sie ihr Erleben und Handeln unaufhebbar selbst organisieren (Hombach, 1989). Veränderungen können deshalb durch Mitmenschen, gleich wie gut sie zu diesem Zweck ausgebildet sind, *nur angeregt, nicht aber determiniert* werden.

Infolgedessen haben es die Vertreter der drei von Freud genannten Berufe schwer, eingetretene Veränderungen sich selbst als Wirkungen ihres eigenen Eingreifens ursächlich zuzuschreiben, auch wenn solche Kausalattributionen zu den liebgewordenen Illusionen gehören, mit denen sie sich ihres Einflusses zu vergewissern suchen. Mithin sind ihre Berufe letztlich deshalb unmöglich, weil sie *keine Gratifikationen* bieten, *die verläßlich vor Motivationskrisen schützen.*

Wenn die Vermutung von Schmidbauer (1977, S. 144f.) stimmt, dann betrifft Analytiker diese Problematik besonders, da sich ihr Berufsstand vorwiegend aus Menschen mit einer bestimmten *lebensgeschichtlichen Motivationsbasis* rekrutiert:

„Sie sind früh in ihrer kindlichen Schwäche von ungeduldigen, ihrerseits schwachen Eltern verlassen und überfordert worden. Die Folge läßt sich in inneren Formeln ausdrücken wie: 'Weil niemand meine Schwäche verstanden hat, werde ich die Schwächen anderer verstehen'.“

Diese *Wiedergutmachungstendenz* ist allerdings mit einer *Rachetendenz* verquickt, die durchschlägt, wenn sich Analysanden anders verhalten, als es ein derart motivierter Analytiker für sie projektiert. Da Analysanden für ihn Stellvertreter sind, die er behandelt, um an sich selbst das empörende Unverständnis seiner Eltern wiedergutzumachen, kann er es kaum ertragen, wenn sie seine Hilfe nicht annehmen: Zeigen sie „Widerstand und Angst“, erlebt er dies „als persönliche Kränkung und persönliches Versagen“ (ebd., S. 145) (→Widerstand). Er kann dann mit einer tiefen Enttäuschung reagieren, die ihn gemäß dem narzißtischen Alles oder Nichts-Prinzip dazu veranlaßt, die betreffenden Analysanden als hoffnungslose Fälle wahrzunehmen und sie in eine dieser Wahrnehmung entsprechenden Rolle zu drängen (Finell, 1985).

Zweifellos wäre es übertrieben, allen Einzel- und Gruppenanalytikern dieselbe unbewußte Berufsmotivation unterstellen zu wollen (Eber & Kunz, 1984). Indessen macht der von Schmidbauer akzentuierte Motivationskomplex auf eine zentrale Voraussetzung psychoanalytischer Arbeit aufmerksam: die *Fähigkeit* des Analytikers, *Analysanden die psychoanalytische Situation als Spiel-Raum* („potential space“: Ogden, 1985) *zu eröffnen*, in dem sie zu sich selbst finden. Deshalb lehnt Freud (1919a) es ab,

„den Patienten, der sich Hilfe suchend in unsere Hand begibt, zu unserem Leibgut zu machen, sein Schicksal für ihn zu formen, ihm unsere Ideale aufzudrängen und ihn im Hochmut des Schöpfers zu unserem Ebenbild, an dem wir Wohlgefallen haben sollen, zu gestalten. [...] der Kranke soll nicht zur Ähnlichkeit mit uns, sondern zur Befreiung und Vollendung seines eigenen Wesens erzogen werden.“ (S. 190f.)

Ein unentbehrliches Hilfsmittel, sich dieser *Neutralität* zu nähern, ist die *eigene Analyse*, in der der zukünftige Analytiker seine *persönliche Neurose* und die durch sie bedingten libidinösen, aggressiven und narzißtischen Übertragungsbereitschaften *bewußt erlebt und durchgearbeitet* hat. Dabei geht es nicht darum, einen idealtypisch normalen und psychisch gesunden Menschen hervorzubringen (Silverman, 1985), sondern vordringlich einen, der die Existenz eigener unbewußter Konflikte anerkennt und darüber hinaus fähig und bereit ist, sich deren Auswirkungen auf sein Erleben und Handeln bewußt zu machen.

In diesem Sinne fordert Grotjahn (1985) zu Recht, wenn auch eine Spur zu heroisch, von einem Analytiker:

„Jeder seiner Patienten kann ihm in irgendeiner Hinsicht überlegen sein, aber keiner sollte ihn an Ehrlichkeit und Aufrichtigkeit übertreffen. Er muß ein Meister der Kommunikation sein, und zwar mit sich selbst und mit denen, die er zu verstehen versucht. Seine Ehrlichkeit muß bis ins Unbewußte reichen, und dazu braucht es Mut." (S. 229)

Bringt der Analytiker diesen Mut auf, bekommt er den „Phantasieschlüssel" (Freud, 1986, S. 373) in die Hand, ohne den es ihm nicht gelingt, sich erkenntnisproduktiv auf Fremdpsychisches einzulassen. Dies ist gemeint, wenn Freud (1910d, S. 108) betont, daß jeder Analytiker im Verstehen seiner Analysanden „nur so weit kommt, als seine eigenen Komplexe und inneren Widerstände es gestatten". *Denn er muß sich alles Menschenmögliche, auch wenn es gegen Tabus verstößt, so vorzustellen vermögen, als sei es Bestandteil seines eigenen Lebensentwurfes.* Das bleibende Skandalon der psychoanalytischen Praxis ist — gemessen an der traditionellen psychiatrischen Praxis — genau dies: daß Analytiker in passagerer Identifizierung mit ihren Analysanden die Grenze überschreiten, die die gesellschaftliche Normalitätsfiktion mit allen Mitteln verteidigt, um diejenigen auszugrenzen, die sich ihr nicht fügen.

Hat der künftige Analytiker in eigener Analyse gelernt, trotz seiner fortbestehenden neurotischen Konflikte dauerhafte Wahrnehmungsverzerrungen zu vermeiden, ist viel gewonnen. Indessen benötigt er auch Erfahrungen, wie sein gesamter Habitus auf Analysanden wirkt. Denn sein Erscheinen und sein Auftreten sind unvermeidbare individuelle Übertragungsangebote, auch wenn sie aus relativ konfliktfreien (unneurotischen) Persönlichkeitsanteilen resultieren. Darüber hinaus muß er sich mit den Gegenübertragungen vertraut machen, die er entwickelt (→Übertragung — Gegenübertragung). Zu Erfahrungen dieser Art verhilft ihm einzig die praktische Auseinandersetzung mit Analysanden, wie sie die psychoanalytische Arbeit unter Supervision oder als Co-Leiter erlaubt (→Co-Leitung).

Aber auch späterhin, wenn der Analytiker den Status des Lernenden formell verlassen hat und seine Berufspraxis ausübt, ist er gut beraten, regelmäßig mit Kollegen über seine Arbeitsweise zu sprechen und zudem periodisch Selbsterfahrungsmöglichkeiten (Gruppenteilnahme, Einzelstunden) zu nutzen, die sich ihm bieten.

Dies sind probate *Maßnahmen, um einer schleichenden professionellen Routinisierung zu begegnen, die Behandlungserfolge hintertreibt*; außerdem beugen sie dem „burnout" (Cooper, 1986) vor, der allen Analytikern droht, besonders denen, die einen *zu großen therapeutischen Ehrgeiz* haben.

Vermutlich sind Gruppenanalytiker *stärkeren* psychischen Belastungen ausgesetzt als Einzelanalytiker. Zumindest hört man von vielen Praktikern, die mit beiden Verfahren arbeiten, daß sie die Gruppensituation erheblich mehr anstrengt. Dies liegt nicht allein an der größeren Komplexität des psychodynamischen Prozesses, den es als teilnehmender Beobachter zu begleiten gilt, sondern vor allem an der *ungleich größeren Exponiertheit* des Gruppenleiters. Sie umfaßt mehr als die Tatsache, daß in der Gruppe aller Augen auf ihn gerichtet sind. Da die Gruppenanalyse als *multipersonales* Übertragungsgeschehen generell einen sehr viel stärkeren *Interaktionsdruck* ausübt, kann sich der Analytiker nicht so reserviert verhalten, wie es für die Einzelanalyse kennzeichnend ist.

„Ein Analytiker in einer Zweierbeziehung hat vielleicht mehr Zeit zu warten, nachzudenken, zu spekulieren — wie ein langsam vorgehender Schachspieler. Der Erfolg eines Gruppentherapeuten hängt viel mehr vom raschen und richtigen Einsatz seiner spontanen Reaktionen ab, die aus seiner Intuition, seiner Einfühlung und seinem Gespür für die Situation erwachsen. […] Der Gruppentherapeut muß erst reagieren und später deuten. Nur ein Therapeut, der gelernt hat, den verschiedenen Aspekten seiner Gegenübertragung zu trauen, ist dafür ausgerüstet, in Gruppen zu arbeiten." (Grotjahn, 1985, S. 233, 235)

Deshalb sind effektive Einzelanalytiker auch nicht zwangsläufig effektive Gruppenanalytiker. Dies bleibt verdeckt, wenn ein Gruppenkonzept verfolgt wird, das nur die Gruppe als Ganzes vorsieht und dadurch eine dyadische Situation fingiert, die faktisch nicht besteht.

In dem Konzept einer Psychoanalyse durch die Gruppe, das Foulkes (1948) vertritt (→Theoriebildung), wird der faktischen Situation dagegen Rechnung getragen. Er faßt den dialektischen Zusammenhang zwischen Gruppe und Gruppenteilnehmern *gestalttheoretisch*: Der einzelne Gruppenteilnehmer ist als „Figur" vor dem „Hintergrund" der Gruppe zu verstehen. Als solche hebt er sich um so deutlicher ab, je mehr er von der Interaktionspraxis der Gruppe abweicht, die zu einem bestimmten Zeitpunkt herrscht. Es ist das Schicksal jedes Gruppenteilnehmers, zeitweise im „Hintergrund" zu bleiben und zeitweise zu einer „Figur" zu werden, die — unabhängig von subjektiven Intentionen — die aktuelle

Gruppenkultur (→Kultur der Gruppe — Gruppenkultur) in Frage stellt. Korrespondierend dazu muß der Gruppenleiter nicht nur beständig zwischen Fremdbeobachtung und Selbstbeobachtung pendeln, sondern diese Basisrelation zudem je nach Fokus — Gruppe, Subgruppe, Teilnehmer — spezifizieren.

Zweifellos benötigt ein Einzelanalytiker keine völlig anderen Kompetenzen, um eine Gruppe analytisch leiten zu können. Prinzipiell gelten dieselben praxeologischen Richtlinien, die Mertens (1990-91) zusammengestellt und diskutiert hat. Dennoch ist es unangebracht, bestehende signifikante Differenzen herunterzuspielen. Wieweit die Berufsmotive und die beruflichen Kompetenzen von Einzel- und Gruppenanalytikern — jenseits rein pragmatischer Erwägungen — tatsächlich gleich sind, darf weitgehend als offene Forschungsfrage gelten.

Im folgenden werden ausgewählte Aspekte der Gruppenleiterrolle erörtert, die die „psychoanalytischen Haltung" (Kutter et al., 1988) umreißen. Dabei ist es unumgänglich, Haltungsempfehlungen, die ursprünglich dem Einzelanalytiker gelten, für den Gruppenanalytiker zu adaptieren.

Grenzziehung. Um die psychoanalytische Situation als Spiel-Raum eröffnen zu können, muß der Gruppenleiter *Grenzen ziehen* („boundarying": Kernberg, 1975; Mendell, 1981, S. 132ff.), die sie gegenüber der Alltagswelt der Gruppenteilnehmer abgrenzen, für diese als raum-zeitlich begrenzte Situation wahrnehmbar machen und vor Einbrüchen schützen. Diesem *Schutz* dient in erster Linie die sorgfältige Beachtung des vereinbarten →Settings: Der Gruppenleiter erscheint zu allen Sitzungen, hält Anfangs- und Schlußzeiten ein und kündigt den Gruppenteilnehmern anstehende Unterbrechungen — etwa seine Urlaubszeiten — frühzeitig an. Während der Sitzungen ist er präsent. Das verlangt über seine physische Anwesenheit hinaus Ungestörtheit — zum einen ökologisch, was etwa in der Unaufdringlichkeit der Räumlichkeiten zum Ausdruck kommt, zum anderen psychisch. So muß der Gruppenleiter sorgfältig abwägen, ob er Sitzungen anbietet, auch wenn er akut krank oder von einem schweren Schicksalsschlag getroffen worden ist. Denn *absoluter* Schutz ist eine *Illusion*: Der Gruppenleiter darf sie nicht überstrapazieren, weil er die Gruppe sonst in die Realitätsflucht treibt.

Die Grenzziehung — deren Konzeptualisierung vom Werk Winnicotts (Davis & Wallbridge, 1983) profitiert — setzt sich über die Schaffung einer „haltenden Umwelt (holding environment)" hinaus fort, indem der Gruppenleiter auch während der Sitzungen eine „Haltefunktion (holding function)" erfüllt. Deren vordringliches Ziel ist es, den einzelnen Gruppenteilnehmer buchstäblich in der Gruppe zu halten, mithin zu verhindern, daß er sie vorzeitig verläßt und damit die Analyse abbricht. Da einem faktischen Abbruch (→Indikation) in der Regel eine innere Emigration vorausgeht, muß bereits dieser vorgebeugt werden. Die Gruppenteilnehmer lassen sich nur dann auf die psychoanalytische Situation ein, wenn sie sich gehalten fühlen. Und dieses Gefühl haben sie, solange sie sich sicher sein können, nicht überfordert zu werden. Mithin hat der Gruppenleiter auch in dieser Hinsicht Grenzen zu ziehen: Er muß die *Konfrontation auf ein erträgliches und doch erkenntnisproduktives Maß begrenzen.* Diese Dosierung verlangt, daß er eingreift, wenn ein Teilnehmer keinen Anschluß an die Gruppe findet, aber auch dann, wenn sie ihm mit ihrer Kritik zu sehr zusetzt. Dabei bietet der Gruppenleiter Schutz,

„nicht notwendigerweise, indem die Aspekte, die angesprochen wurden, verneint oder vernachlässigt werden sollten, sondern vielmehr, indem die Fähigkeit, mit einer solchen Information umzugehen, erhöht wird." (MacKenzie, 1990, S. 338)

Gleiches gilt freilich für den Gruppenleiter selbst: So muß er seine Interventionen derart gestalten, daß sie für die Gruppenteilnehmer annehmbar bleiben. Damit verbunden ist die Grenze, an der er die Befriedigung seiner eigenen Bedürfnisse zurückstellt, um sich ganz den Bedürfnissen der Gruppenteilnehmer widmen zu können.

Dazu gehört es, sich für alle Affekte und Phantasien der Gruppenteilnehmer als „Container" (Bion, 1971) zur Verfügung zu stellen. Besonders wichtig ist dies für Aggressionen. Wenn Modell (1981, S. 793) die Beobachtung berichtet, „daß Patienten zu Beginn einer Analyse die Fähigkeit des Analytikers auf die Probe stellen, aggressive Anschläge zu 'überleben'", um sich derart dessen *Haltefähigkeit* zu vergewissern, so trifft dies gleichermaßen für Einzel- und Gruppenanalyse zu.

Abstinenz. Der ursprünglichen Bedeutung nach meint →Abstinenz, „daß man Bedürfnis und Sehnsucht als zur Arbeit und Veränderung treibende Kräfte bei den Kranken bestehen lassen und sich hüten muß, dieselbe durch Surrogate zu beschwichtigen"

(Freud, 1915a, S. 313). Diese Regel, die historisch im Zusammenhang mit der Entdeckung der Übertragungsliebe steht, die die frühen Analytiker nicht wenig ängstigte, ist in der Vergangenheit *oft zu defensiv gehandhabt* worden (Körner & Rosin, 1985). Ein starrer Selbstschutz führt indessen zu einer von *Kälte, Passiviät* und *Anonymität* geprägten analytischen Beziehung, die Analysanden *traumatisiert.*

Inzwischen hat sich die Einsicht durchgesetzt, das Abstinenzgebot „operational" (Cremerius, 1984) und damit *situationsflexibel* zu befolgen. Dementsprechend wird ein *Gruppenleiter* benötigt, *dessen Identität zugleich triebfreundlich und realitätsorientiert* ist (Joseph & Widlöcher, 1983). Damit gewinnt das Gebot den Aufforderungsgehalt, er solle sich selbst und den Gruppenteilnehmern bewußt halten, daß die Gruppe nicht zu einem primären Lebensinhalt werden darf: *Die psychoanalytische Situation ist kein Selbstzweck, sondern ein Mittel, um das Alltagsleben besser zu meistern.*

Dies schließt ein, daß der Gruppenleiter analytische Beziehungen als *professionelle Beziehungen* behandelt, in denen er für seine Arbeit außer dem Honorar keine unmittelbare Bedürfnisbefriedigung anstrebt. Freilich zeigen gerade die vielfältigen Schwierigkeiten von Analysanden und Analytikern, mit Honorarforderungen — einem wichtigen Übertragungsauslöser — umzugehen, *wie wenig sich Analyse zu einer reinen Dienstleistung versachlichen läßt.* Deshalb darf der Gruppenleiter seine Bedürfnisse auch nicht verleugnen, vielmehr muß er sie kontrollieren, indem er sie *reflektiert* (Gegenübertragungsanalyse).

Gleiches gilt für seine *Selbstenthüllungen.* Durch unkontrollierte Selbstenthüllungen, wie sie von den Gruppenteilnehmern verlangt sind, verliert der Gruppenleiter den Schutz seiner Rolle als teilnehmender Beobachter. Zudem belastet er die Gruppe. Dadurch wird er für sie aber ineffektiv, was die Teilnehmer selbst zunächst meist nicht merken, weil sie die Einebnung der Asymmetrie in der analytischen Beziehung als entlastend erleben. Analysanden versuchen deshalb nicht selten, den Analytiker im Dienste ihres →Widerstandes zu unkontrollierten Selbstenthüllungen zu bewegen. Damit ist in Gruppen sehr viel schwerer umzugehen als in der Einzelanalyse, vor allem dann, wenn kein Gruppenteilnehmer von sich aus für die Anonymität des Gruppenleiters plädiert und derart die Ambivalenz des Wunsches deutlich macht. Dann sieht sich der Leiter einer Gruppe gegenüber, die geschlossen darauf wartet, wie er sich verhält. Reagiert er in solchen Stuationen stereotyp nach der Regel, jede Frage nach seiner Person mit einer Gegenfrage nach den Motiven der Fragesteller zu beantworten, macht er aus seiner Rolle eine Karikatur. Außerdem infantilisiert er die Gruppenteilnehmer, wenn er ihnen prinzipiell ihr Fragerecht bestreitet.

Einen oft vernachlässigten Aspekt stellt Franklin (1990) in seiner Dimensionierung des Abstinenzkonzepts besonders heraus. Er nennt ihn den „essentiellen". Demnach hat der Gruppenleiter anzuerkennen, daß er in seinen Bemühungen, das Gruppenunbewußte (→Kultur der Gruppe — Gruppenkultur) aufzudecken und zu deuten, kein Wahrheitsmonopol besitzt. Mithin kann er stets *nur Vorschläge* machen, *die jederzeit durch bessere Deutungen der Gruppenteilnehmer zu ersetzen sind.* Ein Gruppenleiter, der dogmatisch auf seinen Deutungen beharrt und dadurch die Gruppe zu nötigen sucht, sie zu übernehmen, verhält sich inabstinent. Gleichzeitig verkennt er die erkenntnistheoretische Natur seiner Methode, die von der Subjektivität des Gruppenleiters nicht zu trennen ist und folglich stets *Wertprämissen* beinhaltet, die *keine universale Geltung* für sich beanspruchen können. In diesem Zusammenhang ist es ein gutes Zeichen, wenn der Gruppenleiter seine Arbeit mit *Humor* (Freud, 1927d) verrichtet, weil Selbstdistanz vor Dogmatismus bewahrt.

Transparenz. Die situationsflexible Handhabung des Abstinenzgebots verlangt, daß der Gruppenleiter *selektiv authentisch* ist. Dies gilt nachdrücklich dann, wenn die Gruppe ihre Wahrnehmungen seiner realen Person thematisiert. Die Rechtfertigung, er dürfe sich dazu nicht äußern, weil es die Entwicklung der Übertragungsbeziehungen (→Übertragung — Gegenübertragung) zu ihm stören würde, geht von einem Irrtum aus: *Weniger noch als der Einzelanalytiker kann der Gruppenanalytiker seine reale Person verbergen.* Die Gruppenteilnehmer erkennen sie an unzähligen verbalen, para- und nonverbalen Merkmalen. Diese Erkenntnisse als falsche Wahrnehmungen (Übertragungswahrnehmungen) abzutun, verwirrt vor allem *ich-schwache* Teilnehmer sehr. Zwar können ich-starke Teilnehmer deren Verwirrung auffangen; hat ein abweisendes Verhalten des Gruppenleiters aber erst einmal dazu geführt, daß die Gruppe die Thematisierung seiner realen Person als vergeblich erlebt, kommt es zu einer Spaltung: Bedeutungsvolle Wahrnehmungen werden außerhalb der Gruppensitzungen verhandelt (→Interventionsstrategien).

Unter welchen Bedingungen selektive Authentizität angebracht ist, läßt sich nicht generell bestimmen (Dies, 1977). Faßt man aber dennoch die unterschiedlichen Einschätzungen, die Mathews (1988) empirisch (bei Einzelanalytikern) ermittelt hat, im Hinblick auf eine Regel zusammen, so ist es am ehesten die: *Nützt die selektive Authentizität des Gruppenleiters der Realitätsprüfungskompetenz der Gruppenteilnehmer, ohne der Entwicklung von Übertragungsbeziehungen zu ihm zu schaden, dann gibt es keinen Grund, Auskunft zu verweigern.* Im Zweifelsfalle ist eher Zurückhaltung geboten, vor allem, wenn es sich um die Thematisierung von Gegenübertragungsreaktionen handelt. Aber auch diese dürfen nicht tabuisiert werden.

Ein in diesem Zusammenhang sehr sensibler Bereich ist der Umgang mit Interventionsfehlern. Zugestanden: Gruppenleiter, „deren Interventionen häufig falsch sind oder die dauernd Randphänomene überbewerten, verbreiten ein Klima der Unsicherheit und Angst" (Kreische, 1990, S. 294). Daraus folgt aber nicht, daß der Gruppenleiter Irrtümer verschleiern müsse. Im Gegenteil: *Ein thematisierter Interventionsfehler kann konstruktiv sein*, etwa dann, wenn er es „ermöglicht, daß ein Gruppenleiter, der zuvor idealisiert wurde, nunmehr auch kritisch gesehen werden kann und in einem weiteren Schritt die Auseinandersetzung mit ihm möglich wird" (ebd., S. 295).

Im Normalfall sind Abstinenz und Transparenz zwei Gebote, die sich in ihrem Anspruch, die gruppenanalytische Praxis anzuleiten, gegenseitig begrenzen. Sollten Gruppenleiter und Gruppenteilnehmer sich freilich derart miteinander verstricken, daß die Übertragungsneurose der Teilnehmer mit der Gegenübertragungsneurose des Leiters einen →Widerstand bilden, ist — soweit dann überhaupt noch möglich — *Transparenz der Abstinenz vorzuziehen.*

Vertrauen. Der Gruppenleiter verhält sich nicht gleichgültig, sondern *wohlwollend neutral.* Sein Wohlwollen erschöpft sich nicht in Sympathie für die Gruppenteilnehmer, sondern schließt darüber hinaus den festen *Glauben an ihre Entwicklungsmöglichkeiten* ein. Dagegen ist Gleichgültigkeit entwicklungshemmend.

„Nichts begehren, was ist das anderes, als das Nichts zu begehren? Und genau darin liegt das unwiderstehlichste, das unerschöpflichste und, buchstäblich, verwirrendste aller Begehren." (Pontalis, 1991a, S. 72)

Die Warnung ist nicht zu überhören. Nimmt man sie ernst, so gilt: Der Gruppenleiter, der nicht die Entwicklung der Gruppenteilnehmer begehrt, entmutigt sie, vielleicht ohne daß er es selbst bemerkt. Dies zu vermeiden, setzt ein *unerschütterliches Vertrauen in die Selbststeuerungskompetenz der Gruppe* voraus. Im Vertrauen auf ihre Kreativität hilft der Gruppenleiter, sie zu erweitern, nimmt den Gruppenteilnehmern ansonsten aber keine Aktivität ab. Deshalb interveniert er erst, wenn die Interaktionen in der Gruppe so blockiert sind, daß die verfügbare Selbststeuerungskompetenz nicht ausreicht, die Widerstände zu überwinden. Streng genommen muß er *bestrebt sein, sich überflüssig zu machen* (→Kultur der Gruppe — Gruppenkultur).

Ein gelungener Gruppenprozeß beinhaltet denn auch den sukzessiven Übergang von einem „Leiter der Gruppe" zu einem „Leiter in der Gruppe. Am Ende muß die Gruppe seine Autorität durch ihre eigene ersetzen" (Behr et al., 1985, S. 111). Dazwischen liegt nicht selten eine Phase der „Revolte gegen den Gruppenleiter" (Slater, 1978; Gibbard & Hartman, 1973), die ihm in Anbetracht eines hohen Ausmaßes an verdeckter und offener Feindseligkeit besondere *Gelassenheit* (Rangell, 1976) abverlangt.

Kasuistik. Es handelt sich um die erste Sitzung einer Selbsterfahrungsgruppe mit Frauen und Männern, die alle seit Jahren in verantwortungsvollen beruflichen Positionen arbeiten, überwiegend im sozialen Bereich. Nachdem der Gruppenleiter die Grundregeln mitgeteilt hat, tritt langes Schweigen ein. Danach beginnen die Gruppenteilnehmer, sich vorsichtig mit der Situation zu befassen. Der Tisch, der im Hintergrund des Gruppenraumes steht, weckt die Vorstellung eines „Eßzimmers". Birgit wünscht sich, diesen Tisch bei sich zu hause zu haben. Ein typischer Gruppenanfang: Ist die Versorgung gesichert oder bekommen wir Unbekömmliches vorgesetzt? Dann wäre es besser, sich auf das Hier-und-Jetzt der Situation erst gar nicht einzulassen! Konsequenterweise reden die Gruppenteilnehmer über das „trübe Wetter" am heutigen Tag, so als wäre es ein Thema von großer Wichtigkeit. Da sie an diesem Thema festhalten, interveniert der Gruppenleiter zum ersten Mal:

„Das Wetter draußen ist sicher nicht so interessant wie Ihre Stimmung. Und die scheint wirklich getrübt zu sein."

Durch diese Konfrontation mit den Fluchtbestrebungen der Gruppenteilnehmer zieht der Gruppenleiter die Aufmerksamkeit auf sich und wird sofort angegriffen. Bernd beschuldigt ihn, „Fatalismus" zu verbreiten. Die Gruppenteilnehmer reagieren, als habe der Gruppenleiter ihre Angst, nicht hinreichend versorgt zu werden, nicht nur angesprochen, sondern auch bestätigt. Deshalb wird die oral-libidinöse Wunschvorstellung von einem Eßtisch, um den alle familiär versammelt sind, prompt von einer oral-aggressiven Vorstellung gekontert. So meint Hans, dann finde hier eben eine „Testamentseröffnung" statt: „Denn Tote machen den Weg frei für eine Neugeburt!"

Diese Vorstellung ist komplex und assoziationsträchtig. Der Gruppenleiter erscheint als Personifikation der oralen Versagung, der beseitigt werden soll. Die Gruppenteilnehmer wünschen sich ihn anders - und wenn nicht ihn, dann ebene einen neuen, besseren. Sie drohen ihm. Damit ist aber gleichzeitig die Ahnung verbunden, ohne Leiter eine Gruppe von Hinterbliebenen zu sein, die sich womöglich um das Erbe streiten. Und dabei können sie ebenfalls leer ausgehen. Indessen birgt das Bild der Neugeburt auch die Selbsterfahrungsmotivation der Gruppenteilnehmer: Sich zu verändern, indem sie sich - so Helmut in Fortführung der von Hans aufgebrachten Vorstellung - den „Leichen im Keller" ihrer Biographie widmen, um dadurch vielleicht ihre eigene Leblosigkeit zu überwinden.

Da die angebotene Situationsdeutung vieldeutig bleibt, schweigt der Gruppenleiter. Daß sie bedrohlich ist, macht Angela deutlich, die klagt, sie erlebe sich selbst und alle anderen im Raum völlig „unnatürlich". Das „blinde Kuh-Spiel" sei ihr unangenehm. Sie wolle die Situation „normalisieren". So schlägt sie vor, einander die Namen zu sagen. Sie selbst macht allerdings nicht den Anfang. Und auch die anderen schweigen - gleichermaßen tot und tödlich.

Nach einiger Zeit interveniert der Gruppenleiter mit einem Gleichnis, das das Thema der Erbschaft aufgreift, dabei den Gruppenteilnehmern aber allen Spielraum läßt, um es ihren eigenen Wünschen und Ängsten entsprechend zu verstehen: „Ein Vater verspricht seinen Söhnen auf dem Totenbett, daß in dem Weinberg, den er ihnen hinterläßt, ein Schatz vergraben ist. Sofort graben die Söhne den Weinberg um, finden zwar keinen Schatz, dafür trägt der Weinberg, auf diese Weise intensiv bestellt, aber reiche Früchte."

Auf einigen Gesichtern ist ein Schmunzeln zu sehen, das aber sogleich verschwindet, als begonnen wird, schülerhaft den Sinn des Gleichnisses zu finden. Dieser wird zunächst in dem Versprechen eines Reichtums gesucht, den man heute noch gar nicht kennt, aber auf Umwegen sicher erreicht wird. Über den Einwurf von Fred - „Schinderei" - führen sich die Gruppenteilnehmer abrupt die zu leistende Arbeit und den mit ihr verbundenen Triebverzicht vor Augen. Sofort ist der Reichtum nicht länger gewiß: „Wer sagt uns, das es überhaupt einen Schatz zu heben gibt?"

Alle schweigen. Versteht man den angesprochenen Reichtum als Reichtum einer lebendigen Persönlichkeit, so drückt dieses Schweigen einen Anflug von depressivem Selbstzweifel aus: Vielleicht haben wir gar keine verborgenen Talente, die die Mühe lohnen, sie zu entdecken und zu entwickeln!? Wahrscheinlich sind wir wirklich - bemitleidenswert - arm dran!?

Wütend beendet Bernd das Schweigen: Der Leiter habe es zugegeben, Gruppenanalyse ist ein „Täuschungsmanöver"; man solle arbeiten ohne direkten Lohn, auf ein „vages Versprechen" hin. Und deshalb würden die Söhne bald „den Vater durchschaut haben und dann seinen Weinberg verkommen lassen". Fred überbietet Bernd noch: „Analyse ist die Strafe dafür, daß man zu langsam begreift, daß es nur ohne Analyse geht!" Anschließend reden die Gruppenteilnehmer wild durcheinander. Die Gruppe formiert sich im Widerstand: Sich einer Analyse zu unterziehen, ist „sinnlose Wühlerei". Also läßt man sich nicht darauf ein.

Als sich die Turbulenzen gelegt haben, interveniert der Gruppenleiter. Zunächst beruhigt er die Gruppenteilnehmer: „Nicht auf falsche Versprechen hereinfallen zu wollen, ist nur allzu verständlich." Dann aber konfrontiert er sie erneut: „Wie reich sie werden, kann ich Ihnen nicht sagen. Aber für Sie scheint es bereits festzustehen, daß sie zum Schluß enttäuscht sind. Wenn Sie nichts riskieren, geben Sie sich auch keine Chance."

Die Gruppenteilnehmer schweigen, aber nachdenklich. Vermutlich hat das Zutrauen des Gruppenleiters in die Veränderungsmöglichkeiten der Gruppenteilnehmer, das in seinen Äußerungen mitschwingt, ihre Aggression entschärft. Scheinbar unvermittelt beginnt nun in der Gruppe ein Gespräch über Berufskarrieren, an dem sich mehrere beteiligen. Vor allem Fred bekennt, daß er sich in letzter Zeit häufig frage, ob der „Preis dafür, beruflich Erfolg zu haben" nicht „zu hoch" sei. Er „leiste sich noch nicht 'mal eine Grippe". Und fast alle „Beziehungen" blieben „auf der Strecke". Andere stimmen zu. Fred blickt den Gruppenleiter an.

Dieser nutzt die non-verbale Aufforderung zu einer Deutung: „Alle fürchten sich offenbar davor, hier zu Patienten zu werden, aber wohl deshalb, weil sie fürchten, daß sie es tatsächlich bereits sind. Sie glauben, erfolgreicher zu sein, wenn sie über ihr Leiden an enttäuschten Wünschen nicht sprechen. Dann würden Sie aber weitermachen wie bisher, was Sie offenbar auch nicht wollen."

Rundum Kopfnicken. Anschließend erzählen sich die Gruppenteilnehmer gegenseitig, was sie als Kind alles „Verrücktes" haben werden wollen und doch nicht geworden sind. Die Stimmung schwankt zwischen Heiterkeit und Wehmut. Diese Phase dauert bis kurz vor dem Ende der Sitzung. Dann erzählt Heinz noch schnell eine selbst erlebte Geschichte, die von falschen Versprechungen handelt. Damit konfrontiert er die Gruppe, daß das Problem des Vertrauens in den Gruppenleiter, die anderen Gruppenteilnehmer und nicht zuletzt in die eigenen Person längst noch nicht gelöst ist.

Aktivität. Jeder Gruppenleiter hat ein bestimmtes Bild von seiner Rolle. Foulkes (1970, S. 79) stellt ihn als Übersetzer der „unbewußten Interpretationen", der Gruppenteilnehmer vor. Sein Konzept (→Theoriebildung) erinnert an Freuds bekannte Behauptung, daß der Träumer den latenten Sinn seines manifesten Traumes wisse, aber nicht wisse, daß er ihn weiß. Demnach läßt sich die unbewußte Gruppenmatrix als der latente Sinn fassen, den die Beiträge der Gruppenteilnehmer — ohne zu wissen, daß sie ihn wissen — symbolisch manifestieren. Diese Symbolisierungsleistungen gilt es zu deuten, um damit die *unbewußten Interpretationen der Gruppenteilnehmer in bewußte zu übersetzen.*

Die unbewußten Interpretationen bedienen sich der „autistischen" und folglich rätselhaften „Sprache des Symptoms", *die mehr zeigt, als sie sagt,* auch wenn gesprochen wird.

„Die Sprache des Symptoms ist zwar schon eine Form der Kommunikation, aber sie [...] murmelt verstohlen vor sich hin, in der Hoffnung, gehört zu werden; sein Inhalt, in Worten ausgedrückt, ist sozial, nicht mehr autistisch." (Foulkes & Anthony, 1957, S. 259f.)

Deshalb gehört die *angemessene Versprachlichung* der autistisch-symptomatischen Interaktionen der Gruppenteilnehmer zu den wesentlichen Hilfestellungen des Gruppenleiters. „Das Bemühen, eine immer artikuliertere Form der Kommunikation zu erreichen, ist identisch mit dem Therapieprozeß", der dabei „vom Symptom zum Konflikt" (Foulkes, 1948, S. 169) führt. Denn in autistisch-symptomatischen Interaktionen werden Konflikte der Gruppenteilnehmer, die immer →Konflikte zwischen individuellen Ansprüchen auf die Befriedigung bestimmter Triebbedürfnisse und sanktionsgestützten (verinnerlichten) sozialen Normen sind, unkenntlich gemacht und dadurch entschärft, weshalb sie fortan nurmehr als unbegreifliche Beziehungsstörungen erscheinen. Folglich muß denn auch eine angemessene Versprachlichung den Konflikt wiederbeleben, was die Freisetzung starker Affekte mit sich bringt (→Affektdynamik).

Wenn Foulkes betont, „die Gruppe ... erweitert ihr Verständnis der tieferen Seelenschichten, indem sie ihren Wortschatz erweitert" (Foulkes & Anthony, 1957, S. 263), dann meint er damit einen *Zugewinn an sprachsymbolischer Kreativität*. Dieser kommt dadurch zustande, daß die Gruppenteilnehmer ihre Interaktionspraxis als unbewußte Interpretation zu verstehen lernen und dieses Verständnis auf den Begriff zu bringen suchen. Dies führt zwangsläufig dazu, daß sie fähig und bereit werden, so unkonventionell miteinander zu kommunizieren, wie es die Regel der freien Interaktion von Anfang an als regulative Idee gesetzt hat (→Grundregel(n)).

Die Orientierung des Gruppenleiters an den unbewußten Interpretationen der Gruppenteilnehmer verlangt, nichts zu unternehmen, um deren Übertragungen auf sich zu ziehen. Dazu gehört es, den Fokus der Interventionen gemäß der Dialektik von „Hintergrund" und „Figur" zwischen Gruppe und Gruppenteilnehmer(n) zu wechseln. Der überwiegende Gebrauch von *individualisierenden Deutungen* in Gruppen *erzeugt* nämlich eine *leiterorientierte Haltung*, die jeden Gruppenteilnehmer bemüht sein läßt, Hilfestellungen nur vom Gruppenleiter zu erhalten und auch nur diese als hilfreich anzuerkennen (Dies, 1983). Ohne diese Zentrierung zeigt sich, daß die Gruppenteilnehmer die Klärung ihrer Beziehungen untereinander für wichtiger halten als die Klärung ihrer Beziehung zum Leiter (Berzon et al., 1963; German & Gustafson, 1976). Dies als Widerstand abzutun, ist vorschnell. Zwar gibt es Situatio-

nen, in denen der Gruppenleiter im Dienste des Widerstandes verleugnet wird; vom Leiter abzusehen, beinhaltet aber immer auch
das Bemühen der Gruppe um *Selbststeuerung*, das es zu fördern
gilt.

Szenisches Verstehen. Der Gruppenleiter verfährt hermeneutisch.
Die Grundprinzipien psychoanalytischer Hermeneutik hat Freud an
der Deutung von Traumerzählungen entwickelt. Sie lassen eine
bemerkenswerte Nähe zur philologischen Hermeneutik (Haubl,
1990) erkennen. Ist es die erklärte Aufgabe des philologischen
Hermeneuten, rätselhafte Texte verständlich zu machen, so bemüht
sich der Analytiker, seinen Analysanden zu helfen, das Rätsel zu
lösen, das sie sich selbst und ihren Mitmenschen sind. Er tut dies,
*indem er den bewußten (manifesten) Sinn ihrer Selbstdarstellung
nach einem unbewußten (latenten) Sinn befragt*, durch dessen Reflexion sie sich selbst und damit auch ihren Mitmenschen ver-
ständlicher werden.

Bei seiner Arbeit ist der Gruppenleiter darauf angewiesen, das
Gruppenunbewußte „aus den Anzeichen, die es hinterlassen, zu er-
raten oder, richtiger ausgedrückt, zu *konstruieren*" (Freud, 1937d,
S. 45). Zu diesem Zweck gibt er eine Deutung, mit der er die
Konstruktion eines latenten Sinns vorschlägt. Dazu bedarf es keiner übernatürlichen Fähigkeiten, sondern der Professionalisierung
eines spezifischen Modus des Verstehens, durch den die Hermeneutik in *Tiefenhermeneutik* übergeht. Tiefenhermeneutik unterscheidet sich von Hermeneutik dadurch, daß sie die klassischen
Verstehensmodi des logischen und psychologischen Verstehens
durch einen dritten Verstehensmodus ergänzt, nämlich durch das
szenische Verstehen.

Lorenzer (1970) hat diesen Modus für die Einzelanalyse konzeptualisiert. Seine Ausführungen gelten mutatis mutandis auch für
die Gruppenanalyse:

„Die Chance der Psychoanalyse besteht [...] in folgendem: So sehr der Patient in
seinen kognitiven wie affektiven Äußerungen, seinem Selbstverständnis sich und
die anderen irreführt [...], so 'zwanghaft' ehrlich ist er in der 'Inszenierung' zwischenmenschlicher Beziehungen. Wiederholungszwang meint ja nichts anderes als:
Zwang zur unablässigen Reproduktion der neurotischen Beziehungen realiter. Der
unsichtbare Trieb wird greifbar, wenn er 'in Szene gesetzt' verstanden wird; dementsprechend kann das Triebgeschehen als Situationsarrangement in den konkreten
Szenen erfaßt werden. Genau das muß szenisches Verstehen leisten." (ebd.,
S. 166)

Indem sich die einzelnen Gruppenteilnehmer gemäß ihrer lebensgeschichtlich gebildeten Übertragungsbereitschaften in der Gruppe darstellen, konstellieren sie interaktiv *unbewußte Gruppenszenen* (Haubl, 1988), die ihre Beziehungswünsche und Beziehungsängste zum Ausdruck bringen. Der Gruppenleiter versucht, diese Szenen im Hier und Jetzt des Gruppenprozesses zu erfassen. Zu diesem Zweck muß er sich alles, was er mit seinen fünf Sinnen von der Gruppe wahrnimmt, *imaginativ zu Szenen ausgestalten*, um derart das noch nicht Sprachfähige, aber „sinnlich-szenisch Vorgeführte (wie im Theater) zu enträtseln" (Lorenzer, 1981, S. 163, Fußn.). Dabei behandelt der Gruppenleiter die vermuteten unbewußten Gruppenszenen *probeweise* als zutreffend, um sie in einem *hermeneutischen Zirkel* allmählich zu präzisieren. Dabei gleicht er sie zudem mit den Beziehungsmustern ab, die die Gruppenteilnehmer im Hier und Jetzt ihrer gegenwärtigen sowie im Dort und Damals ihrer früheren (familiären) Lebensverhältnisse erkennen lassen.

Gleichschwebende Aufmerksamkeit. Um die Gruppendynamik szenisch verstehen zu können, muß sich der Gruppenleiter an die berühmte technische Empfehlung von Freud (1912e, S. 377) halten und den Interaktionen der Gruppenteilnehmer mit „gleichschwebender Aufmerksamkeit" begegnen. Gemeint ist ein Zustand der *Nichtselektivität*, der eintritt, wenn es dem Gruppenleiter gelingt, von seinen „Erwartungen" und „Neigungen" gegenüber dem „dargebotenen Material" abzusehen. Dieses Zustandes kann er sich freilich nicht sicher sein, da er faktisch ein Mensch mit lebensgeschichtlich verankerten Erwartungen und Neigungen ist. Damit unterliegt sein Bemühen, gleichschwebende Aufmerksamkeit herzustellen, notwendig Schwankungen (Thomä & Hohage, 1984). Mehr noch: Seine *Aufmerksamkeitsschwankungen sind* — in der Gruppenanalyse mehr noch als in der Einzelanalyse — *der Normalfall*. Folglich ist gleichschwebende Aufmerksamkeit eine *regulative Idee*, die die teilnehmende Beobachtung des Gruppenleiters leitet.

Zu ihren hauptsächlichen Funktionen gehört es, die *Ich-Grenzen* des Gruppenleiters *zu lockern*, so daß seine Wahrnehmung leicht zwischen „Innenwelt" und „Außenwelt" pendeln kann. Diese Entdifferenzierung ist das Anzeichen einer milden → Regression. Sie *erhöht den Einfluß des Primärprozesses*, wodurch dem Gruppenleiter Informationen zugänglich werden, die er sonst übergeht. Spitz (⁵1976, S. 151) zufolge handelt es sich um eine

Regression von der „diakritischen *Perz*eption" zur „coenästhetischen *Rez*eption", die „auf nichtverbale, nichtgerichtete Ausdruckssignale" spezialisiert ist. Dieser holistische — szenische — Wahrnehmungsmodus, den man bevorzugt in der frühen Mutter-Kind-Interaktion findet, widerspricht entschieden dem herrschenden Rationalitätsideal.

„Der Durchschnittsmensch des Westens hat sich dafür entschieden, in seiner Kultur die diakritische Wahrnehmung sowohl in bezug auf die Kommunikation mit anderen als auch auf die Kommunikation mit sich selbst in den Vordergrund zu stellen. [...] Unsere Tiefenempfindungen erreichen unsere Wahrnehmung nicht, sie werden nicht bedeutsam für uns, wir lassen ihre Botschaft außer acht und verdrängen sie." (ebd., S. 153f.)

Als Folge davon bleiben Affekte und affektgeladene Phantasien überhaupt aus (→Affektdynamik). Je weniger indessen das Verhältnis von coenästhetischer Rezeption und diakritischer Perzeption von Angst beherrscht wird, desto durchlässiger werden beide füreinander. Menschen, die (im Erwachsenenalter) über diese *Durchlässigkeit* verfügen, sind — wie Spitz in kulturkritischer Absicht betont — selten (geworden) und marginalisiert. Sie bilden eine Subkultur, in der sich Analytiker in der Nachbarschaft von „Komponisten, Musikern, Tänzern, Akrobaten, Fliegern, Malern und Dichtern" wiederfinden — alles Menschen, die „oft für 'übersensible' oder labile Persönlichkeiten" (ebd., S. 153) gehalten werden.

Empathie. Der coenästhetische Wahrnehmungsmodus ist Teil der Empathie des Gruppenleiters. Trotz ihrer unbestreitbaren Relevanz für ein szenisches Verstehen der Gruppendynamik muß er sich vor einer Mystifizierung hüten, der Freud (1912e, S. 381f.) mit seinem bekannten Gleichnis Vorschub geleistet hat, der Analytiker soll sich „auf den Analysierten einstellen wie der Receiver des Telefons zum Teller eingestellt ist".

Dies wird deutlich, wenn Isaacs (1939, S. 151) behauptet, daß „unser Erfassen der unbewußten Bedeutung in der analytischen Arbeit seiner Natur nach eine Wahrnehmung [ist]: Wahrnehmung eher als Schlußfolgerung". Solange damit das Erleben des Analytikers beschrieben sein soll, kann man einverstanden sein, weil *intuitive Schlußfolgerungen* tatsächlich als unmittelbar erlebt werden. Widerspruch ist aber notwendig, falls impliziert ist, es bedürfe keinerlei Schlußfolgerungen. Wenn Reik (²1976, S. 436) schreibt, daß „[es] auf dieser Ebene [des Verstehens] keine Irrtümer [gibt]", wird dies leicht als unmittelbarer Wahrheitsbezug mißverstanden, was suggeriert, Validierungsbemühungen erübrigten sich. Da das Empathie-Konzept genau dieser Suggestion zu erliegen droht, ist Argelander (1979) zuzustimmen:

> „Die Einfühlung stellt nur die schwer begreifliche Wahrnehmungsweise dar, ist aber nicht verantwortlich für die erkannten Inhalte. Diese sind nur aus der kognitiven Organisation zu erklären, in der sich die Empathie vollzog." (S. 18f.)

Folglich muß Empathie als eine *komplexe Ich-Funktion* konzipiert werden, *die unterschiedliche Wahrnehmungsmodi gestalthaft integriert, die alle prinzipiell täuschungsanfällig sind* (Buie, 1981). Ganz in diesem Sinne betont Ferenczi (1984, S. 390f.), daß die „analytische Einstellung" ein ständiges „Oszillieren zwischen Einfühlung, Selbstbeobachtung und Urteilsfällung" verlangt, der es um eine „*bewußte* Abschätzung der dynamischen Situation geht" (ebd., S. 396).

In einem solchen Urteilsakt verarbeitet der Gruppenleiter, was er szenisch verstanden hat, zu Erklärungen, die ihm seine Theorie bietet, wobei er gleichzeitig die milde Regression zurücknimmt (Heigl-Evers & Rosin, 1984, S. 136f.), der er sich in Befolgung der Grundregel der gleichschwebenden Aufmerksamkeit zuvor überlassen hat.

Diese notwendige Erkenntnisbewegung macht deutlich, daß Empathie alleine nicht ausreicht, um das Gruppenunbewußte angemessen zu konstruieren. Aber nicht nur epistemologisch, auch therapeutisch ist *einer mystifizierten Empathie entgegenzutreten.* Denn es kann „[keine] Rede von Schuld und Tadel sein, wenn der Analytiker die Grenze seiner Empathie anerkennt. Empathiemängel sind unvermeidlich — sie sind sogar notwendig, wenn der nach Empathie verlangende Patient schließlich ein festes unabhängiges Selbst bilden soll" (Kohut, 1979, S. 107).

Übertragungsempfänglichkeit. Die durch gleichschwebende Aufmerksamkeit ermöglichte Empathie hat noch eine weitere Facette: Sie soll den Gruppenleiter für die Übertragungen sensibilisieren, die die Gruppenteilnehmer — natürlich auch in Gruppen, die nach dem Konzept von Foulkes geleitet werden — auf ihn richten. Ihnen muß er sich unvoreingenommen und angstfrei zur Verfügung stellen, damit sie sich möglichst ungestört zur Kenntlichkeit entwickeln können.

Damit dies gelingt, darf der Gruppenleiter sie nicht vorschnell unter idiosynkratische oder professionelle Schemata subsumieren, als würde er bereits vorab wissen, zu welchen Übertragungen es kommt. Das heißt: Er muß sich „überraschen" (Freud, 1912e, S. 380) lassen können. Vor allem Reik (²1976) hat dieses *Plädoyer für den überraschten Analytiker* immer wieder erneuert, weil er in der *Professionalisierung* der Psychoanalyse die *Gefahr* erkannte, *Analysanden vermeintliches Expertenwissen als deren (historische) Wahrheit zu oktroyieren.* Denn diese Haltung verführt dazu, auf die Selbstdarstellung der Analysanden nicht zu *antworten*, sondern lediglich zu *reagieren.*

Eine „analytische Antwort" ist Reik zufolge „sozusagen die innere Erfahrung dessen, was der Analytiker wahrnimmt, empfindet, fühlt" (ebd., S. 321), eine authentische subjektive Stellungnahme. Bei einem weiten Begriffsverständnis kann man sie auch als Gegenübertragung bezeichnen. Wieweit ein Gruppenleiter fähig und bereit ist, sich (selektiv) authentisch zu verhalten, hängt generell von seiner persönlichkeitsspezifischen Offenheit und speziell davon ab, wie sehr die aktuell auf ihn übertragenen Gefühle, Vorstellungen und Handlungsimpulse der Gruppenteilnehmer an seine eigenen ungelösten lebensgeschichtlichen Konflikte rühren. Wenn das geschieht, bricht seine gleichschwebende Aufmerksamkeit zusammen, und er reagiert unempathisch. Spricht Heimann (1950, S. 82) von einer Gegenübertragungs-"Reaktion", schwingt diese begriffliche Differenz mit. Wer reagiert (Pontalis, 1991b, S. 85ff.), hat Freiheitsgrade verloren, fühlt sich gezwungen und in einer Weise betroffen, in der er sich selbst fremd erlebt.

Gegenübertragungsanalyse. Gegenübertragung und auch Gegenübertragungsreaktionen sind unvermeidbar. Stets wird der Gruppenleiter Gefühle, Vorstellungen und Handlungsimpulse erleben, die den Gruppenteilnehmern und deren Übertragungen auf ihn gelten. Um aber seine *Gegenübertragung als Erkenntnisinstrument* für das Gruppenunbewußte nutzen zu können, muß er sie analysieren. Eine *Gegenübertragungsanalyse* (König, 1993) besteht aus zwei Teilschritten: Zum einen muß der Gruppenleiter seine Gegenübertragung *wahrnehmen*, was einschließt, daß er anerkennt, bestimmte Gefühle, Vorstellungen und Handlungsimpulse, gleich wie verpönt diese auch sein mögen, überhaupt zu haben. Zum anderen muß er seine Gegenübertragungswahrnehmung *reflektieren*.

Die Gegenübertragungsreflexion ist der *Versuch, zwischen dem Eigenanteil und dem induzierten Fremdanteil zu unterscheiden, sowie das Verhältnis zwischen beiden zu bestimmen,* das die unbewußte Beziehung erhellt.

Der zweite Teilschritt darf freilich *nicht zu früh* einsetzen. Geht man mit Sandler (1976) davon aus, daß die Übertragungs-Gegenübertragungs-Dynamik (→Übertragung — Gegenübertragung) ein *unbewußtes Rollenspiel* ist, so muß der Gruppenleiter die Rolle, die ihm die Gruppe szenisch anweist, auch übernehmen. Tatsächlich bieten Gruppen, da sie in der Regel nicht einheitlich sind, stets mehrere, durchaus widersprüchliche Rollen an, so daß der Gruppenleiter eine auswählt. Rollenübernahme ist ein *interaktioneller Vorgang*. Dies verlangt, daß der Gruppenleiter, bevor er seine Rolle in der Inszenierung zu analysieren beginnt, erst einmal *mitagiert* („Handlungsdialog": Klüwer, 1983; Lachauer, 1990). Dadurch läßt er die Gruppenteilnehmer erleben, daß sie ihn buchstäblich erreichen und bewegen können. Jedoch darf er nicht auf Dauer mitagieren, sondern nur solange, bis er die rolleninduzierten Gefühle, Vorstellungen und Handlungsimpulse prägnant wahrnimmt. Dann ist es Zeit, sie zu reflektieren.

Es kommt nicht selten vor, daß Gruppenleiter einen Gegenübertragungs-→Widerstand entwickeln. Dieser kann die Gegenübertragungswahrnehmung oder deren Reflexion behindern. Die Anzeichen für solche Widerstände sind in der Einzel- und in der Gruppenanalyse ähnlich:

„Er [der Analytiker] kommt zu spät, hört lustlos zu oder ist überengagiert, schweift ab, vergißt, fühlt sich allwissend über einen Patienten, der sich aber bei ihm unverstanden fühlt, verliert den Zusammenhang der Stunden. Manchmal spürt man bei sich einen deutlichen Unwillen, einen Patienten auf einen Widerstand aufmerksam zu machen, und die Tendenz, sich einfach zurückzuziehen; manchmal ertappt man sich dabei, ausführliche Schilderungen von Einzelheiten zu verlangen, ohne sie zu deuten. Gelegentlich spürt man, wie man sich gegen Vorwürfe verschließt oder eine Deutung als Mittel mißbraucht, sich zu verteidigen oder zu verbergen." (Ermann, 1984, S. 66)

Gegenübertragungswiderstände markieren meist eine „psychotherapeutische Verschwörung" (Langs, 1987), die zwischen dem Gruppenleiter und der Gruppe, einer Subgruppe oder einzelnen Gruppenteilnehmern besteht. Ihre Funktion ist es, allen Beteiligten die *Illusion einer reibungslos verlaufenden Gruppenanalyse* zu verschaffen, wobei freilich gerade die Reibungslosigkeit *mißtrauisch* machen müßte, da sie echte →Konflikte erspart. Das heißt nicht, es würden in einem solchen Fall überhaupt keine Konflikte bearbeitet, gehört Konfliktbearbeitung doch notwendig zu einer lege artis betriebenen Gruppenanalyse. Allerdings werden sie zu routiniert und damit auch zu schnell erledigt. Unter der Oberfläche einer intakten Arbeitsbeziehung betreibt man ein Tauschgeschäft: Der Gruppenleiter vermeidet bereichsspezifisch, die Gruppe, eine Subgruppe oder einzelne Teilnehmer zu konfrontieren, dafür vermeiden es diese ebenso bereichsspezifisch, ihn zu konfrontieren.

Für den Gruppenleiter führt ein solches „Abwehrbündnis" (Bosse, 1982) dazu, daß die in seiner Gegenübertragung enthaltenen eigenen Übertragungsanteile unerkannt bleiben. Zu diesen gehören nicht zuletzt solche *Anteile, die die Berufsrolle selbst verdeckt.*

„Auch der Beruf und die damit verknüpfte gesellschaftliche und wirtschaftliche Stellung sind übertragene zentrale innere Situationen." (Racker, 1978b, S. 126)

So ist es etwa für den in einer Privatpraxis tätigen Analytiker sehr schwer, seine kommunikativen Bedürfnisse zu befriedigen. Um seinen Berufsalltag zu bewältigen, muß er deshalb die *Fähigkeit* besitzen, *allein zu sein, ohne sich einsam zu fühlen* (Winnicott, 1958). Vor diesem Hintergrund liegt es nahe, die Empathie für die Analysanden zu nutzen, um geborgte Leben zu leben. Die Einrichtung von Gruppen verspricht dabei nicht selten eine willkommene Belebung, setzt diese damit aber gleichzeitig unbewußt unter einen riskanten Erwartungsdruck. Gefährdungen dieser Art lassen deutlich werden, daß die Gegenübertragungsanalyse letztlich nicht episodisch begrenzt bleiben kann, sondern in eine *kontinuierliche Selbstanalyse* der Bedingungen eingebettet sein muß, den „unmöglichen" Beruf eines Analytikers auszuüben.

Irritation. Eine bislang nicht explizit herausgestellte Facette des →Abstinenz-Gebots verlangt, daß sich der Analytiker darauf beschränkt, zu seinen Analysanden zu *sprechen.* Zwar ist dieses Sprechen vor allem in Gruppen Teil von Szenen, die mit allen Sinnen wahrgenommen werden, dennoch soll auch in der Gruppenanalyse das Wort im Vordergrund stehen. Folglich kommt seiner Rede, mit der er — idealtypisch — im Anschluß an die Analyse seiner Gegenübertragung sein erarbeitetes *Deutungskonzept* zur Sprache bringt, große Bedeutung zu. Die Sprechhandlung, für die sich der Gruppenleiter entscheidet, wird dieses Konzept *nie vollständig mitteilen.* Was und wie er es sprachlich realisiert, hängt maßgeblich davon ab, welches therapeutische Ziel er zu einem bestimmten Zeitpunkt im Gruppenprozeß für erreichbar hält. Als übergeordnete Interventionsziele (→Interventionsstrategien) lassen sich mit Kreische (1990) „Stören und Stabilisieren" nennen. Im Spannungsfeld dieser beiden Pole kommen Veränderungen in Gang (H.E. Durkin, 1981).

Die gruppenanalytische Erfahrung lehrt, zwei Situationen zu unterscheiden: In der einen ist die Gruppe selbst irritiert, weil sie ihre eigene Interaktionspraxis nicht versteht, in der anderen irritiert den Gruppenleiter eine Interaktionspraxis, die die Gruppenteilnehmer selbstverständlich als unproblematisch erachten, obgleich sie den Gruppenprozeß lähmt. Es empfiehlt sich, Situationen der ersten Art vor denen der zweiten Art zu klären. Während der Gruppenleiter im einen Fall die integrativen Gruppenkräfte stärken soll (*Stabilisieren*), fällt ihm im anderen Fall die Aufgabe zu, mit geeigneten Interventionen für Irritationen zu sorgen (*Stören*), die hinreichend desintegrativ wirken, um das Selbstverständnis der Gruppe zu problematisieren. Denn dadurch wird ihre Selbststeuerungskompetenz mobilisiert, die Irritation zu beseitigen („Dekonstruktion": Fischer, 1989, S. 72ff.).

In Übereinstimmung mit diesem Irritationsmodell gipfelt Reiks Plädoyer für den überraschten Analytiker in der scheinbar beiläufigen, aber doch entscheidenden Bemerkung:

„Nur derjenige, der einmal überrascht worden ist und dieses plötzliche Gefühl erlebt und gemeistert hat, kann bei einem anderen Überraschung auslösen." (Reik, [2]1976, S. 327)

Wie es dem Gruppenleiter gelingt, die Gruppenteilnehmer erkenntnisproduktiv zu überraschen, läßt sich nicht in Regeln fassen. Das Gelingen hängt sehr von seinem *persönlichen Witz* (Haubl, 1992, S. 52f.) ab, für dessen Entfaltung dem Gruppenanalytiker aufgrund seiner vollsinnlichen Präsenz allerdings auch mehr Register zur Verfügung stehen als seinem Kollegen hinter der Couch.

Rolf Haubl

Literaturempfehlungen

Grotjahn, M. (1971). The qualities of the group therapist. In H.L. Kaplan & B.J. Sadock (Eds.), Comprehensive group psychotherapy (pp. 757-773). Baltimore: Williams and Wilkins.

Haubl, R. (1993). Szenisches Verstehen als Aspekt psychoanalytischer Deutungspraxis. Zu Geschichte und Systematik psychoanalytischer Hermeneutik. texte, 13 (2), 7-50.

König, K. (1977). Der Therapeut als Beobachter, Interpret, Schrittmacher und Teilnehmer der Gruppe. Praxis der Psychotherapie, 12, 249-255.

König, K. (1993). Gegenübertragungsanalyse. Göttingen: Vandenhoeck & Ruprecht.

Liff, Z.A. (Ed.) (1975). The leader in the group. New York: Aronson.

MacLennan, B.W. (1975). The personalities of group leaders: implications for selection and training. International Journal of Group Psychotherapy, 25 (2), 177-183.

Mendell, D. (1981). Isomorphy in group therapy: the leader as catalyst and regulator. In J.E. Durkin (Ed.), Living groups: group psychotherapy and general system theory (pp. 127-141). New York: Brunner/Mazel.

Schwaber, E.A. (1983). Psychoanalytic listening and psychic reality. International Review of Psycho-Analysis, 10, 379-392.

Abstinenz

Die Abstinenz entspricht dem *Grundsatz,* daß eine psychoanalytische Behandlung so geführt wird, *daß intrapsychische* →Konflikte *nicht in Ersatzbefriedigungen verloren gehen, sondern sich in der Versagung augenscheinlich präsentieren.* Der Psychoanalytiker versagt die Befriedigungswünsche und arbeitet tatsächlich mit den Phantasien und Rollen, welche ihm vom Patienten auferlegt werden. Die Abstinenz hat wesentlich die ökonomische Funktion, daß freigewordene Libidomengen dem analytischen Prozeß zukommen. Gerade auf die Gruppensituation bezogen ist es von entscheidender Bedeutung, zwischen der *Abstinenz des Analytikers,* die implizit

mit der psychoanalytischen Methode und den technischen Voraussetzungen der Neutralität verbunden ist (→Gruppenleitung), und
der *Abstinenz der Gruppenmitglieder* zu unterscheiden, die in den
mehr oder weniger ausdrücklich formulierten →Grundregel(n) zum
Ausdruck kommt, mit welchen die Gruppenmitglieder konfrontiert
werden.

Foulkes und Anthony (1957) bezeichnen bereits die individuelle
Analyse als eine Form der Gruppentherapie, da sie in der Übertragung die typische Beziehung dieser Person zur Gesellschaft ver-
deutliche. Jedes Ereignis in der gruppenanalytischen Situation finde auf dem Hintergrund der „Matrix" (vgl. Roberts, 1983) statt,
welche die gesamten Interaktionen und Kommunikationen beein-
flusse, in welche eine Person einbezogen sei (→Theoriebildung).
So versteht sich, daß die Übertragung ein *ständiges Wechselspiel
von intraindividueller und interindividueller Beziehung* ist (→Über-
tragung — Gegenübertragung), so daß auch die individuellste Kon-
fliktthematik noch ihre Entsprechung in der Gruppe hat und umgekehrt.

Wegen der *multiplen Übertragungsangebote* in der Gruppe ist
es plausibel, daß die Übertragungen noch dramatischer in den
Vordergrund rücken als in der psychoanalytischen Zweiersituation.
Auch die völlig unterschiedliche Qualität der Abstinenz des Gruppenleiters und derjenigen der Gruppenmitglieder unterstützen diese
Dramatisierung. Man könnte sagen, daß die freie Assoziation der
psychoanalytischen Zweiersituation sich in der Gruppe mehr zu
der Form der freien Interaktion und spontanen Kommunikation
verändert. Die Phantasien eines Gruppenteilnehmers entzünden je
nach subjektiver Betroffenheit auch die unbewußten Phantasien der
übrigen Mitglieder und erwecken gleichzeitig den →Widerstand. In
dieser Dialektik laden sich jene Spannungszustände auf, aus denen
sich die unbewußten Inszenierungen und →Gruppenphantasien gestalten.

Ich würde einen Schritt weitergehen und diese unbewußten Inszenierungen als permanente *unbewußte gegenseitige Verführung*
innerhalb der Gruppe ansehen, *sich seinen infantilen Vorbildern
anzugleichen*. Damit der Gruppe diese Verführung bewußt werden
kann, hat das psychoanalytische Konzept die Abstinenz des Gruppenleiters vorgesehen, der dadurch innerhalb der Gruppe eine besondere Stellung einnimmt. So erscheint es mir als sinnvoll, mit K.
Frank (1986) von *Hauptübertragung* zu sprechen, wenn es um die

Beziehung zum Gruppenleitern, und von *Nebenübertragung*, wenn es um die Übertragung der Gruppenmitglieder untereinander geht.

In bezug auf die Übertragungsbildung beschäftigen mich folgende Fragen: Welche Bedeutung hat die Motivation des einzelnen Gruppenteilnehmers? Welche Beeinflussung entsteht durch das vorgegebene →Setting? Welche Rolle spielen Abstinenz und Verführung? Wie kommt es zur Herstellung einer behandelbaren Übertragungsneurose in der Gruppe?

Ich werde dafür zwei unterschiedliche klinische Beispiele gegenüberstellen. Diese entnehme ich aus Beobachtungsprotokollen, die während eines einwöchigen gruppenanalytischen Workshops bei zwei verschiedenen Gruppenleitern gemacht wurden. Im Anschluß daran werde ich nacheinander auf obige Fragestellungen eingehen.

Kasuistik (1). Der Gruppenleiter gab verschiedene Regeln aus: die Verschwiegenheitspflicht, die Aufforderung, Gedanken möglichst frei zu äußern, und die Empfehlung, außerhalb der Gruppe miteinander Erlebtes auch in der Gruppe zur Sprache zu bringen. Der Gruppenleiter beanspruchte keinen eigenen Platz. In der folgenden Szene geht es um die Beziehung der Gruppe zu einem dominanten Gruppenmitglied („Ersatzleiter") und um eine symbolische Vatertötung etwa in der Mitte des Workshops. Hinzugefügt sei noch, daß in den Gruppenkreis eine Couch integriert war, auf der der Gruppenleiter und der „Ersatzleiter" in dieser Sitzung saßen. Dadurch, daß der Leiter keinen festen Platz beanspruchte, hatte ihm die Gruppe also bei seinem Eintreffen diesen Platz bereits zugewiesen. Der „Ersatzleiter" versuchte, unter starker Verleugnung des Gruppenleiters die Gruppe von Beginn an zu Unternehmungen zu animieren. Die Abstinenz des Leiters erleichterte diese Eroberungsversuche, die anfänglich wegen ihrer erotischen und humorvollen Anspielungen in der Gruppe — vor allem unter den männlichen Mitgliedern — durchaus positive Resonanz hinterließen. Von den weiblichen Mitgliedern her regte sich aber schon bald Unmut über die Dominanz des „Ersatzleiters". Sie fühlten sich übergangen und mißachtet, durch seine Selbstverständlichkeit bedroht. Damit belebte die Gruppe das Vaterthema in zweierlei Hinsicht: Zum einen klagte sie über den abwesenden Vater (in Gestalt des abstinenten Leiters), zum anderen über den zudringlichen Vater (in Gestalt des non-abstinenten „Ersatzleiters").

Mit zunehmender Aggressivität änderte sich die Übertragungssituation dieses männlichen Mitgliedes zum Gruppenleiter. Er suchte immer mehr dessen Nähe, phantasierte nur noch Unternehmungen mit dem Vater und mit Männern. Auch rückte er auf der Couch näher und „verschmolz" in seiner Sehnsucht nach dem Vater so sehr mit dem Gruppenleiter, daß man nicht mehr unterscheiden konnte, ob er sich oder den Gruppenleiter damit auslöschen wollte. Die Gruppe benötigte jedoch dessen Gegenwart, weshalb sie die homophile Szenerie mit Haß und Neid gleichermaßen verhinderte, indem sie den „Ersatzleiter" abwertete.

Solchermaßen durch die Gruppenübertragung in die Enge getrieben, erwachte in diesem unerwartet das Mutterthema: Ein ganzes Leben habe er unter einer Mutter zu leiden gehabt, die ihn nie freigeben wollte und eifersüchtig war, wenn die Männer etwas gemeinsam machen wollten. Noch immer sehne er sich nach einer liebevollen Frau (Mutter), die ihm Raum gewährte zur eigenen Entfaltung. Damit verschob sich das Klima in der Gruppe schlagartig: Die eifersüchtige Atmosphäre verwandelte sich in eine tiefe Sehnsucht nach Wärme und Geborgenheit, in der aber gleichzeitig gegen die „mütterliche Macht im Hintergrund" angekämpft wurde.

Kasuistik (2). Im Unterschied zum ersten Beispiel setzte der Gruppenleiter zusätzlich noch als Grundregel das Inzesttabu für die gesamte Gruppe und beanspruchte einen eigenen Platz in der Gruppe. Auch in diesem Beispiel geht es um eine symbolische Vatertötung, die aufgrund des Settings jedoch mehr rituellen Charakter hat.

In den Sitzungen vor diesem Ereignis wurde der Gruppenleiter kaum wahrgenommen und sogar verleugnet. Es überwogen das Bedürfnis nach Ausgelassenheit und Lebendigkeit sowie Bilder von schwachen Vätern, die für den Mangel an Lebendigkeit verantwortlich gemacht wurden. Der Widerstand der männlichen Teilnehmer schien sich gerade gegen das Bewußtsein zu richten, wie stark die Identifikation mit dem Vater war. Der „Kronprädentent" fiel hauptsächlich nur in der ersten Sitzung auf, indem er auf ambivalente Weise einerseits aggressiv gegen des Leiters Regeln schimpfte, gleichzeitig aber auf sentimentale Weise schilderte, wie schwer ihm der Abschied von diesem Leiter in einem der vergangenen Workshops gefallen sei. Die Co-Leiterin (→Co-Leitung) wurde schon bald entmachtet, indem sie als schonungsbedürftige schwangere Frau phantasiert wurde. Sie habe keine sexuelle Lust, wodurch sich die Gefährlichkeit des Leiters erhöhe, denn dieser könne auf die Kinder übergreifen. Die Gruppe beschäftigte sich in der Sitzung unmittelbar vor dem Ereignis hauptsächlich mit der Frau, die in der Übertragung zur omnipotenten, mächtigen und liebenden Mutter geworden war. Es waren erste Anzeichen von Todesthemen spürbar. Die angesprochenen Personen wechselten rasch, ein wirklich tiefgründiges Thema wurde von der Gruppe nicht aufgegriffen. Die Widerstände waren so stark, daß es der Gruppe nur mühsam gelang, das seit einigen Sitzungen präsente Mutterthema zu hinterfragen. In einer Art aggressiver Gegenbewegung brach plötzlich gegen Ende der Stunde in der Phantasie die männliche Aggression gegen Schutz und Ordnung, gegen die Macht des Vaters durch.

Der Mann, der bisher fast ausnahmslos dem Leiter gegenüber gesessen war, setzte sich zu Beginn der darauffolgenden Sitzung auf des Leiters Stuhl. Die Grundregel war damit gebrochen, Leiter und Co-Leiterin blieben hinter ihren Stühlen stehen. Der Stuhl links und rechts neben diesem „Vatermörder" blieb frei. Gemischte Gefühle beherrschten die Gruppe: Wut auf diesen Mann, Ohnmacht, Ratlosigkeit. Im Chaos der Versuch einer Neuorganisation. Die Gruppe fühlte sich abgewürgt. Der Mann solle in Einsamkeit verrecken! Die Spannung in der Gruppe wirkte bedrohlich! Der „Vatermörder" schien sich in seinem eigenen Haß wohlzufühlen. Die Gruppe schloß den Teilnehmer aus, indem sie einen kleinen Kreis bildete. Sie zeigte keinerlei Reuegefühle: „Auch Hitler hat sich schließlich selbst umgebracht!" In der Gruppe lebte die Phantasie vom Leichenschmaus. Es wurde so weitergearbeitet, als ob es noch Leiter gäbe. Am Ende brach ein anderer Mann in heftiges Weinen aus: Er wolle seinem toten Vater noch sagen, daß er ihn liebe.

In der nächsten Sitzung waren die Leitersessel wieder frei. Alles schien so wie vorher. Die Atmosphäre in der Gruppe hatte sich jedoch deutlich verändert. In konsistenter Weise wurde die Schuld nicht mehr von sich gewiesen. Es war kein Widerstand mehr spürbar, sich auf sich selbst einzulassen. Die Gesprächsatmosphäre war emotionell dicht und offen. Die schmerzlichen Spuren der eigenen „Vatertötung" und der ambivalenten Beziehung zur Mutter wurden sichtbar. Zum Schluß brach der „Vatermörder" sein langes Schweigen und bemerkte, daß der ganze Haß auf seinen Vater ihn so sehr beherrscht habe, daß er sich sein ganzes Leben überhaupt nie gefragt habe, ob seine Mutter ihn liebe.

Motivation und Setting. Eine wichtige unbewußte und ganz allgemeine Motivation für Selbsterfahrung und Therapie mag aus dem Gefühl des Mangels, dem Erleben des Nichts, der Unheimlichkeit des Fremden oder dem Wunsch nach Veränderung entstehen. In jedem Fall vertraut man sich anderen — dem Gruppenleiter, den übrigen Teilnehmern — an, um sich selbst näherzukommen. Der Teilnehmer *verliert sich* im Anderen, dem Fremden, *um sich selbst zu finden*. Das ist die allgemeine Dialektik der →Übertragung — Gegenübertragung. In jeder Übertragung lebt auch →Widerstand. Dieser entsteht hauptsächlich dort, wo wachgerufene unbewußte Wünsche sich gegen eine Einsicht verwehren und eine Kränkung droht. Ich würde aber darüber hinaus den Widerstand als das Phänomen ansehen, welches sich einstellt, wenn die Zeit zu einer tieferen Einsicht noch nicht reif ist. Mit ersterem meine ich, daß der *Sog der agierten Wunscherfüllung* immanenter Bestandteil jeder Übertragungsneurose ist und den Nährboden für jeden einzelnen Gruppenteilnehmer bildet, sich zum Beispiel mit dem Phänomen der Schuld zu konfrontieren. Mit letzterem will ich zum Ausdruck bringen, daß es im Widerstand auch die Dimension der *Eigenzeit* gibt, eine Zeit, die die individuelle Einsicht nach einer Eigengesetzlichkeit festlegt, eine Zeit der Reife, wenn man so will. In der Übertragung und im Widerstand verdichtet sich meines Erachtens das Entwicklungspotential des einzelnen Gruppenteilnehmers wie auch der Gruppe als Ganzer. Dieses Potential ist gänzlich von jener Spannung ausgefüllt, die sich aus dem Leidensdruck und den unbewußten Wunschphantasien der Gruppenteilnehmer ergibt. Durch den Umstand, daß die Abstinenz des Gruppenleiters prinzipiell eine andere Qualität hat als die der übrigen Gruppenmitglieder, erfahren die Übertragungsinhalte eine charakteristische Struktur: *Die erleichterte unbewußte Verführung in der Übertragung zu anderen Gruppenmitgliedern verstärkt den Kontrast der Übertragung zum Gruppenleiter.*

Das →Setting regelt von vornherein die Ausgangssituation, von der aus die unbewußten Gruppeninszenierungen Gestalt annehmen. In ihm liegt bereits die grundlegende *Ambivalenz*: Einerseits wird die *magische Vorstellung von Freiheit* (freie Assoziation, freie Interaktion) geweckt, andererseits der *Verzicht auf deren Ausleben* artikuliert. Der Unterschied der beiden oben angeführten Settings liegt im wesentlichen darin, daß im ersten Fall davon ausgegangen wird, daß das Inzesttabu ohnehin eine psychische Realität ist und deshalb nicht extra angeführt werden muß, während im zweiten Fall durch die bewußte Setzung des Inzesttabus eine raschere Konfrontation mit dieser Realität herbeigeführt wird. Dies geschieht in der Erwartung, daß dadurch von Anfang an eine klarere Grundstruktur des Gruppenprozesses mit rascherer Einstellung der Übertragungsneurose auf den Leiter stattfindet, ohne daß deshalb auf präödipales Material verzichtet werden muß.

Bei beiden Gruppenleitern ist also das Inzesttabu wirksam. Im zweiten Fall wird es aber durch die bewußte Setzung gleichsam demonstrativ in den Vordergrund gestellt. Der Leiter wird dadurch zum offensichtlichen Repräsentanten dieser psychischen Realität und bindet sich dadurch nachdrücklicher in das Übertragungsgeschehen ein.

Bei beiden Gruppen finden wir von Anfang an eine starke Abhängigkeit vom Leiter, die durch die Abstinenz noch zusätzlich verstärkt wird. Die fast archaische *Ambivalenz zwischen der Idealisierung des Leiters und seiner vernichtenden Entwertung* ist allgegenwärtig. *Die Abstinenz schürt die Enttäuschungen, weshalb sich mühelos im Gruppenprozeß „Ersatzleiter" anbieten, die die unbewußten Wünsche der Gruppe symbolisch befriedigen.*

Beim ersten Beispiel, in dem der Gruppenleiter keinen festen Platz beansprucht und das Inzesttabu nicht ausgesprochen ist, kommt es wesentlich rascher zum Auftreten eines „Ersatzleiters", der somit zum offenkundigen Repräsentanten der ambivalenten Gefühlseinstellung der Gruppe zwischen Vatersehnsucht und Vatertötung wird. Im zweiten Beispiel scheint der „Vatermörder" seine Machenschaften wesentlich „heimtückischer" vorzubereiten, da dieselbe ambivalente Gefühlseinstellung der Gruppe augenscheinlich mehr auf den Repräsentanten des unverrückbaren Leitersessels gerichtet ist. So erzeugt das Setting bei beiden einen *unterschiedlichen Schwerpunkt in der Dramaturgie* des Übertragungsgeschehens, dem aber *derselbe Triebkonflikt* zugrundeliegt.

Abstinenz und Verführung. Ich sehe in der Verführung ganz allgemein den Versuch einer Grenzüberschreitung zum Zweck der libidinösen Befriedigung und würde sie als agierte Wunscherfüllung interpretieren. Die Abhängigkeitswünsche der Gruppe mögen sich darin äußern, den Gruppenleiter abhängig und willfährig zu machen. Gleichzeitig weist sie ihm Macht zu, indem sie ihn idealisiert. Verweigert sich der Leiter durch die Abstinenz diesen impliziten Wunschvorstellungen, bewahrt er sich nicht nur seine Freiheit, sondern zieht möglicherweise die Übertragungsneurose verstärkt auf sich und kann damit besser arbeiten. *Tabu ist alles, was den Ambivalenzkonflikt zwischen Wunsch und Versagung anheizt, also alles, was in Versuchung führt.* Gerade in Gruppen ist die Versuchung groß, die Grenze des anderen zu überschreiten, um das Gefühl des Mangels, den Lebenshunger zu stillen. Die Übertragungen auf andere Gruppenmitglieder mögen dafür ein besonderer Anreiz sein, weil dort die Verführung leichter gelingt.

Zum Verständnis der Übertragung erscheint es mir wichtig, zwischen der Abstinenz des Gruppenleiters und der der übrigen Mitglieder zu unterscheiden. Die Abstinenz des Leiters ist implizit mit dem Prinzip der psychoanalytischen Methode selbst verknüpft, insofern sie die Voraussetzung ist, daß unbewußte Übertragungskonflikte der Gruppe in der Deutung sichtbar gemacht werden können, anstatt in der libidinösen Befriedigung beschwichtigt zu werden. Die Gruppenmitglieder sind untereinander ebenfalls an bestimmte Verzichtsregeln gebunden: Ganz allgemein besteht für sie die Aufforderung, statt dem Ausleben ihrer Bedürfnisse sich der Assoziationsfolge ihrer Phantasien anzuvertrauen. Äußerlich ist die Abstinenz durch das implizite oder ausdrückliche Inzesttabu, durch die Schweigepflicht, aber auch durch die geschlossene Atmosphäre des runden Kreises verdeutlicht.

Die in der Versagung erweckten Phantasien werden somit zum Abbild der Gruppeninszenierung und stellen das Arbeitsmaterial der unbewußten Wünsche dar. So wie das kleine Kind in Abwesenheit der realen Objekte sich das ursprüngliche Befriedigungserlebnis in halluzinatorischer Form reproduziert, so erscheinen die fundamentalsten Phantasien diejenigen zu sein, „welche danach streben, die mit den allerersten Erlebnissen der Entstehung und Auflösung des Wunsches verbundenen halluzinatorischen Objekte wiederzufinden" (Laplanche & Pontalis, 1992, S. 54). *Die Abstinenz verführt also paradoxerweise zum Lustgewinn durch die Phantasie* (→Gruppenphantasie). Die Phantasie wiederholt meines Erachtens die ganze Grenzerfahrung, mit der sich aus der globalen infantilen Abhängigkeit heraus die individuelle kreative Potenz einen Weg bahnen kann. Ich sehe die Phantasien nicht so sehr als

Objekt der unbewußten Wünsche an, sondern als Szenen, in denen die Gruppenmitglieder, eingefangen in die Sequenz der Bilder, sich selbst darstellen. *Die Abstinenz des Leiters bringt nicht nur eine verstärkte Konzentration auf diesen mit sich, sondern begünstigt die Verführung zur Illusion, zum Größenwahn. Sie setzt die Impulse, die dazu motivieren, Tabugrenzen zu übertreten.* So steckt die Abstinenz des Gruppenleiters den methodischen und technischen Rahmen ab, innerhalb dessen die Inszenierungen der Gruppe stattfinden können, die sich aus der Versagung heraus als typisches Übertragungsgeschehen in der Phantasie konstellieren. Die den Gruppenmitgliedern auferlegte Versagung ist somit Grundlage des gesamten triebhaften Geschehens einer Übertragungsinszenierung (→Übertragung — Gegenübertragung).

Ich sehe diese Überlegungen bei beiden Beispielen in unterschiedlicher Weise verwirklicht. Im ersten Beispiel verführt die Abstinenz des Leiters zunächst mehr zu größenwahnhafter Ausgelassenheit. Hauptträger dieser Freiheitsillusion ist der „Ersatzleiter". Erst als die neidvollen Aggressionen erwachen, vollzieht sich in der Verschmelzungsphantasie eine symbolische Vatertötung. So konnte sich die im Triebverzicht erfolgte Aggressionslust in dieser Phase in das Schuldgefühl verwandeln, das für die lebensgeschichtliche Entwicklung unerläßlich ist. Die Abstinenz des Leiters war das Gerüst, auf dem sich dieser ödipale Fortschritt inszenieren konnte.

Im zweiten Beispiel wird von vornherein die Aggressionslust auf den Gruppenleiter gefördert, weil durch das erneuerte Inzesttabu und die entindividualisierende totemistische Gruppenbildung die frustrane Empörung erwacht. Das →Setting als „agent provocateur" führt somit zu der Bildung einer unmittelbaren Übertragungsneurose auf den Gruppenleiter. Das ödipale Drama zeichnet sich auf direktem Wege ab und wird durch die Abstinenz des Leiters noch weiter gefördert. Damit sich der Leiter nicht von den aggressiven Wünschen der Gruppe verführen läßt, bleibt ihm innerhalb seines Settings im Sinne der Abstinenz nur die Möglichkeit offen, sich hinter seinen eigenen Sessel zu stellen und schweigend den Gruppenprozeß als „getöteter Vater" zu beobachten. Durch diesen Umstand bekommt die „Vatertötung" zwar mehr einen rituellen Charakter, jedoch erscheint die Abstinenz und damit die Aufrechterhaltung der psychoanalytischen Arbeit nicht gefährdet (→Rivalität).

Mit fast spiegelbildlicher Logik inszenieren beide Gruppen trotz unterschiedlicher Dramaturgie das intrapsychische ödipale Drama, das ihnen zugleich auch den Weg zum Mutterthema und darüber hinaus zur eigenen Individuation freigibt.

Ich vermute den Grund dafür darin, daß bei beiden Leitern die Rolle der Abstinenz bei der Übertragungsbildung eine ähnliche Rolle zu spielen scheint. Sobald sich der Gruppenleiter von den unbewußten Wünschen der Gruppe — von den Gruppenphantasien — verführen läßt, ist sein Handlungsspielraum eingeschränkt. Das heißt also, daß die *Abstinenz nicht zuletzt zur Aufrechterhaltung einer arbeitsfähigen Gegenübertragung notwendig ist.* Erst die Abstinenz ermöglicht es, die immanente Verführung verständlich werden zu lassen. Ich glaube, *daß der innere* →Widerstand *in der Gegenübertragung deutliches Zeichen dafür ist, daß die abstinente Haltung wankt.* Der Sieg des neurotischen Geschehens über das analytische Wahrheitsstreben stellt sich meines Erachtens am eindrücklichsten im Auftreten dieses inneren Widerstandes in der Gegenübertragung dar, der somit zum Warnzeichen wird, daß der Sog der immanenten Verführung die Abstinenz unterläuft und den gesamten gruppenanalytischen Prozeß in Frage stellt. Deshalb erscheint mir die technische Überlegung wichtig, daß das Verstehen dieses inneren Widerstandes in der Gegenübertragung die Voraussetzung dafür ist, daß man die unbewußte Inszenierung der Gruppe verstehen kann. Ich bin überzeugt, daß erst dann eine Deutung jene Resonanz in der Gruppe hinterläßt, durch die eine individuelle Einsicht in die Übertragungsszenerie möglich wird. Die Abstinenz in der gruppenanalytischen Situation *entbindet* meines Erachtens *den Gruppenleiter von dem Ehrgeiz, die Gruppe gleichsam idealtypisch in eine bestimmte Richtung lenken zu wollen.*

Ich glaube also zusammenfassend, daß vor allem die Handhabung der Abstinenz für die Bildung einer behandelbaren Übertragungsneurose in Gruppenprozessen verantwortlich ist. Mit zunehmender Gruppengröße mag die Diffusion der Phantasien zunehmen und die individuelle zugunsten der gemeinsamen Phantasie verdrängt werden. *Die* →Gruppenphantasien *sind kollektive Gestaltungen, die sich ihre eigene Mythologie erschaffen.* Man kann vermuten, daß mit der Zunahme der Gruppengröße der Hang zur szenischen Darstellung zunimmt (→Großgruppe). Die Abstinenz des Leiters bringt eine verstärkte Konzentration auf ihn mit sich und begünstigt die Verführung zur Illusion, zum Größenwahn. Sie setzt die Impulse, die dazu verführen, Tabugrenzen zu übertreten. Die anfängliche Not im Erlebnis der Leere, des Fremden, kann sich in der Folge in die Not des Schuldbewußtseins verwandeln. *Jede Gruppe muß wohl ein Stadium des magischen Denkens durchlaufen, ehe ein offenes, authentisches interpersonelles Gespräch möglich ist.* Durch diese Entwicklung müssen die einzelnen Aspekte von Vernunft und Magie dann nicht mehr voneinander abgespalten werden. *Schließlich kann auf dialektische Weise das magische mit dem vernünftigen Denken integriert werden.* Das wachsende Bewußtsein von dieser Dialektik hilft dem Individuum in der Gemeinschaft, seine Andersartigkeit, seine besonderen Wahlmöglichkeiten zu entdecken und in ihnen seine persönliche Freiheit zu finden.

Helmut Paulus

Literaturempfehlungen

Cremerius, J. (1984). Die psychoanalytische Abstinenzregel. Vom regelhaften zum operationalen Gebrauch. Psyche, 38, 769-800.

Frank, K. (1986). Die Abstinenz und Freiheit des Analytikers. Gruppenpsychotherapie und Gruppendynamik, 21, 181-193.

Franklin, G. (1990). The multiple meanings of neutrality. Journal of the American Psychoanalytic Association, 38, 195-220.

Grunert, J. (1989). Intimität und Abstinenz in der psychoanalytischen Allianz. Jahrbuch der Psychoanalyse, 25, 203-235.

Interventionsstrategien

Ihrem klassischen Selbstverständnis zufolge ist die Psychoanalyse eine Deutungskunst (Eissler, 1960). In Übereinstimmung damit haben Deutungen (Argelander, 1981) lange Zeit als das maßgebliche kurative Mittel gegolten, dessen sich der Psychoanalytiker bedienen soll. Obgleich seit der Arbeit von Ferenczi und Rank (1924) die *Kritik an einem fetischisierten Deutungskonzept* nicht mehr verstummt ist, kann man sowohl für den Anwendungsbereich der Einzelanalyse als auch für den Anwendungsbereich der Gruppenanalyse bis heute immer noch hören, einzig Deutungen — genau genommen sogar: Übertragungsdeutungen — seien lege artis.

Indessen stimmen solche Verlautbarungen längst nicht mehr mit dem überein, was Psychoanalytiker tatsächlich tun. Die in den Beiträgen dieses Buches versammelten Kasuistiken belegen das. Wahrscheinlich haben solche Verlautbarungen niemals mit der psychoanalytischen Praxis übereingestimmt (Cremerius, 1981b). Heute kann *kein Zweifel* mehr daran bestehen, daß zum einen *die Deutungsarbeit des Psychoanalytikers nur in Abhängigkeit von seiner Beziehungsarbeit wirksam wird*, und daß zum anderen *die Beziehungsarbeit*, die er notwendigerweise leisten muß, *eine Vielzahl von nicht-deutenden Interventionen umfaßt* (Hettinger & Bruns, 1990). Zu dieser Einsicht haben nicht zuletzt psychoanalytische Behandlungen von Patienten beigetragen, deren Symptome und Beschwerden nicht mit dem Konfliktmodell der Übertragungsneurosen zu erklären sind (Heigl-Evers & Nitzschke, 1991). Sie lassen erkennen, daß Einzel- und Gruppenanalytiker schlecht beraten sind, ihre Theorie der Praxis von diesen (vergleichsweise selten gewordenen) psychischen Störungen her zu entwickeln.

Gruppenanalytische Interventionen. Welche Interventionsstrategien ein Gruppenleiter verfolgt, hängt von der spezifischen Zusammensetzung der Gruppe, von deren Rahmenbedingungen (→Setting) — etwa ambulant offene vs. geschlossene, stationäre vs. halbstationäre Gruppe — sowie von seiner Persönlichkeit und seiner therapeutischen Haltung (Kutter, 1988) ab. Sie sprechen auf der bewußten Ebene die „normative Verhaltensregulierung", auf der vorbewußten die „psychosozialen Kompromißbildungen" und schließlich die „unbewußten Phantasien" an (Heigl-Evers, 1978, S. 71ff.). *Je nach Ausmaß der äußeren und inneren Not* der Gruppenteilnehmer bewegen sich die Interventionsstrategien auf einer Skala von der akuten, aktiven Krisenintervention bis zur vollkommenen Zurückhaltung des Leiters zugunsten der freien Entfaltung des Gruppenprozesses. Wird in der einschlägigen Literatur für die klassische Gruppenanalyse die *Deutung* unbewußter Prozesse als zentrale Interventionsform hervorgehoben, so stehen in tiefenpsy-

chologisch fundierten Gruppen (Heigl-Evers & Heigl, 1973) eher
Antworten, Erklären, Klären, Differenzieren, Konfrontieren sowie
eine *dosierte Form des Re-Agierens* im Vordergrund.

Die Interventionen des Leiters gehen *von der Oberfläche in die
Tiefe*, d.h. von der Klärung und Differenzierung manifesten Grup-
penverhaltens zur Interaktionsebene latenter und unbewußter Bedeutungen: Erst wenn die bewußten Wahrnehmungen, Konflikte
und Rollenzuschreibungen durch konfrontatives Nachfragen, Klären und Antworten — durch die Gruppe selbst, ansonsten durch
den Leiter — ausreichend ausgestaltet und formuliert sind, werden
die Gruppenteilnehmer durch Deutungen auch frei für Einsichten
in ihre unbewußten Inzensierungen.

In der Praxis gibt es für die Gruppenanalyse *kein standardisier-
tes Verfahren*, weshalb sich deutungszentrierte Konzepte zumeist
nicht einhalten lassen. So kann in einer klassischen gruppenanalytischen Situation eine stützende, beruhigende Krisenintervention
ebenso notwendig und menschlich angemessen sein wie die Klärung und Deutung projektiver Identifizierungen in einer interaktionellen Gruppe mit stationären Patienten.

Alle Interventionsstrategien zielen auf eine „*Verständnisorien-
tierung*" (Fürstenau, 1990) *der Gruppensituation im Hier und
Jetzt*: Was auch immer an biographisch Erlebtem, Vergangenem
erzählt und ausgedrückt wird, bekommt seine erlebbare Bedeutung
erst in der aktuellen Inszenierung vor der Gruppe und der Gruppenleitung.

Therapeutische Haltung. Jede Intervention des Gruppenleiters als
Kommunikationsmittel zwischen ihm und der Gruppe ist Ausdruck
seiner besonderen Persönlichkeit und seiner besonderen therapeutischen Haltung (→Gruppenleitung). *Ein persönlichkeitsgerechtes
Intervenieren des Leiters trägt zur Authentizität der Gruppe bei.* So
werden Übertragungssituationen der Gruppe durch wahrnehmbare
Persönlichkeitsmerkmale und -mängel des Leiters angeregt, von
der Gruppe unangemessen dramatisiert, bis dann am Ende des
Übertragungsprozesses (→Übertragung — Gegenübertragung) die
*heilsame Entflechtung von realitätsgerechten und realitätsverzer-
renden Zuschreibungen* erarbeitet und damit ein weiterer Schritt
aus der →Regression in Richtung Autonomie und Individuation
zwischen Gruppe und Gruppenleitung erlebt werden kann.

Die Spannweite und Wirksamkeit der möglichen Interventionsstrategien sind folglich sehr vom *Selbstwahrnehmungspotential des
Leiters* und der *Souveränität seiner therapeutischen Haltung* abhängig. In der Dialektik von der Verstrickung in den Gruppenprozeß und der Fähigkeit, sich wieder aus dieser Verstrickung lösen
zu können, zeigt sich die „interaktionelle Kompetenz" (Fürstenau,
1990), über die ein Gruppenleiter verfügt.

Intervenieren nach Maßgabe einer souveränen therapeutischen
Haltung meint daher, *subjektiv weitestmöglich empfänglich und be-
rührbar zu sein, sich passager mit allen Inszenierungen der Gruppe identifizieren zu können*, um gerade dadurch die nötige Objek-
tivität zu erreichen: nämlich zwischen eigenen, bloß selbstgenüg-
samen Absichten, Wünschen und →Widerständen und den Gruppenprozeß fördernden, notwendigen und daher hilfreichen Interventionen unterscheiden zu können.

Das mag Freud (1910d, S. 108) in seiner Abhandlung über
„Die zukünftigen Chancen der psychoanalytischen Therapie" gemeint haben, als er im Zusammenhang mit der *Reflexion der Gegenübertragung* schrieb, „daß jeder Psychoanalytiker nur so weit
kommt, als seine eigenen Komplexe und inneren Widerstände es
gestatten".

**Gruppenanalytische Arbeit mit stationär behandelten Drogen-
süchtigen.** Im folgenden soll von Interventionsstrategien in einer
Gruppe mit drogenabhängigen Jugendlichen die Rede sein, die sich
für ein Jahr in *stationärer Langzeittherapie* befinden. Anhand meiner Erfahrungen mit diesem schwierigen Klientel möchte ich zeigen, daß diese Erfahrungen auch Fragen für das klassische gruppenanalytische Setting aufwerfen.

Die süchtige Einnahme von Rauschmitteln ist wie ein Symptom
ein Versuch der Konfliktbewältigung und Selbstheilung, hinter
dem sich die verschiedensten psychischen Störungen verbergen.
Wie bei der Perversion liegt „in der Ausschließlichkeit und in der
Fixierung [...] allermeist die Berechtigung, sie als ein krankhaftes
Symptom zu beurteilen" (Freud, 1905d, S. 61). Für Freud ist „die
Neurose das Negativ der Perversion"; denn „der Sexualtrieb der
Psychoneurotiker läßt alle Abirrungen erkennen, die wir als Va-
riationen des normalen und als Äußerungen des krankhaften Se-
xuallebens studiert haben" (ebd., S. 65). „Die klar bewußten
Phantasien der Perversen, die unter günstigen Umständen in Ver-

anstaltungen [Inszenierungen] umgesetzt werden, die in feindlichem Sinne auf andere projizierten Wahnbefürchtungen der Paranoiker und die unbewußten Phantasien der Hysteriker, die man durch Psychoanalyse hinter ihren Symptomen aufdeckt, fallen inhaltlich bis in einzelne Details zusammen." (ebd., Fußn. 1)

Folglich kann also die detaillierte Kenntnis und Erforschung von extremen Phänomenen viel zur Erkenntnis des sogenannten normalen Neurotikers beitragen. Ebenso sind die Paradigmenwechsel in der psychoanalytischen Technik vom bloßen Erzählen lebensgeschichtlicher Ereignisse über die Übertragungsanalyse bis zur Analyse der Übertragungs-Gegenübertragungs-Beziehung zwischen Analytiker und Analysand, Leiter und Gruppe im Hier und Jetzt der psychoanalytischen Situation durch die therapeutische Behandlung von bisher nicht behandelbaren Patientengruppen evoziert worden. *Notwendige Modifikationen in der Behandlungstechnik schwer gestörter Patienten können auch für die klassische analytische Situation von Bedeutung sein.*

Ein wesentlicher Zugang zur Erkenntnis des Unbewußten ist nicht nur die Bedeutungsanalyse der eigenen Gegenübertragungsgefühle, sondern ebensosehr der Versuch, „die klar bewußten Phantasien" und „Veranstaltungen", also das Agieren der Patienten differenziert zu verstehen (→Gruppenphantasien).

Drogenabhängige kannten immer schon einen „besseren" Therapeuten, nämlich die Selbstheilung durch eine ganz individuelle Mischung psychotroper Substanzen. Diese boten genug Reizschutz und/oder Stimulation, um die spezielle psychische Störung abzufedern. Freilich war eine Selbstveränderung dadurch nicht gewährleistet. Wird sie gewünscht, steht der vom Therapeuten angebotenen Entwicklungschance die mit ihrem Ergreifen verbundene Verzichtsleistung — *Symbolisieren statt Agieren* — entgegen. Um dem Regressionsdrang der Drogenabhängigen erfolgreich zu begegnen, muß der Therapeut vor allem ihre *Lust an der Individuation fördern.*

Die *institutionellen Rahmenbedingungen* stationärer Therapie (Hausordnung, geordneter Tagesablauf, verschiedene therapeutische Angebote) *ersetzen teilweise die fehlende Ich- und Über-Ich-Struktur dieser Patienten und sollen die Abstinenzforderung erträglich machen* (→Abstinenz). Prinzipiell gilt — trotz der vielen zusätzlichen Regeln und Pflichten in der stationären Psychotherapie (Schepank & Tress, 1988) — dennoch, *den Patienten soviel*

Freiheit zu geben wie möglich und nur soviel Verantwortung als Team zu übernehmen wie nötig. Daher sind die Rahmenbedingungen in der stationären Therapie ebenso wie die →Grundregel(n) in der klassischen Gruppenanalyse als regulative Ideen zu verstehen, zu denen sich der Patient in seiner psychischen Entwicklung auch sehr verschieden verhält. So kann er sich zwischen *bedingungsloser Unterwerfung, Scheinanpassung, Nichtbeachtung und offener Rebellion* „entscheiden": Allesamt sind es *Widerstände*, die nicht nur das Arbeitsbündnis gefährden, sondern auch die therapeutische Haltung bedrohen. Je souveräner und erfahrener ein Gruppenleiter ist, desto mehr kann er auch mit dieser Gefährdung noch therapeutisch arbeiten und muß nur dann interventionsstrategisch eine *reale Grenze setzen, wenn er den notwendigen therapeutischen Schutzraum für den meist auch selbstgefährdeten Patienten und dessen soziales Umfeld sichern muß.* Die Rahmenbedingungen und Regeln, das Setting und die Grundregel dienen also in erster Linie der Entwicklung der größtmöglichen Selbstverantwortlichkeit und Mündigkeit des Patienten und geben die notwendige Bedingung der Möglichkeit therapeutischen Arbeitens an. Je nach Schwere der Charakterstörung des Patienten und nach der Persönlichkeit des Therapeuten bedarf es *zusätzlicher Parameter*, um den notwendigen Schutzraum für therapeutisches Arbeiten zu gewährleisten: z.B. Gewaltverbot, Verpflichtung, an den therapeutischen Angeboten teilzunehmen, Drogenverzicht.

Realitätsprinzip und institutionelle Ordnung. Die Ich- und Über-Ich-Funktionen dieser Patienten sind wenig entwickelt und differenziert, daher ist die Frustrationstoleranz gering. Schon bei minimaler psychischer Anspannung wollen die Patienten sich mit der Einnahme von Drogen stabilisieren. Sie haben auch keine stabilen Ich-Grenzen, die Fähigkeit zu differenzierter Selbst- und Fremdwahrnehmung ist gering und daher die projektive Abwehr stark. Über-Ich und Ich-Ideal sind einfach und starr und in das Ich wenig integrierbar, weshalb die Patienten zwischen extremer Selbstüberschätzung und Selbstentwertung schwanken. Das Selbstwertgefühl ist instabil: Selbstvertrauen, Selbstachtung und Selbstliebe sind nur minimal ausgebildet. Aufgrund der Symbolisierungsschwäche besteht ein enormer Drang, zu handeln und wesentliche Konflikte zu verheimlichen.

Die vorwiegenden Abwehrformen dieser Patienten sind Projektion, projektive Identifizierung, Verleugnung und Spaltung, die sich in heftigem Agieren, Regressionbereitschaft, Unterwerfung, Rebellion und Verheimlichung manifestieren.

Die Rahmenbedingungen und die therapeutischen Angebote müssen den Patienten *genug Spielraum* für die Inszenierung ihrer psychischen Störung bieten, aber auch *genug Grenzziehungen* vorgeben, um die Erarbeitung eines therapeutischen Bündnisses zu ermöglichen.

Einerseits erleben die Patienten mit den stationären Rahmenbedingungen und den therapeutischen Angeboten oft das erste Mal in ihrem Leben klare Begrenzungen, Verpflichtungen und Regeln, wodurch sie sich auch sicher und geschützt fühlen. Andererseits äußert sich ein extremer Widerstand gegen die Therapie — als Wiederholung ihrer bisherigen Lebenserfahrung — genau in der heimlichen Umgehung und Überschreitung dieser Regeln und Pflichten. In scheinbarer Anpassung unterwerfen sie sich, identifizieren sich mit der äußerlich vorgegebenen Ich- und Über-Ich-Struktur und bilden so ein „falsches Selbst" (Winnicott, 1974) aus. Damit vermeiden sie wesentliche Konflikte, notfalls durch ständige Beziehungsabbrüche zu Mitpatienten oder zum Personal. Ebenso flüchten sie in vertraute regressive Verhaltensweisen wie stundenlanges Musikhören und Fernsehen, intensive schwärmerische Gespräche über ihre Drogenvergangenheit mit anschließender Planung eines heimlichen Rückfalls oder versteckte Leistungsverweigerung in der Arbeitstherapie.

Sie verleugnen reale Notwendigkeiten wie bevorstehende Gerichtsverhandlungen, das Anschreiben von Banken, um einen Zinsenstop zu erreichen, oder wichtige ärztliche Konsultationen zur Regeneration ihres beschädigten Körpers. Starke Affekte — Aggressionsdurchbrüche oder intensive Liebesgefühle — werden bei Mitpatienten oder nicht-therapeutischem Personal ausagiert.

Die zwanghafte Lust an der Verheimlichung, am Verbotenen, an der versteckten Rebellion muß gegen den Widerstand der Patienten in der Öffentlichkeit der Gruppentherapie thematisiert werden. Eines der schwierigsten Probleme im stationären Setting entsteht durch die *Verlagerung der zentralen Konflikte ins außertherapeutische Feld*. Der Gruppentherapeut muß *Interventionsstrategien finden*, diese →Konflikte in der Gruppensituation selbst erlebbar zu machen, d.h. deren *Re-Inszenierung in der therapeutischen Situation zu provozieren.*

Wider die Trennung von Real- und Therapieraum. Im integrativen Modell stationärer Therapie (Janssen, 1987) fungiert das *Team als Behandler.* Indem das gesamte Personal die verschiedenen Erfahrungen und Erlebnisse mit den Patienten sowohl im Real- als auch im Therapieraum zusammenträgt, soll ein Gesamtbild der verschiedenen, auch widersprüchlichen Inszenierungen des Patienten entstehen und damit eine integrative therapeutische Arbeit an den abgespaltenen Selbst- und Objektbildern des Patienten in der therapeutischen Situation ermöglicht werden.

Es mag zwar sein, daß durch das Zusammentragen der diversen Beziehungsformen des Patienten zu seinen Mitpatienten, zum therapeutischen und nicht-therapeutischen Personal und der Reflexion der verschiedenen Gegenübertragungsgefühle ein relativ komplexes Bild des Patienten entsteht, wodurch ein besseres Verständnis für sein Agieren und ein reiferes Re-Agieren möglich ist. Jedoch bleibt ungeklärt, wie der Gruppentherapeut mit seiner durch die Teamarbeit erweiterten Kenntnis die mit dem nicht-therapeutischen Personal inszenierten Konflikte als für ihn und den Patienten erlebbare in die gruppentherapeutische Situation selbst bekommt. Man muß doch davon ausgehen, daß nur die mit und für und vor dem Therapeuten agierte Szene zu einer Selbstveränderung führen kann und nicht das bloße Konfrontieren mit einer außerhalb des Therapieraums stattgehabten Szene mit einem anderen Mitarbeiter. Dies führt im besten Fall zu einer intellektuellen Erkenntnis des Patienten, ändert aber zumeist nichts am zentralen Konflikt im Umgang mit seinen starken Affekten, die er weder in ihrer ganzen Impulsivität erleben, noch verstehen, differenzieren und bearbeiten kann.

Will man als Gruppentherapeut mit drogenabhängigen Jugendlichen die abgewehrten und angstbesetzten starken Impulse in die therapeutische Situation hineinnehmen, so ist eine Trennung von Real- und Therapieraum nicht länger sinnvoll. *Man muß sich auch als Vertreter der stationären Rahmenbedingungen und normativen Hausordnungsregeln zur Verfügung stellen und die damit einhergehenden Konflikte mit den Patienten selbst austragen.* Die schwierigen aggressiven und belastenden Konflikte mit den Grenzziehungen, mit den real zu setzenden Konsequenzen, mit dem „Nein"

(Schwarz, 1992), kann man nicht dem nicht-therapeutischen Personal überlassen, das für den Umgang mit starken Affekten und dem dosierten Re-Agieren in der Reflexion der Gegenübertragung nicht geschult ist. Dazu kommt noch, daß strukturell gestörte Patienten Experten in der Wahrnehmung der Mängel ihrer Mitmenschen sind und das nicht-therapeutische Personal nur bis zur Grenze der Erträglichkeit belasten bzw. aggressive Auseinandersetzungen mit der grenzziehenden Autorität vermeiden.

Therapeutischer Nutzen negativer Übertragungen. Die *Arbeit mit der äußersten Aggressivität und Destruktivität* ist ein Angelpunkt der psychotherapeutischen Behandlung drogenabhängiger Jugendlicher. Wenn der *Gruppenleiter* die Werte, Normen und Pflichten, also die für alle verbindlichen Rahmenbedingungen in der Gruppe vertritt, natürlich auch die individuellen und sozialen Folgen von Grenzüberschreitungen erklärt und aufzeigt, dann wird er zum *zentralen Konfliktpartner* in der Gruppe. Er muß dann sehr genau unterscheiden und abschätzen können, in welcher Situation es angebracht ist, die Beziehung zu deuten, Regeln zu erklären, mit der Gruppe zu argumentieren, zu urteilen, zu warnen oder sogar zu sanktionieren, um die Gefährdung eines Patienten, der Gruppe oder der gesamten Station abzufangen.

Dadurch wird der Gruppenleiter *mehr als sonst in seiner realen Persönlichkeit wahrgenommen.* Er setzt sich der Beurteilung der Gruppe aus und muß in Konfliktsituationen *zwischen berechtigter und unberechtigter Kritik unterscheiden.* Er muß seine wahrnehmbaren Persönlichkeitsmerkmale gut kennen, damit er zwischen übertragungsauslösenden und unangemessenen Wahrnehmungen der Gruppe differenzieren, d.h. die Realität und die Übertragungsszene entflechten kann (→Übertragung — Gegenübertragung).

Entgegen den Spaltungstendenzen früh gestörter Patienten kann auf diese Weise sowohl eine Verbindung zwischen Therapie- und Realraum im stationären Setting hergestellt und erlebt werden als auch eine Entzerrung zwischen der wahrnehmbaren psychischen Realität des Therapeuten und zusätzlichen Übertragungszuschreibungen immer wieder zur Bearbeitung kommen. Der Gruppentherapeut wird damit zu der *zentralen Integrationsfigur für die widersprüchlichen Erfahrungen* der Patienten innerhalb des gesamten sozialen Gefüges der Station.

Kasuistik. Anhand einer Gruppensituation möchte ich einen Teil der notwendigen Interventionsstrategien im stationären Setting darstellen: Am Montag frage ich die Gruppe regelmäßig nach Rückfall- und Abgangswünschen und -plänen am Wochenende, heimlichen schwärmerischen Giftgesprächen mit Mitpatienten sowie nach Krisen. Auch die Patienten, die diese Gesprächskultur schon kennen, antworten darauf oft zögernd und erst nach konfrontativem Nachfragen genauer und wahrheitsgemäßer.

Patientin A — erst drei Wochen auf der Station — ging es ganz offensichtlich schlecht. Sie beteuerte aber, ein angenehmes Wochenende verbracht zu haben. Sie wollte vor mir ihren schlechten Zustand verbergen, als sei eine Wahrung der Ich-Grenzen nur durch Verheimlichung möglich.

Ich äußerte sehr detailliert meine Wahrnehmung, sie wirke auf mich resigniert, ja wie verfallen, und schloß meine ausführliche Phantasie an, wie es ihr am Wochenende ergangen sein könnte. Sie habe sich sicherlich sehr viel in ihr Bett zurückgezogen, Musik aus der Zeit ihrer Drogenabhängigkeit gehört, alte Drogenbeziehungen und -erlebnisse in der Phantasie wiederbelebt und sei sicher nahe daran gewesen, die Therapie abzubrechen. Sie schaute mich verwundert und etwas ängstlich an, zögerte einen Moment, überlegte wohl, ob sie meine Wahrnehmung und Phantasie brüsk zurückweisen oder darauf eingehen sollte. Eine Mitpatientin ihres Zimmers bestätigte daraufhin, daß A tatsächlich außer zu den Essenszeiten fast ausschließlich in ihrem Bett gelegen sei. Sie habe dabei kein gutes Gefühl gehabt, A aber nicht ansprechen wollen, weil sie eine aggressive oder beleidigende Zurückweisung wie „Laß mich in Ruhe, was geht dich das an, schau auf dich selbst" befürchtete.

A fühlte sich in die Ecke gedrängt und gestand dann ein, daß meine Phantasien richtig seien. Sie fügte sogar noch hinzu, daß sie sich en detail die Vorbereitung eines Heroinschusses vorgestellt habe, wobei sie noch „giftgeiler" geworden sei. Sie sei nahe daran gewesen, die Therapie abzubrechen und sich „Zeug aufzustellen". Sie sähe keine Chance für sich, jemals ohne Drogen leben zu können; sie sei resigniert und hoffnungslos.

A war nicht fähig, aus eigenem Antrieb Beziehungen zu ihren Mitpatienten aufzunehmen, die ihr Sicherheit, Halt und Sinn gegeben hätten. Ebenso weigerte sie sich beharrlich, an den Wochenendaktivitäten wie Spaziergängen, Saunabesuchen oder Volleyball-spielen teilzunehmen, was sie wenigstens abgelenkt hätte.

Ich verbot ihr deshalb, am Wochenende tagsüber in ihrem Bett zu liegen und verpflichtete sie, die institutionellen Angebote zu nutzen. Sie reagierte auf diese individuelle zusätzliche Regel mit einem Wutausbruch und war nahe daran, aus dem Raum zu stürmen. Ich fühlte, daß sie mich als übermächtigen Imperator empfand, der sie mit Haut und Haaren vereinnahmen und damit vernichten wollte, wogegen sie sich hefig sträubte.

Manche Gruppenmitglieder reagierten empört auf meine Bevormundung, andere gekränkt, wieder andere ohnmächtig, unterwürfig, andere zornig. Die erfahrenen Patienten versuchten zu vermitteln und meinten, die Auflage würde A sicher gut tun, sie hätten auch zuerst wütend reagiert und später eingesehen, daß die zusätzliche Regel sie geschützt habe.

Der Wutausbruch von A war tatsächlich ein Haß- und Vernichtungswunsch mir gegenüber, in dem Empörung, Kränkung, Ohnmacht und Zorn verdichtet waren. Dies zeigte sich an der Vielfalt der Reaktionen in der Gruppe, die durch mein Nachfragen differenziert verbalisiert wurden.

A hatte sich dadurch ein wenig beruhigt und sagte in sehr aggressivem, vernichtenden Ton zu mir, sie würde mit Sicherheit meine Auflage nicht erfüllen, die könne ich mir „in den Arsch schieben", sie würde lieber die Therapie abbrechen, als sich meiner herrschsüchtigen Art zu unterwerfen. Ich wäre insgesamt unerträglich, würde auch meinen Co-Leiter (→Co-Leitung) neben mir nicht leben lassen, der hätte gar nichts zu sagen, sie würde sich meiner Willkür nicht länger aussetzen, das hätte mit Therapie nichts mehr zu tun, das sei „militärischer Drill".

Nachdem sie ihre Schimpfkanonade beendet hatte, fragte ich sie, was sie jetzt am liebsten mit mir tun würde. Sie antwortete, daß sie mich zu Boden schleudern, mir ins Gesicht treten und mich mit den übelsten Schimpfwörtern überschütten möchte.

Die Gruppe war ob der spürbar vernichtenden Aggressivität wie gelähmt, nur ein erfahrener Mitpatient sagte, die Schilderung von A sei doch wohl etwas übertrieben.

Ich bestätigte aber zum Teil A's Darstellung meiner Person: Ja, ich sei dominant, bevormundend und etwas erpresserisch, aber A würde reagieren, als ob ich soeben ihr Todesurteil ausgesprochen hätte. Deshalb wolle sie mich vielleicht auch gerne umbringen, zumindestens aufs Äußerste demütigen.

In der Gegenübertragung (→Übertragung — Gegenübertragung) empfand ich durch die Stärke der Aggressivität und des Hasses von A zunächst große Angst, dann Hilflosigkeit und Ohnmacht, gefolgt von dem unbedingten Wunsch, die Patientin im Machtkampf zu besiegen. Mir wurde klar, daß dies die unbewußten Gefühle von A waren, die ich erlebte, und die ich mit ihr in der Folge anhand der Beschimpfung auch besprechen konnte.

Am nächsten Wochenende war A mit ihrem inneren Konflikt (regressive Passivität versus progressive Aktivität) beschäftigt und sehr aggressiv. Der innere →Konflikt hatte sich in einen äußeren Konflikt mit mir verwandelt. Ich war das Objekt ihrer Aggressivität, da sie sich durch mich nach wie vor fremdbestimmt und bevormundet fühlte, zugleich aber auch einsah und erleben konnte, daß ihr meine Auflagen gut taten und sie nicht mehr so depressiv und rückfallgefährdet war.

Sie hätte die Fremdbestimmung zu ihrer freien Selbstbestimmung machen können, was aber nicht möglich war, da sie sich von mir abgrenzen mußte. Hätte ich paradox reagiert, also ihren regressiven Rückzug gefordert, hätte sie sicher das Gegenteil gemacht. So aber hatte die Patientin eine permanente Auseinandersetzung mit mir darüber, was für sie gut sei und wer das besser wisse und bestimmen könne. Im Laufe ihres stationären Aufenthaltes grenzte sie sich immer weniger starr von mir ab und konnte besser zwischen äußeren und inneren Geboten und notwendigen Schutzmaßnahmen unterscheiden.

Dazu bedurfte es allerdings während ihres stationären Aufenthaltes unzähliger Interaktionszyklen mit mir, in denen sie ihre Aggressivität erleben konnte und zunehmend differenziert zu verbalisieren lernte.

In der Gegenübertragung ist es im Umgang mit äußerster Aggressivität und Haß sehr wichtig, nicht ebenso wie die Patienten innerlich zu erstarren, sondern sich frei zu machen von der Unbedingtheit des eigenen Wunsches, ihnen durch eine individuelle Auflage helfen zu wollen. Dies bedeutet durchaus, daß sich Patientin A auch oft in unseren Auseinandersetzungen gegen mich durchsetzen konnte.

Auf die unbewußten Triebwünsche, die quasi masturbatorische Phantasie des Heroinschusses mit Steigerung der „Geilheit", gehe ich bewußt nicht ein. *Das Erleben und Erarbeiten eigener Ich-Grenzen und notwendiger Über-Ich-Gebote ist eine Voraussetzung für die Offenlegung von triebhaften Konflikten.*

Leiterzentrierte Konfliktprovokation. Meine Erfahrungen mit einer Vielzahl von ähnlichen Verläufen legt das folgende behandlungstechnische Konzept nahe:

Der Therapeut macht sich zum Vertreter von *zusätzlichen, individuell auf die Situation des Patienten zugeschnittenen Regeln und Auflagen.* Im Chaos der Patienten von Inszenierung, Verleugnung und Verheimlichung versucht er, durch Konfrontieren, Nachfragen, Äußern der eigenen Phantasien den wesentlichen Konflikt herauszuarbeiten, der den Patienten oder die Gesamtgruppe gefährdet. Bei zentralen Konflikten der Gruppe arbeitet er sehr leiterbezogen, das schafft Ruhe und Sicherheit in der Gruppe. Der Therapeut macht sich zum zentralen Konfliktpartner und wird damit zu der allseits ansprechbaren Integrationsfigur.

Um extreme Affekte auch in die Gruppentherapie zu bekommen und rechtzeitig eine sinnvolle Krisenintervention machen zu können, muß er *manipulativ die Konflikte provozieren, um die Scheinanpassung und Konfliktvermeidung zu durchbrechen, die oft zu einem vorzeitigen Therapieabbruch führen.* Außerdem werden die Patienten durch das Erleben ihrer Aggressivität entlastet und zugleich an den Therapeuten gebunden.

Es entsteht eine erlebbare Auseinandersetzung mit den Rahmenbedingungen (→Setting) und dem psychischen Konflikt, sich selbst keine schützenden Regeln und Grenzen setzen zu können. Deshalb empfiehlt es sich, in Abständen auch die Arbeitstherapeuten und die Sozialarbeiter in die Gruppe einzuladen, um bestehende Probleme zu besprechen. Dabei entsteht neben der Besprechung realitätsorientierter Probleme auch immer eine zusätzliche Re-Inszenierung, die deutbar ist.

Im Laufe der Konfliktbearbeitung mit der Gruppe ist es für die Glaubwürdigkeit des Therapeuten sehr wichtig, *die realitätsgerechte Wahrnehmung der Gruppe auch als solche anzuerkennen,* eventuell zu bestätigen, aber auch den zusätzlichen, unangemessenen Anteil differenziert herauszuarbeiten (→Gruppenleitung). In dieser Auseinandersetzung können die Gruppenmitglieder ihre Selbst- und Fremdwahrnehmung schärfen, was ihnen hilft, ihre projizierten Selbstanteile zu integrieren. Darüber hinaus muß der Therapeut die Gruppe aber mit den lebensnotwendigen Maßnahmen des Selbstschutzes und der Lebenserhaltung sowie mit den Konsequenzen von Verleugnung und Verheimlichung vertraut machen: sowohl durch Interpretation als auch durch Argumentation und Erklärung.

Da es zwischen Therapie- und Realraum keine strikte Trennung gibt, werden nicht alle Äußerungen der Gruppenmitglieder *wertfrei* behandelt. Sie *können notwendige Konsequenzen nach sich ziehen.* Wertfrei sollte der Therapeut in seiner therapeutischen Haltung sein: Seine Gegenübertragungsreaktionen dürfen ihn nicht dazu verleiten, den Patienten bedingungslos zu etwas zwingen. Vielmehr muß sich der Therapeut die Freiheit erhalten, auch gegen die eigene Erfahrung den Patienten „siegen" zu lassen, um ihm damit seine bisher *ungenutzte Selbstverantwortung zurückgeben.*

Der Therapeut mit seiner besonderen therapeutischen Haltung ist auch *Vorbild für die Gruppe* im Umgang mit starken Affekten, angstbesetzten Konflikten und der notwendigen Wahl von ichstützenden und -schützenden Maßnahmen.

Das Verheimlichen oder Ausagieren von wesentlichen Wünschen im außer-therapeutischen Feld ist der Versuch der Patienten, die instabilen Ich-Grenzen selbst bei größter Selbstgefährdung vor *therapeutischen Eingriffen* zu schützen, da sie diese zumeist als *inzestuöse Übergriffe* erleben. Bei ich-strukturell gestörten Patienten ist der permanente Kampf um ein Arbeitsbündnis, die *Erarbeitung der Krankheitseinsicht ein wesentlicher Bestandteil der Therapie* selbst, der stets auch die Souveränität der therapeutischen Haltung gefährdet, die ebenfalls immer wieder neu erarbeitet werden muß. Dem grundsätzlichen Widerstand der Patienten, ein Arbeitsbündnis herzustellen, steht auf therapeutischer Seite das *grundsätzliche Mißtrauen gegenüber der Wahrhaftigkeit der Patienten* gegenüber. Dieses therapeutische Mißtrauen muß in wohlwollender, oft provokanter, aber auch humorvoller Form gegenüber den Patienten immer wieder geäußert werden.

Selbstanalyse. Kann man diese Interventionsstrategie der leiterzentrierten Konfliktprovokation auch für das *klassische gruppenanalytische Setting* nutzen? Immerhin ist die Selbstverantwortlichkeit der Teilnehmer sowie deren Symbolisierungsfähigkeit viel ausgeprägter und daher auch die Notwendigkeit manipulativer Techniken viel geringer. Zudem kann sich der Widerstand der Gruppenteilnehmer zeitlich entfalten, bevor er bearbeitet wird, weil er nicht wegen starker Selbstgefährdung übersprungen werden muß. Ich meine, daß sie sich nutzen läßt. Im Vergleich mit der Einzelanalyse ist ein Gruppenleiter ähnlich wie im stationären Setting ganz real einer Gruppe von scharf beobachtenden Teilnehmern „ausgesetzt". Diese könnten der Möglichkeit nach ein relativ realistisches, differenziertes und mit der Zeit immer umfassenderes Gesamtbild des Leiters anhand unzähliger wahrnehmbarer Persönlichkeitsmerkmale entwerfen.

Ich betrachte die *Übertragungen der Teilnehmer untereinander* im klassischen gruppenanalytischen Setting genauso wie das Agieren der Patienten im stationären Setting: als *Widerstand gegen eine offene Auseinandersetzung mit dem Gruppenleiter*, als Regressionsversuch (→Regression), um der ödipalen →Rivalität zu entgehen (K. Frank, 1986). Zumeist wird außerhalb des gruppenanalytischen Settings sehr ausgiebig und emotional, aber heimlich über den Gruppenleiter gesprochen und phantasiert. Oft bleibt dieser Widerstand innerhalb der Gruppe unbesprochen, weil sich der Leiter vor allzu großer aggressiver oder libidinöser Nähe fürchtet, folglich aus einem eigenen, auch verständlichen Widerstand vor der beschämenden Konfrontation mit eigenen Grenzen die Auseinandersetzung mit der Gruppe vermeidet (→Widerstand).

Mit diesen Grenzen muß er sich in seiner Selbstanalyse auseinandersetzen, wobei es um Antworten auf folgende Fragen geht:

— Was weiß und erkennt die Gruppe von mir, aus welchem Grund darf das nicht zum Thema gemacht werden?
— Sind es meine eigenen Widerstände und Ängste vor meinen unbewußten oder nicht öffentlich kommunikablen Persönlichkeitsmerkmalen?
— Benutze ich Deutungen dazu, die Gruppe zu distanzieren, vorschnell übertragungsauslösende reale Wahrnehmungen meiner Person als bloße Übertragung zurückzuweisen?
— Wie verhindere ich — entgegen den →Grundregel(n) — eine offene Gesprächskultur über meine Person in der Gruppe und schaffe so eine unechte Als-Ob-Offenheit, wo viel rationalisiert und intellektualisiert wird?
— Wieweit stelle ich mich auch jenseits meines Konzepts der Gruppe zur Verfügung, und wo verschanze ich mich hinter einer Pseudo-Abstinenz, die starr und unmenschlich wirkt (→Abstinenz)?
— Bin ich zu wenig geschult in der Entflechtung von realer Wahrnehmung und Übertragung; verhindere ich damit eine experimentelle Situation in der Gruppe, wo ich an die Grenzen meiner Selbsterfahrung gestoßen werde?
— Wie frei bin ich im Umgang mit der präverbalen Verstrickung der projektiven Identifizierung; wie schnell erkenne ich, was, warum und wie die Gruppe oder einzelne Teilnehmer etwas mit mir machen und kann es differenziert und dosiert ausdrücken?

— Wieviel Angst habe ich vor den Beziehungsfallen der Gruppe, wieviel Unwissenheit und Ohnmacht halte ich aus, wieviel Identifizierung und Gegenidentifizierung kann ich zulassen, ohne mich selbst zu verlieren?

— Wo nehme ich wahr, daß die Gruppe mich schont und sich selbst unterwirft?

— Wie souverän kann ich mit extremen Gegenübertragungsgefühlen wie Haß, Ekel, starker Verliebtheit und Verführungslust umgehen und wie re-agiere ich da?

— Wie groß ist meine Toleranz, auch dann noch analytisch zu arbeiten, wenn Gruppenteilnehmer sich nicht an das Setting halten; wann setze ich ausschließlich zu meinem Schutz eine reale Grenze?

Diese Fragen haben sich für mich nicht während meiner *Weiterbildung* zur Psychoanalytikerin, sondern durch die Behandlung von Grenzgängern ergeben, die mich selbst immer wieder in meiner Arbeit zum Grenzgänger in der Selbsterfahrungsmöglichkeit machen.

Elisabeth Schönberger

Literaturempfehlungen

Aronson, M.L. (1972). Intensifying the group process: techniques to raise intensity. Psychiatry Annual, 2, 39-56.

Brody, M. (1974). Interpretation in psychoanalysis: some clinical considerations. International Journal of Psychoanalysis, 3, 204-216.

Foulkes, S.H. (1968). On interpretation in group analysis. International Journal of Group Psychotherapy, 18, 432-444.

Heigl-Evers, A. & Heigl, F. (1972). Rolle und Interventionsstil des Gruppenpsychotherapeuten. Gruppenpsychotherapie und Gruppendynamik, 5, 152-171.

Heigl-Evers, A. & Nitzschke, B. (1991). Das Prinzip „Deutung" und das Prinzip „Antwort" in der psychoanalytischen Therapie. Zeitschrift für psychosomatische Medizin, 37, 115-127.

Kutter, P. (1988). Grundhaltung, professionelle Einstellung und psychoanalytische Methode. In P. Kutter et al. (Hg.), Die psychoanalytische Haltung (S. 17-29). München: Verlag Internationale Psychoanalyse.

Schlachet, P. (1985). The clinical validation of therapist interventions in group therapy. International Journal of Group Psychotherapy, 35, 225-258.

Schwarz, Chr. (1992). „Am Nein wächst der Mensch". Einige psychoanalytische Überlegungen zur Bedeutung von Grenzsetzung und Grenzverletzung in entwicklungspsychologischer und suchttherapeutischer Perspektive. Wiener Zeitschrift für Suchtforschung, 15 (4), 35 — 45.

Co-Leitung

Bereits die Ankündigung, daß eine Gruppe von einem Therapeuten-Paar geleitet wird, löst bei den Gruppenmitgliedern *Phantasien* darüber aus, *in welcher Beziehung beide zueinander stehen.* Das Übertragungsbild, es handele sich um ein „Elternpaar" ist dabei nur eines unter vielen möglichen. Welches Bild vor-entworfen wird und wie es sich im Verlauf des Gruppenprozesses wandelt, hängt nicht zuletzt von dem *„Übertragungsauslöser"* (König, 1976) ab, den das Paar aufgrund der wahrnehmbaren Persönlichkeitseigenschaften beider Personen sowie der zwischen beiden Personen stattfindenden Interaktionen den Gruppenteilnehmern anbietet. Gleich wie die Co-Leiter sich aber verhalten, stets werden sie von der Gruppe aufmerksam beobachtet, wobei diese *Aufmerksamkeit der Gruppe* nicht selten *voyeuristisch gefärbt* ist und dadurch die *Urszene* reinszeniert (→Geschlechterdynamik).

Wie bei jeder Partnerwahl spielen auch bei der Co-Therapeuten-Wahl bewußte und unbewußte Wahlmotive eine Rolle. Da die Entwicklungschancen der Gruppenteilnehmer nicht unwesentlich von der Kooperationsfähigkeit der Therapeuten abhängen, ist es bedeutsam, die *gemeinsame Gruppenleitung so reflektiert wie möglich vorzubereiten.*

Paarfindung. Die Institution, in der die Gruppe zukünftig stattfinden soll — etwa eine Klinik, eine Privatpraxis, eine Weiterbildungsstätte — begrenzt die Auswahlmöglichkeiten der Co-Therapeuten. In diesem Rahmen werden — *vor dem Hintergrund der wechselseitigen Phantasien, die man voneinander hat* — mögliche Partner bedacht und aufgefordert, andere verworfen. Man antizipiert Ablehnungen und versucht, sie zugleich zu vermeiden. Diese Psychodynamik kommt nicht nur bei gegengeschlechtlichen Co-

Therapeuten-Paaren in Gang, bei gleichgeschlechtlichen Paarbildungen greift sie ebenso.

Allgemeingültige Empfehlungen für den Paarbildungsprozeß lassen sich kaum geben. Günstig jedoch erscheint in jedem Fall eine Grundsympathie zwischen den Co-Therapeuten, um den →Konflikten, die im Verlauf des Gruppenprozesses zwangsläufig auftauchen werden, gelassen entgegensehen zu können. *Prognostisch ungünstig sind heftige Antipathien, gegenseitige Kompetenzzweifel, gravierende Unterschiede in der theoretischen Reflexion des Gruppengeschehens sowie starke hierarchiebedingte Abhängigkeitsverhältnisse,* wie sie vor allem in Weiterbildungssituationen vorkommen. Aber auch *übermäßige Sympathien der Therapeuten füreinander bergen Gefahren*: Positive Geschlechterspannungen und milde Verliebtheiten sind dem Gruppenprozeß zweifellos zuträglich, freilich nur solange, wie sie für beide Partner prinzipiell bewußt und reflektierbar sind. Beide müssen die Gewißheit haben, ihre positiven Gefühle in einem Gleichgewicht halten zu können, das ihrer →Abstinenz nicht abträglich ist. Andernfalls läuft das Paar Gefahr, die Gruppe im Sinne ihres Eigeninteresses unbewußt zu mißbrauchen.

In der *Vorverständigung* über die gemeinsame Arbeit gilt es weiterhin, konsensfähige *technische Behandlungsvorstellungen* zu entwickeln. Beispielsweise sind Fragen der Sitzordnung (→Setting) zu klären: Beansprucht man im Gruppenkreis feste Plätze? Sitzt man bewußt nebeneinander oder bewußt getrennt? Läßt man sich — bei freier Sitzordnung — von der Gruppe setzen, indem man zuletzt den Raum betritt, so daß sich Wünsche und Ängste der Gruppenteilnehmer bereits in der jeweiligen Sitzordnung in Szene setzen können; oder nimmt man — als erste kommend — gezielt bestimmte Plätze ein, um die Gruppe szenisch zu konfrontieren? Welche →Grundregel(n) formuliert man wie? In welcher Art und Häufigkeit interveniert man üblicherweise, passen die Interventionsstile (→Interventionsstrategien) zusammen, ist es womöglich angebracht, unterschiedliche Interventionsschwerpunkte zu vereinbaren?

Zur Bedeutung des Co-Leiter-Paares für die Gruppe. Es ist davon auszugehen, daß das Co-Therapeuten-Paar per se ein — z.B. erotisches — *Beziehungsmodell* in Szene setzt, das sich auf die Beziehungen auswirkt, die sich die Gruppenteilnehmer untereinander vorstellen. Dabei entsteht ein multipersonales Übertragungs-Gegenübertragungs-Geflecht (→Übertragung — Gegenübertragung) zwischen den Teilnehmern und dem Leiterpaar, das sehr viel komplexer und dementsprechend auch sehr viel komplizierter zu durchschauen ist als bei der von nur einem Therapeuten geleiteten Gruppe.

Wie Heising und Wolff (1976) zeigen konnten, *hängt die Konfliktfähigkeit der Gruppenteilnehmer eng damit zusammen, inwieweit das Therapeuten-Paar seine Konflikte bewältigt.* Der Grad an Offenheit und Nähe, das Ausmaß an Sympathie und Wertschätzung zwischen den Co-Leitern wird von der Gruppe zumeist unmittelbar gespürt, nicht zuletzt begünstigt durch die face-to-face-Behandlungssituation in der Gruppenanalyse. Auch registriert die Gruppe sehr genau, *wie sich die Co-Therapeuten im Gruppenkreis zueinander setzen und wie ihre Interventionen aufeinander bezogen sind.* Immer wieder versuchen die Gruppenteilnehmer herauszufinden, ob das Paar die Gruppe annimmt oder aber verstößt und zu „Waisenkindern" macht. Auch wollen sie wissen, ob das Paar sich selbst genügt, ohne sich dabei einem Dritten — der Gruppe — gegenüber zu verschließen. *Genügt sich das Co-Therapeuten-Paar real nicht,* etwa weil die Grundsympathie der Co-Leiter zu gering oder deren (gegengeschlechtliche) →Rivalität zu stark ist, *müssen die Gruppenteilnehmer Übergriffe befürchten, weil sie für die Konfliktbewältigung ihrer Therapeuten mißbraucht werden.* Gewinnen sie jedoch den Eindruck, eine gute therapeutische Partnerschaft vorzufinden, so prüfen sie immer wieder neu, inwieweit die Möglichkeit besteht, Kontakte mit den einzelnen Co-Leitern aufzunehmen, die der jeweils andere Co-Leiter toleriert.

Ich hatte in meiner Arbeit mit Gruppen häufig den Eindruck, daß bei der Co-Therapie Qualitäten wie *„gütige Väterlichkeit"* — als Gegensatz zu einer patriarchal überzogenen Alleinherrschaft — und *„wohlumgrenzte Mütterlichkeit"* — im Gegensatz zu einer invasiven Mütterlichkeit, die dem patriarchalen Alleinherrschaftsanspruch inwendig verbunden ist — besondere Bedeutung bekommen.

Die je nach Regressionstiefe (→Regression) wechselnden Gruppensituationen führen im gelungenen Falle via Übertragung zu immer neuen unbewußten Erwartungen, die an die beiden Gruppenleiter gerichtet werden. *Zeitweise arbeitet sich die Gruppe am männlichen, zeitweise am weiblichen Therapeuten ab, dann sind sie wieder stärker als Paar gefragt. Gelegentlich wird einer der beiden Therapeuten* im Zusammenhang mit spezifischen Übertragungskonstellationen von der Gruppe *nachhaltig ausgeblendet.* Dann finden seine Interventionen, manchmal sogar seine Anwesenheit überhaupt keine Resonanz. Dies auszuhalten und sich nicht lähmen zu lassen, stellt hohe Anforderungen an seine therapeutische Integrität, zumal dann, wenn er es von der Einzelleitung her gewohnt ist, das Übertragungsgeschehen auf sich zu ziehen.

Wegen solcher Belastungen empfiehlt es sich, möglichst direkt im Anschluß an jede Gruppensitzung eine *Nachbesprechung* (→Gruppenbeobachtung) abzuhalten. In deren Rahmen sollen Gegenübertragungsprobleme zwischen Leiterpaar und Gruppe sowie Kooperationsschwierigkeiten der Co-Leiter zur Sprache kommen. Ziel ist neben dem entlastenden Austausch von Gegenübertragungsgefühlen, eine vertiefte Einsicht in die unbewußten Konflikte aller Beteiligten zu gewinnen, indem *reflektiert* wird, *wie Leitungsebene und Gruppenebene einander spiegeln* (→Gruppenleitung).

Übertragungsphänomene in der co-geleiteten Gruppe. Grundsätzlich existieren in der co-geleiteten Gruppe zwei Übertragungsrichtungen. Erstens: Die *Übertragung der Gesamtgruppe auf die beiden Co-Leiter.* In einem komplizierten Prozeß haben sich die Gruppenteilnehmer auf eine das Gruppengeschehen strukturierende gemeinsame unbewußte Phantasie geeinigt (Argelander, 1972), die Rückbezüge zu frühkindlichen Entwicklungsstufen herstellt und darüber vermittelt spezifische Übertragungswünsche erzeugt, die an die Co-Leiter gerichtet werden. Diese Wünsche formieren *Paarbilder* (→Gruppenphantasie) wie: das Elternpaar; der Ehemann und seine Mätresse; der Chef und seine Sekretärin; das Paar, das seine Kinder im Stich läßt; der Vater und seine Tochter; die Mutter und ihr Sohn; die starke Frau und der faule Geliebte, den man ersetzen kann; das verschmolzene Paar, in dem jeder Partner als Selbsterweiterung des anderen auftritt; der Pater und die Nonne; der Bär und das Vögelchen.

Das zuletzt genannte Übertragungsbild geht auf einen Witz zurück, den die Gruppe dem Leiterpaar erzählt: Ein Bär und ein Vögelchen sitzen gemeinsam auf einer Wippe; der Bär auf der einen Seite und das Vögelchen auf der anderen Seite. Der Bär sagt zum Vögelchen: „Ich will auch einmal oben sitzen", woraufhin das Vögelchen sich abmüht und mit aller Kraft drückt und drückt, bis seine Wippe endlich den Boden berührt und der Bär oben sitzt. Als das vollbracht ist, sagt der Bär: „Schön, ... und nun kannst Du mich wieder 'runterlassen'" — und das Vögelchen erwidert: „Kannst Du nicht auch mal was machen?!"

Zweitens: Jeder Gruppenteilnehmer überträgt seine Beziehung zu seinen unbewußten Phantasieobjekten auf die anderen Gruppenteilnehmer; H.E: Durkin (1971) spricht in diesem Zusammenhang von *Intra-Gruppenübertragung*. Diese erfolgt in dem Bemühen, unbewußte Konfliktspannungen dadurch zu mildern, daß man andere Gruppenmitglieder in bestimmte Rollen zu drängen sucht, die einen entlasten (Ezriel, 1960). Derart auf der Suche nach infantiler Befriedigung schließen einzelne Gruppenmitglieder neurotische Widerstandsbündnisse (→Widerstand), die zuweilen Identifizierungen an die Stelle von Objektbeziehungen setzen.

Die spezifische Behandlungssituation, in der man als besonderes Behandlungsmoment die *Co-Leitung* zu Hilfe nimmt, schafft vor allem ein *Angebot für Liebesübertragungen*: Liebeswünsche, Liebesträume und Liebesenttäuschungen haben im Leben und Erleben der Gruppe bei Vorgabe eines gegengeschlechtlichen Therapeutenpaares eine viel größere Bedeutung als im Falle der Einzelleitung. Denn die *Co-Leitung konstelliert bereits im Setting ein Dreiecksverhältnis aus den beiden Therapeuten und der Gruppe, das die Reinszenierung ödipaler* →Konflikte *begünstigt*. So ist im Falle der Übertragungsliebe der Gruppe auf einen der beiden Therapeuten der andere als ausgeschlossener Dritter immer präsent. Wie die Gruppe mit ihm umgeht, offenbart die Strategien der Gruppenteilnehmer, triangulierte Beziehungen zu bewältigen. Sie reichen von der „unreifen" Verleugnung des ausgeschlossenen Dritten bis hin zu seiner „reifen" Anerkennung als Teil eines Paares, das vorübergehende Ausschlüsse zulassen kann, weil es sich seiner (Liebe) sicher ist (→Geschlechterdynamik). Da sich in der co-geleiteten Gruppe die ödipalen Phantasien aber an der tatsächlichen Interaktion des Leiterpaares festmachen, kommt es leicht zu Kollusionen, die den zur analytischen Arbeit benötigten Spielraum zu eng machen, um ihn noch für eine produktive Konfliktverarbeitung nutzen zu können.

Wie sich die Übertragungsdynamik ausgestaltet, steht auch im Zusammenhang mit dem jeweiligen *Gruppenkonzept der Leiter* (→Theoriebildung). Arbeitet ein Gruppenanalytiker wie K. Frank (1986) etwa mit der theoretischen *Vorannahme, daß Gruppen das Drama der Urhorde reinszenieren*, wie es Freud in „Totem und Tabu" (1912-13) beschreibt, dann wird der Leiter zum Urvater, die Co-Leiterin zu seiner Hauptfrau. Damit ist im Kontext der unbewußten Phantasie der Gruppe die sexuelle Beziehung zwischen den Leitern zur unbewußten Realität geworden, während die Gruppenteilnehmer sowohl in ihren Beziehungen untereinander als auch in ihren Beziehungen zu den Leitern unter dem Inzesttabu stehen. Sexuelle Phantasien und Wünsche der Gruppenteilnehmer sind dann inzestös und somit in ihrer Realisierung verboten. Das Tabu schützt, indem es Liebesträume und erotische Wünsche auf der Phantasieebene zuläßt, wodurch sie der Bearbeitung in der Gruppe zugänglich werden. Anstelle des schnell außerhalb der Gruppe agierten Wunsches nach „Heilung durch Liebe", die sich bekanntlich am Ende als Illusion erweist, tritt nun die Bearbeitung der positiven und negativen Gruppenübertragung auf ihre Leiter.

Vergegenwärtigt man sich die skizzierten Probleme, so wird eines deutlich: Die *Entscheidung für die co-therapeutische Leitung* einer Gruppe bedarf einer sorgfältigen Begründung. Streng genommen ist sie *Teil der →Indikation.*

Wird Co-Leitung ausschließlich aus Weiterbildungsgründen gewählt, kommt eine eigene Dynamik in Gang, zumal dann, wenn auch die Gruppe mehr oder weniger aus Weiterbildungskandidaten besteht. Denn es verschränken sich die realen hierarchischen Beziehungen, die innerhalb der Weiterbildungsinstitution bestehen, und die Übertragungsbeziehungen, die aufgrund der Reinszenierung der lebensgeschichtlichen Erfahrungen der Gruppenteilnehmer entstehen. Erfahrungsgemäß hat deshalb ein *Co-Leiter* unter solchen Bedingungen einen *vergleichsweise schweren Stand.* Das folgende Verlaufsprotokoll, das die wichtigsten Szenen zur Co-Leiter-Position aus einem Workshop mit 15 Sitzungen umreißt, liefert dafür eine Veranschaulichung.

Kasuistik. Die Gruppe wird von einer erfahrenen Leiterin geführt, die für den Co-Leiter Weiterbildungsfunktionen übernimmt. Obgleich nur minimal älter als er, wirkt sie jedoch zum einen wegen ihrer exponierten Stellung im Weiterbildungsstab, zum anderen wegen ihrer persönlichen Ausstrahlung sehr viel getragener als ihr Partner, der etwas kleiner, schmaler, quirliger ist.

In der *ersten* Sitzung zentriert sich das Gruppenerleben um das Bild des Ikarus, dessen Wachsflügel im schnellen Höhenflug der Sonnenhitze ausgesetzt sind und schmelzen. In einer ebenso (vor-)-schnellen Beziehungsaufnahme erklärt Thomas der Gruppenleiterin, er spüre ein warmes Gefühl für sie, wie er es kenne, wenn er verliebt sei.

In der *zweiten* Sitzung beeilt sich Franz zu sagen: „Ist hier ein Biologe oder Zoologe ... nein ... sonst hätte ich eine Frage gehabt zum Paarungsverhalten von Kamelen." Und Franz witzelt weiter: „Ob man wohl die einhöckrigen Dromedare mit den zweihöckrigen Trampeltieren paaren kann." Die Gruppe antwortet, es ginge momentan wohl um die Paarung der Namenlosen mit den Namhaften. Vanessa beklagt, sie komme nicht mehr von dem Kamelbild los, sei jetzt jedoch mit dem Gebiß und nicht mit dem Paarungsverhalten der Kamele beschäftigt. Veronika möchte sich in den Schoß der Leiterin legen und „an ihrer Brust zutzeln".

In der *dritten* Sitzung wird der Co-Leiter als älterer Bruder phantasiert, den die Männer der Gruppe beneiden. Anschließend versucht man, Thomas — den Ikarus der ersten Sitzung — als den eigentlichen und viel angemesseneren Geliebten für die Leiterin auszuschauen. Der Co-Leiter soll ersetzt werden.

In der *vierten* Sitzung kreisen die Übertragungsphantasien der Gruppe um die invasive Mutter, die die Entwicklung ihrer Kinder blockiert und auf die man deshalb mörderische Wut entwickelt. In Reaktion darauf wird der Mordimpuls von der Gruppe autodestruktiv gewendet.

In der *fünften* Sitzung tauchen gruselige Phantasien von Moorleichen, knorrigen Eichen, Gnomen und Hexen sowie von einer heimlichen Giftmörderin auf. Zudem kommen Brudermordphantasien und das Bild vom toten Ehemann im Koffer als mögliche Übertragungsphantasien auf den Co-Leiter ins Spiel.

In der *sechsten* Sitzung wendet sich die Gruppe enttäuscht von den Leitern ab: Vielleicht seien „die beiden Therapeuten zu schlapp"; wenn sie nicht da wären, käme man auch zurecht. Überhaupt habe man den Eindruck, die beiden seien zerstritten. Daraufhin spricht Udo von seiner Angst, kastriert zu werden, und davon, daß einem nichts passieren kann, wenn man keine Geschlechtlichkeit hat. Anschließend beschäftigt sich die Gruppe mit verbotenen Berührungswünschen untereinander — „oder ist das gar nicht verboten!" Man befürchtet, „die Eltern hier" könnten „die Gruppe dazwischenlegen". Die Frauen der Gruppe beschließen, die Leiterin wäre „viel toller ohne den Co". Sie wollen wie Penthesilea in den Amazonenkrieg ziehen. Wie aber ist es mit Penthesilea und Achill zugegangen? Als die Liebe ins Spiel kam, war es aus mit Penthesileas Amazonenkraft, und sie mußte sterben!

In der *siebten* Sitzung taucht ein Traum mit Gegenbildern auf: einerseits ein gutes, beschützendes, andererseits ein böses, kindsmörderisches Paar. Die Gruppe beschließt daraufhin, man wolle der Leiterin „einen tollen Liebhaber" suchen; zu diesem Zweck staffiert man sie mit „rauschenden Taftkleidern" aus. Anschließend werden Bruder-Schwester-Geschichten erzählt und Vanessa erinnert, sie habe ihren Bruder immer aufgefordert: „Laß uns fliehen aus diesem Jammertal ..."

In der *achten* Sitzung macht Thomas der Leiterin eine zärtliche Liebeserklärung, während die Gruppe dem Co-Leiter den ohnehin zu klein phantasierten Penis ausreißen will.

In der *neunten* Sitzung tauchen erneut inzestuöse Geschwisterphantasien auf, flankiert von Einsamkeits- und Todesängsten.

In der *zehnten* Sitzung inszeniert die Gruppe erneut eine Entwertung des Co-Leiters. Zugleich existieren wiederum Muttermordphantasien. Ein Gruppenteilnehmer erinnert ein Bühnenbild mit einer schiefen Ebene, auf der während einer Theateraufführung versehentlich eine Cola-Dose „entlanggekullert" sei. Die Übertragung der Gruppe manifestiert sich offenkundig am tatsächlichen Gefälle zwischen Leiterin und Co-Leiter. Darauf entwickelt die Gruppe erschreckt die Vorstellung: „Es platzt bald was ..."

In der *elften* Sitzung dominieren Essensbilder: Die Zärtlichkeit in der Gruppe sei wie „Mousse au chocolat", die Erotik, der Sex „wie ein Steak". Im Rahmen jener Abwehrbewegung beschließt man dann in der Gruppe (in Anlehnung an Rilke): „Einsamkeiten grenzen und grüßen sich ...".

In der *zwölften* Sitzung wird versehentlich ein Stuhl zuviel in den Gruppenkreis gestellt; die Gruppe zeigt Verwirrungen und äußert in der Folge den Wunsch nach Übersicht und Ordnung, nach etwas Väterlich-Grenzsetzendem. Darauf interveniert die Gruppenleiterin, entgegen dem Wunsch nach väterlichen Grenzen habe hier „die Mutter das Sagen" und der Vater stehe eine Hierarchiestufe darunter. Möglicherweise symbolisiere daher der leere Stuhl die fehlende Ordnungsmacht.

In der *dreizehnten* Sitzung betreten die Gruppenteilnehmer paarweise den Gruppenraum, und dies erscheint, als dringe die äußere Realität ein.

Die *vierzehnte* Sitzung ist eine von der Gruppe veranstaltete „Familienratssitzung", in der man ein Rätsel nicht lösen kann. Und dabei freut man sich darüber, daß die Leiter endlich einmal als Paar auf dem Canapé, das im Gruppenraum steht, sitzen. Die Gruppe phantasiert den Co-Leiter als einen später hinzugekommenen Partner; man spricht vom Stiefvater, dann wieder von der Vatersuche.

Die *fünfzehnte* Sitzung beginnt mit der Erklärung e_ner Gruppenteilnehmerin: „Die Eifersucht ist eine Warnung, daß Gefahr im Verzug ist". Kurz vor Workshopende wird damit ein symbolischer Geschwisterinzest offenbart: Zwei Gruppenmitglieder bekennen, sie hätten in der Zwischenzeit ein Verhältnis „mit Mousse und Steak" begonnen. „Kein Wunder, daß wir in der letzten Sitzung einen Familienrat abgehalten haben ...", erklärt Vanessa erschreckt und zitiert den Schlußchor der Matthäuspassion. Damit endet die Gruppe.

Thesenartig zusammengefaßt gilt für ihre Entwicklung:

1. Liebesbeziehungen der Gruppenteilnehmer zu den Co-Leitern sowie der Gruppenteilnehmer untereinander stehen im Zentrum des Erlebnis- und Erkenntnisinteresses der Gruppe.
2. Das settingbedingte Ausbildungsgefälle zwischen Leiterin und Co-Leiter manifestiert sich unmittelbar in den gruppenspezifischen Übertragungsphantasien.
3. Dabei spiegelt sich der *institutionelle Inzest*, der durch die Paarbildung aus Analytiker (Elternposition) und Weiterbildungskandidat (Kinderposition) in Szene gesetzt wird, im Gruppenverhalten, indem die Gruppenteilnehmer selbst ein inzestuöses Geschwisterpaar schaffen.
4. Das zentrale Interesse der Gruppe ist ein in der Gefühlsbewegung zärtlich verbundenes Leiterpaar, dessen Paarbeziehung den Gruppenteilnehmern genügend Spielraum läßt, sich zu entfalten.

Kunst der Co-Therapie. Liebesträume, -wünsche und -konflikte mitsamt dem dazugehörigen Realisierungsdrang sind bei der cogeleiteten Gruppe von zentraler Bedeutung. So hieße es „nicht analytisch, sondern sinnlos handeln" (Freud, 1915a, S. 312), wenn Co-Leiter — sobald die Gruppe eine Liebesübertragung auf sie eingesteht — diese Übertragung nicht bearbeiten, sondern sie zu unterdrücken suchen, etwa aus Angst, ihr im Gruppenprozeß weiterhin zu begegnen. Den Gegensatz zur Unterdrückung der Liebesübertragung einer Gruppe bildet die unbewußt agierte Liebesbeziehung beispielsweise dann, wenn sich ein Co-Leiter unbewußt von den Gruppenteilnehmern verführen läßt. „Es wäre ein großer Triumph" für die Gruppe, „wenn ihre Liebeswerbung Erwiderung fände, und eine volle Niederlage für die Kur" (ebd., S. 314).

Liebesübertragungen einschließlich der sie begleitenden Aggressionen aufzunehmen, ohne sie agierend zu beantworten, sie zu bearbeiten, ohne dabei verführend oder abweisend zu sein, das ist die eigentliche Kunst der Co-Therapie.

Elke Böttger

Literaturempfehlungen

Dies, R.R., Mallet, J. & Johnson, F. (1979). Openess in the co-leader relationship. Its effects on group process and outcome. Small Group Behavior, 10, 523-546.

Greene, L.R. et al. (1981). Gender and authority: effects of perceptions of small group co-leaders. Small Group Behavior, 12, 401-413.

Heising, G. & Wolff, E. (1976). Kotherapie in Gruppen. Göttingen: Vandenhoeck & Ruprecht.

Paulson, I., Burroughs, J.C. & Gelb, C.B. (1976). Cotherapy: what is the crux of the relationship? International Journal of Group Psychotherapy, 26, 213-224.

Piper, W.E., Doan, B.D., Edwards, E.M. & Jones, B.D. (1979). Cotherapy behavior, group therapy process, and treatment outcome. Journal of Consulting and Clinical Psychology, 47, 1081-1089.

Zenz, H., Heising, G. & Fahnert, J. (1972). Gruppendynamik nach dem Rollenwechsel der Gruppenbeobachterin zur Kotherapeutin. Gruppenpsychotherapie und Gruppendynamik, 6, 30-48.

Gruppenbeobachtung

In der Gruppenanalyse findet die Beobachtung von Gruppen *hauptsächlich zu Weiterbildungszwecken* statt. Beobachter sind in klinisch-therapeutischen Settings kaum anzutreffen, selten in Kliniken, und trifft man sie trotzdem an, so dient eine Beobachtung auch dort zumeist Trainingszwecken.

Unter Gruppenbeobachtung verstehen man eine *sichtbare oder verdeckte Anwesenheit einer oder mehrerer Beobachter während einer gruppenanalytischen Sitzung*, die mit der speziellen *Aufgabe* betraut sind, *den Gruppenprozeß in seinen bewußten und unbewußten Erscheinungsformen zu registrieren, zu verstehen und sich später mit der Gruppenleitung oder einem Supervisor darüber auszutauschen.*

Primäres Ziel ist es, daß die Beobachter ihr eigenes Verständnis von Gruppenprozessen erweitern. Dieses Verständnis, das aus einer distanzierten Perspektive entsteht, kommt in einer *Nachbesprechung* mit der Gruppenleitung gleichzeitig dem erweiterten Verständnis aller Beteiligten zugute, da Beobachter andere innere Erfahrungen machen als die im Kreis miteinander direkt interagierenden Gruppenteilnehmer sowie LeiterIn oder Co-LeiterIn.

Verfahren der *teilnehmenden Beobachtung im inneren Gruppenkreis* sind vorwiegend in der Kulturanthropologie und in soziologisch-gruppendynamischen Settings verbreitet (Heig.-Evers & Heigl, 1984, S. 754), *selten* in der Gruppenanalyse.

Bei meiner Darstellung beschränke ich mich daher auf Überlegungen zur passiven Beobachtung analytischer Kleingruppen. Grundsätzlich finden sich hier zwei Formen: Zum einen können die Beobachter für die Teilnehmer unsichtbar hinter einem *Einwegspiegel* sitzen. Problematisch bei dieser quasi naturwissenschaftlichen Anordnung, die gruppendynamischen Laboratorien entstammt, sind die *unerwünschten globalen paranoidogenen Wirkungen* auf die Gruppenteilnehmer, die dann später zumeist in Verleugnungen dieser Wirkungen einmünden (Hobbs, 1988).

In der zweiten Anordnung, die den praktischen Vorzug hat, daß sie unproblematisch und ohne technische Hilfsmittel anwendbar ist, sitzen Beobachter mit der Gruppe *im gleichen Raum, außerhalb des eigentlichen Gruppenkreises*. Sie verhalten sich *abstinent und taktvoll, schweigen während der Sitzung* und pflegen auch *außerhalb* der Sitzungen *keinen Kontakt mit Gruppenteilnehmern*, vermeiden aber auch nicht die für Begegnungen angemessene Freundlichkeit — eine innere Haltung, die sich entwickeln muß. Daß Beobachter zur *Diskretion* verpflichtet sind, versteht sich von selbst.

Die Rolle des Beobachters in der Gruppe. Die Perspektiven der Rollen von Gruppenteilnehmer, Gruppenleiter und Beobachter sind grundsätzlich voneinander verschieden; sie bewirken jeweils eine andere kognitive wie auch emotionale Einstellung und Erlebnisverarbeitung. Die verschiedenen Rollen sind im Beziehungsnetz einer gruppenanalytischen *Weiterbildung* zumeist sehr stark verwoben: Besteht der erste Schritt überwiegend in der Teilnahme an der Gruppenselbsterfahrung, so werden diese Teilnehmer später zu Beobachtern. Aus der Sicht des *Familienmodells* sind sie die nächstälteren Geschwister, die den folgenden Entwicklungsschritt schon getan haben. Cotherapeuten (→Co-Leitung) werden dagegen oft als die hochgekommenen ältesten Geschwister phantasiert, die sich mit dem alleinstehenden Elternteil zusammengetan haben. An ihnen werden in der Gruppenübertragung gerne die Enttäuschungen an den ursprünglichen Elternfiguren abgearbeitet, besonders in der Anfangszeit der Gruppe, zumindest jedoch solange, bis die Gruppe im Zuge eines Entidealisierungsprozesses jene Übertragungen auch direkter an den Gruppenleiter wenden kann.

Beobachter sind in einer anderen Situation: Sie konzentrieren sich auf Beobachtung und nicht auf den direkten Umgang mit dem Gruppengeschehen. In den Nachbesprechungen können sie so unbeachtete Aspekte des Gruppengeschehens aufgreifen und deutlicher machen, Aspekte, die sonst eventuell untergegangen wären. Beobachter sind damit wichtige Mitglieder der „Gruppe hinter der Gruppe" und verkörpern dort in der *erweiterten Gegenübertragung* die offengebliebenen Themen der Gruppe, die in der eigentlichen Sitzung noch nicht zur Sprache gekommen sind. Über projektive und introjektive Identifizierungen sowie über unbewußte Dramatisierungen und Spiegelungsphänomene *erleben die Beobachter bislang unbewußt gebliebene Aspekte der Gruppenphantasie*. Diese Erlebnisse sind *ab und an von starken Affekten begleitet*, die bei geeigneter und konsequenter Reflexion ebenfalls wertvolle Verstehenshinweise geben können.

Die spezifischen Aufgaben der Gruppenteilnehmer, der Leiter wie auch der Beobachter bestimmen deren emotionale und kognitive Einstellung. Die Aufgabe der Teilnehmer einer gruppenanalytischen Selbsterfahrung- oder Therapiegruppe ist es, möglichst frei die eigenen Einfälle in der Gruppe auszusprechen und mit den anderen Teilnehmern spontan in Beziehung zu treten.

Der (idealtypische) Teilnehmer spricht seine Gedanken und Gefühle aus und bestimmt damit seinen Ort in der Gruppe, wobei er gleichzeitig am Netz der Beziehungen quasi zupfen oder rütteln kann, um den Standort der anderen zu erkunden, indem er fragt, provoziert, Gefühle ausdrückt, Zustimmung oder Ablehnung signalisiert etc. Er kann damit seinen Ort in der Gruppe lokalisieren, sich bemühen, ihn zu verändern oder zu festigen. Ebenso ermittelt er gleichzeitig den Ort der anderen, kann diesen bestätigen oder bestreiten.

Dagegen wird der Gruppenleiter (→Gruppenleitung) seine Einfälle in der Regel nicht sofort und spontan preisgeben, sondern sie zuerst in sich verarbeiten und in den verschiedenen Formen von Intervention (→Interventionsstrategien) in die Gruppensituation einbringen. Natürlich nimmt auch er eine Beziehung zu den Teilnehmern auf, die er aber eher zurückhaltend gestalten wir, um die Entwicklung der Übertragung nicht zu stören. Er lokalisiert seine (Übertragungs-)Position in der Gruppe durch (aktives) Zuhören, Nachfragen, Einbeziehung eigener (Gegenübertragungs-)-Phantasien und Gefühle und die Reaktion auf seine verbalen wie auch nichtverbalen Interventionen, zu denen die Gruppe Stellung nimmt. Damit lokalisiert er sich und die Teilnehmer im Netzwerk der Gruppe.

Wie steht es nun um den Beobachter? Dieser wird in der Gruppensituation keine Einfälle preisgeben (können), da er zum Schweigen verpflichtet ist. Dennoch entstehen *Beziehungen*: naturgemäß zum Leitungspaar der Gruppe und zu den anderen Beobachtern, mit denen eine Nachbesprechung stattfindet, aber auch zur Gruppe als zu beobachtendem Ganzen sowie *zu einzelnen Teilnehmern*. Letztere sind gekennzeichnet durch eine zumeist *nonverbale Interaktion*, die sich der Blicke, der Mimik und des Körperausdrucks bedient. Diese Kanäle sind geradezu *prädestiniert, um vor allem unbewußte Gefühle auszutauschen, und zwar in beiden Richtungen.* Es entsteht also ein Beziehungsnetz, an dem die Beobachter mit speziellen Eigenheiten des Ausdrucks und der Verarbeitung von Gefühlen und Phantasien teilhaben: *Sie sind Teil der Gruppenmatrix* (→Theoriebildung).

Der Beobachter ist prinzipiell in einer anderen Situation als die Gruppenleitung. Er sitzt außerhalb der Gruppe, hört zu, versucht, die Vorgänge in der Gruppe kognitiv wie emotional zu verarbeiten, anhand seiner Beobachtungen sowie anhand der Gefühle und

Phantasien, die in ihm aufsteigen. Seine Ausdrucksmöglichkeiten sind jedoch reduziert auf inneres Aufnehmen und *Schreiben*, also auf eine Tätigkeit, die die Gruppe allenfalls in ihrer Quantität und Plazierung im Ablauf beobachten und auf die Frage bringen kann: Schreibt der Beobachter viel und an welchen Stellen des Ablaufs schreibt er mit, und wann nicht? Indem er schreibt, betont der Beobachter meist unbewußt bestimmte Vorgänge, die er für wichtig hält. Oder er fällt in eine vermeidende Haltung, bevorzugt an besonders gefühlshaften Stellen, die um intime Inhalte kreisen. Indem er gerade nicht mitschreibt, signalisiert er der Gruppe, er sei diskret. Der Beobachter kann sogar eine Schreibhemmung entwikkeln, die dann Hinweise auf seine innere Dynamik gibt, aber auch wiederum als unbewußter, agierter Gruppenauftrag verstanden werden kann, nämlich Intimes nicht zu registrieren.

In bestimmten Situationen orientiert sich auch der Leiter am Ausdrucksverhalten des Beobachters („Wenn Sie zufrieden aussehen, weiß ich, die Gruppe läuft gut"). Zumindest aber wird er hin und wieder den Beobachter sehen und mehr oder weniger bewußt mit ihm — wenn auch meist in sehr reduzierter Weise — kommunizieren. Allerdings erinnere ich eine Situation, in der ich selbst als Beobachter von einer Gruppenleiterin in der Sitzung auf meinen offenbar gelangweilten Gesichtsausdruck angesprochen wurde. In der Nachbesprechung zeigte sich, daß die Gruppe in einem Modus von Gefühlsabwehr arbeitete, der sich bei mir in konkordanter Gegenübertragung als Langeweile manifestierte, während die Leiterin Aufrüttelimpulse erlebte, die sich an den Beobachter richteten, im Sinne von „Schlafe nicht auch noch ein, sondern hilf mir mit Deiner Aufmerksamkeit".

Psychodynamik der Beobachtung. Der Beobachter befindet sich in der *Situation des Voyeurs, der seinerseits von der Gruppe beobachtet wird.* Die beobachtete Gruppe kann auf verschiedene Weisen reagieren. Zum einen kann sie sich in der Rolle des be(ob)achteten Exhibitionisten fühlen, der einen Lustgewinn aus dem Beobachtetwerden zieht („Es reizt mich, daß jemand zusieht, wenn ich mich präsentiere"). Dazu kommt noch ein gewisser narzißtischer Gewinn („Toll: Alles, was ich sage, ist so wichtig, daß es aufgeschrieben wird"). Häufiger findet sich allerdings eine Exhibitionshemmung mit dem Gefühl von Belästigung und Unsicherheit

(„Wenn jemand zuschaut, kann ich mich nicht öffnen." — „Die Beobachter verunsichern mich durch ihre Neugier").
Wie der Beobachter erlebt wird, ist freilich vom aktuellen Entwicklungsniveau der Gruppe und der einzelnen Teilnehmer abhängig. Vor allem in den ersten Sitzungen kann die Anwesenheit des Beobachters *paranoid* verarbeitet werden („Was wird der draußen über mich reden." — „Ich fühle mich von den Augen der Beobachter verfolgt und durchschaut"). Auch *schizoide* Abspaltungen oder Verleugnungen sind festzustellen („Ich habe gar nicht wahrgenommen, daß da noch jemand saß"). Ebenso kommen *depressive* Varianten vor („Es macht mich fertig, daß die alles aufschreiben, und mir fällt nichts ein"). Auf *analem* Niveau findet sich die Phantasie, den Beobachtern die Beiträge quasi aufzuzwingen („Die müssen unsern ganzen Mist aufschreiben"). Im *ödipalen* Kontext sind es zum Beispiel „die beiden Sekretärinnen des Leiters", mit denen er eventuell eine Art inzestuöses Verhältnis hat, die „Liebesdienerinnen", die ihm nach der Sitzung auf dem Schoß sitzen, wenn die Coleitung gegangen ist. Sie sind aber auch Zeugen, die eine Szene erleben und dokumentieren, wie sie sich in der Gruppe, aber auch zwischen den Leitern abspielt, *Zeugen der gruppeninszenierten Urszene* (→Geschlechterdynamik).

Die Themen, die auf die Beobachter bezogen werden, sind auf jeden Fall Unterthemen der unbewußten Matrix der Gruppe und können besser als Ausdruck der Gruppenphantasie denn als individuelle Übertragung verstanden werden. In manchen Fällen kann ein *Übertragungs-Splitting* entstehen, das sich als eine *Beziehungsstörung im Leitungs- und Beobachtungsteam* niederschlägt. Sie muß verstanden und durchgearbeitet werden, um die Fragmente der Gruppenphantasien wieder zu integrieren. Als Gruppenleiter habe ich erlebt, wie hilfreich es ist, auch Unstimmigkeiten geduldig zu besprechen und als Übertragung der Gruppe auf das Leitungsteam zu verstehen, denn es erweitert den Blick auf das unbewußte Gruppengeschehen ungemein. Insofern spricht einiges dafür, daß Beobachter *direkten therapeutischen Wert* haben, und zwar durch ihre *„Katalysatorfunktion",* indem sie intermediär zwischen Gruppe und Leitung vermitteln und damit den Gruppenprozeß beschleunigen (Capiello et al., 1988, S. 228). Damit ist allerdings auch eine *psychische Belastung* verbunden, die nicht unterschätzt werden darf, weshalb die Beobachter *sorgfältig auf ihre Aufgabe vorbereitet* werden sollten (Lear, 1988, S. 233).

Kommt es vor, daß sich Gruppenteilnehmer am Ende eines Workshops oder nach Beendigung einer Gruppe während der Verabschiedung bei den Beobachtern bedanken und erklären, sie hätten sie als „sehr einfühlsam" wahrgenommen, man habe sich „dadurch zusätzlich sicher gefühlt", dann weisen diese Bemerkungen mit ihrer *leichten positiven Nebenübertragung* auf eine gelungene Beobachtung hin.

Bernd Böttger

Literaturempfehlungen

Cappiello, A., Zanasi, M. & Fiumarain, R. S. (1988). The therapeutic value of the silent observer: clinical experience in group analysis. Group Analysis, 21 (3), 227-231.

Inowlocki, L. (1981). Gruppe und Beobachter. Zum teilnehmenden Beobachten von Selbsterfahrungsgruppen. In P. Kutter & J.K. Roth (Hg.), Psychoanalyse an der Universität. Psychoanalytische Selbsterfahrungs- und Supervisionsgruppen mit Studenten (S. 75-85). München: Kindler.

Hobbs, M. (1988). From behind the scenes: the psychodynamic implications for an analytic psychotherapy group of being observed through a one-way screen. Group Analysis, 21 (3), 235-248.

Lear, T. E. (1988). Discussion on paper by A. Cappielo, M. Zanasi and R. S. Fiumarain. Group Analysis, 21 (3), 232-234.

Regression

„Wo alles aufhört, beginnt das Spiel." Das war das Motto einer Sendung, in deren Mittelpunkt Wolfgang Amadeus Mozarts Oper „Die Zauberflöte" stand. Es ging darin um den Versuch einer Deutung des Mysterienspiels, wie sie Mozart in seiner Sprache, der Musik, umfassender geben konnte, als es die auf Worte angewiesene Sprache vermag. Auch in der Psychoanalyse suchen wir nach Bedeutungen. Dabei sind wir meist schnell an unseren sprachlichen Grenzen, und es gelingt uns nicht, die Macht der Gefühle in Worte zu fassen, unsere Bilder in Begriffe zu zwängen, dem Ansturm der von innen aufbrechenden, uns bedrohenden Gewalten Ausdruck zu geben. Wir verstummen oder verfallen in hilfloses Agieren in der einzigen Hoffnung, dennoch erkannt zu werden.

Dürrenmatt (1990, S. 161) sagte einmal: „Ohne das Wagnis von Fiktionen ist der Weg zur Erkenntnis nicht begehbar." Da, wo wir nicht mehr weiterkommen mit unserer Weltdeutung, sei es die eigene Innenwelt oder die Welt der anderen, da kann es uns helfen, wenn wir anfangen, unseren Fiktionen nachzugehen, zurück zu den Mythen unserer kindlichen Phantasieschöpfungen, um sie zu entlarven und zu entzaubern, damit wir, befreit von ihrer übermächtigen Schwere und Zähigkeit, wieder leichteres Spiel haben mit uns und unserem Schicksal.

Regression, *Rückkehr* also zu den Bildern und Szenen, die in unserem Gedächtnis niedergeschrieben sind, *zu den verschütteten und überwucherten Wahrnehmungsfragmenten, um sie aus ihren Fixierungen zu befreien*, sie wieder ins Spiel zu bringen, neu wahrzunehmen und umzudeuten, um ihnen und damit unserer Gegenwart neuen Sinn zu geben.

Regression im Lebensprozeß. Alle Lebensprozesse sind *zyklisch*. Sie vollziehen sich in ständigem Werden und Vergehen, in Wachstum und Rückbildung, in Progression und Regression. Regressive Phasen leiten dabei in der Regel einen neuen Zyklus ein.

Auch das menschliche Leben kennt Formen der Regression. Im Sinne einer *Erholung und Regeneration* stellen sie neue Kräfte bereit, wie etwa im Schlaf oder im freien Spiel. Auch beginnt unser *Altern* bereits mit der Geburt. Das „Stirb und Werde" begleitet unser Leben ständig, und das Bewußtsein von unserer Vergänglichkeit liegt bald wie ein Hochzeitsschleier, bald wie ein Trauerflor über allem Erleben.

Freuds Regressionsbegriff. Als psychoanalytischen Begriff im engeren Sinne hat Freud (1900a) die Regression erstmals in seiner Traumdeutung eingeführt.

Auf der Suche nach einer Erklärung für das Phänomen, daß sich Traumgedanken wesentlich in Form sensorischer Bilder darstellen, konzipierte er den psychischen Apparat in Gestalt einer gerichteten Reihung von Systemen. Im Wachen durchläuft die Erregung in progredientem Sinne die psychischen Systeme von der Wahrnehmung zur Motilität, *im Schlaf regredieren die Gedanken*, denen der Zugang zur Motilität verweigert wird, *bis zum System Wahrnehmung*.

Diese zunächst in *topischem* Sinne beschriebene Regression ergänzte Freud später durch zwei weitere Arten: die *zeitliche* Regression, die ein Zurückgreifen auf ältere psychische Bildungen darstellt und unterschieden wird in Objekt-, Libido- und Ichregression, sowie die *formale* Regression, wenn primitive, einfacher strukturierte Ausdrucks- und Darstellungsweisen die gewohnten, komplexer strukturierten ersetzen.

„Alle drei Arten sind aber im Grunde eines und treffen in den meisten Fällen zusammen, denn das zeitlich ältere ist auch das formal primitive und in der psychischen Topik dem Wahrnehmungsende nähere." (ebd., S. 554)

Freud hatte das Phänomen der Regression innerhalb seiner Theorie von der Existenz und Funktionsweise des Unbewußten vor allem in *deskriptiver* Weise behandelt und in seinem Werk immer wieder auf dessen vielfältige Erscheinungsweisen verwiesen:

„Für die Halluzinationen der Hysterie, der Paranoia, die Visionen geistesnormaler Personen kann ich die Aufklärung geben, daß sie tatsächlich Regressionen entsprechen, d.h. in Bilder verwandelte Gedanken sind, und daß nur solche Gedanken diese Verwandlung erfahren, welche mit unterdrückten oder unbewußt gebliebenen Erinnerungen in intimem Zusammenhang stehen." (ebd., S. 549)

Regression als Gegenstand der psychoanalytischen Theoriebildung. Freud hat zwar die Regression, die *Rückkehr zur unvergänglichen infantilen Vergangenheit* im Individuum, ja sogar der Menschheit auf verschiedensten Gebieten erkannt und als *wesentliches Element im psychoanalytischen Prozeß* beschrieben, aber dennoch keine stringente theoretische Verankerung vorgenommen. Die Begriffsentwicklung ist deshalb nach wie vor noch nicht abgeschlossen (Leuner, 1978).

1976 hat Heinz in einem metapsychologischen Beitrag versucht, die offenen Fragen zu klären. Zwar weist er selbst darauf hin, daß „ein Gewinn für den klinischen Umgang mit der Regression davon nicht zu erwarten" (ebd., S. 487) sei; dennoch ist seine klare und differenzierte, auch bildhaft deutliche Begrifflichkeit sowie die Unterscheidung aller am regressiven Geschehen beteiligten Elemente und ihrer Bedeutung ein wichtiger und äußerst hilfreicher Beitrag zur Strukturierung theoretischer Konzepte innerhalb der therapeutischen Praxis. Vor allem ergänzt und erweitert er die oft einseitige Sicht der Regression als pathologisches Phänomen.

So sei unter der von E. Kris 1952 beschriebenen *„Regression im Dienst des Ich"* (E. Kris, 1977, S. 149), die bereits auf sinnvolle Anpassungsmaßnahmen hingewiesen habe, nur der progressive, der zweite Teil des Gesamtvorgangs zur Wiederherstellung eines gestörten Gleichgewichts verstanden worden, während coch schon der erste Teil, die eigentliche Regression, eine sinnvolle und in der Tendenz ich-dienliche Maßnahme sei. Immerhin hatte E. Kris mit einem solchen Verständnis eine *Umwertung des Regressionsbegriffs* eingeleitet, insofern auch die Abwehrseite der Regression auf ihren *konstruktiven Gehalt* überprüft und ihre Akzeptanz verbessert werden konnte.

Der Umgang mit Regression, ihre *Handhabung und Steuerung* innerhalb eines therapeutischen Prozesses ist nämlich nicht zuletzt *von den Affekten abhängig, die durch sie ausgelöst werden,* sowohl im Patienten wie im Therapeuten. Je weniger sie verstanden und als sinnvoll erkannt wird, umso größere Ängste und Gegenbewegungen wird sie auslösen und umso weniger wird sie ihren Zweck erfüllen können (→Affektdynamik).

E. Kris hatte sich mit Kreativität und schöpferischer Leistungsfähigkeit von Künstlern beschäftigt und dabei beobachtet, *daß die den schöpferischen Prozeß begleitende Regression nur partiell und temporär die Ich-Funktionen des Künstlers ergriff,* und daß dieser mittels seiner regressiven Bewegungen das Material zutage förderte, aus dem er *neue Gestaltungen* schuf.

Auch Loch (1963) hat wesentlich zum Verständnis der konstruktiven Anteile der Regression beigetragen, als er darauf hinwies, *daß niemals das Ich auf den früheren Zustand zurückgreift, wie er einmal war,* da dieser bereits durch inzwischen gereifte Ich-Funktionen, die damals noch nicht zur Verfügung standen, eine Bearbeitung erfahren habe. Der Vorgang der Regression selbst stelle ebenfalls eine Zusammenarbeit regressiver und nichtregressiver Elemente dar, die etwas Neues entstehen lassen.

Angeregt durch solche Beobachtungen wurde seit den späten 50er Jahren die Regression in allen schöpferischen Prozessen, dem *Spiel* der Kinder, dem *Phantasieren*, dem *Träumen und Tagträumen* wiederentdeckt und genauer erforscht, nunmehr mit dem Ziel, sie besser für den therapeutischen Bereich nutzen zu können (→Gruppenphantasie).

Therapeutische Regression. Alles Verdrängte bricht sich in Träumen, Symptomen, Handlungen wieder Bahn, denn, wie Freud (1909b, S. 355) betont, „was so unverstanden geblieben ist, das kommt wieder; es ruht nicht, wie ein unerlöster Geist, bis es zur Lösung und Erlösung gekommen ist". Freuds Beobachtungen, seine systematischen Untersuchungen der *Wiederkehr des Verdrängten* und des *Wiederholungszwangs* führten zur Anwendung der Psychoanalyse als therapeutischem Instrument. Im psychoanalytischen Setting sollte den „unerlösten Geistern" ermöglicht werden, sich zu zeigen, ohne daß das von ihnen gequälte Ich erneut mit ihnen alleine gelassen und überwältigt würde.

Für das Verständnis der Wiederholungs- und Übertragungsphänomene aber wurde es notwendig, daß auch *der Analytiker die regressiven Bewegungen* seines Patienten zunächst *empathisch begleitet*, um sie dann reflektieren und deuten zu können. Die Regression des Analytikers fand deshalb auch Eingang in die Konzeptualisierungen der *Gegenübertragung* (→Übertragung — Gegenübertragung) und mußte, wie auf der Seite des Patienten, in seinen dem Prozeß förderlichen und abträglichen Aspekten erfaßt werden (→Gruppenleitung).

Auf dem Hintergrund der Objektbeziehungstheorie entwickelte vor allem Balint (1970) sein Konzept des behandlungstechnischen Umgangs mit Regression. Er macht darauf aufmerksam, daß die Form, in der die Regression auftritt, nur zum Teil vom Patienten abhängig ist:

„Zum Teil hängt sie auch vom Objekt ab. Sie muß folglich als eines unter mehreren Symptomen der Interaktion zwischen Patient und Analytiker angesehen werden. Diese Interaktion hat mindestens drei Aspekte: Die Art und Weise, a) wie die Regression vom Objekt anerkannt wird; b) wie sie vom Objekt angenommen wird und c) wie das Objekt darauf reagiert." (ebd., S. 180)

Dies bedeutet aber auch, daß der *Ausgang der Regression* vor allem davon abhängt, *ob es* den Partnern des analytischen Wagnisses *gelingt, gemeinsam* die Ängste und Konflikte, die aus den Abgründen der Vergangenheit bedrohlich auftauchen, zu bestehen und neue, mit dem jetzigen Leben *verträglichere Lösungen zu finden.* Das wäre eine gelungene — Balint (ebd., S. 169ff.) würde sagen: *„benigne"* — Regression. Endet das Unternehmen dagegen in einem verzweifelten Übertragungs-Gegenübertragungsagieren, dann spricht Balint von einem „*malignen*" Ausgang der Regression.

Die *Gefahr* eines solchen Ausgangs ist umso größer, *je früher das Ich* im Laufe seiner Entwicklung *traumatisiert wurde*, wie sehr die Verletzungen einer sprachlichen oder wenigstens symbolisierenden Bearbeitung zugänglich geworden sind und wie weit der Therapeut es zulassen kann, zu diesen Tiefen des Unbewußten hinabzusteigen. Der Patient braucht dazu Vertrauen in die Tragfähigkeit und Verläßlichkeit des Analytikers, das oft erst mühsam hergestellt werden muß. Der Analytiker braucht vor allem genügende Kenntnis seiner eigenen Abgründe, sowie als unerläßliches Rüstzeug die Bereitschaft und die Fähigkeit, immer wieder einen *reflexiven* Standort aufzusuchen, um von dort aus das Unternehmen *beider Partner im Zusammenspiel* beobachten zu können. Eine solche Fähigkeit zur Reflexion der regressiven Prozesse setzt gute *Kenntnis der Bedingungen* voraus, *die Regressionen fördern oder behindern*, blockieren oder gar destruktiv werden lassen. Trotz etlicher Untersuchungen und Veröffentlichungen hierzu schreibt Thomä (1984), daß das behandlungstechnische Wissen immer noch zu gering sei, um regressive Prozesse therapeutisch nutzen zu können.

Regression in der Gruppe. Sobald das Individuum sich innerhalb einer größeren Gruppe befindet, entwickelt es eine „Kollektivseele". Damit waren nicht nur Beobachtungen gemeint, die Freud (1921c) in seiner Studie über die Psychologie der Massen beschrieben hat (→Großgruppe, →Kollektiver Narzißmus). Auch andere Gruppenforscher fanden *spontane Regressionen* in Gruppen und begannen, die Erkenntnisse der Psychoanalyse auf Gruppen zu übertragen und die regressiven Prozesse therapeutisch zu nutzen (Heigl-Evers & Rosin, 1984). Man beobachtete, daß die Regression in Gruppen *schneller und tiefer* verläuft, daß sie aber auch schneller wieder aufgegeben wird, wenn sich die Gruppe auflöst.

Wesentliche Unterscheidungen beim Verlauf regressiver Prozesse ergeben sich in Abhängigkeit vom Gruppenkonzept (→Theoriebildung), davon, ob die Gruppe als Individuum oder das Individuum in der Gruppe wahrgenommen und behandelt wird. Analog der E. Krisschen Formel von der „Regression im Dienst des Ich" hat Ohlmeier (1975, S. 552), der seine Wahrnehmungseinstellung auf die „Gruppe als Ganzes" richtet, von einer „*Regression im*

Dienste der Gruppe" gesprochen. Er und andere gehen davon aus, daß jedes Individuum während seiner Entwicklung die Beziehungen innerhalb seiner Ursprungsgruppen verinnerlicht hat und diese im Verlauf des regressiven Prozesses zu reinszenieren sucht, um sich von den an sie geknüpften frühen Ängsten und Konflikten zu entlasten.

Auslöser für die Regression ist zunächst eine „milde Traumatisierung" (Finger-Trescher, 1991, S. 252ff.), die durch das Gruppensetting (→Setting) mit seiner Minimalstrukturierung und der anfänglichen Fremdheit der Teilnehmer entsteht und zu Orientierungsverlust, Unsicherheit und Angst führt. Jeder Einzelne wird zu Abwehrmaßnahmen genötigt, die vorwiegend aus introjektiven und projektiven Identifizierungen bestehen und einem Beobachter erscheinen können, als hätten sich die Teilnehmer vereinheitlicht. Dadurch werden die in Gruppen zu Beginn ungleich größere Angst vor dem Verlust des therapeutischen Rahmens durch Abspringen von Teilnehmern gebannt und erste Beziehungen der Mitglieder untereinander geknüpft.

„Auch im weiteren Verlauf werden, dem Regressionsniveau entsprechend, frühe introjektive und projektive Mechanismen der Abwehr und der Kommunikation mobilisiert. So entsteht eine gemeinsame unbewußte Phantasie, die sich um den Erhalt der Gruppe, und im weiteren Verlauf um deren Entwicklung, zentriert. Je stärker der Gruppenzusammenhalt ist und erlebt wird, desto eher sind individuelle Differenzen und interpersonelle Konflikte möglich." (ebd., S. 271)

Spiel und Traum. Etwa zur gleichen Zeit, als Freud sein Traumbuch schrieb, entwickelte Strindberg mit seinem „Traumspiel" eine ganz neue dramatische Form. In seinem Vorwort schreibt er:

„Der Verfasser [hat] versucht, die unzusammenhängende, doch scheinbar logische Form des Traumes nachzubilden. Alles kann geschehen, alles ist möglich und wahrscheinlich. Zeit und Raum existieren nicht. Von geringfügigen Wirklichkeitsanlässen schweift die Phantasie aus und webt neue Muster: ein Gemisch aus Erinnerungen, Erlebnissen, freien Erfindungen, Verstiegenheiten und Improvisationen. Die Personen spalten sich, verdoppeln sich, vertreten einander, gehen in Luft auf, verdichten sich, verfließen, fügen sich wieder zusammen. Aber ein Bewußtsein steht über allem, das des Träumenden. Für dieses Bewußtsein gibt es keine Geheimnisse, keine Inkonsequenz, keine Skrupel, kein Gesetz. Er verurteilt nicht, er spricht nicht frei, er gibt nur wieder. Und weil der Traum meist schmerzlich ist, und nur selten froh, geht ein Ton von Wehmut und Mitleid durch den vorwärts schwankenden Bericht." (Strindberg, 1977, S. 7)

Treffender könnte kaum beschrieben werden, welche Beziehungsformen und Erlebensweisen im Verlauf eines regressiven Gruppenprozesses auftauchen. Das „träumende Ich" des Analytikers, der die regressiven Bewegungen der Gruppe nachvollzieht, kann sie anschauen und den ebenso „träumenden" Darstellern wiedergeben. Reflexionen und Deutungen lassen dann allmählich eine Schicht über dem freien Phantasiespiel entstehen, die wie eine Haut den analytischen Gruppenkörper umschließt und den Teilnehmern ein Gefühl der Umgrenztheit, des sicheren Halts gewährt. *Denn nur das Erleben einer Grenze zwischen Traum und Realität ermöglicht das freie Spiel im Phantasieraum* (→Gruppenphantasien).

Kasuistik. Zur ersten Gruppensitzung erschienen sechs Frauen und vier Männer. Alle hatten Gruppenselbsterfahrung im Rahmen ihrer psychotherapeutischen Ausbildung gesucht. Das Konzept des Gruppenanalytikers war allen zumindest aus einem Vorgespräch bekannt. Er verkündete sein „Gesetz" noch einmal zu Beginn der ersten Sitzung:

Der Vertrag lautet auf 100 Stunden. Jeder Teilnehmer verpflichtet sich, in dieser Zeit keine Entscheidungen über Heirat, Scheidung oder Sterilisation zu treffen. Die Teilnahme ist verbindlich bis zum Schluß, ein vorzeitiges Verlassen der Gruppe, egal aus welchem Grund, hat zwangsläufig die Beendigung der Gruppe, ihren „Tod" zur Folge.

Nach dieser Eröffnung und anschließender Aufforderung zur freien Interaktion entstand eine heftige Diskussion über das Für und Wider einer solchen Gruppenregel (→Grundregeln). Sie passe nicht mehr in die Zeit, Heirat und Scheidung seien zudem von zwei Frauen bereits geplant und nicht noch zweieinhalb Jahre aufschiebbar. Ein Mann stand in dem Konflikt, entweder das demnächst zu erwartende Angebot einer Arbeitsstelle, die für ihn sehr wichtig sei, auszuschlagen oder die Gruppe dann zu verlassen, was deren Existenz laut dieser Regel gefährden würde. In der Woche darauf hatte dieser Mann den Analytiker inzwischen darüber informiert, daß er sich gegen die Gruppe entschieden habe. Sein Stuhl war zur zweiten Sitzung bereits entfernt worden.

Die folgenden acht Monate waren durch eine Besonderheit gekennzeichnet: Regelmäßig kamen Teilnehmer zu spät, gingen auch gelegentlich früher oder fehlten häufig ganz. Begründet wurde dies mit notwendiger Kinderbetreuung, Unabkömmlichkeit aus der eigenen Arztpraxis, familiären Anwesenheitspflichten oder Defekten an Autos. Einmal gab es plötzlichen heftigen Schneefall, nur zwei

Teilnehmerinnen hatten die Praxis des Analytikers rechtzeitig erreicht, der sie aber mit der Begründung wieder nach Hause schickte, zwei seien keine Gruppe. Die durch solche Diskontinuität erzeugten Ängste kulminierten vor dem Hintergrund bedrohlicher politischer Ereignisse in dieser Zeit zu wahrhaft apokalyptischen Phantasien.

Inhaltlich thematisierte die Gruppe vorherrschend die Person des Analytikers, sein fortgeschrittenes Alter, das immer wieder zur Beschäftigung mit seiner Lebenserwartung veranlaßte, seine Traditionsgebundenheit an vermeintlich überkommene Normen und Wertvorstellungen, die Starrheit seines Konzepts. Die einen reizte es zu Widerspruch und Auflehnung, andere hegten Befürchtungen und Ängste vor Krankheit, Tod oder Strafe. Es gab aber auch Hoffnung auf eine in dieser Weise heute kaum noch mögliche Erfahrung von Ordnung und Treue.

Die Beziehungen der Gruppenteilnehmer untereinander entfalteten sich kaum oder allenfalls bruchstückhaft. Der Leiter bot deshalb an, im Rahmen eines „Intensivwochenendes" mit drei Sitzungen an zwei Tagen besser in einen Prozeß einsteigen zu können. Die Gruppe konnte sich aber nicht dazu entschließen, dieses Angebot anzunehmen.

Noch hatte keine Sitzung mit der vollständigen Anzahl der Mitglieder über die gesamte Sitzungsdauer stattgefunden, da erkrankte der Leiter plötzlich schwer. Fünf Monate lang erfuhr kein Teilnehmer Sicheres darüber, ob die Gruppe jemals fortgesetzt werden könnte. Als die Gruppe dann erstmals wieder stattfand, hatte eine Frau die Ungewißheit nicht ertragen und die Gruppe bereits verlassen, eine andere erschien zur ersten Sitzung nach der Zäsur, um sich zu verabschieden und ihr Aussteigen zu begründen. Von ursprünglich zehn Teilnehmern waren nurmehr sieben geblieben.

Erneut zentrierte sich die Thematik in der Folgezeit um den Leiter und seinen klinischen Tod: Den hatte er nur überlebt, weil schnelle ärztliche Hilfe zur Stelle war, und weil er — so erklärte er der Gruppe — trotz seines zeitweiligen Todeswunsches das Gefühl gehabt habe, noch nicht gehen zu können, da er seine Aufgabe noch nicht zu Ende geführt habe. So vermittelte er der Gruppe, daß er auch ihretwegen ins Leben zurückgefunden hatte.

Die Gruppenteilnehmer waren nun sofort zu einem „Intensivwochenende" bereit. In den folgenden Wochen gab es wechselnd

Sitzungen, in denen heftige Emotionen geäußert wurden, und solche, die beherrscht waren von lähmendem Schweigen oder destruktiven Rationalisierungen. Es gab Spaltungen, Polarisierungen, Fraktionsbildungen. Psychotisch anmutende Ängste traten auf und wahnhafte Verkennungen der Realität. Gleichzeitig hielt sich hartnäckig das Phänomen der unvollständigen Gruppe, das nun aber zu heftigen Attacken gegen die Abwesenden oder Zuspätkommenden führte. Ein knappes halbes Jahr später drohte die Gruppe schließlich auseinanderzubrechen, als sich drei Teilnehmer überlegten, die Gruppe zu verlassen, sollte der Leiter ihrem Treiben weiterhin so hilflos gegenüber verharren.

Als dieser Entschluß ausgesprochen war, erreichte die Gruppenspannung eine Explosivität, die eine kaum mehr beherrschbare, zum Teil als physische Bedrohung erlebte Panik auslöste.

Jetzt intervenierte der Leiter: „Die Gruppe agiert das Spiel mit dem Tod." Eine solche Deutung kam für die Gruppe unerwartet. Die heftigen Affektstürme legten sich beinahe schlagartig. Als wäre erst jetzt der Leiter wieder lebendig geworden, entwickelte die Gruppe — eingekleidet in die Metapher einer Elektroschockbehandlung bei Herzflimmern — die Phantasie, diese Wiederbelebung selbst geleistet zu haben.

Wie verwandelt begann die Gruppe von dieser Sitzung an, Szenen zu gestalten, die den Leiter mehr und mehr zum Zuschauer machten, zentrierten sich die Phantasien weg vom Leiter auf das Leben der Gruppe. Auch in den folgenden Monaten fehlten immer wieder einzelne Teilnehmer. Aber die Gruppe erlebte sich dadurch nicht mehr unvollständig, da sie die Abwesenden in ihre Phantasien einbeziehen konnte. Das chronische Zuspätkommen war als Symptom im übrigen verschwunden. Kurz vor der lange voraus vereinbarten letzten Gruppensitzung gestand ein Mann, daß er an dieser nicht mehr teilnehmen könne, da er dann bereits in Urlaub sei. So beschäftigte die Gruppe sich bis zum Schluß mit der schmerzlichen Wahrnehmung ihrer Versehrtheit. Das vorzeitige Ausscheiden dieses Teilnehmers konnte schließlich, auf dem Hintergrund seiner Lebensgeschichte, die als paradigmatisch für die Gruppengeschichte erlebt wurde, von allen akzeptiert werden.

Regression und Setting. Richtet man bei der vorgestellten Gruppe den Blick auf die Rahmenbedingungen, dann lassen sich drei Sequenzen unterscheiden und benennen: der antiquierte, der zerbrochene und der wiederhergestellte Rahmen (→Setting).

Der *antiquierte* Rahmen: Auffällig in dieser ersten Phase war das Agieren in Form von Zuspätkommen, Frühergehen oder Fehlen. Die Gruppe schien sich nur am Rand, an der Gruppengrenze aufhalten zu können, der Phantasieraum blieb leer bzw. verdeckt. Unbewußt reinszeniert wurde offenbar der frühe Verlust eines Mitglieds im Sinne einer Traumabewältigung. Die Wut richtete sich gegen den Leiter, dessen Konzept als überholt angesehen wurde und ohne Folgen durchbrochen werden konnte. Was er als Rahmenbedingungen anzubieten hatte, erschien der Gruppe löcherig und rissig wie ein antiquiertes Möbel, taugte nicht dazu, wirklichen Halt zu vermitteln. Entweder war die erste Gruppensitzung ungültig, provisorisch, oder sein „Gesetz". So blieb jeder auf seinem Posten und kämpfte seinen eigenen einsamen Kampf gegen Verlust- und Ohnmachtsgefühle, deren Verursacher ausschließlich in der äußeren Realität wahrgenommen wurden. Falls es einen regressiven Sog von innen gab, schien er dadurch abgewehrt zu werden, daß die Gruppengrenze löcherig gehalten wurde. Dadurch drang die äußere Realität immer wieder ein und blockierte oder zerstörte jede freie Interaktion.

Der *zerbrochene* Rahmen: Der Verlust des Analytikers (Rosenthal, 1947) bedeutete auch den Verlust der Gruppe — im gruppenanalytischen Verständnis gleichbedeutend mit dem Verlust beider imaginierter Eltern. Dieses Trauma überstand die Gruppe nur mit schweren Defekten, sie verlor zwei Mitglieder. Nach dem „Gesetz", unter dem sie angetreten war, wäre es auch möglich, vom Tod der alten und der Geburt einer neuen Gruppe zu sprechen. Dennoch blieb die traumatische Trennung als Vergangenheit der Gruppe in ihrem Unbewußten erhalten und verschaffte sich unbezwingbar den Zugang zur Gegenwart. In Phasen zum Teil tiefster Regression als Reaktion auf das Trauma, die vorübergehend bis an den psychotischen Kern des Gruppenunbewußten reichte, versuchte die Gruppe, unter der Macht des Wiederholungszwangs, zur *aktiven Bewältigung* des Traumas zu gelangen, indem sie „das Spiel mit dem Tod" agierte; so, wie das von Freud (1920g, S. 11f.) beobachtete 1 1/2-jährige Kind mit seiner Garnrolle und dem „Fort-Da"-Spiel, das den zu erleidenden Schmerz über die Abwesenheit seiner Mutter symbolisierte und damit meisterte. Es hätte an dieser

Stelle des Gruppenprozesses auch einen endgültigen Bruch geben können. Er stand unmittelbar bevor. Dann wäre eingetreten, was Balint „maligne Regression" nennt. Denn die Reaktionen des Analytikers im Anschluß an sein Trauma, die auch ihn zu regressiver Abwehr zwangen, erlebte die Gruppe als Gegenübertragungsagieren und als Konfrontation mit schwerer Schuld, als (Todes-)Strafe für ihre Vatermordphantasien.

Der *wiederhergestellte* Rahmen: Die Deutung ihrer Inszenierung durch den Analytiker machte der Gruppe schlagartig bewußt, daß ihr „Spiel" trotz aller erlebten Grausamkeit einen *schöpferischen Sinn* hatte und daß dieser vom Analytiker erkannt und beantwortet wurde. Durch diese Deutung war gleichzeitig die verletzte Gruppengrenze wiederhergestellt, konstituierten sich im selben Moment das Subjekt der Gruppe und das Subjekt des Analytikers; beide konnten sich als getrennt einander gegenüber wahrnehmen und begreifen. Der Verlust der narzißtischen Einheitsillusion, als traumatische Erinnerung in jedem Einzelnen aufbewahrt, wurde wiederbelebt und schöpferisch verarbeitet. Die narzißtische Kränkung war erträglich — integrierbar — geworden durch den Gewinn eines Gegenübers, mit dem man in Kontakt treten konnte. Im Sinne von Winnicott (1985a) war der Rahmen zum *Übergangsraum* geworden, in dem sich Gruppe und Analytiker als Übergangsobjekte zu Traum und Spiel wiederholend und erinnernd begegnen konnten. Er bildete von diesem Zeitpunkt an eine Grenze zwischen innerer und äußerer Realität, bot der Gruppe sicheren Halt und wurde immer mehr zu einer Reflexionsschicht, die den präverbalen Ängsten und Konflikten der einzelnen zur Symbolisierung und zum sprachlichen Ausdruck verhalf. Das Fehlen von Teilnehmern konnte zur schnelleren Bewältigung solcher „Mikrotraumen" kommuniziert werden. Die *Integration der Gruppengrenze als Reflexions-Ich* — oder *„Haut-Ich",* wie Anzieu (1991) sagt — ermöglichte eine Reindividualisierung der Gruppenmitglieder, die in reiferer Form mit Trennung, Kränkung und Verlust ihrer Allmachtsillusion umzugehen gelernt hatten und, sich in den anderen erkennend, die menschliche Begrenztheit nun besser akzeptieren konnten.

Trauma und Traum. Der geschilderte Gruppenverlauf ließe sich noch vielfältig ausleuchten und deuten. Auch die verschiedenen Regressionsformen könnten ausführlicher differenziert werden. Der Lichtkegel der Aufmerksamkeit sollte jedoch auf den Zusammenhang von Setting und Regression gerichtet bleiben, die in diesem Prozeß eine in solcher Deutlichkeit selten zu beobachtende Bedeutung gewonnen haben.

Man kann sich mit Recht fragen, ob die Gruppe zu einer therapeutisch nutzbaren Regression gefunden hätte, wenn sie die Erfahrung des Rahmens und seiner Funktion durch dessen Verlust und Wiederherstellung nicht hätte machen können. Anders gesagt: Die *Angst vor der Regression*, vor dem Blick oder gar Sturz in den Abgrund war *durch die fehlende Wahrnehmung eines Schutz und Sicherheit gewährenden Rahmens* (→Setting) — dessen Verletztheit auch der Analytiker zu Beginn nicht wahrgenommen hatte — so groß, daß die Ich-Funktionen der Teilnehmer an vertrauten Positionen, so unzureichend sie auch immer sein mochten, unbedingt festhalten mußten, um sich zu schützen.

Der klinische Tod des Analytikers und sein Überleben bedeuteten in diesem Kontext nicht nur ein Trauma, eine zur schrecklichen Realität gewordene Phantasie. Die Gruppe hat dadurch auch die Erfahrung gemacht, daß es möglich ist, aus Todesnähe zurückzukehren. Die Angst vor Regression ist nämlich immer auch eine *Angst vor dem Tod*. Die Selbst-Erfahrung des Grenzbereichs zwischen Leben und Tod ermöglicht, anders zu leben, leichter, spielerischer im kreativen Sinn, befreiter von der Last der eigenen Bedeutungsschwere.

Dies kann auch als *Rückgewinnung einer Traumfunktion* verstanden werden. Traum nämlich, so wie Meltzer (1988) ihn konzipiert, hat nicht nur eine Reizschutzfunktion, sondern bildet eine denkende, problemlösende, schöpferisch phantasierende „Traumhülle" (Anzieu, 1991, S. 282), in der die Angst vor der grausamen Übermacht der Realität erträglich wird (→Gruppenphantasien).

Die *aktuelle Beobachtung*, daß in analytischen Settings, insbesondere in Gruppen, die als Ganzes behandelt werden, die Möglichkeiten und Fähigkeiten zur Regression geringer zu werden scheinen, und daß antiregressive Tendenzen zunehmen (→Kultur und Gruppe — Gruppenkultur), könnte u.a. mit zwei Faktoren zusammenhängen: daß die *Sozialisation* immer weniger Grenzerfahrungen bietet, die so traumatisch sind, daß sie nicht integriert werden können; und daß die Realität über die *Massenmedien* mit ihrer Gleichschaltung von Raum, Zeit und Gewichtung von Ereignissen immer totalitärer erlebt wird, gegen die nur die Angleichung und damit der Verlust des Eigen-Sinns oder die Flucht unter Preisgabe des Realitätssinns als Ausweg erscheint. Die Aufgabe der Psychoanalyse hieße dann, verstärkt die Aufmerksamkeit auf das Setting zu richten, um den reflexiven Standort zurückzugewinnen oder überhaupt erst einmal zu erobern, damit *Leben* möglich wird und *nicht nur Überleben.*

Das letzte Wort soll Adorno (1973, S. 266) haben, der die eben skizzierten Überlegungen zur Regression anhand des Liedes von den zwei Hasen „Zwischen Berg und tiefem, tiefem Tal" viel poetischer und humorvoller so formuliert hat:

„Vernunft kann es nur in Verzweiflung und Überschwang aushalten. Es bedarf des Absurden, um dem objektiven Wahnsinn nicht zu erliegen. Man sollte es den beiden Hasen gleichtun; wenn der Schuß fällt, närrisch für tot hinfallen, sich sammeln und besinnen, und wenn man noch Atem hat, von dannen laufen. Die Kraft zur Angst und die zum Glück sind das gleiche: das schrankenlose, bis zur Selbstpreisgabe gesteigerte Aufgeschlossensein für Erfahrung, in der der Erliegende sich wiederfindet. Was wäre Glück, das sich nicht mäße an der unmeßbaren Trauer dessen, was ist? Denn verstört ist der Weltlauf. Wer ihm vorsichtig sich anpaßt, macht eben damit sich zum Teilhaber des Wahnsinns, während erst der Exzentrische standhielte und dem Aberwitz Einhalt geböte. Nur er dürfte auf den Schein des Unheils, die 'Unwirklichkeit der Verzweiflung' sich besinnen und dessen innewerden, nicht bloß, daß er noch lebt, sondern daß noch Leben ist. Die List der ohnmächtigen Hasen erlöst mit ihnen selbst den Jäger, dem sie seine Schuld stibitzt."

Birgitt Ballhausen-Scharf

Literaturempfehlungen

Heigl-Evers, A. & Rosin, U. (1984). Steuerung regressiver Prozesse in Therapiegruppen. Zeitschrift für Psychosomatische Medizin und Psychoanalyse, 30, 134-149.

Heinz, R. (1986). Über Regression. In D. Eicke (Hg.),: Sigmund Freud — Leben und Werk. Die Psychologie des 20. Jahrhunderts, Bd. 1 (S. 487-493). Weinheim: Beltz.

Kernberg, O.F. (1988a). Regression in Gruppen. In ders., Innere Welt und äußere Realität. Anwendungen der Objektbeziehungstheorie (S. 239-267). München: Verlag Internationale Psychoanalyse.

Kernberg, O.F. (1988b). Regression in Organisationen. In ders., Innere Welt und äußere Realität. Anwendungen der Objektbeziehungstheorie (S. 268-288). München: Verlag Internationale Psychoanalyse.

König, K. (1976). Übertragungsauslöser — Übertragung — Regression in der analytischen Gruppe. Gruppenpsychotherapie und Gruppendynamik, 10, 220-232.

Leuner, H. (1978). Regression. Die Entwicklung des Begriffs und ihre Bedeutung für therapeutische Konzepte. Zeitschrift für Psychosomatische Medizin und Psychoanalyse, 24, 301-318.

Scheidlinger, S. (1968). The concept of regression in group psychotherapy. International Journal of Group Psychotherapy, 18, 3-20.

Konflikt

Innere, insbesondere unbewußte Konflikte sind das zentrale Thema der Psychoanalyse. In der Beschäftigung mit ihnen liegt die innovative Kraft psychoanalytischer Therapie. Mentzos (1982, S. 75) betont, daß die innerseelischen Konflikte ursprünglich oft äußere Konflikte waren, die nicht befriedigend gelöst werden konnten. So läßt sich in der Analyse von Gruppen beobachten, wie introjizierte äußere Konflikte im Netzwerk der Gruppe wieder nach außen gebracht und damit einer Bearbeitung zugänglich werden. *Als „Kern der Neurose"* (ebd., S. 142ff.) *kommt dem Konflikt in der Therapie eine zentrale Stellung zu, und als oberstes Behandlungsziel gilt es, diesen Konflikt in den Übertragungen* (→Übertragung — Gegenübertragung) *erlebbar zu machen, um ihn zu lösen.*

Kasuistik. In der Mitte eines Raumes: ein Kreis von zwölf Stühlen. Nach und nach kommen Männer und Frauen zur Tür herein und setzen sich. Manche sind zielstrebig, andere brauchen länger, bis sie den richtigen Platz gefunden haben. Manche lachen, andere wühlen in ihren Taschen; Gespräche, einer bietet Bonbons an. Als die Analytikerin eintritt, wird es still. Aus dem Zusammentreffen von Menschen entsteht eine analytische Gruppe. Schweigen. Einzelne Teilnehmer schauen sich an, andere blicken zu Boden oder zur Decke. Jeder sucht sich eine geeignete Sitzposition, viele führen die Hände zum Mund oder an die Wange.

Schließlich ergreift Frau T. das Wort. Sie hat sich der Analytikerin gegenüber gesetzt. Sie habe immer sehr viel Angst zu sprechen und sei auch jetzt sehr aufgeregt. Sie befürchte, den anderen

Zeit zu stehlen, und sie habe auch Angst vor der Kritik an dem, was sie sagt. Vielleicht finden es die anderen ja uninteressant oder blöd. Frau T. erinnert sich daran, daß ihre Mutter ihr stets eines vermittelt hat: „Was Du sagst, ist nicht wichtig." Sie habe neben ihrer Mutter keinen Raum gehabt. Nun erzählt Frau T. auch von ähnlichen Gefühlen am Arbeitsplatz und in ihrer Ehe. Sie redet sich warm, trotzdem bleibt ihre Stimme die ganze Zeit leise und im Ton weinerlich.

Nachdem Herr S. eine ganze Weile lang unruhig auf seinem Stuhl herumgerutscht ist, unterbricht er sie. Er könne sich dieses Gejammere nicht mehr weiter anhören. Er habe das Gefühl, daß sie nun ihm die Luft zum Atmen nehme; sie mache sich hier furchtbar breit, wie ihre Mutter. Frau T. ist sehr gekränkt darüber, so „abgewürgt" zu werden, und sieht ihre Befürchtungen bestätigt. Sie versinkt wieder in Schweigen und lehnt es entschieden ab, weiter über sich zu sprechen. Daraufhin beginnt Frau L., über ein Erlebnis mit ihrer Mutter zu berichten.

Der Einfluß des Settings auf die Konflikte. Bei der Analyse von Gruppen müssen jene gruppenspezifischen Besonderheiten berücksichtigt werden, die den Konflikten ihre Gestalt geben:

Die nonverbale Kommunikation. Die Patienten wählen zu Beginn einen Platz, der eine bestimmte Beziehung zu anderen Plätzen hat. Man sitzt einander gegenüber, sieht die anderen Teilnehmer und wird gesehen. Angesehen werden und dies selbst zu sehen (im Unterschied zur Einzelanalyse im Liegen — auch hier wird man gesehen, jedoch ohne selbst zu sehen), bedeutet für die meisten Menschen, beurteilt zu werden. Darauf bezieht sich ein Großteil der Ängste der Teilnehmer (Herdieckerhoff, 1985; König & Lindner, 1991, S. 45ff.).

Die Spannung. Die Menschen im Stuhlkreis bilden mit ihren Erwartungen, Wünschen, Plänen und ihren Geschichten ein Netzwerk, das als Spannung spürbar ist, auch wenn nichts ausgesprochen wird. Es reicht zu wissen, daß jeder der Anwesenden mit einem Leidensdruck da ist. Erzähltes und Gedachtes weichen stellvertretend die Abwehr der einzelnen Teilnehmer auf.

Die Non-Abstinenz. Bis auf den oder die Leiter sind die Menschen im Gruppenraum nicht abstinent (→Grundregeln). Im Gegenteil, sie reagieren ausgesprochen nicht-therapeutisch aufeinander: leidenschaftlich, wütend, ängstlich, erfreut über ein Symptom des anderen, weil es entlastet, oder auch beunruhigt darüber, weil es an etwas Eigenes erinnert, voller Mitleid oder voller Häme. Zudem bestehen die Beziehungen auch außerhalb des analytischen Raumes weiter, mehr oder weniger intensiv.

Die Übertragungsvielfalt. Die Teilnehmer der Gruppe stellen — je heterogener die Gruppe ist, desto mehr — füreinander Übertragungsauslöser (→Übertragung — Gegenübertragung) dar. Das bedeutet: Jedes Gruppenmitglied erlebt in der Beziehung zu den anderen

„Gefühle, Phantasien und Abwehrhaltungen und letztlich [...] Beziehungsrepräsentanzen, in die die mehr oder weniger phantasmatische Verarbeitung früherer traumatisierend und konflikthaft erlebter Interaktionsprozesse mit wichtigen Bezugspersonen des Kindes eingegangen ist." (Mertens, 1990-91/II, S. 186)

Die Gruppe als Ganzes ist ein besonders starker Übertragungsauslöser für Mutterobjekt-Beziehungen.

Gruppentypische Konfliktebenen. In der Gruppe gibt es Konflikte zwischen den Patienten, zwischen Patienten und Leitern, zwischen den Leitern und schließlich zwischen den Konzepten der Einzel- und Gruppenanalyse, falls diese parallel stattfinden.

In sehr „jungen" und sehr „braven" Gruppen gibt es kaum *Konflikte untereinander.* Einer nach dem anderen erzählt über Konflikte, die er außerhalb der Gruppe mit seinem Vorgesetzten, dem Partner oder der Partnerin hat. Die Gruppenteilnehmer selbst merken allerdings rasch — vor allem über den Umweg des Gefühls der Langeweile -, daß es sich bei diesen Erzählungen auch um Vermeidung und Widerstand handelt. *Je lebendiger die Gruppe ist, desto mehr wagt sie, Konflikte untereinander wahrzunehmen, umgekehrt beleben wahrgenommene Konflikte den Gruppenprozeß.*

Die *Konflikte zwischen Gruppenteilnehmern und Leitern* unterscheiden sich von den Konflikten in der Einzelanalyse hauptsächlich dadurch, daß es unter den Patienten Bündnisbildungen, aber auch Ausgrenzungen gibt. Beides erschwert die Analyse von Übertragung und Widerstand.

Konflikte kann es in der Gruppe auch *zwischen den Leitern* geben. Manche Leiterpaare sind besonders konfliktanfällig: zum einen solche mit einer großen *Altersdifferenz,* zum anderen jene, die ihre *Beziehung als Mann und Frau nicht geklärt* haben, und schließlich die, deren Partner in einem Weiter*bildungsverhältnis zueinander* stehen. Besonders kompliziert kann die Beziehung dann sein, wenn die →Co-Leitung von einem Weiterbildungskandidaten oder einer Kandidatin durchgeführt wird, die vormals LehranalysandIn des Leiters oder der Leiterin war. Das zentrale Thema der Konkurrenz (→Rivalität) ist immer virulent. Seismographisch erspürt die Gruppe solche Konflikte und reagiert darauf, möglicherweise noch bevor die Leiter selbst die ungeklärte Differenz als Problem bemerken.

Konflikte ergeben sich auch regelmäßig, wenn *Einzelstunden und Gruppenstunden parallel bei demselben Analytiker* (→Setting) stattfinden (Yalom, 1989, S. 393ff.). Barry (1966, S. 179f.) hingegen vertritt die Ansicht, dies sei eine Möglichkeit, die „therapeutische Aktivität zu steigern", merkt aber an:

„Bekanntlich verlangt die Koordination des therapeutischen Fortschritts in der Gruppen- und Individualbehandlung Geschicklichkeit und eine ständige Kontrolle darüber, daß der Patient nicht die eine Art der Behandlung in den Dienst des Widerstands stellt, so daß er Material in einer privaten Sitzung vorbringt, das in eine Gruppenstunde gehört und umgekehrt."

Bemerkenswert erscheint mir, wie mit den Begriffen „Geschicklichkeit" und „Kontrolle" die Konflikte, die ein solches →Setting mit sich bringt, verdeckt werden und gleichzeitig suggeriert wird, das Problem sei allein der →Widerstand des Klienten. Woher soll dieser aber wissen, was in die eine und was in die andere Stunde „gehört"? Und warum sollte er die dem Setting immanente Spaltung nicht in seinem Sinne nutzen, d.h. jeweils dort Erlebnisse zu bearbeiten, wo sie ihm am wenigsten Angst machen? Weiß denn der Analytiker besser, „was wohin gehört"? Wie geht er mit dem Wissen, das er aus der „privaten" (sic!) Sitzung hat, in der Gruppensitzung um? Gehört die „Kontrolle" der Äußerungen des Klienten zu seiner Aufgabe? Ob dieser *iatrogene Konflikt* zur Reifung beiträgt, ist fraglich, wahrscheinlich verwirrt er alle Beteiligten nur unnötig.

Gruppentypische Konfliktthemen. Zwei typische Themen sollen skizziert werden: die Konkurrenz und die Dialektik von Bindung und Autonomie.

In der Gruppe gibt es eine reale Konkurrenz um die knappen Güter „Zeit" und „Aufmerksamkeit". Es geht um die Zeit zu spre-

chen und um die Aufmerksamkeit des Leiters oder der Leiterin sowie der anderen Gruppenteilnehmer. Die Eifersucht (→Rivalität)
des Einzelklienten auf die anderen Klienten des Analytikers ist
leichter als Übertragung erlebbar und bearbeitbar zu machen, während in der Gruppe ja tatsächlich in einer Sitzung nicht Zeit für alle
ist. Dafür wird in der Gruppe eher deutlich, daß es einen individuellen Umgang mit der knappen Zeit und mit dem Konflikt zwischen den eigenen Ansprüchen und denen der anderen gibt.

Typisch für Gruppen ist weiterhin die *Konkurrenz um die Leitung*, noch typischer ist der Vorwurf an einen Gruppenteilnehmer,
daß er Coleiter sein will. Der Vorwurf richtet sich meist gegen die
größere Distanznahme („Du läßt Dich nicht ein"), stellt aber nicht
selten auch eine Reaktion auf die Verletzung einer impliziten
Gruppennorm — „Wir sind alle gleich" — dar.

In Gruppen gibt es auch eine meist *unbewußte Konkurrenz um
die Frage, wer am kränksten ist und daher den Therapeuten am
nötigsten braucht oder wer diesem besonders nah ist, weil er ge-
sund* — in eine frühkindliche Szene rückübersetzt: schon „groß" —
ist. Aus diesem Grund ist es besonders konfliktträchtig, wenn die
Gruppe sich aus „kranken/kleinen" Patienten und „gesunden/gros-
sen" Weiterbildungskandidaten zusammensetzt.

Die Gruppe bietet dem einzelnen Teilnehmer Kontakt, Intimität
und manchmal einen „Ersatzfreundeskreis" um den Preis einer
teilweisen Aufgabe der Unabhängigkeit. Wenn wir mit Mentzos
(1982, S. 130) annehmen, daß *alle Grundkonflikte* sich als „ *Variationen des zentralen Gegensatzes zwischen Bindung und Abhängigkeit einerseits und Autonomie und Selbstverwirklichung andererseits"* verstehen lassen, so können wir in Bezug auf die Gruppe
folgern, daß sie bevorzugt diesen zentralen Gegensatz konflikthaft
thematisiert, hinter dem die individuellen Konflikte dagegen möglicherweise zurückstehen.

Die Gruppe mit ihrer Forderung nach Verbindlichkeit und dem
Anspruch, über die einzelnen Teilnehmer informiert zu sein,
scheint vor allem die Bindungsbedürfnisse auf Kosten der Selb-
ständigkeitsbedürfnisse zu befriedigen (→Regression). Diese For-
derungen können sich zusammen mit den Ängsten der Teilnehmer
vor der Selbständigkeit zu einer Norm summieren, die da heißt:
„Wer selbständig ist, wird bestraft". Es gehört zu den Aufgaben
des Leiters, zu verdeutlichen, daß die Annahme, beide Bedürfnisse
könnten nie zugleich befriedigt werden, eine Spaltung in die Pole

Symbiose vs. Isolation aufgrund einer traumatisierenden Lebensgeschichte ist.

Kasuistik. Frau E. erzählt Mitte März, daß sie im Januar schwanger war und einen Abbruch hat vornehmen lassen. Die Gruppenteilnehmer reagieren äußerst empört, daß sie darüber nicht informiert wurden und Frau E. ihre Entscheidung ohne Auseinandersetzung mit ihnen getroffen hat. Frau E. ist verärgert über den Anspruch der Gruppe, „alles" von ihr wissen zu wollen und beharrt darauf, daß sie nicht früher darüber habe sprechen können. Es dauert eine ganze Weile, bis sie sehen kann, daß ihre Weigerung, sich „kontrollieren" zu lassen, auch eine Zurückweisung von Hilfe und eine Abwertung der anderen ist: „Die können mir sowieso nichts sagen". Der Zusammenhang mit schmerzhaften kindlichen Erlebnissen, daß die gebrauchte und erwünschte Hilfe nicht gewährt wurde, wird ihr erst später deutlich. Einzelne Gruppenteilnehmer erinnern sich plötzlich an wichtige Entscheidungen, die sie „vergaßen", der Gruppe zu erzählen. Frau E. hatte also auch die Rolle eines Sündenbocks, der die Angst aller, sich zu sehr einzulassen und zu abhängig zu werden, auf sich nehmen sollte, um von den anderen für diese Angst bestraft werden zu können.

Gruppentypische Konfliktinszenierungen. Anhand des Eingangsbeispieles können wir sehen, was mit dem intrapsychischen Konflikt in der Gruppe geschieht. *Jeder Gruppenteilnehmer inszeniert seine Konflikte unbewußt unter „Verwendung" der übrigen Teilnehmer.* Dabei erscheinen die Konflikte in einem ganz neuen Licht. Die übrigen Teilnehmer lassen sich nämlich nicht einfach „verwenden", wie das der Analytiker in der Einzelsitzung phasenweise mit sich tun läßt. Sie bringen sich vielmehr so ein, wie sie sind, sie re-agieren und steuern mehr oder weniger bewußt ihre eigenen Anteile bei. Die Inszenierung selbst erzeugt aktuelle Konflikte unter den Teilnehmern.

Frau T. verhält sich in der Angst, zu kurz zu kommen und mißachtet zu werden, wie ihre Mutter und gestaltet eine Szene, in der die antizipierte Zurückweisung eintreten muß. Der „Mitspieler" — Herr S. — ist diejenige Person in der Gruppe, die aufgrund ihrer Geschichte besonders scharf und vernichtend auf Übergriffe reagiert. Hier greifen die Lebensgeschichten so ineinander, daß der eine tatsächlich tut, was der andere befürchtet. Für alle an der

Inszenierung beteiligten Personen ist es schwierig, die realen und die übertragenen Beziehungen zu unterscheiden, weil alte und neue Konflikte sich laufend vermischen. *Der für die Gruppendynamik so typische Mechanismus der projektiven Identifizierung birgt die Gefahr, daß sich intrapsychische Konflikte in „normale" zwischenmenschliche Konflikte hinein auflösen:* „Herr S. und Frau T. können sich halt nicht leiden." Ein Warnsignal für eine solche „Verflachung" als Abwehr des eigentlich Ängstigenden ist es auch, wenn es zunehmend um schwierige Personen außerhalb der Gruppe geht (die Frau, die Mutter, der Chef, die Nachbarin).

Gruppentypische Konfliktbearbeitung. Die neurotischen Konflikte werden in der therapeutischen Beziehung erst bearbeitbar, wenn sie in dieser Beziehung erlebt werden. Mertens (1990-91/I, S. 139f.) formuliert diesen Prozeß des Durcharbeitens für die Einzelanalyse so:

„der Patient [erfährt] eine Vielfalt von Wünschen, Affekten, Stimmungen mehr oder weniger konflikthafter Art, die alle mit der Person des Analytikers zu tun haben und Angst-, Scham- und Schuldgefühle hervorrufen. Die Haltung des Analytikers ermöglicht ein Wiederaufleben und ein Wiedererfahren kindlicher Konfliktkonstellationen in einer neuen und angstfreien Beziehung.
[...] Was heißt nun Auflösung der Übertragung? Alle Konstellationen und Konflikte, die während des Verlaufs der analytischen Behandlung mit dem Analytiker erlebt werden [...] sollen auf ihren angemessenen Kern zurückgeführt werden. Dazu müssen infantile Anteile der Konflikte und deren spätere Abkömmlinge ins Bewußtsein zugelassen werden und Angst, Scham- und Schuldgefühle auf ihre Berechtigung angesichts der jetzigen Beziehung mit einem verständnisvollen, wohlwollenden, nicht verurteilenden und bestrafenden Therapeuten überprüft werden [...]."

Wie anders muß der Verlauf der Neurosenbearbeitung in der Gruppe sein. Dort gibt es keine exklusive dyadische Beziehung, dort steht der Patient nicht immer im Mittelpunkt, und die Gruppenteilnehmer sind nicht unbedingt verständnisvoll, wohlwollend und nicht-verurteilend, sondern sie reagieren ganz im Sinne ihrer eigenen Konflikte und strukturellen Defizite. Sie freuen sich über ein Symptom, weil es ihr eigenes Unbehagen entlastet, oder reagieren panisch, weil es gut Abgewehrtes ins Bewußtsein zu bringen droht. Sie reagieren grob oder beschwichtigend — oder geben zielsicher, aber zum falschen Zeitpunkt eine richtige Deutung.

Für die Gruppenanalyse besteht die therapeutische Aufgabe ebenfalls darin, die kindlichen Konfliktkonstellationen wieder aufleben zu lassen. Zusätzlich aber muß der Gruppenanalytiker (→ Gruppenleitung) dafür sorgen, Scham- und Schuldgefühle (→Affektdynamik) möglichst klein zu halten und die Externalisierung der Konflikte in die Gruppe hinein wieder rückgängig zu machen, ohne die je eigenen Anteile der mitspielenden Gruppenteilnehmer zu übersehen. Es müßte also sowohl Frau T. deutlich werden, wie sie ihre Erfahrungen neurotisch verarbeitet, und es müßte auch Herrn S. bewußt werden, daß es kein Zufall ist, daß gerade er so reagiert hat. Der Leiter darf die *Tendenz der Gruppe, zu ihrer eigenen Entlastung den inszenierten Konflikt als Ganzes wieder an die Person, von der er ausging, zurückzuweisen,* nicht unterstützen. Er muß die neurotische Verstricktheit aller im Bewußtsein behalten, auch seine eigene, die, bedingt durch das Setting, größer ist als in der Einzelanalyse.

Welche Veränderung erfährt das klassische analytische Durcharbeiten durch die Anwesenheit nicht-abstinenter Dritter? Es wird verzögert oder beschleunigt, hat aber auf jeden Fall eine andere Qualität, weil sich alle daran beteiligen. In der Gruppe vervielfacht sich der →Widerstand. Bei der skizzierten „Zurückweisungstendenz" handelte es sich um die Variante *„Nur einer hier ist neurotisch — der Rest therapiert ihn".* Im Grunde handelt es sich um einen Widerstand gegen die Auflösung der Übertragungen. Als Beleg sei an die diskutierte Eingangsszene angeknüpft:

Frau L. „springt" Frau T. zur Seite und erklärt, daß sie Herrn S. und überhaupt die ganze Gruppe als aggressiv und abwertend erlebe und im übrigen Frau T's Mutter ganz schrecklich finde, so wie ihre eigene Mutter auch. Damit wäre der Konflikt aufs erste befriedet.

Die „konzertierte Aktion" im Gruppenraum. Bei der Bearbeitung der Konflikte bedient sich *die Gruppe* vor allem zweier Methoden. Sie *glaubt an Heilung durch Erklärung und an Heilung durch Normierung.* Das manifestiert sich in den verbalen Reaktionen auf vorgebrachte Erfahrungen. „Das machst Du so, weil..." oder „Bei mir war es ganz genauso (also ist es ziemlich normal)" oder „Die Männer sind halt alle so".

An die heilsame Kraft der Normierung glaubt auch Battegay (1966, S. 37). Er beschreibt es als einen Vorteil von Gruppen, daß sich „in der Kollektivsituation krankhaftes Verhalten viel eher als solches erweisen wird als in der Abgeschiedenheit der klassischen psychoanalytischen Situation [...] im gesellschaftlichen Rahmen der Gruppe [wird sich] eine Äußerung oder eine Verhaltensweise viel rascher als abwegig erweisen." Und schließlich: „Je mehr ein Beteiligter von der Gruppennorm abweicht, desto eher hat er die Möglichkeit, zu einer Einsicht in das Abweichende seines Strebens und Handelns zu kommen." *Wenn wirklich Konflikte durchgearbeitet werden sollen, so ist sicher der Hinweis auf deren Abwegigkeit die schlechteste Einladung dazu*, wenn nicht eine echte „Killerphrase".

Ein Erklärungsklischee, das in Gruppen häufig vorkommt, ist die Rückführung des Problems auf einen Konflikt zwischen Es und Ich gegen Über-Ich (Mentzos, 1982, S. 120ff.). Frau T. bekommt zu hören, daß sie in Wirklichkeit stinksauer auf die Gruppe sei und sich nur nicht traue, ihre Wut rauszulassen. Ein anderes Klischee ist: „Wenn es Dir schwer fällt, etwas zu tun, dann willst Du es in Wirklichkeit gar nicht tun". Es legt die Konfliktlösung per Negierung der Ambivalenz nahe: „Dann tu es doch einfach nicht."

Während es in der Gruppe für die einzelnen Gruppenteilnehmer selten möglich ist, in einer Sitzung oder über mehrere Sitzungen hinweg stringent an ihren Themen zu bleiben, gibt es auf die ganze Gruppe bezogen doch einen typischen Verlauf der Konfliktlösungssequenzen mit einem Abschluß. Interessante Überlegungen zum gemeinsamen Konflikt der Gruppe und zur kollektiven Lösungsfindung bietet das „Gruppenfokalkonflikt-Modell" von Stock-Whitaker und Lieberman (1965). In der Einzelanalyse muß die Spannung, die in einer Sitzung nicht gelöst werden konnte, bis zur nächsten Sitzung gehalten werden. Der Analytiker als Konfliktpartner per Übertragung bleibt, wenn er sich abstinent hält, so unmanipulierbar, daß der gerade bearbeitete Konflikt tatsächlich nie ganz externalisiert wird. Der dadurch herrschende Zustand der Schwebe erzeugt eine innere Unruhe, die das weitere Bearbeiten des Konfliktes psychisch notwendig macht. Ganz anders in der Gruppe. Da man sich immer zumindest kurze Zeit außerhalb des therapeutischen Settings sieht, ist es leicht möglich, dem Drang nach Entlastung und Erlösung nachzugeben. Man kann Bonbons verschenken. Man kann sich entschuldigen. „Hab's nicht so bös gemeint" oder „Das war mein Fehler" ermöglichen es, den Konflikt befriedet draußen zu lassen. In der nächsten Sitzung sind genügend andere da, die etwas sagen wollen. Die Bearbeitung des Konfliktes ist bis auf weiteres verschoben.

In mancher Hinsicht nimmt die *Gruppe* aber auch dem Leiter einen Teil seiner Arbeit ab und *beschleunigt das Durcharbeiten:*

zum einen, *weil die Gruppe Symptome sehr viel schneller und direkter als Pseudolösungen für Konflikte entlarvt und anspricht, zum anderen dadurch, daß Konfliktbearbeitungen auch stellvertretend erfolgen können.* Die Arbeit des einen zeigt bei allen anderen Wirkungen.

Kasuistik. Frau P. erzählt, daß sie zu Weihnachten von ihrer Mutter einen bunt bedruckten Pulli geschenkt bekommen habe, obwohl sie solche Pullover nicht mag und ihre Mutter das auch wisse. Sie sei darüber vor allem traurig und irgendwie verärgert. Daraufhin wird Frau B. sehr wütend auf die Mutter von Frau P. und spricht die Aggression aus, die in einem solchen Geschenk steckt. Sie zeigt wesentlich mehr emotionale Betroffenheit als Frau P., die nun ihrerseits erstmals in Erwägung zieht, daß ihre Mutter aggressiv ist und daß sie selbst wütend auf sie sein könnte.

Durch die Reaktion von Frau B. wird der eigentliche Konflikt deutlicher. Da eine andere Person stellvertretend Gefühle zuläßt, wird der Widerstand nicht sofort aktiviert. Frau P. ist in der Lage, sich eine Tatsache ruhig anzusehen, die sie bisher immer abwehren mußte.

Andrea Eckert

Literaturempfehlungen

Hohage, R. (1985). Das Selbst zwischen Ambivalenz und Ambiguität. Zur Theorie des unbewußten Konflikts. Forum der Psychoanalyse, 1, 189-200.

Killingmo, B. (1989). Conflict and deficit: implications for technique. International Journal of Psycho-Analysis, 70, 65-79.

Lindner, W.-V. (1988). Von der Inszenierung innerseelischer Konflikte in der Gruppe. In D. v. Ritter-Röhr (Hg.), Gruppenanalytische Exkurse (S. 71-77). Berlin: Springer.

Luborsky, L. & Kächele, H. (Hg.) (1988). Der zentrale Beziehungskonflikt. Ein Arbeitsbuch. Ulm: PS 2-Verlag.

Mentzos, S. (1982). Neurotische Konfliktverarbeitung. Frankfurt/M.: Fischer.

Müller-Pozzi, H. (1985). Identifikation und Konflikt. Die Angst vor Liebesverlust und der Verzicht auf Individuation. Psyche, 39, 877-904.

Widerstand

Im „Abriß der Psychoanalyse" skizziert Freud (1940a, S. 104ff.) ein Modell des psychoanalytischen Prozesses, in dem das Konzept des Widerstandes zentral ist. Es reflektiert das irritierende Phänomen, daß Analysanden ihre Behandlung mit dem (bewußten) Wunsch aufnehmen, von ihren Beschwerden und Symptomen befreit zu werden, gleichzeitig aber (unbewußt) die Neustrukturierung ihres Erlebens hintertreiben, ohne die sich ihr Wunsch nicht erfüllen kann.

Allgemein verweist das Konzept eines Widerstandes, der bewußt, vorbewußt oder unbewußt sein kann, auf eine *Dialektik von Veränderung und Beharrung* (Fischer, 1989), die jede Art von Psychotherapie prägt (Petzold, 1981; Schigutt, 1985; Wittmann & Wittmann, 1984). Aber nur die Psychoanalyse nimmt für sich in Anspruch, daß ihre Theorie „über der Wahrnehmung des Widerstands aufgebaut" (Freud, 1933a, S. 74) ist.

Diesem Selbstverständnis zufolge hängt der *Erfolg* einer psychoanalytischen Behandlung maßgeblich davon ab, daß es dem Analytiker im Rahmen eines tragfähigen Arbeitsbündnisses mit dem Analysanden gelingt, *den unbewußten Widerstand bewußt zu machen*, der im Verlauf des psychoanalytischen Prozesses mobilisiert wird, um den Zugang zu unbewußten Erlebnisinhalten zu verstellen und dadurch die aus einer Bewußtseinserweiterung resultierenden Veränderungschancen zu vereiteln.

Diese für die Einzelanalyse formulierte Position behält auch unter den veränderten Behandlungsbedingungen der Gruppenanalyse ihre Gültigkeit.

Widerstand und Abwehr. Oft werden die Begriffe Widerstand und Abwehr synonym gebraucht. Man muß sie aber unterscheiden. In „Einige Bemerkungen über den Begriff des Unbewußten" führt Freud (1912g, S. 435) den Unterschied aus. Er spricht davon, daß „wir ein deutliches Gefühl von Abwehr erhalten", wenn wir an uns selbst versuchen, „wirksames Unbewußtes" bewußt zu machen; versuchen wir dies hingegen bei anderen Menschen, „so erhalten wir die unzweideutigen Anzeichen von dem, was wir Widerstand nennen". Demnach faßt Freud *Widerstand als inter-personalen Effekt von Abwehr*, wobei es ihm vor allem um die Auswirkungen auf den psychoanalytischen Prozeß (L. Stone, 1973b)

geht. Deshalb definiert er lapidar: „Was immer die Fortsetzung der
Arbeit stört, ist ein Widerstand" (Freud, 1900a, S. 495).

Im Unterschied dazu setzt *Abwehr intra-personal* an. D.h.: Die
Abwehr erlebnisstruktureller Konflikte ist der Grund für Widerstand. Analysanden leisten konfliktrelevanten Beziehungsangeboten
ihrer Mitmenschen und insbesondere ihres Analytikers unbewußt
*Widerstand, um ihre lebensgeschichtlich erworbene Abwehr auf-
rechtzuerhalten,* die verhindert, daß Gefühle, Vorstellungen (Phantasien, Erinnerungen) und Handlungsimpulse, die sich von dem
ungelösten →Konflikt herleiten, wiederbelebt, bewußt und damit
unerträglich werden. Da Verdrängung für Freud die prototypische
Abwehr ist, schreibt er, es sei das Interaktionsverhalten von Analysanden „zum Schutz der Verdrängung", das Analytiker bei ihren
„therapeutischen Bemühungen als *Widerstand* verspüren" (Freud,
1926d, S. 189f.).

Mit der Erweiterung psychoanalytischer Behandlungserfahrun-
gen hat sich allerdings die Notwendigkeit ergeben, Abwehr (van
der Leeuw, 1965) in *zahlreiche Abwehrmechanismen* (A. Freud,
1964; Sandler & A. Freud, 1972-73) zu differenzieren. Diese können nach Maßgabe der für ihren Gebrauch erforderlichen Kompetenz, Realitätsprüfungen durchzuführen, entlang verschiedener
„Reifegrade" *hierarchisiert* werden (Moser, 1964; Vaillant, 1971).

Indessen ist die Theorie der Abwehrmechanismen längst noch
nicht hinreichend ausgearbeitet. So dürfte es zweifellos sinnvoll
sein, sie im Rahmen einer „klinischen Entwicklungspsychologie"
(Noam & Kegan, 1982) als *Spezialfälle von Bewältigungsstrategien
(coping)* zu konzipieren (Haan, 1977; Kroeber, 1963; Steffens &
Kächele, 1988).

Wegen der Pluralität der Abwehrmechanismen empfiehlt es
sich, auch von Widerstand im Plural — von Widerstands*formen* —
zu sprechen. Sich ihnen *auszusetzen*, weist Analytikern den Weg,
die Abwehrmechanismen zu *erschließen*, die ihre Analysanden gebrauchen.

Abwehrmechanismen werden *unbewußt* eingesetzt. Von Mechanismen zu sprechen, ist dabei nicht unproblematisch (Schafer,
1968). Denn die nahegelegte *Maschinenanalogie* verleitet zu der
Annahme, auf ein Angst-Signal hin werde stets dasselbe Verhalten
ausgelöst. Indessen *unterschätzt* man damit, daß Analysanden auch
ihre Abwehr mehr oder weniger *situationsgerecht* gestalten. Folglich ist der Widerstand, den sie mit ihrer Hilfe inter-personal er-

richten und unterhalten, ebenfalls nicht starr, sondern den situativen Interaktionsbedingungen angepaßt.

Betont man am Widerstand den inter-personalen Schutz der Abwehr, dann darf man diese freilich nicht nur negativ bestimmen. Denn Abwehrmechanismen leisten eine *Kompromißbildung* — verunmöglichen also nicht nur, sondern ermöglichen auch: Lebensgeschichtlich „wählen" Analysanden nämlich die Abwehrmechanismen, die ihnen im Rahmen ihrer pathologisch eingeschränkten Realitätsprüfung die *größtmögliche Bedürfnisbefriedigung* erlauben. Deshalb fällt es ihnen so schwer, sie aufzugeben. Mithin hat ihr Widerstand die Funktion, ihre Interaktionen mit anderen Menschen, insbesondere mit dem Analytiker, so zu regulieren, daß ihr *eingespieltes psychisches Gleichgewicht gewahrt* bleibt.

Aber nicht alle Abwehrmechanismen setzen intra-personal an. Es gibt auch inter-personale. Während intra-personale Abwehr lediglich Selbst- und Objekt*repräsentanzen* umgestaltet, gehen im Falle *inter-personaler Abwehr* die Interaktionspartner „als *reale, faktisch* wirksame Komponenten [...] in die Abwehrkonstellation ein" (Mentzos, 1988, S. 23). Wer diese Art der Abwehr gebraucht, versucht, den Analytiker und *andere Menschen so zu beeinflussen, daß sie sich tatsächlich passend verhalten.* Gelingt dies, findet die Kompromißbildung eine Bestätigung in der Realität.

Vermutlich werden inter-personale Abwehrmechanismen um so eher gebraucht, je größer die „narzißtische Narbe" (Freud, 1920g, S. 19) ist, die die Erlebnisstruktur des Analysanden entstellt. *Behandlungstechnisch* bereiten sie große *Schwierigkeiten*, weil die aus ihnen resultierenden Widerstandsformen aufgrund des reibungslosen Zusammenspiels mit den eingepaßten Interaktionspartnern überhaupt *nicht als* (delegierter) *Widerstand erlebt* werden.

Vor dem Hintergrund der skizzierten Unterscheidung der Abwehrmechanismen stellt sich die Frage, ob die *Art der Abwehr* nicht einen signifikanten Indikationsindikator (→Indikation) abgeben könnte. Allerdings sollte man keine voreiligen Zuordnungen von intra-personaler Abwehr und Einzelanalyse sowie inter-personaler Abwehr und Gruppenanalyse treffen (Mentzos, 1988, S. 109), da die *theoretisch begründete Unterscheidung empirisch kein Gegensatz* ist (Gerlach, 1985, S. 177f.). Denn alle Selbst- und Objektrepräsentanzen leiten interaktives Verhalten an und dieses wirkt auf sie zurück.

Widerstand in der Gruppe und Gruppenwiderstand. Die für die Gruppenanalyse konstitutive →Grundregel der freien Interaktion schafft eine *Situation der Verunsicherung*, die die Teilnehmer aus ihrem eingespielten pychischen Gleichgewicht zu bringen droht. Deshalb werden die *lebensgeschichtlich erworbenen Abwehrmechanismen mobilisiert* (Coché, 1969; Kellerman 1979, Kap. V, VI). Mit ihrer Hilfe versucht jeder einzelne Teilnehmer, in der Interaktion mit den anderen Gruppenteilnehmern und dem Gruppenleiter(paar) seinen *Selbst-Schutz zu erhalten* — so wenig wie möglich und so viel wie nötig. Folglich leistet jeder den Gruppenprozessen Widerstand, von denen er fürchtet, daß sie ihm diesen Schutz nehmen.

Zwar setzen die einzelnen Teilnehmer zunächst die intra- und inter-personalen Abwehrmechanismen ein, auf die sie sich auch in ihrem Alltagsleben verlassen. Indessen kommt es unter dem Einfluß des „spezifischen Realitätsangebots" der gruppenanalytischen Situation zu einer „Selektion" (Uchtenhagen, 1970, S. 127): Es finden *inter-individuelle Abgleichungen der individuellen Widerstandsformen* statt, was zwangsläufig zu Interaktionskonflikten führt, deren Austragung die erlebnisstrukturellen →Konflikte der Gruppenteilnehmer manifest werden läßt.

In diesem Prozeß ist zwischen Widerstand in der Gruppe und Gruppenwiderstand zu unterscheiden. Als *Gruppenwiderstand* lassen sich *Konstellationen* fassen, *die die gesamte Gruppe*, womöglich inklusive des Leiters oder Leiterpaares, *einbeziehen*. Sie können *homogen* strukturiert sein. *Effektiver* sind freilich Konstellationen, die *aus komplementären psychodynamischen Rollen* bestehen, über die sich die individuellen (intra- und inter-personalen) Abwehrmechanismen verschränken.

Die Errichtung unbewußter Gruppenwiderstände zielt darauf ab, *niemandem* in der Gruppe *die Möglichkeit zu geben,* die in der inter-individuellen Abgleichung der individuellen Widerstandsformen erlebbar werdende *Verletzlichkeit aller Gruppenteilnehmer zur Sprache zu bringen*. Daß es soweit kommt, ist eher selten und dann meist flüchtig. Wenn sich Gruppenwiderstände aber stabilisieren, können sie den gruppenanalytischen Prozeß zum Stillstand bringen.

Sehr viel häufiger ist ein Gruppenleiter mit den im Vorfeld eines Gruppenwiderstandes auftretenden wechselnden Strategien der Gruppenteilnehmer konfrontiert, ihre Widerstandsformen zu vergemeinschaften. Wenn er sich nicht vereinnahmen läßt, gelingt ihnen eine solche Vergemeinschaftung aber meist nur unvollständig. Dabei wird er feststellen, daß es in der Regel die *Grenzlinien gemeinsamer Widerstände* sind, an denen sich die Gesamtgruppe in *Subgruppen* teilt.

Zwar begegnet man Widerstandsformen, die aus der Einzelanalyse bekannt sind, auch in der Gruppenanalyse (Heigl-Evers & Streeck, 1978, S. 2687). Indessen reicht einzelanalytisches Wissen nicht aus. Es bedarf einer ausgearbeiteten Phänomenologie und mehr noch: einer ausgearbeiteten Theorie gruppenspezifischer Widerstandsformen.

Bislang gibt es aber allenfalls eine Anzahl unterschiedlicher Beschreibungen gruppenspezifischer Prozesse, die sich als Widerstandsformen verstehen lassen: „Grundannahmen" (Bion, 1971), „dynamische Kollektivkonstellationen" (Grinberg et al., 1972), „gemeinsame Gruppenspannungen" (Ezriel, 1950), „gruppenspezifische Fokalkonflikte" (Stock-Whitacker & Lieberman, 1965), „Rangordnungsdynamiken" (Schindler, 1960), „psychosoziale Kompromißbildungen" (Heigl-Evers & Heigl, 1979) (→Theoriebildung).

Ein integratives Konzept, das die Interaktionsprozesse für die empirische Vielfalt gruppenspezifischer Widerstandsformen formal und inhaltlich zu differenzieren erlauben würde, *ist noch nicht in Sicht*. Vor diesem Hintergrund zählt das viel diskutierte *Modell der projektiven Identifizierung* (König, 1992) zwar als wichtiger Integrationsschritt. Indessen bleibt es *letztlich zu allgemein, um die notwendigen Differenzierungen zu erlauben*. Anleihen bei der kommunikationstheoretisch orientierten Familientherapie (Buchholz, 1982, Kap. VI) könnten vielleicht hilfreich sein.

Vorrangstellung des Übertragungswiderstandes. Den anspruchsvollsten Versuch in der klassischen Psychoanalyse, Widerstandsformen zu klassifizieren, unternimmt Freud (1926d) in den Nachträgen zu „Hemmung, Symptom und Angst". Dort ordnet er sie nach den Instanzen des psychischen Apparates. Folglich unterscheidet er Widerstände des Ich (*Verdrängungswiderstand, Übertragungswiderstand, sekundärer Krankheitsgewinn*), des Es (*Wiederholungszwang*) und des Über-Ich (*negative therapeutische Reaktion*). Insoweit man das Instanzen-Modell bei Gruppen für brauchbar erachtet (Argelander, 1972, S. 48ff.), kann eine Orien-

tierung an dieser Klassifikation auch für die Gruppenanalyse hilfreich sein.

Freuds Nachfolger haben seine Liste mehrfach ergänzt (Überblick bei Sandler et al., 1973, S. 80f.). Das ganze Unternehmen
vermag allerdings nicht recht zu überzeugen, da meta-psychologische, klinische und behandlungstechnische Klassifikationsgesichts-
punkte sich ständig durchkreuzen. Als durchgängig zeichnet sich
indessen ab, daß dem *Übertragungswiderstand* eine *Vorrangstellung* zukommt: Alle Widerstandsformen, was immer ihr Ursprung
sein mag, beeinflussen die Übertragungsdynamik und damit die
Art und Weise, wie der Analysand den Analytiker erlebt und behandelt. Folglich sind *Übertragungsanalyse und Widerstandsanalyse in der Praxis kaum zu trennen* (→Übertragung — Gegenübertragung).

Nach Gill (1979) müssen strenggenommen *drei Varianten* des
Übertragungswiderstandes unterschieden werden: Die erste Variante richtet sich gegen die *Involvierung des Analysanden in die
Übertragung*, die, da es keine Übertragung ohne →Regression
gibt, immer auch *Regressionswiderstand* ist. Die zweite Variante
verhindert, daß sich der Analysand die *Übertragungsbeziehung*, in
die er spürbar involviert ist, *bewußt macht*. Schließlich führt die
dritte Variante dazu, daß er *an der bewußt gewordenen Übertragungsbeziehung festhält*, weil er nicht auf die mit ihr verbundenen
Befriedigungen verzichtet.

Widerstand leisten sowohl die *negative* als auch die *positive*
Übertragung, wenn sie sich zu einer bestimmten *Intensität* steigern. Dabei bleibt die kontraproduktive Übertragungsliebe erfahrungsgemäß länger unbearbeitet als der kontraproduktive Übertragungshaß, da er dem Analytiker sehr viel weniger Gratifikationen
bietet. Freilich schlägt enttäuschte Übertragungsliebe leicht in
Übertragungshaß um. In beiden Fällen ist das Ziel dasselbe: *im
Affektsturm das Arbeitsbündnis untergehen zu lassen* (→Affekt-
dynamik).

Gruppenanalytisch tritt die erste Variante des Übertragungswiderstandes meist als Bestreben der Gruppenteilnehmer in Erscheinung, sich mit konfliktrelevanten Themen im Stil einer Diskussi-
onsgruppe kundiger, selbst aber nicht betroffener Sachverständiger
auseinanderzusetzen. *Inhalts- und Beziehungsebene* werden *als
nicht zusammengehörig deklariert*, um affektive Verstrickungen zu
unterbinden. Für die zweite und dritte Variante des Übertragungs-

widerstandes ist die Koordination der horizontalen und der vertikalen Übertragungsdimension relevant: Nicht selten ist dabei die Strategie anzutreffen, daß die Gruppenteilnehmer ihre (horizontalen) *Übertragungsbeziehungen untereinander wechselweise gegen ihre* (vertikalen) *Übertragungsbeziehungen zum Leiter(paar) ausspielen* (Deserno, 1984).

Die behandlungstechnischen Implikationen der Differenzierung des Übertragungswiderstandes markieren eine *rekursive Sequenz von Arbeitsschritten*: Der Gruppenleiter muß den Gruppenteilnehmern Raum geben, ihre (horizontalen und vertikalen) Übertragungsbeziehungen bis zu der Intensität von Widerständen zu entfalten, bevor er sie deutet. Hat er sie gedeutet, muß er sie mit ihnen durcharbeiten (Ganzarain Cajiao, 1983).

Ubiquität des Widerstandes. Fragt man Gruppenanalytiker, was typische Widerstandsformen sind, auf die sie bei ihrer Arbeit treffen, bekommt man zu hören:

wiederholtes Fehlen, Verspäten; unregelmäßige Honorarzahlungen; trotziges Schweigen, pausenloses Reden; fortgesetzte körperliche Aktivitäten; Verlassen des Gruppenraumes; einseitige, triviale, belustigende Gesprächsthemen, abrupte Themenwechsel; ausbleibende oder ausufernde Traumerzählungen; unangemessene Körper-Sprache; Indifferenz; deplazierte Gefühle; zu flacher oder exaltierter Gefühlsausdruck; stereotypes Ablehnen und Mißverstehen von Deutungen; übertriebenes Einverständnis mit allen Interventionen.

Eine solche Liste läßt sich beliebig verlängern. Denn alles, was in einer Sitzung und um sie herum geschieht, eignet sich potentiell als Widerstand. Alle Erlebnisinhalte, die Gruppenleiter von Gruppenteilnehmern erfahren, können mitgeteilt oder gezeigt werden, um andere — konfliktrelevante — Erlebnisinhalte der Reflexion zu entziehen: So kommt es vor, daß sich Gruppenteilnehmer in der ausführlichen Besprechung ödipaler Themen ergehen, um nicht über prä-ödipale Themen sprechen zu müssen — und umgekehrt. Oder sie fühlen sich gelangweilt, weil sie ihre Wut nicht ertragen, die wiederum kaschiert, daß sie tief beschämt sind (→Affektdynamik).

Wenn Widerstand derart vielfältig in Erscheinung treten kann, gibt es keine Möglichkeit, ihn unabhängig von der spezifischen Gruppendynamik festzustellen, die zu einem bestimmten Zeitpunkt besteht. Deshalb ist damit zu rechnen, daß *dasselbe Phänomen nicht immer dasselbe bedeutet.* In Anbetracht dieser Komplexität verfallen vor allem *unerfahrene* Gruppenleiter gelegentlich darauf, einen *generellen Widerstandsverdacht* zu erheben. Indem sie dadurch aber die Gruppenanalyse in eine *detektivische Tatbestandsdiagnostik* verwandeln, verlieren sie die Gelassenheit, die sie für eine erfolgversprechende Arbeit an der Veränderung von Erlebnisstrukturen benötigen.

Widerstand und Gegenübertragung. Wenn Freud, wie zitiert, die Feststellung von Widerstand an die Störung der analytischen Arbeit bindet, dann entfaltet diese Bestimmung erst dann ihre volle Bedeutung, wenn man bedenkt, daß es sich dabei in der Praxis um verschiedene gruppenanalytische Konzepte (→Theoriebildung) handelt, die aufgrund einer engen Verbindung mit den verschiedenen Persönlichkeitsstrukturen von Gruppenanalytikern nur als *persönlichkeitsspezifische* Arbeitsstile wirksam werden (→Gruppenleitung). In diesem Sinne kann ein Gruppenleiter *Widerstand nie unabhängig von seinem Arbeitsstil* feststellen. Mehr noch: Die geläufige substantivierende Rede, daß Gruppenteilnehmer einen „Widerstand haben" oder „im Widerstand sind", aber auch die sehr viel angemessenere adverbiale Rede, daß sie sich „widerständig verhalten", verdecken leicht die *Erkenntnisbedingungen* für eine solche Feststellung.

Bereits das →Setting strukturiert vor, was dem Gruppenanalytiker als Widerstand auffällt: Stellt die Grundregel das offene Gespräch der Gruppenteilnehmer in den Mittelpunkt, so sind Schweigen, Reserviertheit und körperliches Handeln erwartungswidrig und erscheinen damit eher als Widerstand denn pausenloses Gerede, auch wenn es affektentleert ist. Da der Gruppenanalytiker als Dienstleistungsunternehmer seine knapp bemessene Zeit an die Gruppenteilnehmer verkauft, vermutet er unpünktliche Sitzungsbeginne sowie Versuche, die Sitzungsdauer zu überziehen, eher als Widerstand denn ein rigides Einhalten des Behandlungsvertrages.

Desgleichen lenkt auch die Theorie der Technik seine Aufmerksamkeit: Begreift er Deutungen als die maßgeblichen Weichenstellungen im gruppenanalytischen Prozeß, so liest er Widerstände bevorzugt an den Reaktionen der Gruppenteilnehmer auf seine Deutungen ab (→Interventionsstrategien).

Die Beispiele sollen deutlich machen, daß der *theoretisch notwendige Unterschied zwischen Widerstand und Wahrnehmung des Widerstandes praktisch verschwimmt.* Denn Gruppenleiter nehmen bestimmte Phänomene des Gruppenprozesses nach Maßgabe ihres

Arbeitsstiles als Widerstand wahr und — falls sie diese Bedingtheit nicht reflektieren — spontan auch für wahr. „Widerstand ist nicht alles, doch ist er eine Betrachtungsweise für alles" (Schafer, 1973, S. 283), mithin eine multifaktoriell determinierte Konstruktion.

In diese Konstruktion gehen immer auch die habituelle Gegenübertragungsbereitschaft eines Gruppenanalytikers, seine aktuelle Gegenübertragung als Gruppenleiter sowie — nicht zuletzt — sein *Gegenübertragungswiderstand* ein, für den man dieselben Varianten wie für den Übertragungswiderstand der Gruppenteilnehmer annehmen kann (*Widerstand, Gegenübertragung zu entwickeln, sie sich bewußt zu machen und sie, obgleich bewußt geworden, aufzugeben*). Behandlungstechnisch ist deshalb von einem Gruppenleiter zu fordern, *Widerstandsanalyse* immer auch als Gegenübertragungsanalyse (König, 1993), insbesondere *als Analyse seines eigenen Gegenübertragungswiderstandes* durchzuführen. Dabei muß er sich stets fragen, welcher nicht wahrgenommene eigene Widerstand (Ermann, 1984, S. 66ff.) sich im wahrgenommenen Widerstand der Gruppenteilnehmer spiegelt.

So kommt es vor, daß sich Gruppenteilnehmer gegen die affektnahe Besprechung eines bestimmten Themas widerständig verhalten, um ihren Gruppenleiter zu schonen, der non-verbal kommuniziert, daß es ihn zu sehr belastet. Indem sie ihn schonen, bekämpfen sie gleichzeitig ihre Angst, ihn zu verlieren: Diese kaschiert aber womöglich den libidinösen Wunsch der Gruppe, in kindlicher Abhängigkeit zu verbleiben, oder den durch eine Reaktionsbildung abgewehrten aggressiven Wunsch, sich des Leiters zu entledigen.

Greifen die Widerstände derart ineinander, kann Wesentliches nicht zur Sprache kommen. Es entstehen dann „Behandlungskrisen", die eine effektive Behandlung „beeinträchtigen oder sogar gefährden" (Ermann, 1987, S. 102). Ein Gruppenleiter darf sich aber auch dann nicht entmutigen lassen. Denn oft sind solche *Krisen* ein „unvermeidbares Durchgangsstadium", das der Integration von bewußt gewordenen unbewußten Erlebnisinhalten bei Gruppenteilnehmern *und* Gruppenleiter(paar) vorausgeht. Insofern enthalten sie „ein kreatives Potential, das in der analytischen Aufarbeitung erschlossen werden muß" (ebd.).

Was seine Arbeit stört, ist für den Gruppenleiter in erster Linie alles, was er zu einem bestimmten Zeitpunkt nicht versteht. Dabei verführt die substantivierende Rede zu der Annahme, es gäbe auch gar nichts zu verstehen, weil Widerstand außerhalb der symbolischen Ordnung läge. In dieser Perspektive machen nur Maßnahmen Sinn, ihn zu umgehen, wenn es nicht sogar zu Versuchen kommt, ihn zu bekämpfen. Erfahrungsgemäß ist beides kontraproduktiv. Denn *Widerstandsformen* liegen nicht außerhalb der symbolischen Ordnung, sondern *müssen als unbewußte Inszenierungen der Gruppenteilnehmer gelten, deren rätselhafte Bedeutung es zu entschlüsseln gilt.*

Ob ein Gruppenleiter zu dieser verstehenden Haltung findet, hängt nicht zuletzt davon ab, ob er den Teilnehmern — pointiert formuliert — ein *„Recht auf Widerstand"* zugestehen kann. Die *Geschichte der Psychoanalyse* lehrt, wie *wenig selbstverständlich* dies ist.

Vom Ärgernis zum Erkenntnismittel. Die Art und Weise, wie man in der klassischen Psychoanalyse über Widerstand sprach und schrieb, läßt erkennen, daß er als *unbotmäßige Subversion oder gar Rebellion gegen die Autorität des Analytikers* wahrgenommen wurde (Schafer, 1983, Kap. 5, 10). Tatsächlich kann man sich kaum dem Eindruck entziehen, daß das Konzept des Widerstandes in Gefahr stand (und immer noch steht), als *moralisches Konzept* behandelt zu werden.

Das rührt nicht zuletzt daher, daß der frühe Freud die Grundregel der freien Assoziation als *Verpflichtung zur Aufrichtigkeit* bestimmt, weshalb der Assoziationswiderstand — Prototyp aller Widerstandsindikatoren — folgerichtig als (bewußte oder unbewußte) „Unaufrichtigkeit" (Freud, 1905e, S. 174f.) erscheint. Diese moralische Einkleidung rückt Widerstandsformen in die Nähe von *Täuschungsmanövern.* Für diese scheinen *Disziplinierungsmaßnahmen* geboten. So jedenfalls propagiert es die Erziehungsideologie, die zu Freuds Zeiten herrscht und Eingang in die frühe Psychoanalyse findet.

Besonders deutlich läßt sich dies an der *Beurteilung der analen Phase* ablesen, die in entwicklungspsychologischer Perspektive als *lebensgeschichtliche Formationsphase der Widerstandsneigung* gilt. Begreift man das zentrale Entwicklungsthema dieser Phase als „Kampf um Autonomie" (Erikson, 1966, S. 78), so fördern *Familienstrukturen,* die das Zusammenleben der Generationen als *Befehlshaushalt* und nicht als *Verhandlungshaushalt* organisieren, kindliches Autonomiestreben nicht. Stattdessen unterwerfen die Eltern ihre Kinder dem historischen Status quo gesellschaftlichen Triebverzichts, der dadurch — beiden — als blindes Schicksal begegnet. Folglich werden alle Bestrebungen von Söhnen und Töchtern, herauszufinden, wie weit es ihnen gelingt, die eigenen Triebbedürfnisse ungehemmt zu befriedigen, als Drohungen erlebt, die soziale Ordnung umzustürzen, die ihren Eltern Sicherheit vermittelt, indem sie diesen erspart, ihren eigenen Triebverzicht als Verlust zu bilanzieren.

Analytiker, die in dieser Tradition stehen, haben meist ein *paternalistisches Selbstverständnis*: Sie wissen immer schon, was das Beste für ihre „Kinder" ist und fühlen sich deshalb auch berechtigt, sie notfalls „zu ihrem Glück zu zwingen". Dadurch wird der Widerstand, der während einer Einzel- oder Gruppenanalyse auftritt, bevorzugt als „analer Trotz" interpretiert, weshalb sich dann an ihm ein *Machtkampf* entfacht, wer in der analytischen Situation das Sagen hat. Als einzig offener Weg bleibt dabei oft nur die Entwicklung einer „anal-sadistischen Kollusion" (Willi, 1975, S. 107ff.) zwischen Analytiker und Analysand(en), die diesen Kampf auf Kosten der notwendigen Bewußtseinserweiterung libidinös besetzt.

Zwar hat Freud (1921c, S. 97) Analysanden ein „Recht" auf Widerstand gegen Suggestion attestiert. Indessen darf dieses — retrospektive — Zugeständnis nicht überspielen, daß er selbst und seine Kollegen die „talking cure" *zunächst* wie eine verbale „Druckprozedur" eingesetzt haben: Mit Widerstand konfrontiert, suchen sie ihn zu *beseitigen*, statt seine Bedeutung zu verstehen. *Eigentlich psychoanalytisch* wird das Verfahren aber erst dann, wenn nicht länger seine Beseitigung das Ziel ist, sondern *Widerstandsanalyse*. Denn sie soll Analysanden in die Lage versetzen, sich ihren Widerstand bewußt zu machen, um ihn aufgeben zu können. Dazu müssen sie aber *einsehen, daß sie selbst es sind, die notwendigen Veränderungen widerstehen*, und mehr noch: *wie und warum sie dies tun*.

Vergleichbar mit den Konzepten von →Übertragung — Gegenübertragung trifft auch für das Widerstandskonzept zu, daß historisch eine allmähliche *Umorientierung* stattgefunden hat. Aus dem Ärgernis wird, indem es *Erkenntnisfunktion* gewinnt, ein *unverzichtbares therapeutisches Mittel*.

Der Ansatzpunkt für diese Umorientierung ist ein triebökonomisches Argument. Unter der Generalannahme, Widerstand zeige

Verdrängung an, geht Freud davon aus, daß die Stärke des Widerstandes in dem Maße zunimmt, wie das Verdrängte zu Bewußtsein zu kommen droht. Folglich kann der Analytiker anhand der *zu- und abnehmenden Widerstandsstärke* erkennen, ob und wieweit er sich den abgewehrten Erlebnisinhalten nähert. Kommt zu dieser quantitativen Betrachtung dann noch das Argument hinzu, daß die *psychodynamische Qualität des Widerstandes* etwas über die *Art der abgewehrten Erlebnisinhalte* verrät, ist der Weg der *Bedeutungsanalyse* beschritten.

Auf diesem Weg läßt das Widerstandskonzept seine negativen Konnotationen hinter sich. Indem man die *adaptive Funktion* von Widerstand erkennt und anerkennt, kann das Konzept sogar zunehmend *positiv konnotiert* werden.

Widerstand und Autonomie. Die *moderne klinische Entwicklungspsychologie*, die die Phasenlehre der klassischen Psychoanalyse *interaktionstheoretisch* reformuliert, thematisiert den pathologischen Widerstand als Spezialfall des Widerstandes, der alle *Entwicklungsprozesse der Selbstbehauptung im Konfliktfeld von Symbiose und Individuation* (Mahler et al., 1978) begleitet. Als *Modellsituation* kann der *Erwerb der Verneinung* (Spitz, 1957) dienen. Vor deren Hintergrund ist Widerstand generell als Mittel „im Kampf zu Errichtung und Wahrung von Identität" (Blanck & Blanck, 1974, S. 241), mithin als „Identitäts-Widerstand" (Erikson, 1970, S. 222f.) zu betrachten:

„Das wichtigste Streben eines jeden Patienten geht dahin, die bisherige Kohärenz seiner Persönlichkeit, egal wie neurotisch diese ist, und sein recht und schlecht ausgeprägtes Selbstwertgefühl aufrechtzuerhalten. Zu diesem Zweck möchte er es auch vermeiden, daß seine grundlegenden kindlichen Konflikte in der neuen zwischenmenschlichen Beziehung mit seinem Analytiker auftauchen und an Leben gewinnen." (Mertens, 1990-91/III, S. 75)

Im Arbeitsbereich der Gruppenanalyse führt diese Sicht dazu, verstärkt auf die *Reinszenierung von Individuationskonflikten* (Greene, 1983) zu achten. Dabei tritt an die Stelle der selbstwertsichernden Persönlichkeitskohärenz, freilich ohne daß diese dadurch prinzipiell weniger schützbedürftig würde, die Kohäsion der Gruppe. *Indem die Teilnehmer nämlich ihre Gruppenkohäsion,* wie sie sich im Laufe der Zeit als spezifische Gruppenkultur (→Kultur der Gruppe — Gruppenkultur) manifestiert, durch ihr widerständiges Verhalten *schützen, betreiben sie indirekt auch Selbst-Schutz.* Denn was Freud (1921c, S. 111) am Beispiel der Religion für den

„Widerstreit von Neurose und Massenbildung" ausgeführt hat, gilt auch für den Gruppenprozeß: Gelingt es, eine Gruppenkultur zu entwickeln, in der die *individuellen Kompromißbildungen in kollektiven Kompromißbildungen* aufgehoben sind, bieten diese „den durch sie Gebundenen den stärksten Schutz gegen die Gefahren der Neurose" (→Großgruppe). Im Extremfall werden die einzelnen Gruppenteilnehmer beschwerde- und symptomfrei, während die Sitzungen immer ritualisierter verlaufen, weil der sich formierende Gruppenwiderstand eine kollektive Pathologie erzeugt.

In Anbetracht dessen muß der Gruppenleiter seine Interventionen mit dem Bewußtsein planen, daß die *Arbeit am Widerstand* immer die *Gefahr einer Destabilisierung der Gruppenkohäsion* mit sich bringt, *die auch die Persönlichkeitskohärenz der einzelnen Gruppenteilnehmer bedroht.* Das heißt: Er darf die *Belastungstoleranz* der Gruppe und ihrer Teilnehmer nicht mißachten, was die Berücksichtigung von Figur-Grund-Effekten einschließt. Deshalb muß der Gruppenleiter auch *prüfen, welchen kollektiven Beitrag ein individueller Widerstand leistet,* bevor er sich an seine Bearbeitung macht (oder sie anderen Gruppenteilnehmern überläßt). Die Bearbeitung selbst verlangt kommunikative Strategien, die bestimmte Phänomene als *Widerstand kenntlich werden lassen, ohne sie reaktiv zu verstärken* (Buchholz, 1993) (→Interventionsstrategien).

Die gebotene Vorsicht bei der Arbeit am Widerstand darf allerdings nicht zu der Fehlannahme verleiten, optimal sei ein psychoanalytischer Prozeß, in dem es erst überhaupt nicht zu Widerstand kommt. Erfahrungsgemäß neigen vor allem solche Einzel- und Gruppen-Analytiker zu dieser Annahme, die sehr auf *Empathie* setzen. Dabei vergessen sie leicht, daß die kreative Mutter-Imago die der „genügend guten" Mutter (Winnicott, 1985a, S. 20) ist: Sie schließt *entwicklungsgerechte Grenzsetzungen* ein. Der Widerstand — zunächst der Mutter, dann des Vaters — erhöht die Widerstandskraft des Kindes, über die es zu seiner Identität finden kann. Der Analytiker reiht sich mit seinem *reflektierten* Widerstand gegen eine Verflachung des Arbeitsbündnisses in diese Entwicklungslinie ein. Deshalb darf man annehmen, daß das *Fehlen von Widerstand* im psychoanalytischen Prozeß sehr wahrscheinlich einen besonders hartnäckigen Widerstand — einen *Widerstand gegen den Widerstand* — anzeigt.

Nimmt man entwicklungspsychologische Erkenntnisse ernst, so setzt eine erfolgversprechende Arbeit am Widerstand ein „optimales Widerstandsniveau" (Kreische, 1990, S. 293f.) voraus, das nach der Ich-Stärke der Gruppenteilnehmer und deren gemeinsamen Arbeitserfahrungen variiert. Dabei trägt jede *gelungene Widerstandsanalyse*, während der die Gruppenteilnehmer ihren kollektiven und individuellen Selbst-Schutz *riskiert* haben, zur *Stärkung des Arbeitsbündnisses* bei und führt gleichzeitig dazu, daß Alles-oder-Nichts-Widerstände in flexiblere Widerstandsformen übergehen.

Widerstand als Beziehungstest. Daß sich Abwehr und Widerstand überhaupt überwinden lassen, führt Freud (1940a, S. 105) letztlich auf einen „natürlichen 'Auftrieb'" der unbewußten Erlebnisinhalte zurück. Er meint damit die *Leibhaftigkeit* der (sozialisierten) Triebbedürfnisse, durch die diese lebenslang auf Befriedigung drängen. Deshalb läßt sich auch ein pathogenes psychisches Gleichgewicht nie dauerhaft stabilisieren. Hinzu kommt, daß *kritische Lebensereignisse*, sowohl zufällige als selbst herbeigeführte, zu denen auch eine psychoanalytische Behandlung gehört, immer wieder *Ungleichgewichte* veranlassen, die *Restrukturierungen* erforderlich machen und dadurch prinzipiell die *Chance einer Optimierung der bisherigen Kompromißbildungen* eröffnen.

Vor allem durch die *Konzeption des Wiederholungszwanges*, der die konservative Natur der Triebe betont, hat die klassische Psychoanalyse eine *problematische Akzentsetzung* betrieben. Denn sie verleitet zu der behandlungstechnischen *Unterstellung, daß der Analysand an infantilen Wünschen festhalte*, die auch im Erwachsenenalter und besonders in der regressiven psychoanalytischen Situation *mit allen Mitteln auf unbewußte Befriedigung drängen.* Er darf sie sich nicht bewußt machen, weil er nicht auf diese Befriedigungsmöglichkeiten verzichten will. Wird diese Unterstellung behandlungstechnisch dominant, rechtfertigt sie eine *pessimistische* therapeutische Haltung. Denn der Analysand scheint prinzipiell gegen den Analytiker und nicht prinzipiell mit ihm zu arbeiten.

Zu Recht hat die Mount Zion-Forschungsgruppe (Weiss et al., 1986) deshalb für eine *Umakzentuierung* plädiert. Sie betont, daß der Analysand nicht an infantilen Wünschen festhält, sondern mit dem bewußten, vorbewußten und unbewußten *Bestreben* in die Behandlung kommt, *frühe Traumata und Konflikte* sowie die daraus

171

resultierenden Angstvorstellungen *zu meistern.* Um dies zu erreichen, verfolgt er unbewußte Pläne.

Zur Anwendung seiner Pläne benötigt er *Sicherheitsbedingungen.* Wenn der Analysand diese vorfindet, kann er seine Auseinandersetzung um die Erreichung seiner Ziele wieder aufnehmen, die er in einem früheren Lebensabschnitt aus Gründen des Selbst-Schutzes stillgestellt, aber nicht aufgegeben hat. Deshalb unterzieht er — weitgehend unbewußt — den Analytiker verschiedenen *Beziehungstests.* Besteht dieser sie, nimmt — die empirischen Untersuchungen der Forschungsgruppe belegen es — die Angst des Analysanden ab, seine Abwehrmechanismen lockern sich, und mit hoher Wahrscheinlichkeit tauchen bislang abgewehrte Erlebnisinhalte in seinen Einfällen auf. Besteht der Analytiker die Tests dagegen nicht, nimmt die Angst des Analysanden zu, woraufhin er seine Abwehrmechanismen mobilisiert und die behandlungsrelevanten Erlebnisinhalte nicht mehr zur Sprache bringt.

Muß der Analytiker nach *klassischer Auffassung* den Analysanden *veranlassen, etwas zu tun, was er unbewußt nicht tun will,* nämlich auf seine infantilen Wünsche zu verzichten, so *hilft* er ihm dem *Mount Zion-Modell* zufolge, *das zu tun, was er unbewußt tun will,* nämlich den Realitätsgehalt seiner trauma- und konfliktbedingten pathogenen Angstvorstellungen zu überprüfen. Ob dieser Prozeß in Gang kommt, hängt von zweierlei ab: zum einen davon, daß der Analytiker das Interaktionsverhalten des Analysanden, vor allem dessen Widerstandsformen, *überhaupt als Tests* auf Sicherheitsbedingungen versteht, zum anderen davon, daß ihm die *lebensgeschichtliche Spezifität* der getesteten Sicherheitsbedingungen nicht entgeht.

Die beiden skizzierten Theorien müssen nicht unverbunden bleiben. Eine *Integrationsmöglichkeit* besteht in der Annahme, daß Analysanden danach streben, für ihre infantilen Wünsche *befriedigungsäquivalente* erwachsene Erfüllungsmöglichkeiten zu finden, nach denen sie Interaktionssituationen absuchen. Genau so hat Freud *Sublimierung* bestimmt (Haubl, 1992).

Auch für die Gruppenanalyse bietet das Modell der Mount Zion-Forschungsgruppe interessante behandlungstechnische Anregungen: In Gruppen entsteht der „Auftrieb" der unbewußten Erlebnisinhalte, den sich der Gruppenleiter bei seiner Arbeit am Widerstand zunutze machen kann, in erster Linie durch ihre *Zusammensetzung* (→Indikation). Ist sie (erlebnisstrukturell) *hinreichend heterogen*, darf er darauf vertrauen, daß es immer wenigstens einen Teilnehmer oder eine Unter-Gruppe gibt, die einer kollektiven Vereinnahmung widersteht. An dieser Grenze, an der Widerstand auf Widerstand trifft, wird deutlich, daß die *Sicherheitsbedingungen der einen die anderen ängstigen, weil sie andere Sicherheitsbedingungen benötigen.* Dieser *Interaktionskonflikt* wird erkenntnisproduktiv, wenn jeder Gruppenteilnehmer wahrzunehmen beginnt, daß er allen anderen insofern gleicht, als er — wie sie — unbewußt nach spezifischen Sicherheitsbedingungen strebt und sie deshalb spezifischen Beziehungstests unterwirft. Sich in dieser Weise *entlang entsprechender Deutungen des Gruppenleiters als testend und getestet zu reflektieren*, verhilft zu dem Bewußtsein, daß Widerstand *lebensgeschichtlich motivierter inter-aktiver Selbst-Schutz* ist.

Kasuistik. In eine halb-offene psychoanalytische Selbsterfahrungsgruppe mit acht bis zehn Studentinnen und Studenten, in der die meisten Teilnehmer schon Monate zusammen sind, kommt ein neuer Teilnehmer: Peter, ein junger Mann, von dem ich aus dem Vorgespräch weiß, daß er unter einem tyrannischen Ich-Ideal leidet. Bereits kleine Anzeichen dafür, in einem ihm wichtigen Verhaltensbereich nicht perfekt zu sein, führen bei ihm zu anhaltenden Selbstvorwürfen.

Von seiner ersten Sitzung an ist Peter sehr aktiv. Aufmerksamkeitsheischend drängt er in den Vordergrund, um der Gruppe seinen Perfektionsanspruch vorzuhalten, für dessen Einlösung ihm nicht mehr sehr viel fehle. Die anderen Gruppenteilnehmer gewähren ihm den Raum, den er sich nimmt. Zwar belächeln sie seinen Anspruch, setzen sich aber nicht mit ihm auseinander.

In seiner zweiten Sitzung erzählt er in demselben herausfordernden Tonfall vom frühen Tod seines Vaters, den er sehr bewundert habe. Für kurze Zeit weint er heftig, um dann, noch bevor ich oder ein Gruppenteilnehmer Anteilnahme bekunden können, zu erklären, wenn er diesen Tod endlich vergessen habe, sei er perfekt.

In seiner dritten Sitzung ist kaum eine halbe Stunde verstrichen, als Peter ohne Vorankündigung von seinem Stuhl aufsteht, ihn zur Seite schiebt und sich auf ebener Erde niederläßt. Er bekomme sonst zu starke Rückenschmerzen, verkündet er.

Die Aktion überrascht mich. Ich fühle mich provoziert und möchte spontan Peter gerne durch eine scharfe Frage, ob er sich jetzt nicht doch zu viel herausnehme, in seine Schranken weisen. Indessen macht mich stutzig, daß ich die Aktion zwar aggressiv erlebe, Peter dabei aber überhaupt nicht aggressiv wirkt. Überraschend ist für mich auch, wie sich die anderen Gruppenteilnehmer verhalten: Sie lassen sich durch die Aktion in ihrem Gesprächsfluß nicht unterbrechen, tun so, als sei nichts geschehen. Nun haben Studenten meist eher lässige Umgangsformen, daß sie aber keinerlei erkennbare Reaktion zeigen, kommt mir rätselhaft vor. Verleugnen sie den neuen Teilnehmer, den ich in die Gruppe gebracht habe? Wenn ja, muß ich ihnen das deuten, bin ich doch spürbar von ihrer unanalytischen Haltung enttäuscht. Dagegen spricht, daß Peter reibungslos in das laufende Gespräch einbezogen ist und bleibt. Folglich gestehen sie ihm zu, sich mir gegenüber etwas herauszunehmen. Das hieße aber, sie instrumentalisieren ihn, um mir gegenüber irgendeinen Ärger zum Ausdruck zu bringen. Wenn ja, so muß ich ihnen das deuten, denn ich kann Peter — und mich selbst — doch nicht ins offene Messer laufen lassen.

Da mich die Situation sehr irritierte, konnte ich erst am Ende der Sitzung auf sie eingehen. Ich entließ die Gruppe mit der Bemerkung: „Offensichtlich macht es für Sie keinen Unterschied, ob jemand oben oder unten sitzt". Gleichzeitig hoffte ich, daß ich nicht beleidigt klingen würde, war aber fest davon überzeugt, es mit einem raffinierten Widerstand zu tun zu haben — um so mehr, als mir in der Nachbetrachtung auffiel, daß ich mich kaum erinnern konnte, worum es nach der Aktion im Gruppengespräch thematisch gegangen war. Wovon sollte ich wohl abgelenkt werden?

In den nächsten drei Sitzungen wiederholte sich der Vorgang. Peter wartete mehr oder weniger lange, bis er sich auf die Erde setzte. Manchmal begann er auch die Sitzung vom Boden aus. Da die Gruppe dieses Verhalten immer noch nicht kommentierte, wähnte ich, sie hätten sich außerhalb der Gruppe abgesprochen. Um aus meiner Passivität herauszukommen, begann ich, Peter und die anderen Gruppenteilnehmer auf dieses Ritual anzusprechen; zunächst fragend. Als Antwort beriefen sich alle auf Peters Rückenschmerzen. Da ich dies für eine Rationalisierung hielt, versuchte ich es mit einer Symboldeutung: Die Gruppe frage sich wohl mit Peters Hilfe, ob sie „genug Rückgrat" besitze, um meinen Interventionen „standzuhalten", oder ob ich genug davon besitze, sie zu

„ertragen". Die Gruppenteilnehmer ließen mich spüren, daß sie meine Anstrengung honorierten, die Situation zu deuten, daß ich sie aber noch nicht verstünde. Das Gefühl, daß sie mehr verstehen als ich selbst, ohne mir auf die Sprünge zu helfen, verließ mich in dieser Zeit nicht.

Verrannt in die Idee, es mit einem Gruppenwiderstand zu tun zu haben, der erst überwunden sein müßte, um richtig weiterarbeiten zu können, versäumte ich, ihn als Peters spezifischen Test auf seine Sicherheitsbedingungen zu verstehen, dessen Ausgang auch für die anderen Gruppenteilnehmer relevant war.

Allmählich fiel mir auf, daß Peter bevorzugt dann, wenn er auf der Erde saß, von seinem Vater erzählte. Dabei präsentierte er das Bild eines sehr leistungsorientierten Mannes, den er wegen seiner unbeugsamen Willensstärke mehr bewunderte, als daß er ihn liebte. Voller Stolz malte Peter aus, wie sein Vater und er, nicht lange vor dessen plötzlichem Tod, gemeinsam ein Haus gebaut hätten. Er sei von ihm angeleitet worden, habe aber auch — Peter wirkte beschämt, als er das erzählte — nichts alleine ausprobieren dürfen. Einige Gruppenteilnehmer reagierten heftig: Sein Vater sei ein „typischer Macher", ein „Machtmensch" gewesen, der seinen Sohn zum „Handlanger" degradiert habe; daß er ihn dafür auch noch bewundern könne, fänden sie „unglaublich". Daraufhin begann Peter, seinen Vater mit noch mehr Heftigkeit zu verteidigen, wobei viel von „Ehre" die Rede war.

Ich begann zu verstehen: Offensichtlich hatte der plötzliche Tod des Vaters dazu geführt, daß sich der Sohn, um seinen unerträglichen Trennungsschmerz abzuwehren, so stark mit ihm identifizierte, daß er ihn seitdem buchstäblich zu verkörpern suchte. Perfekt zu sein, wie er ihn erlebt hatte, war nunmehr „Ehrensache", die ihm auch heute noch verbot, Kritik an seinem Vater zu üben, weil diese Kritik das Kind Peter wiederbeleben würde, das — in Bewunderung der väterlichen Willensstärke gefangen — nicht zu sich selbst finden darf. In diesem Zusammenhang erschien mir Peters Wunsch, in der Gruppe den letzten Schritt zur Perfektion machen zu wollen, als verdrehter Hinweis auf das Gegenteil: darauf, daß er in seiner momentanen Lebenssituation eine gewisse Bereitschaft habe, seine Identifizierung zur Disposition zu stellen, falls ihm dies ohne „Ehrverlust" möglich sei.

Angenommen, es hatte sich — entgegen meinen Erwartungen — bereits in Peters ersten Gruppensitzungen eine Vaterübertragung zu mir entwickelt, dann war sein Agieren vielleicht als Beziehungstest zu verstehen, ob ich ihm als Repräsentant der väterlichen Welt erlauben würde, „am Boden zu sein", ohne ihm meine Anerkennung zu verweigern. Denn dann habe er Sicherheit genug, um im gruppenanalytischen Prozeß und damit auch vor den Augen der Gruppen-Öffentlichkeit zu erleben, was mit ihm geschieht, wenn er sich um ein realistischeres Vaterbild bemüht und damit gleichzeitig sein tyrannisches Ich-Ideal in Frage stellt.

In der siebenten Sitzung deutete ich Peter, nachdem er sich erneut auf den Boden setzte, sein Verhalten als Beziehungstest, wobei ich ihm ein Stück der skizzierten Entwicklung meines aktuellen Verständnisses mitteilte. Ohne daß Peter diese Deutung explizit bestätigt hätte, begann er nach längerem Schweigen, während dem auch die anderen Gruppenteilnehmer schwiegen, von der Last zu sprechen, die sein Perfektionsanspruch ihm und auch seiner Umwelt aufbürde. Außerdem griff er die Deutung aus der Gruppe auf, „Handlanger" des Vaters (gewesen) zu sein, um sich der schmerzlichen Wahrheit zu nähern, die sie für ihn bedeutete.

Diese Sitzung war für Peter der Beginn einer erkenntnisproduktiven Auseinandersetzung (mit mir), während der er sich einen befriedigenderen Selbstentwurf erarbeiten konnte. Dabei kam auch das Interesse zur Sprache, das die Gruppenteilnehmer an dieser Auseinandersetzung hatten: Auch sie inszenierten nämlich einen Beziehungstest. Vor dem Eintritt Peters war die Phantasie entstanden, ich würde sie nur dann anerkennen, wenn sie „brav" mitarbeiteten, „kleine Analytiker" würden und auf alle „Lebenslust" verzichteten. Sie hätten deshalb genau beobachtet, ob ich es denn auch tolerieren könne, wenn sich jemand anders — unanalytisch — verhielte. Die Angst vor Anpassung an ein fremdbestimmtes Ideal, die die Gruppenteilnehmer damit bekundeten, eröffnete eine Phase im Gruppenprozeß, in der sie sich intensiv mit ihren Vorbildern für ein erstrebenswertes Erwachsenenleben befaßten und sich kritisch damit auseinandersetzten, was an mir (und der Psychoanalyse) für sie vorbildlich sein könnte und was nicht.

Durcharbeiten und Widerstandsanalyse. Über den Erfolg einer psychoanalytischen Behandlung entscheidet letztlich nicht das Bewußtwerden unbewußter Erlebnisinhalte:

„Wäre das Wissen des Unbewußten für den Kranken so wichtig, wie der in der Psychoanalyse Unerfahrene glaubt, so müßte es zur Heilung hinreichen, wenn der Kranke Vorlesungen anhört oder Bücher liest." (Freud, 1910f, S. 123)

Freud hat sehr früh erkennen müssen, daß der Intellekt des Analysanden gegen „die anderen miteinander ringenden Kräfte" nur schwer zum Zuge kommt. Denn dieser wird infolge „der Urteilstrübung, welche von den Widerständen ausgeht" (Freud, 1913c, S. 478) ständig gelähmt.

Das Hauptanliegen des Analytikers muß sich deshalb auf ein *sukzessives Erlebbarmachen des Widerstandes* richten: daß der Analysand — sogar ich-synton — Widerstand leistet, welche Widerstandsformen er gebraucht, um dadurch welche Abwehrmechanismen zu schützen, die welche Erlebnisinhalte unbewußt halten. Dies gelingt nur, wenn er *abwarten* kann, *bis der Widerstand prägnant geworden ist.* Versucht der Analytiker, den Prozeß zu beschleunigen, indem er durch flankierende Konfrontationen Widerstand provoziert, begibt er sich in die Gefahr, „didaktisch" zu werden, was in den meisten Fällen kontraproduktiv bleibt (→ Interventionsstrategien).

Die sorgfältige Widerstandsanalyse, die sehr viel Zeit in Anspruch nimmt, nennt Freud (1914g) *„Durcharbeiten".* Davon hängt auch in der Gruppenanalyse die Effektivität psychoanalytischer Arbeit ab, handelt es sich doch — in den Worten von Glatzer (1969, S. 292) — um eine *kontinuierliche* „Auflösung von Widerständen, die der Umsetzung von Einsicht in anhaltende Veränderungen entgegenwirken". Wenn das Durcharbeiten aber derart *veränderungsorientiert* sein soll, muß es zum einen gemeinsam erfolgen, wobei der Gruppenleiter seine Arbeit am Widerstand zunehmend zugunsten der *selbstanalytischen Widerstandsarbeit der Gruppenteilnehmer* zurückstellt. Zum anderen muß er aber, mehr als es die gruppenanalytische Theorie bislang ausweist, die Gruppenteilnehmer dazu *anregen, alternative Interaktionsmöglichkeiten probehandelnd auszuarbeiten.* Denn die Gruppe und jeder einzelne Teilnehmer werden ihre unbewußten Widerstandsformen nur aufgegeben, wenn sie über *verläßliche Anzeichen* verfügen, ohne sie befriedigender interagieren zu können (→Kultur und Gruppe — Gruppenkultur).

Während des Durcharbeitens ist wiederholt mit *Rückschlägen* zu rechnen, in denen sich bereits erledigt geglaubter Widerstand überraschenderweise neu formiert. Glatzer schlägt vor, solche Epi-

soden als *negative therapeutische Reaktionen* zu begreifen, die sie
— im Sinne von Freuds Klassifikation als Über-Ich-Widerstand —
durch ein unbewußtes schuldgefühlbedingtes Strafbedürfnis erklärt.
Obgleich diese Erklärung gelegentlich zutrifft, wird sie doch zu
schnell verallgemeinert. Bei kritischer Sichtung der Literatur zum
Konzept der negativen therapeutischen Reaktion zeigt sich nämlich, daß die es kennzeichnenden „Verschlechterungen", die gerade bei vermeintlichen Behandlungsfortschritten auftreten, *sehr unterschiedlich motiviert* sein können (Mertens, 1990-91/III, Kap.
21).

Der Gruppenleiter hat deshalb sorgfältig zu prüfen, was ihm die
Gruppe oder ein einzelner Gruppenteilnehmer auf diese spezifische
Weise verschlüsselt zu verstehen gibt:

> „Zum Beispiel kann er dem Therapeuten den Erfolg einer wirksamen Intervention
> nicht gönnen; er kann Angst davor haben, die Therapie beenden zu müssen, wenn
> es ihm besser geht und damit den Therapeuten und die Gruppenmitglieder zu ver-
> lieren; er kann eine Aversion dagegen haben, den Einfluß anderer auf sich zuzulas-
> sen, wofür ein Therapierfolg der Beweis wäre." (König & Lindner, 1991, S. 96f.)

Betont man modelltheoretisch die adaptive Funktion von Widerstand bei der *Lösung von Individuationskonflikten*, die im Gruppenprozeß reinszeniert werden (Leal, 1982; Sternberg, 1982), so
gibt es prinzipiell zwei Gefahrenrichtungen: In der einen droht
Fusion (Integration infolge verleugneter Un-Ähnlichkeiten), in der
anderen *Isolation* (Differenzierung infolge verleugneter Ähnlichkeiten). Negative therapeutische Reaktionen treten als Gruppenwiderstand vermutlich dann auf, wenn es zu einer *forcierten Individuierung* kommt, *die die Gruppenteilnehmer als drohenden Bin-
dungsverlust erleben*. Indem sie eine „Verschlechterung" demonstrieren, klagen sie einen unerträglichen *Mangel an Gruppenkohäsion* ein. Die Gruppe ist ihnen zu wenig „Mutter" (Scheidlinger,
1974), zu wenig Selbst-Objekt (Schwartzmann, 1984). Solange
diese Demonstration der *Regulierung des gruppenspezifischen Ent-
wicklungstempos* dient, ist sie produktiv. Kontraproduktiv wird sie,
wenn sie darauf zielt, sich aus der Realität multipersonaler Inter-
aktionskonflikte in eine *Illusion unbedingter Anerkennung und Liebe* zu flüchten.

Erfahrungsberichte (Ohlmeier & Radebold, 1972; Parham et
al., 1982) lassen vermuten, daß eine solche Illusionsbildung in
Gruppen mit älteren und alten Teilnehmern häufiger vorkommt.
Denn sie dämpft deren Todesangst. Gleichzeitig verhindert sie

aber, sich bewußt auf das näher rückende Ende des eigenen Lebens vorzubereiten.

Die theoretische und praktische Brauchbarkeit des Konzepts der negativen therapeutischen Reaktion kann hier nicht erschöpfend diskutiert werden. Eine Beschäftigung mit diesem Phänomen sensibilisiert aber dafür, beim Durcharbeiten von unbewußtem Widerstand damit zu rechnen, daß ihn die Gruppenteilnehmer *vielfach verschieben, bevor sie ihn aufgeben.*

Bewußter Widerstand als Behandlungsziel. Es sollte deutlich geworden sein, daß die Art und Weise, wie ein Gruppenleiter mit Widerstand umgeht, nicht zuletzt vom Ausmaß seines paternalistischen Selbstverständnisses abhängt (→Gruppenleitung). Erfahrungsgemäß ist es eng mit seiner *Kulturimago* verbunden (→Kultur und Gruppe — Gruppenkultur).

Im Grundgesetz der Bundesrepublik Deutschland ist in Artikel 20, Absatz 4 ein *„Recht auf Widerstand"* verankert. Es gehört zu den Eckpfeilern einer *demokratischen* Verfassung. Mit ihm wird eingeräumt, daß der Status quo der staatlichen Ordnung keine Ultima ratio ist, sondern selbst in Gefahr steht, sich ins Unrecht zu setzen. Deshalb ist es legitim, wenn sich die Staatsbürger gegen Unzumutbarkeiten zur Wehr setzen. Mehr noch: Ihr Widerstand hält eine Diskussion darüber in Gang, wo die *Grenzen der Zumutbarkeit* verlaufen.

Was für das politische System der Demokratie gilt, ist auch für die familiäre Sozialisation in einem *Verhandlungshaushalt* vorbildlich. In ihm trifft das Kind auf den Widerstand seiner Eltern, die ihm dadurch Grenzen setzen, gegen die es seinerseits Widerstand leistet, um derart deutlich zu machen, was es als unzumutbar erlebt. Sind diese *Widerstands-Interaktionen kommunikativ vermittelt,* fördern sie die Bereitschaft aller Familienmitglieder, ihre *verschiedenen generations- und geschlechtsspezifischen Selbstentwürfe wechselseitig zu tolerieren.* Wenn diese Vermittlung infolge nicht bewältigbarer →Konflikte scheitert, wird die Entwicklung unbewußter Abwehrmechanismen nötig, die zu leidvollen Einschränkungen im Erleben und Handeln führen (können).

Mit Richter (1970, S. 22) sollten sie dabei nicht einseitig als Fehlanpassungen beurteilt werden: Denn die meisten Beschwerden und Symptome sind zwar „im üblichen medizinischen Sinne neurotisch krankhaft", dürfen „in sozialpsychologischer Sicht indessen als positives Zeichen eines 'gesunden' Widerstandes gegen eine verhängnisvolle soziale Situation" gelten.

Folglich wäre ein gruppenanalytisches Behandlungsziel, ein Leben ohne Abwehr und Widerstand erreichen zu wollen, sinnlos. Im Gegenteil: *Ziel muß eine Kompetenzsteigerung für Abwehr und Widerstand sein, die im Dienste der Erweiterung von Interaktionsmöglichkeiten steht.* Dies impliziert, Unzumutbarkeiten bewußt *wider-sprechen*, sie bewußt *ver-urteilen* zu können, um durch diese Exponierung sich selbst und den Interaktionspartnern eine *gemeinsame Realitätsprüfung kontroverser Selbst- und Objektrepräsentanzen abzuverlangen.* Bleiben Abwehr und Widerstand dagegen unbewußt, pathogen fixiert, ersparen sie einem zwar das Risiko, realitätsflüchtige Phantasien korrigieren zu müssen, berauben einen gleichzeitig aber auch der Möglichkeit, seinen Horizont zu erweitern.

Rolf Haubl

Literaturempfehlungen

Gerlach, A. (1985). Psychosoziale Abwehr in der psychoanalytischen Gruppenpsychotherapie. Frankfurt/M.: Lang.

Leal, R. (1982). Resistances and the group-analytic process. Group Analysis, 15, 97-109.

Mentzos, S. (1988). Interpersonale und institutionalisierte Abwehr. Erweiterte Neuausgabe. Frankfurt/M.: Suhrkamp.

Noy, P. (1967). Resistance to change in group psychotherapy. International Journal of Group Psychotherapy, 17, 371-377.

Schafer, R. (1973). The ideal of resistance. International Journal of Psycho-Analysis, 54, 259-285.

Sternberg, T. (1982). Defence mechanisms and the working through of resistances in group therapy. Group Analysis, 15, 261-277.

Stone, L. (1973). On resistance to the psychoanalytic process: some thoughts on its nature and motivations. Psychoanalysis and Contemporary Science, 2, 42-76.

Übertragung — Gegenübertragung

Übertragung und Gegenübertragung sind zentrale Gesichtspunkte der Psychoanalyse, die den Unterschied zu anderen therapeutischen Verfahren deutlich markieren. Sie kennzeichnen einen Ansatz, der weder der Feststellung von Defiziten noch der Diagnostizierung von Psychopathologie verhaftet bleibt, sondern individuelles Leid auf lebensgeschichtlich frühe, konflikthafte (Beziehungs-)Erfahrungen zurückführt. In der Bewußtmachung der Übertragung, die sich im psychoanalytischen Setting zwischen Patient und Psychoanalytiker entfaltet, lassen sich die interpersonellen und intrapsychischen Konflikte wiederentdecken und analysieren. Der zentrale Stellenwert des Übertragungskonzeptes ist im Selbstverständnis der Einzelanalyse und der Gruppenanalyse unumstritten, wenngleich mit unterschiedlicher theoretischer Rahmung des Übertragungsbegriffs und daraus folgenden technischen Konsequenzen. So bedeutet für Preuss (1972a)

„'analytisch' [...] im Zusammenhang mit der Gruppenpsychotherapie, daß diese auf der unvermeidlichen Wiederholung in der Übertragung aufbaut. Darunter verstehen wir die Verschiebung einer alten Reaktion aus der Kindheit in die Behandlungssituation. [...] Diese zwanghafte Wiederholung ist die Grundlage der Übertragung. Genau wie in der Psychoanalyse wird die Neurose in ihrer neuen Form zur Übertragungsneurose. Diese tritt in die gruppentherapeutischen Arena als Widerstand." (S. 18)

Und Stierlin (1972) betont:

„Übertragung ist im Prinzip immer zugleich Widerstand. Denn die Übertragungen sind vor allem dadurch definiert, daß sie unangemessene, starre Haltungen darstellen. Sie stehen unter dem Gesetz des Wiederholungszwanges und dienen dazu, eine ganz bestimmte Abwehr konstant zu halten. [...] In der Psychoanalyse fällt daher die Durcharbeitung der Übertragung mit der Auflösung des Widerstandes zusammen." (S. 24)

Übertragung ist Fessel und Werkzeug zugleich! Ist sie zwanghafte Wiederholung früherer Konfliktsituationen? Ist das Konzept der Übertragung als reine Wiederholung der Vergangenheit, als „Irrtum in der Zeit" zu verstehen? Was wird übertragen: alte Traumata, tatsächlich erfahrene bewußte oder unbewußte Muster von Objektbeziehungen, Affekte, Abwehrformationen, Über-Ich-Projektionen, oder sind konflikthafte unbewußte Triebwünsche die angenommenen Grundlagen der Übertragung? Wie weit reicht das Übertragungskonzept, und an welche Grenzen stößt es? Ist Übertragung ausschließlich ein Phänomen des therapeutischen Prozesses, oder ist sie auch Bestandteil außertherapeutischer Wirklichkeit? Was ist eine Übertragungneurose? Kennzeichnet sie einen bestimmten Neurosetypus oder einen therapeutisch notwendigen Prozeß? In welcher Beziehung steht die Übertragung zur Gegenübertragung? Wie sieht das Verhältnis zwischen Übertragung und Widerstand aus? Ist Übertragung generell Widerstand oder ist nur Übertragungswiderstand ein Widerstand?

Die vielfältigen offenen Fragen und die damit einhergehende theoretische Unklarheit in der psychoanalytischen Diskussion ist ein Abbild des *theoriegeschichtlichen Wandels des Übertragungskonzeptes*. Bei genauerer Betrachtung zeigt sich nämlich, daß die Widersprüchlichkeit ein Ergebnis der Rezeption unterschiedlicher, zum Teil historisch überholter Konzeptualisierungen ist. Um die einzelnen Positionen zu verstehen und sich eine eigene zu bilden, ist es notwendig, die jeweiligen *Konzepte* zu *historisieren* (→Theoriebildung). Das schützt nicht nur vor einer vorschnellen Übernahme und einem verdinglichten Gebrauch von Theoriefragmenten, sondern ermöglicht auch einen kritischen Umgang mit den verschiedenen Entwürfen.

Übertragung als Widerstand. 1895 verwendet Freud in den „Studien über Hysterie" (1895d) den Begriff der Übertragung erstmals, als er den Versuch schildert, seine Patientinnen zum freien Assoziieren zu bringen. Da Freud zu dieser Zeit die Auffassung vertritt, Hauptfaktor der Entstehung von Neurosen sei die „Dissoziation" früherer Erlebnisse vom Bewußtsein des Patienten, liegt es nahe, das Ziel der Behandlung in der Verknüpfung gegenwärtiger Symptome mit vergangenen Erlebnissen zu bestimmen. *Die in der Behandlung auftauchenden Gefühle, die durch eine „falsche Verknüpfung"* (ebd., S. 309) *zwischen einer meist sexuell begehrten Person des früheren Lebens und dem Arzt entstünden, nennt Freud zu dieser Zeit Übertragung.* Durch die „falsche Verknüpfung" würden diese Gefühle irrtümlich als gegenwartsbezogen erlebt. Freud bemerkt, daß sich die Beziehung zwischen Arzt und Patientin im Laufe der Analyse aufgrund zunehmender Emotionalität so verändert, daß die aufkommenden Gefühle den freien Assoziationsfluß behindern. Meist geschieht das in dem Augenblick, in dem die Enthüllung besonders wichtiger, verdrängter Inhalte ansteht. Freud hält im Rahmen seiner „Studien" die *Übertragung* für →Widerstand und damit für *die größte Gefährdung der Behand-*

lung. Zu dieser Zeit vertritt er die Auffassung, daß ein reales Trauma der Vergangenheit die neurotische Gegenwart der Patientin bestimmt. Die auf „falsche Verknüpfung" zurückgehende Übertragung verweist demnach auf eine als richtig, real und wahr interpretierte Situation, die sich von der „Scheinwelt" der Übertragung unterscheidet. Freud sieht noch nicht den Stellenwert der unbewußten Phantasien, denen er nach 1897 immer deutlicher den Status psychischer Realität zuschreibt.

In seinem 1905 publizierten Beitrag „Bruchstück einer Hysterieanalyse" (Freud, 1905e) ist das Kernstück der Arbeit der Fall „Dora", eine 1900 durchgeführte Analyse. Freud hält in dieser Analyse trotz der inzwischen gewonnenen Erkenntnis am „*Primat der Realität*" (Marcus, 1974) fest — Dora im übrigen ganz ähnlich. Beide benutzen das Festhalten an der vermeintlichen Realität als Waffe, gewissermaßen als *Widerstand.* Freud sieht später die Ursache für das Scheitern dieser Analyse durch den vorzeitigen Abbruch Doras in ihrer Übertragung und seinem Unvermögen, diese anzusprechen. Das Phänomen der Gegenübertragung kennt er noch nicht. Freud geht im Fall „Dora" noch davon aus, daß Übertragungen nicht zum Wesen einer analytischen Beziehung gehören, daß sie Störfaktoren und keineswegs Verbündete der Behandlung seien.

Noch ein weiterer Aspekt scheint mir wichtig; er knüpft an die Position des frühen Freud (1896c) in seinem Beitrag „Zur Ätiologie der Hysterie" an. Freud verteidigt dort die Realität eines Inzest-Traumas, das er in ursächlichem Zusammenhang mit der späteren hysterischen Erkrankung seiner Patientinnen sieht. In diesem Verständnis ist er Verteidiger eines Opfers. Erst mit der Perspektivenerweiterung *von der Realität des Traumas hin zur Anerkennung der unbewußten Wünsche und Phantasien verändert sich der Status der an der Analyse beteiligten Personen.* Die Vorstellung, die Analysanden seien ausschließlich passive Opfer der Verhältnisse, tritt zurück zugunsten des Konzepts der Mitgestaltung von Beziehungen. Mit diesem veränderten Fokus des Analytikers verschiebt sich auch seine Rolle. Nicht mehr das Hervorheben eines traumatischen Ereignisses ist zentral, sondern die *Erlebnisanalyse* (Lorenzer, 1984); kein Verteidiger ist mehr gefragt, sondern ein aufmerksamer Analytiker der Beziehung. Erst mit dieser Positionsveränderung können die bewußten und unbewußten *Gestaltungsprinzipien von Objektbeziehungen* ins Zentrum der Übertragungsanalyse rücken, jetzt erst kann sich die Entdeckung der *Gegenübertragung* vorbereiten.

Gegenübertragung als Störfaktor. Vier Jahre nach der Publikation von „Dora" schreibt Freud 1909 einen Brief an Jung, in dem er Bezug nimmt auf die von Jung angesprochene „Angelegenheit Spielrein". Zum ersten Mal benutzt er den Begriff „Gegenübertragung". Voller Verständnis nimmt er Anteil an dem „Reinfall" seines Kollegen-Freundes auf die Verführungskünste der Patientin und tröstet ihn damit, daß

> „einem so die nötig harte Haut [wächst], man wird der 'Gegenübertragung' Herr, in die man doch jedesmal versetzt wird, und lernt seine eigenen Affekte verschieben und zweckmäßig plazieren." (Freud & Jung, 1984, S.112; siehe auch Carotenuto, 1986; Cremerius, 1987)

Ein Jahr später erwähnt Freud den Begriff ein zweites Mal im März 1910 in einer Sitzung der Mittwochgesellschaft — also noch vor seinem berühmten Eröffnungsvortrag auf dem Zweiten Internationalen Psychoanalytischen Kongreß in Nürnberg — und leitet aus ihm eine bedeutsame Regel für die Analyse ab:

> „Während nämlich der Patient sich an den Arzt hängt, unterliegt ja der Arzt einem ähnlichen Prozeß, der 'Gegenübertragung'. Diese Gegenübertragung muß vom Arzt vollkommen überwunden werden; das allein macht ihn psychoanalytisch mächtig. Das macht ihn zum vollkommen kühlen Objekt, um das der andere liebend sich bewerben muß." (Nunberg & Federn, 1977, S. 407)

Freud greift in den Jahren nach 1910 die Gegenübertragung mehrfach als etwas auf, das die Analyse stört und auf unkontrollierte Affekte verweist, die der Analytiker zunächst erkennen und dann überwinden muß. Er schlägt zahlreiche *Maßnahmen* vor, *um den Einfluß der Gegenübertragung gering zu halten: ständige Selbstanalyse* (Freud, 1910d), die *Abstinenz* des Psychoanalytikers, dessen *Spiegelfunktion* sowie eine *eigene Lehranalyse* (Freud, 1912e). Das theoretische Verständnis von Gegenübertragung korrespondiert mit der Vorstellung von Übertragung als eines ebenfalls die Analyse störenden Phänomens. Als Übertragung des Psychoanalytikers verstanden, mußte die Gegenübertragung eliminiert werden:

> „Die Gegenübertragung wurde als eine Art 'Widerstand' im Analytiker gegenüber dem Patienten aufgefaßt, Widerstand gegen die Mobilisierung unbewußter eigener Konflikte durch das, was der Patient ihm sagt, zumutet oder für ihn repräsentiert." (Sandler, 1979, S. 58)

Die Entwicklung des Übertragungsbegriffs fällt in ~~jene~~ ene Jahre Freudscher →Theoriebildung, in der er das psychische Geschehen weitgehend in Begriffen der Triebschicksale und der ihnen zugrundeliegenden Energien versteht. Auf diesem Hintergrund werden sexuelle Wünsche gegenüber bedeutsamen Personen der Kindheit als Besetzungen der Vorstellungsrepräsentanz dieser Person mit sexueller Triebenergie interpretiert. Übertragungen auf den Analytiker sind also Verschiebungen der Libido von der Erinnerung an das ursprüngliche Objekt auf die Person des Analytikers, der dadurch zum neuen Objekt sexueller Wünsche wird, ohne daß sich der Patient dieses Verschiebungsvorgangs bewußt ist. Nur solche Wünsche und Phantasien werden in der Übertragung wiederbelebt, die in der frühen Kindheit bereits der Verdrängung anheim gefallen sind oder auf andere Weise abgewehrt werden mußten. Sie kehren nun, dem „Auftrieb des Es" folgend, in der analytischen Beziehung wieder. Was muß diese Sichtweise für die Gegenübertragung bedeutet haben? Unter der damals vorherrschenden Annahme, daß es sich bei ihr um eine Übertragung des Psychoanalytikers handelt, läßt sich erahnen, warum das *in der Gegenübertragung auftauchende Übertragungsmaterial* als so *belastend für die therapeutische Situation erlebt* wurde: Es verweist auf den *nichtanalysierten Komplex und die andrängenden Triebwünsche des Analytikers.*

Übertragung als therapeutisches Instrument. Ab 1912 differenziert sich die Einschätzung Freuds in bezug auf den Übertragungsbegriff. In seinem Beitrag „Zur Dynamik der Übertragung" (Freud, 1912b) verschiebt sich der Stellenwert vom Hindernis zum therapeutischen Instrument. Die Übertragung gilt nun als treibende Kraft der Analyse. Das sich in der analytischen Beziehung entfaltende *Übertragungsmaterial wird Gegenstand der Analyse.* Die unbewußten Wünsche und Phantasien des Patienten werden durch ihre Reinszenierung in der analytischen Beziehung für den Therapeuten erfahrbar (→Gruppenleitung). Mit dieser Perspektivenveränderung kann Freud die Unterscheidung zwischen positiver Übertragung (Liebe) und negativer Übertragung (Haß) einführen, wobei erstere ein Bündnisgenosse gegen den →Widerstand ist. *Übertragung ist nun nicht mehr prinzipiell Widerstand*, wie Freud noch im Fall „Dora" annahm, *sondern nur die negative Übertragung wird als therapeutisches Hindernis angesehen.*

Bereits 1912 vertritt Freud die Auffassung, daß die besondere Art der Übertragung mit der Eigenart der zugrundeliegenden Neurose korrespondiert und sich nicht nur dem analytischen Prozeß zuschreiben läßt. Mit der Begriffsschöpfung der „*Übertragungsneurose*" (Freud, 1914g) gewinnt die spezifische Qualität der Übertragung eines Patienten an Bedeutung: *Die aus frühen Beziehungen stammenden Komponenten der eigentlichen Neurose prägen auch die emotionale Beziehung des Patienten gegenüber seinem Analytiker.* Die Wiederholung der Vergangenheit in Gestalt der Übertragung betrachtet Freud als Folge des „Wiederholungszwanges". Sandler (1979, S. 36) kritisiert zu recht diese ungeeignete Bezeichnung Freuds, weil sie fälschlicherweise eine Erklärung nahegelegt. Außerdem sei die Tendenz zum Wiederholen kein Zwang im psychiatrischen Sinne des Wortes.

Freud (1916-17) erweitert in seinen „Vorlesungen zur Einführung in die Psychoanalyse" das Verständnis von Übertragung, indem er zum ersten Mal ausdrücklich einräumt, daß sich diese bereits mit Beginn der Behandlung einstellt und „die stärkste Triebfeder der Arbeit darstellt" (ebd., S. 460). Die Übertragung als Gegenstand der Reflexion (Körner, 1989) ist entdeckt.

Was für die Konzeptualisierung der Übertragung möglich wurde, konnte sich für das Konzept der Gegenübertragung erst sehr viel später realisieren. Zu groß war die Angst vor Verstrickung in die therapeutische Situation.

Theoretische Erweiterungen: Übertragung und Abwehr. Bis 1936 etwa bleibt die Vorstellung, daß die Übertragung eine Manifestation des Es, also ein Ausdruck verdrängter sexueller und/oder aggressiver Triebimpulse sei, konkurrenzlos. Erst Anna Freud stellt der triebtheoretischen Fassung des Übertragungsbegriffs ihres Vaters in ihrem 1936 publizierten Buch „Das Ich und die Abwehrmechanismen" (A. Freud, 1964) die Übertragung der Abwehr an die Seite. Es komme zur Wiederholung alter Abwehrmechanismen, die in Form von →Widerstand in der Behandlung als erstes auftreten und damit notgedrungen als erstes analysiert werden müßten. Die Aufmerksamkeit des Analytikers müsse sich daher auf diese spezifischen *Formen der Triebabwehr*, also auf das Ich konzentrieren. Anna Freud nimmt folgende Differenzierungen der Übertragungsphänomene vor:

- *Übertragung von Abwehr* (Wiederholung jener in der Kindheit entwickelten Maßnahmen, um sich vor infantilen sexuellen und aggressiven Wünschen zu schützen);
- *Agieren in der Übertragung* (Wünsche und Gefühle gegenüber dem Analytiker werden gegenüber anderen Personen in Szene gesetzt);
- *Externalisierung von Schuldgefühlen* (Erwartung des sich schuldig fühlenden Patienten, daß der Analytiker ihm Vorwürfe macht).

Zu der Übertragung libidinöser Triebimpulse, denen die Übertragung der Abwehrmodi des Ich an die Seite gestellt wurden, treten dann noch die Übertragungen der Über-Ich-Aspekte. (Der Patient ist z.B. der Meinung, daß der Analytiker ihn moralisch verurteilt.)

Übertragung und Objektbeziehungstheorie. Eine entscheidende Erweiterung hat der Übertragungsbegriff durch die Objektbeziehungstheoretiker erfahren, deren Überlegungen zur Frage, was eigentlich übertragen wird, an einem *komplexeren Beziehungskonzept* anknüpfen. Objektbeziehungen lassen sich nicht nur auf die energetische Besetzung eines Anderen reduzieren, sondern sind durch Vorstellungen über dessen Erwartungen, durch dessen tatsächliches Verhalten, durch den sozialen und situativen Kontext, durch das Aushandeln von bewußten und unbewußten Bedürfnissen und durch die alles begleitenden Affekte geprägt.

Die Komplexität des Übertragungsgeflechtes wird zusätzlich erhöht, berücksichtigt man, wie Mertens (1990-91/II) ausführt, die Entwicklungsdimensionen der Übertragung:

„In einer Eltern-Kind-Interaktion reagieren Eltern mit eigenen Übertragungen auf die Erwartungen und Handlungen ihrer Kinder (z.B. kann ein Vater mit einer Übertragung seines eigenen Vaters auf seinen Sohn reagieren), so daß hier generationsübergreifende Übertragungen unbewußt transferiert werden. Übertragen werden also nicht nur ein Trieb- und ein Über-Ich-Impuls, nicht nur eine Selbst- und Objektrepräsentanz, sondern eine unterschiedlich komplexe Beziehungsrepräsentanz, die als abstrahierte prototypische Erinnerung im Unbewußten erhalten geblieben ist." (S. 171)

Störungen in der Entwicklung von Objektbeziehungen manifestieren sich je nach Entwicklungsphase auf spezifischen Niveaus und prägen die Art und Weise der Übertragungen. So verfügen Patienten mit neurotischen Konflikten meist über stabile Selbst- und Objektdifferenzierungen, d.h. ihre Selbstrepräsentanz ist deutlich von der

Objektrepräsentanz unterschieden. Ihre Übertragungen bestehen meist aus Abwehrformen wie Verschiebungen vergangener Objektrepräsentanzen auf gegenwärtige Vorstellungen über eine Person. Ganz im Gegensatz dazu zeichnen sich die Übertragungen bei narzißtischen und Borderline-Störungen dadurch aus, daß sie das Ergebnis mangelhaft ausgeprägter Objektkonstanz sind: Die Selbstobjektübertragungen bei Frühstörungen sind Übertragungsformen, bei denen die Objektvorstellungen vom Analytiker und die Selbstvorstellungen vom Patienten sich vermengen. Kann der neurotische Patient die Beziehung zum Analytiker als gegeben ansehen, so klagt der Borderline-Patient häufig darüber, daß er keine Beziehung zum Analytiker spürt.

Das Übertragungskonzept hat sich im Laufe seiner Entwicklung immer weiter ausdifferenziert. Mertens (1990-91/II, S. 196f.) schlägt zur Systematisierung folgende Einteilung vor:

- nach den *Inhalten der Übertragung* (handelt es sich um Triebimpulse, um Über-Ich-Haltungen, Kompromißbildungen, Introjekte, Objektbeziehungen?);
- nach der *entwicklungspsychologischen Entstehung und Herkunft dieser interaktionellen Erfahrung* (präverbal, sensumotorisch, verbal-symbolisch, präödipal, ödipal);
- nach dem *Grad der erreichten Selbst-und Objektdifferenzierung*;
- nach den verschiedenen *Modi der Übermittlung* (projektive Identifizierung, Projektion, Verschiebung).

Gegenübertragung als analytisches Instrument. 1919 vertritt Ferenczi zum ersten Mal die uns heute geläufige Auffassung von Gegenübertragung, indem er ihr — analog dem Konzept der Übertragung — den Status eines analytischen Instruments zum besseren Verstehen des Unbewußten einräumt (Ferenczi, 1982). Sein Vorschlag bleibt ungehört, bis Heimann (1950) ihn aufgreift und ihn in eben seinem Sinne vorantreibt. Der entscheidende Schritt ist die Erkenntnis, die Gegenübertragung als Instrument („tool") im psychoanalytischen Prozeß zu nutzen. *Der Analytiker beginnt, seine Reaktionen auf den Patienten zu analysieren* (→Gruppenleitung).

Seit den 50er Jahren folgen weitere Differenzierungen. So unterscheidet W. Kemper (1953/54) zwischen förderlichen und beeinträchtigenden Aspekten; Racker (1978c) betont die doppelte Identifikation in der Gegenübertragung, nämlich die komplementäre und konkordante; Moeller (1977) schränkt den Gegenübertragungsbegriff auf die nicht-neurotische Antwort auf die Übertragung des Patienten ein, und Sandler (1976) schlägt das Konzept der Bereitschaft zur Rollenübernahme vor.

Je weiter sich das Konzept der Gegenübertragung ausdifferenziert, je größer ihr Anwendungsbereich und je vielfältiger ihr instrumenteller Charakter wird, je mehr an auftauchendem (Gegenübertragungs-)Material (z.B. Körpersensationen, Gefühle, Phantasien, bewußte und unbewußte Einstellungen) aufgenommen wird, desto mehr nimmt die Gefahr zu, daß der Begriff als analytisches Instrument seinen praktischen Wert verliert. Eingrenzungen sind daher nötig. Körner (1990) hat die konzeptuellen Vorstellungen drei Gruppen zugeordnet, die eine sinnvolle Ordnung in die Unübersichtlichkeit der *Gegenübertragungskonzepte* bringen:

— *Defensiv-objektive Konzepte* sehen in der Gegenübertragung eine Störung der psychoanalytischen Arbeit und richten deshalb ihr Hauptaugenmerk darauf, sie auszuschalten.
— *Instrumentelle Konzepte* versuchen den Beitrag des Psychoanalytikers in der Gegenübertragung nicht zu vermeiden, sondern heben die informationsreiche Antwort hervor. Zwei Untergruppen sind zu unterscheiden: In der einen herrscht die Ansicht vor, daß die Gegenübertragung eigentlich unerwünscht und daher Widerstand sei, der im idealen Fall nicht auftreten solle. In der anderen Untergruppe steht die Nützlichkeit der Gegenübertragung deutlich im Vordergrund, denn sie sei ein notwendiger Beitrag einer Zwei-Personen-Beziehung: Sie ist eine „Antwort" (Moeller, 1977), eine „Induktion" (Hamburger, 1983), ein „Resonanzkörper" (Racker, 1978a).
— *Interaktionelle Konzepte* legen einen Gegenübertragungsbegriff zugrunde, der den Versuch unternimmt, die Festlegung auf eine einzige Beziehungsrichtung zugunsten einer „interaktionellen oder dialektischen Sichtweise,, (Körner, 1990, S. 96) aufzuheben. Die therapeutische Situation wird unter dieser Perspektive als reale, konflikthafte Beziehung verstanden, die von den Beteiligten gemäß ihrer unterschiedlichen Rollen gestaltet wird. Dabei erweitert sich die Rolle des Analytikers, denn er soll nun nicht mehr nur die Beziehungskonflikte des Patienten „beantworten", sondern „als inneren Konflikt selbst durchleben und durcharbeiten" (ebd., S. 97).

Theoretische Vernetzungen: Übertragung, Gegenübertragung, Widerstand. Während sich einige Aspekte der Übertragung auf Tendenzen im Patienten beziehen, die auf Stabilisierung der analytischen Beziehung hinwirken, geht es beim Begriff des →Widerstands um Elemente und Kräfte, die dem Behandlungsprozeß entgegenwirken. Die angenommenen *Widerstandsmotive* divergieren je nach Erkenntnisstand der Theorie. So nahm der „frühe" Freud an, daß sich der Widerstand der Patientin auf die *Wiederbelebung schmerzlicher Erlebnisse* bezog, wohingegen nach der Entdeckung innerer Triebregungen und Wünsche sich der Widerstand gegen das *Bewußtwerden dieser unangenehmen Triebregungen* richtete. Widerstand wurde bald nicht mehr ausschließlich in Form von Unterdrückung gedacht, sondern auch hinter Entstellungen und Verhüllungen unangenehmer Inhalte vermutet. Der Widerstand wurde als ein die Analyse ständig begleitendes Phänomen betrachtet. So maß Freud der engen Beziehung zwischen Übertragung und Widerstand eine wichtige Bedeutung bei. Diesen sogenannten *Übertragungswiderstand*, der ja besonders das freie Assoziieren blockierte, betrachtete er neben dem *Verdrängungswiderstand*, mit dem sich der Patient vor dem Auftauchen von Triebregungen, Erinnerungen und Gefühlen schützt, als das stärkste Hindernis im Verlauf der analytischen Behandlung. Als weitere wichtige Widerstandsform führt Freud 1926 den *Widerstand aus dem (sekundären) Krankheitsgewinn* ein. „Gewinn" meint dabei, daß die Patienten sekundäre Vorteile aus ihrer Krankheit ziehen und sie deshalb nicht aufgeben wollen. *Es-Widerstand* und *Über-Ich-Widerstand* zielen auf die Hartnäckigkeit der starren, aber vertrauten Persönlichkeitsstruktur. Das Phänomen des Widerstands in der Behandlung ist eng verknüpft mit dem Bereich der gesamten Abwehrmechanismen:

„Die entscheidende Tatsache ist nämlich, daß die Abwehrmechanismen gegen einstige Gefahren in der Kur als Widerstände gegen die Heilung wiederkehren. Es läuft darauf hinaus, daß die Heilung selbst vom Ich wie eine neue Gefahr behandelt wird." (Freud, 1937c, S. 87)

A. Freud (1964) hob den Hinweischarakter der Widerstände auf das seelische Geschehen im Patienten hervor. So ist die *Abwehranalyse als Widerstandsanalyse* zu einem wichtigen Teil der psychoanalytischen Technik geworden, ähnlich der Analyse der Übertragungen und Gegenübertragungen (→Gruppenleitung).

Der Blick in die Geschichte der psychoanalytischen Begriffe hat gezeigt, daß Phänomene, die ursprünglich eindeutig als Störungsquellen der Behandlung betrachtet wurden, im Laufe der theoretischen Entwicklung eine Veränderung erfahren haben. So konnte spätestens seit A. Freud gezeigt werden, daß die Übertragung nicht — wie die eingangs angeführten Zitate von Preuss und Stierlin betonen — zwangsläufig Widerstand sein muß, sondern z.B. als positive Übertragung das Behandlungsbündnis stärkt. Sie ist sogar notwendig, da nur mit Hilfe einer positiven Objektrepräsentanz die Behandlung gefördert werden kann. Übertragungen müssen also keineswegs — wie Widerstände — grundsätzlich aufgelöst und beseitigt werden. Diese Erkenntnis hat sich im Laufe der theoretischen Entwicklung auch in bezug auf die Gegenübertragung durchgesetzt: auch sie gilt längst nicht mehr als Hindernis der Therapie, sondern als wertvolles therapeutisches Instrument.

Übertragung — Gegenübertragung in der Gruppe. Die theoriegeschichtlichen Überlegungen zu den Konzepten Übertragung — Gegenübertragung sind nicht nur zentral für die Einzelanalyse, sondern ebenso wichtig für die Gruppenanalyse. Dabei sind Bedeutung und Stellenwert der Übertragung abhängig von der Vorstellung des Gruppenanalytikers über das Zusammenspiel von Individuum und Gruppe, die die Wahl seines bevorzugten Fokus bestimmt.

Foulkes (1986, S. 193) gibt dem Verhältnis von Gruppenteilnehmer und Gruppe einen gestalttheoretischen Rahmen, indem er die einzelnen als „Figur" vor dem „Hintergrund" der Gruppe plaziert (→Theoriebildung, →Gruppenleitung). In seinem Konzept ist die Position, die der einzelne einnimmt, das Ergebnis eines unbewußten Gruppenprozesses. Im Netzwerk der Gruppe wird die verinnerlichte Familienmatrix jedes einzelnen angesprochen. *Unbewußt versuchen die Gruppenteilnehmer, ihre vertraute Matrix im Gruppengeschehen zu reinszenieren,* da lebensgeschichtlich gewachsene Strukturen Sicherheit gewähren und dadurch Angst reduzieren. Die Übertragungen werden interpersonell in Szene gesetzt und, da sie unterschiedliche Familienbilder transportieren, im Zusammenspiel der Gruppenteilnehmer untereinander abgestimmt. Die so entstandene „Gruppenmatrix" (Foulkes) entspricht einer *künstlich geschaffenen Familie, die durch die Übertragungen der einzelnen immer wieder aufs neue erzeugt wird.*

Kasuistik. Die Teilnehmer eines gruppenanalytischen Workshops finden sich zu ihrer ersten Sitzung zusammen. Der Raum beginnt, sich zu füllen. Als letzte betritt Frau B., eine vierzigjährige, mädchenhaft wirkende Frau den Gruppenraum. Sie steuert auf einen noch unbesetzten Stuhl zwischen Herrn E., einem Gruppenteilnehmer, und der Co-Leiterin zu. Der Mann nimmt seine Tasche von einem freien Stuhl und macht eine einladende Geste. Frau B. ist irritiert, will den ihr auf diese Weise angebotenen Stuhl nicht in Anspruch nehmen und setzt sich neben Herrn F. Sie kommentiert ihre korrigierte Wahl damit, daß sie es nicht mag, wenn man ihr etwas so entschieden anbietet.

Frau B. ist nicht das erste Mal in der Gruppe dieses Gruppenleiters. Es war ihr ausdrücklicher Wunsch auch bei diesem Workshop wieder in seine Gruppe zu kommen, und es ist ihr offensichtlich gelungen. Doch, so grübelt sie, einer anderen Person sei es nicht gelungen, warum sonst sei noch ein Stuhl frei. Sie fragt sich, ob der freie Platz nun mit ihrer Schuld besetzt sei, weil sie eine andere Person „ausgestochen" habe. Dann wendet sie sich an den Gruppenleiter. Es folgt eine Liebeserklärung an ihn, den sie abermals aufsucht, von dem sie wissen will, ob er sie wahrnimmt und liebt. Der Gruppenleiter reagiert mit wohlwollendem Gleichmut darauf. Sie erzählt, daß sie noch drei Schwestern habe. Ihre Frage sei immer gewesen, wer die Lieblingstocher sei und ob der Vater sie geliebt habe. Die Mutter hätte ihren Mann abgeschirmt und die Töchter an einer eigenständigen Beziehung zum Vater gehindert. Sie selbst habe nur wenige intime Momente mit ihrem Vater haben können, die sich auf das vierhändige Spiel auf dem Klavier beschränkt hätten. Ob die Co-Leiterin ihr nicht helfen könne, an den Vater heranzukommen. Nicht ohne einen leicht verärgerten Ton in der Stimme gibt diese ihr zu verstehen, daß sie überzeugt sei, daß Frau B. selbst sehr genau wisse, wie sie sich Männern nähern könne.

In der Nachbesprechung wird das Übertragungs- und Gegenübertragungsgeschehen deutlich: Die gespaltene Elternübertragung auf den guten Vater und die böse Mutter manifestiert sich ebenso wie die durch →Rivalität gekennzeichnete Geschwisterübertragung. Das Symbol für die mörderische Wut auf die Geschwister und die quälenden Schuldgefühle ist der leere Stuhl. Die Gruppenteilnehmer wehren ab; sie ignorieren das Kreisen von Frau B. um die Frage nach dem leeren Stuhl. Die Gegenübertragung ist der

Übertragung entsprechend komplementär: Der Gruppenleiter fühlt sich geschmeichelt und wohl, während die Co-Leiterin Ärger über die naive, unschuldige Raffiniertheit von Frau B. verspürt. Die emotional unterschiedliche Resonanz des Leiterpaares korrespondiert genau mit dem Übertragungsangebot von Frau B.

Übertragung als Inszenierung. Das Übertragungsgeschehen in Gruppen ist komplex und die Übertragungsauslöser sind vielfältiger als in der Einzelanalyse. Neben den dyadischen Beziehungen der Teilnehmer untereinander zum Gruppenleiter oder zur Gesamtgruppe entwickeln sich auch Mehrpersonenbeziehungen. Dabei können sich Übertragungen an einzelne Personen, aber auch an die Gruppe als Ganzes binden. In einem solchen Fall wird die *Gruppe* zum *„Globalobjekt [...] für frühe Mutterobjekte"* (König & Lindner, 1991, S. 55). Das läßt sich vor allem in der Anfangsphase des Gruppenprozesses beobachten, wenn die Teilnehmer sich noch fremd sind, die Gruppe in ihrer Gesamtheit als Übertragungsauslöser dem einzelnen gegenübersteht und an die frühe Mutter-Kind-Symbiose erinnert. Der Gruppenleiter eröffnet einen „Raum", in dem sich diese differenzieren kann. Zu diesem Zweck übernimmt er passager die ihm zugedachten vaterähnlichen Funktionen, ist also Übertragungsobjekt und gleichzeitig hilfreich bei der Klärung der Beziehungen in der Gruppe. Mit zunehmendem Vertrauen und Wissen über die anderen werden die Beziehungen differenzierter. An die Stelle des Gruppenleiters als zentralem Übertragungsobjekt treten nunmehr Mehrpersonenübertragungen. Sie verdeutlichen den interaktiven Anteil der Übertragungen in Gruppen und verweisen auf einen für diese typischen Mechanismus, den der *projektiven Identifizierung,* dessen *Kernstück eine interaktionelle „Verarbeitung" des Übertragungsmaterials* ist:

„Eigene Triebwünsche werden mit den entsprechenden Selbstanteilen auf andere Gruppenmitglieder projiziert und in ihnen in einer Weise hervorgerufen, daß die anderen so beeinflußt werden, daß sie ähnlich wie beim interaktionellen Anteil der Übertragung das Erwartete durch ihr Verhalten bestätigen. Es kommt dann nicht nur zu einer Projektion auf den anderen, sondern zu einer Projektion in den anderen, der sich dann so verhält, als ob er die entsprechenden Selbstanteile tatsächlich in sich hätte. Das Motiv zu einem solchen Verhalten ist eben die innere Konfliktentlastung: Eigenes, Abgelehntes kann im anderen leichter bekämpft, genossen oder beschützt werden als im eigenen Inneren, eine innerpsychischer Konflikt wird zu einem interpersonellen gemacht." (ebd., S. 56ff.)

Der Gruppenanalytiker wird in diesem Übertragungsgeschehen ganz anders gefordert als der Einzelanalytiker. Seine Gegenübertragung ist das Ergebnis vielfältiger Interaktionen. Die Gefühle, Phantasien und Handlungsimpulse, die er gegenüber einzelnen Gruppenmitgliedern oder der Gesamtgruppe entwickelt, sind Reaktionen auf das *komplexe Übertragungsgeschehen*. Dieses *zu verstehen bedeutet, die Gruppenszene zu verstehen, in der die Übertragungen aufgehoben sind* (→Gruppenleitung). Dabei geht das von Lorenzer entwickelte Konzept des „szenischen Verstehens" (vgl. Haubl, 1993) keineswegs davon aus, daß die Übertragung Abziehbild vergangener Beziehungen, also „unvermeidliche Wiederholung in der Übertragung" ist, wie Preuss (1972a, S. 18) betont, sondern daß sie mit den Möglichkeiten der aktuellen gruppenanalytischen Situation, den anderen Teilnehmern und der Person des Gruppenleiters immer wieder neu erschaffen wird. Das szenische Verstehen schließt neben der Analyse der Übertragungsangebote alle Prozesse im *Analytiker* mit ein. Er selbst *mit seinen Übertragungsbereitschaften und seinen Gegenübertragungsgefühlen wird zum „Ort der Erkenntnis"* (Devereux, 1976).

Das Entschlüsseln der sich in der Gruppe szenisch entfaltenden Übertragungen, das Verstehen und analytische Nutzen eigener Gegenübertragungsgefühle, das konstruktive Deuten des Widerstands und die „Versprachlichung des nichtsprachlichen symptomatischen Ausdrucks" (Haubl, 1988, S. 241) gehören zu den wesentlichen therapeutischen Schritten in der Gruppenanalyse.

Franziska Lamott

Literaturempfehlungen

Durkin, H.E. (1971). Transferences in group psychotherapy revisited. International Journal of Group Psychotherapy, 21, 11-22.

Ermann, M. (1987). Behandlungskrisen und die Widerstände des Psychoanalytikers. Bemerkungen zum Gegenübertragungswiderstand. Forum der Psychoanalyse, 3, 100-111.

Finger-Trescher, U. (1991). Wirkfaktoren der Einzel- und Gruppenanalyse, Kap. 8. Stuttgart: frommann-holzboog.

König, K. (1982). Der interaktionelle Anteil der Übertragung in Einzelanalyse und analytischer Gruppenpsychotherapie. Gruppenpsychotherapie und Gruppendynamik, 18, 76-83.

Körner, J. (1989). Arbeit an der Übertragung? Arbeit in der Übertragung? Forum der Psychoanalyse, 5, 209-223.

Körner, J. (1990). Übertragung und Gegenübertragung, eine Einheit im Widerspruch. Forum der Psychoanalyse, 6, 87-104.

Morrone, M. (1984). Aspects of transference in group analysis. Group Analysis, 17, 179-190.

Schwartz, E.K. & Wolf, A. (1964). On countertransference in group psychotherapy. Journal of Psychology, 57, 417-423.

Sugar, M. (1971). Multitransferences and divarications in group therapy. International Journal of Group Psychotherapy, 21, 444-455.

Gruppenphantasien

Herr von Lips, J.N. Nestroys „Zerrissener", laboriert — mächtig, reich und übersättigt, aber hoffnungslos — an der *Langeweile*. Enttäuscht von der Wirklichkeit, von der „unerträglichen Stereotypigkeit" der Natur, beginnt er, zu wünschen und im gleichen Augenblick zu phantasieren:

> „Sag mir ein Land, wo ich was Neues seh; wo der Wasserfall einen andern Brauser, der Waldbach einen andern Murmler, die Wiesenquelle einen andern Schlängler hat, als ich schon hundertmal g'sehn und gehört hab! — Führ mich auf einen Gletscher mit schwarzem Schnee und glühenden Eiszapfen, segeln wir in einen Weltteil, wo das Waldesgrün lilafarb, wo die Morgenröte paperlgrün ist!" (Nestroy 1964 [1844], S. 15)

Der bewunderte Kapitalist wird so sehr untertänigst hofiert und umworben, daß ihm die vorauseilende Dienstfertigkeit seiner Umgebung jeden Wunsch von den Augen abliest, bevor er ihn selbst benennen müßte. Wie ihm einerseits das regressive Verharren in der omnipotenten Position des von der Mutter nicht getrennten Säuglings die unumschränkte manipulative Beherrschung seiner Umwelt garantiert, ebenso bleibt er umgekehrt ein Zerrissener, da er wunschlos sich selbst nicht spürt. Der scheinbar glückliche Zustand entlarvt sich als unveränderlich Ewiggleiches, das damit einhergehende heimliche Unglück wird vorerst durch die Langeweile abgewehrt. *Erst wenn die wunschlose Resignation zugunsten hof-*

fender Phantasie aufgegeben wird, gelingt es, sich dem eigenen Unglücklichsein zu stellen.

Phantasie und Wunsch. Daß Phantasie nicht dem Glück, sondern vielmehr dem *Mangel,* dem Unbefriedigtsein entspringt, erfährt Freud aus den Lebensgeschichten seiner Patienten, die ihre Phantasien verschämt als Teil ihres Intimsten verbergen, und aus den in ihren Werken offen geäußerten Phantasiegebilden der Dichter:

„Man darf sagen, der Glückliche phantasiert nie, nur der Unbefriedigte. Unbefriedigte Wünsche sind die Triebkräfte der Phantasien, und jede einzelne Phantasie ist eine Wunscherfüllung, eine Korrektur der unbefriedigenden Wirklichkeit." (Freud 1908e, S. 216f.)

Laplanche und Pontalis (1992) verweisen anhand der „Drei Abhandlungen" (Freud, 1905d) als Ursprung der Phantasie auf das Gewahrwerden der unbefriedigten Wünsche zur Zeit der Entstehung des Autoerotismus, da das primäre Objekt verloren ist und sich der Sexualtrieb von den nicht sexuellen Funktionen, an die er sich anlehnt, trennt. Die „von jedem natürlichen Objekt" getrennte Sexualität ist der Phantasie ausgeliefert, durch die sie sich erst „als Sexualität erschafft" (Laplanche & Pontalis, 1992, S. 56). Angelehnt an die Natur des Triebes und die Erfahrung des primären Liebesobjektes, jedoch von beiden unterschieden, *konstituieren sich sexuelles Begehren und Phantasie gleichzeitig.*

Phantasie und Objektbeziehung. Einen anderen Zugang zum Entstehen der Phantasie bringt Winnicott (1985b) im Rahmen der Objektbeziehungstheorie. In seinem Konzept der Übergangsobjekte und -phänomene beschreibt er die für den Übergang zum Realitätsprinzip *notwendige Entwicklung der Fähigkeit des Subjekts, von der Objektbeziehung zur Objektverwendung zu gelangen.* Während die Objektbeziehung auf Identifizierung und Projektion beruht, wird durch die Entwicklung der Fähigkeit zur Objektverwendung *das Objekt als von der omnipotenten Kontrolle des Subjekts unabhängiger, selbständiger Bestandteil der Außenwelt erlebbar.* Der Prozeß, der die Objektverwendung ermöglicht, besteht in einer „Zerstörung" des Objekts durch das Subjekt. Das Objekt wird „zerstört", weil es sich einerseits der omnipotenten Kontrolle durch das Subjekt entzieht, was dem Subjekt offenbar über das Erleben des Mangels zugänglich wird, andererseits wird es erst durch die „Zerstörung" aus der omnipotenten Kontrolle des Subjekts entlassen. Gelingt dieser Prozeß, was nur möglich ist, *wenn das Objekt die Aggression „überlebt"*, d.h. sich nicht dafür rächt, so erhält das Subjekt Zugang zur Außenwelt und gewinnt die Phantasie.

„Das Subjekt sagt gewissermaßen zum Objekt: 'Ich habe dich zerstört', und das Objekt nimmt diese Aussage an. Von nun an sagt das Subjekt: 'Hallo, Objekt! Ich habe dich zerstört! Ich liebe dich! Du bist für mich wertvoll, weil du überlebt hast, obwohl ich dich zerstört habe! Obwohl ich dich liebe, zerstöre ich cich in meiner (unbewußten) Phantasie.' Dies ist der eigentliche Anfang der Phantasie im Menschen. Das Subjekt kann jetzt das Objekt, das überlebt hat, verwenden." (ebd., S. 105)

Hat das Subjekt die Fähigkeit zur Objektverwendung erworben, so *wiederholt es ständig die Objekt"zerstörung" in der Phantasie*, wodurch das Objekt als real Überlebendes erlebbar und eine Gefühlsbeziehung zu ihm möglich wird.

Phantasie und Realität. Wie der Ursprung der Phantasie nicht nur ein historischer, sondern ein sich ständig wiederholender Vorgang ist, werden im Fortgang der Nestroy-Posse dem phantasierenden Lips nach und nach sein Unglück und seine Wünsche bewußt, und er stellt sich in Auseinandersetzung mit der Realität den Aufregungen des Durcharbeitens seiner Phantasien. Sobald ihm in seinen Phantasien seine Wünsche zugänglich werden, verläßt er seine regressive Position der Omnipotenz und konfrontiert sich, gerade indem er der Wirklichkeit seine Wünsche entgegenhält, mit der Realität. Er durchlebt das ödipale Drama mit den quälendsten Schuldgefühlen, da er eine Frau, die einem anderen gehört, ehelichen will und den Nebenbuhler vermeintlich tötet. Angesichts der phantasierten Verfolgung durch das Gesetz zum Knecht geworden, spürt er die Unsicherheit der menschlichen Existenz in der notgedrungenen Auseinandersetzung mit dem Realitätsprinzip und würde auch gerne die lyrischen Bewunderer der „einfältig angeverselten Landnatur" barfuß durch die Wiesen jagen (Nestroy, 1964, S. 49). Er erwirbt die Fähigkeit, sich von seinen falschen Bewunderern zu trennen, erfährt Ängste und Seligkeiten der Verliebtheit, um schließlich über die in ihm erwachte „Kathilieb'" seine wahre Zerrissenheit zu erkennen — „Die ganze eh'liche Hälfte hat mir g'fehlt, aber gottlob, jetzt hab ich's g'funden, wenn auch etwas spät" (ebd., S. 75) — und zur reifen Liebe bzw. zur Objektverwendung zu kommen. Der Zuschauer kann nicht nur Nestroys Phantasien — auch über das Phantasieren — genießen, sondern auch das Gelingen eines Heilungsprozesses. Dieser ist möglich geworden, weil der Protagonist, in Auseinandersetzung mit dem von der Realitätsprüfung freigehaltenen „Naturschutzpark" (Freud, 1916-1917, S. 387) der Phantasie und der Not der äußeren Realität, das Realitätsprinzip gewinnen läßt. Über diesen *Umweg der vorgestellten Wunscherfüllung des Phantasierens* gelangt er *zur Realisierung seiner Wünsche* (Freud, 1911b).

Phantasie und (Tag-)Traum. Was Freud unter Phantasien versteht, entwickelt er vor allem anhand des Tagtraumes. Hier werden *Szenarien libidinöser und* — davon abgeleitet — auch *aggressiver und narzißtischer Wunschbefriedigungen* ausgedacht, *die, anknüpfend an die jeweiligen Lebensverhältnisse, sich deren Veränderung wie ein Fortsetzungsroman anpassen.* Es gibt bewußte und unbewußte Phantasien bzw. Tagträume; sie stehen in *enger Beziehung zur Symptombildung* und haben — abgesehen davon, daß sie selbst traumbildendes Material darstellen — Wesentliches mit den nächtlichen Träumen gemeinsam: Beide sind Wunscherfüllungen, stützen sich auf Kindheitseindrücke, die Zensur ist gemildert und sie strukturieren das Material um, das sie bearbeiten (Freud, 1900a). Tagträume haben, und das macht sie für die psychoanalytische Behandlung *sowohl* in ihrem *Wunsch- als auch* in ihrem *Abwehrcharakter* so wichtig, eine enge Beziehung zum Verdrängten. Phantasien *vereinigen in sich* drei Zeitstufen — *das Vergangene, das Gegenwärtige und das Zukünftige*:

„Die seelische Arbeit knüpft an einen aktuellen Eindruck, einen Anlaß in der Gegenwart an, der imstande war, einen der großen Wünsche der Person zu wecken, greift von da aus auf die Erinnerung eines früheren, meist infantilen, Erlebnisses zurück, in dem jener Wunsch erfüllt war, und schafft nun eine auf die Zukunft bezogene Situation, welche sich als die Erfüllung jenes Wunsches darstellt, eben den Tagtraum oder die Phantasie, die nun die Spuren ihrer Herkunft vom Anlasse und von der Erinnerung an sich trägt." (Freud, 1908e, S. 217)

Freud stellt fest, daß manche *aus der Kindheit erinnerten Ereignisse*, die bei vielen Menschen in ähnlicher Form auftreten, zum „eisernen Bestand der Neurose gehören" (Freud, 1916-1917, S. 385). Nicht immer fußen diese Erinnerungen auf wirklichen Erlebnissen des Individuums. Erinnernd denkt es sich die eigene Vergangenheit aus, wie sich die Menschheit ihre Vorgeschichte in Mythen, Sagen und Märchen phantasiert. Es sind *Mischgebilde aus Phantasie und Wirklichkeit*, die Freud als „psychische Realität" (ebd., S. 383) auszeichnet. In den menschlichen Urzeiten real gewesen, gehören diese *Urphantasien* zum phylogenetischen Erbe, auf das das Kind in den eigenen Phantasien zurückgreift, um „die Lücken der individuellen Wahrheit mit prähistorischer Wahrheit" (ebd., S. 386) zu füllen. Die *Themen* dieser Urphantasien sind vor allem *die Urszene, die Verführung durch einen geliebten Erwachsenen und die Kastrationsdrohung, aber auch Mutterleibsphantasien und der „Familienroman"* (Freud, 1905d). Angelehnt an die Entwicklung der infantilen Sexualität, sind diese typischen Phantasien wie die infantilen Sexualtheorien *Bearbeitungen der für das Kind unlösbaren Rätsel der Geburt, der Sexualität und der Geschlechtlichkeit.* Die Urphantasien verweisen *dramatisierend* auf Ursprünge.

> „In der 'Urszene' ist es der Ursprung des Subjekts, der dargestellt wird; in den Verführungsphantasien der Ursprung, das Auftauchen der Sexualität; in den Kastrationsphantasien der Geschlechtsunterschied." (Laplanche & Pontalis, 1972, S. 575)

Gruppenphantasien. Wie in den *Dichtungen* der Völker Gruppenphantasien dargestellt sind, so *bildet jede gesellschaftliche Gruppe Gruppenphantasien.* Man denke nur an die Mytherbildung in Familien, an die Freund/Feindbilder von Jugendverbänden, Kulturen und religiösen Sekten oder an die verherrlichenden Phantasien, mit denen Führerpersönlichkeiten, von Stalin über Hitler bis zu Lady Di, ausgestattet werden. Es ist zwar möglich, diese Phantasien psychoanalytisch zu interpretieren, sie müssen aber weitgehend Objekt der Betrachtung bleiben, da sich die phantasierende Gruppe dem analytischen Prozeß nicht aussetzt (→Außer-therapeutisches Analyseinstrument).

In der therapeutischen Situation der analytischen Gruppe hingegen sind die Gruppenphantasien als Teil des analytischen Prozesses einer *Bearbeitung* zugänglich, *indem ihre verdrängten inhaltlichen Bestandteile gedeutet und durchgearbeitet werden.* Entspricht dieser Bewußtwerdungsprozeß der klassischen Psychoanalyse, in der das Individuum seine unbewußten Phantasien und die damit vermischten Erinnerungen aufspürt, so ist der gruppenanalytische Prozeß dahingehend modifiziert, daß nicht nur die einzelnen Gruppenteilnehmer ihre spezifischen unbewußten Phantasien bearbeiten, sondern sich darüber hinaus *im Zusammenwirken der einzelnen eine unbewußte Gruppenphantasie entfaltet* und damit einer analytischen Bearbeitung zugänglich wird. *Jede verbale oder nonverbale*

Äußerung eines Gruppenteilnehmers liefert einen weiteren Beitrag zu deren Entfaltung. Daß auch Themen, die scheinbar überhaupt nichts mit der Gruppe zu tun haben, in Wirklichkeit die aktuelle Problematik der Gruppe darstellen, zeigt Argelander (1972) am Beispiel einer Gruppe, die sich aus Protest gegen die Aufnahme neuer Gruppenmitglieder bewußt verabredet hat, Belanglosigkeiten zu besprechen. Das bewußte Gruppenthema, eine politische Debatte, übersetzt Argelander buchstäblich als Darstellung des Gefühls der Gruppe, gegen die Entscheidung des Gruppenleiters machtlos zu sein.

Manchmal ist die unbewußte Phantasie, die die Gruppe bearbeitet, unter einer Fülle von unterschiedlichen manifest verhandelten Themen verborgen. Dieses Phänomen läßt sich oft in ersten Gruppensitzungen beobachten, wenn einerseits die beängstigende Fremdheit kontraphobisch weggeredet wird, es andererseits zu vorsichtigen Versuchen kommt, herauszufinden, auf welche Gruppenkultur (→Kultur und Gruppe — Gruppenkultur) sich die Gruppe wohl einigen kann.

Kasuistik. Als die Gruppenleiterin in der ersten Sitzung auf die von den Teilnehmern erwartete Diskretion verweist, fällt ihr ein neben ihr sitzender Mann fast ins Wort: „Verschwiegenheit ist die Voraussetzung!" Eine Frau meint: „Wir sind hier in guten Händen." Eine zweite ist froh, in dieser Gruppe zu sein, weil sie eigentlich alle sympathisch fände, die dritte deutet schlechte Erfahrungen mit einer anderen Gruppe an. Ein Mann fürchtet, hier nicht aggressiv sein zu dürfen, ein anderer weiß nicht, ob er vor so vielen Leuten über seine Probleme reden kann. Eine Frau meint, sie sei hier, weil sie mit weiblichen Autoritäten beruflich Schwierigkeiten habe, deswegen suche sie die Auseinandersetzung mit einer Leiterin. Sie nennt ihren Namen und bittet die anderen, sich ebenfalls vorzustellen. Einige folgen sofort ihrem Beispiel, andere protestieren, dafür sei es noch zu früh. Jetzt schweigt die Gruppe einige Minuten, dann sagt eine Teilnehmerin: „Ich weiß gar nicht, ob ich von irgendwem hier etwas will". Ein bisher schweigender Mann schließt sich an: „Ich müßte mir alles, was ich sagen sollte, erst ausdenken". Jetzt drückt eine Frau ihre Wut über das unterbrochene Schweigen aus: „Es war zwar traurig, weil ich mir ein schöneres Schweigen wünschte, eines, das an eine gute Mutter erinnert, aber ich bin trotzdem wütend, daß ihr wieder geredet habt."

Indem es *manifest* um die →Gruppenregel(n) geht, um die Hoffnung auf einen geschützten Raum (→Setting) und ein freundliches Gruppenklima, um die Abgrenzung von anderen Gruppen, um die Angst vor der Gruppengröße (Leiterin, sechs Frauen und vier Männer), um die Ankündigung eines Autoritätskonflikts und um den Versuch, auf gesellschaftlich übliche Konventionen zurückzugreifen, entfalten die Gruppenteilnehmer *latent* die ambivalent erlebte *Übertragungsphantasie, in der Symbiose mit einer Mutter wunschlos aufgehoben zu sein.*

Dieser durchaus *typische Gruppenbeginn* illustriert den oben beschriebenen Beginn des Phantasierens und die Notwendigkeit, diesen Entwicklungsschritt auch während des Lebens einer Gruppe ständig zu wiederholen. Die Verlockung, omnipotent nichts zu wollen, scheint groß zu sein, andererseits wird damit der in Gruppen per se drohende *Identitätsverlust zugleich lustvoll und ängstigend* (→Kollektiver Narzißmus) spürbar:

„Mit anderen Worten, in bezug auf die Grenzbewahrung ist stets eine recht intensive Ambivalenz vorhanden, insofern der Verlust der Individualität zugleich eine verführerische Sehnsucht und ein überwältigender Schrecken ist." (Slater, 1978, S. 210)

Die Gruppe — ein Traum. Auch Bion (1971) (→Theoriebildung) betont, daß in der Gruppe archaische Ängste mobilisiert werden, wobei gerade die sich in ihr eröffnende *Spannung von Stimulation und Frustration* die Gruppendynamik ausmache. Der einzelne will seine Bedürfnisse in der Gruppe befriedigen, wird aber gerade durch die primitiven Befürchtungen, die die Gruppe in ihm auslöst, davon abgehalten. *Das Gefühl, nicht ausreichend befriedigt zu sein, läßt die Phantasie vom allmächtigen, schützenden und nährenden Führer entstehen.* Da ein omnipotenter Führer imaginiert wird — er kann alles, kann also auch alles geben —, können die dieser Phantasie entsprechende maßlose Gier, alles haben zu wollen, und der sie begleitende Neid der Bearbeitung zugänglich gemacht werden. Wenn sich Phantasien am Mangel entzünden, so prädestinieren Gruppen das Phantasieren, fehlt in ihnen doch immer aufgrund der Anwesenheit der anderen die Ausschließlichkeit der ungestörten Befriedigung. Die damit und mit der drohenden Identitätsdiffusion einhergehende Angst bewirkt wohl, daß in Gruppen, obwohl auch Nebenübertragungen zu Gruppenmitgliedern stattfinden, vorwiegend Übertragungsphantasien über den Gruppenleiter gebildet werden (→Großgruppe).

Häufig findet eine Gruppe auch eine *gemeinsame bewußte Phantasie*, malt sich, miteinander tagträumend, ein Gruppenphantasiegebilde aus. *Manchmal wird der Traum eines Teilnehmers*, in dem die Gruppe, der Gruppenleiter, einzelne Teilnehmer oder das Thema der letzten Stunde als manifestes Traummaterial erscheinen (Hayne, 1989), *in der Gruppe weitergeträumt.* Auch der Gruppenraum (→Setting) oder einzelne Gegenstände darin, etwa ein Teppich, ein Bild, die eventuell vorhandene Couch, können eine gemeinsame Phantasiereise provozieren und werden manchmal leitmotivartig im Fortgang des Gruppenprozesses immer wieder aufgegriffen und mit neuen Bildern ausgestattet. Märchen und mythologische Motive bilden ebenfalls das Material für Gruppenphantasien. Die *Gruppenphantasien* bleiben aber nicht nur auf einzelne Sitzungen begrenzt, vielmehr *begleiten* sie *das Gruppenleben wie ein anhand veränderter äußerer und innerer Lebensbedingungen umgebildeter und umgesponnener Tagtraum des einzelnen.*

Obwohl aufgrund der einzigartigen Biographien der Teilnehmer unzählige, äußerst unterschiedliche Phantasien und damit auch Gruppenphantasien thematisiert werden können, nehmen in Gruppen vor allem die *Urphantasien* einen *breiten Raum* ein. Dies scheint das Ergebnis der Gruppensituation zu sein, die durch die bedrohliche Gegenwart der anderen Gruppenteilnehmer archaische Ängste und mit ihnen verbundene Phantasien mobilisiert, die die Gruppe in eine allen Teilnehmern verständliche Sprache gießt. Wie Dichtungen vom Publikum verstanden werden, weil sie Wunscherfüllungen bearbeiten, die der Leser als eigene Tagträume erkennen kann, und wie sie Lust bereiten, weil der Dichter nicht bei der bloßen Mitteilung seines persönlichen Tagtraumes stehen bleibt, sondern ihn ästhetisch gestaltet (Freud, 1908e), so greift die Gruppe auf den *allgemein verfügbaren Formenkanon* der Urphantasien zurück.

Bion (1971, S. 119) verweist auf die „ganz frühen Phantasien über den *Inhalt des Mutterleibes*" als wesentliche Phantasie der Gruppenteilnehmer. Die Idealisierungen des Gruppenleiters, die einerseits ihn erhöhen, andererseits einem selbst einen außerordentlichen Platz im Familiengefüge oder in der Geschwisterreihe einnehmen lassen, können auch als ausphantasierter *Familienroman* verstanden werden. In jeder Gruppe tauchen mehr oder weniger deutlich erinnerte Berichte über die *Urszene* auf. Auch wird das vor den Kindern oft verborgene politische Vorleben der Eltern häufig zum Gruppenthema, um das sich äußerst affektgeladene Gruppenphantasien ranken. Laplanche und Pontalis (1992, S. 40ff.) verweisen auf das „Geräusch" — das in einer Familie über sie Gehörte — als Bild für die Familiengeschichte, für die Urszene: bloß hörend nehmen wir teil. Auch die *Verführungsphantasie* ist ein ständig wiederkehrendes Gruppenthema. Männer, deren Väter häufig als schwach oder abwesend geschildert werden, berichten davon, von der Mutter ins Bett genommen worden zu sein, von zufälligen Berührungen, über die sie noch unbekannte Lust erlebten, von erwachsenen Frauen, die sie zu ersten sexuellen Kontakten verführten. Frauen berichten von aufregenden Spielen mit den Vätern, von deren begehrlichen Blicken. Gruppenphantasien zum *Kastrationskomplex* entstehen häufig im Zusammenhang mit der Wahrnehmung eines Mangels, zum Beispiel, wenn der Platz eines fehlenden Teilnehmers leer bleibt, oder vor Trennungen.

Kasuistik. In einer Gruppe, in der ein Teilnehmer krank ist, wird der weibliche Körper zum Thema; etwas fehlt, der Bruder kann manches, was man selbst nicht wagen würde. In der nächsten Sitzung erzählt eine Teilnehmerin einen *Traum*.

An einen Giganten, vor dem eine erloschene Fackel steht, sind ein Mann und eine Frau angekettet. Den Giganten berührte nichts, er ist allmächtig.

Einige Gruppenteilnehmer finden die Position des Giganten äußerst angenehm, zu ihnen gehört die Träumerin, andere sind wegen der erloschenen Fackel beunruhigt. Der Träumerin fällt ein, daß sie sich als Kind im Klo einsperrte, wenn sie bei einem Fehler ertappt wurde. Ein Mann erzählt, daß er in seiner Kindheit oft seinen behinderten Bruder im Spital besuchte. Die Gruppe bearbeitet angesichts des Mangels den Geschlechtsunterschied, die Versuche, ihn omnipotent zu vermeiden, und die Kastrationsangst (→Geschlechterdynamik).

Die Realität der Phantasie. Die Urphantasien sind in Gruppen virulent. Sie werden deshalb so leicht zum Ort des Geschehens, weil sie nicht nur ein Entstehen befragen, sondern — damit verbunden — einen Verlust beschreiben: die Urszene bezeichnet auch den Verlust der vorgeburtlichen Möglichkeit, alles zu sein, die Verführungsphantasie benennt den Verlust des wunschlosen Glücks, und die Kastrationsphantasie beschreibt die verlorene Eingeschlechtlichkeit. Die Phantasie bearbeitet den Mangel: „Eigentlich können wir auf nichts verzichten, wir vertauschen nur eins mit dem andern; was ein Verzicht zu sein scheint, ist in Wirklichkeit eine Ersatz- oder Surrogatbildung." (Freud, 1908e, S. 214)

Eva Kohout

Literaturempfehlungen

Chalfe, L. (1964). The use of dreams in psychoanalytic group psychotherapy. Psychoanalytic Review, 51, 125-132.

Edwards, N. (1977). Dreams, ego psychology and group interaction in analytic group psychotherapy. Group, 1, 32-47.

Gibbard, G.S. & Hartman, J.J. (1976). Die Bedeutung utopischer Phantasien in Kleingruppen. In G. Ammon (Hg.), Analytische Gruppendynamik (S. 95-114). Hamburg: Hoffmann und Campe.

Hayne, M. (1989). Zur Traumdeutung in Gruppenanalysen. Gruppenpsychotherapie und Gruppendynamik, 25, 230-242.

Laplanche, J. & Pontalis, J.-B. (1992). Urphantasie. Phantasien über den Ursprung, Ursprünge der Phantasie. Frankfurt/M.: Fischer.

Pohlen, M. & Wittmann, L. (1980). „Die Unterwelt bewegen". Versuch über Wahrnehmung und Phantasie in der Psychoanalyse. Frankfurt/M.: Syndikat.

Zimmerman, D. (1967). Some characteristics of dream in group analytic psychotherapy. International Journal of Group Psychotherapy, 17, 524-535.

Geschlechterdynamik

Für die Herausbildung einer kohärenten persönlichen Identität kommt der guten Integration der Geschlechterdifferenz entscheidende Bedeutung zu. Sich als Frau oder Mann zu wissen und zu empfinden, heißt zugleich, eine elementare psychosoziale Ordnungsdimension ein für allemal verinnerlicht zu haben, womit freilich die Konflikte um sie keineswegs beseitigt sind. Ganz im Gegenteil!

Eine Schwierigkeit beim Nachdenken über die Bedeutung von Geschlechtlichkeit liegt darin, daß die Relativität ihrer konkreten Erscheinung stets gebunden ist an die Absolutheit ihrer prinzipiellen Geltung. Letztere ist in allen Kulturen durch vielfältige Tabus, Rituale und Normen befestigt, die sich auch in Gruppenprozessen gestaltend niederschlagen. Dabei gilt, daß sich die Normen umso strenger etablieren, je vehementer die Triebkraft ist, gegen welche sie sich wenden. *Je größer also etwa die Sehnsucht nach Auflösung der Geschlechtergrenzen, oder auch je stärker der sie verwischende unbewußte Geschlechterneid ist, umso mächtiger werden sich die psychosozialen Strukturen zu ihrer Aufrechterhaltung durchsetzen.* Das Patriarchat etwa hat die Dominanz der Männer über die Frauen als eine strukturelle „zwangsbewehrte" Ordnungsgestalt zur Sicherung der Geschlechterdifferenz entwickelt. Wir können dies als eine historisch tradierte Form, als kollektive „Lösung" eines Trieb-Abwehr-Konflikts verstehen.

Sexualisierung als Angstabwehr. Die Analyse der Geschlechterdynamik einer Gruppe vollzieht sich auf mehreren Ebenen: zum einen als sichtbares Geschehen, soweit sich die Anwesenden aufeinander als Männer und Frauen beziehen. Dafür ist das reale Geschlecht der Gruppenmitglieder und des Analytikers wichtig. Zu dem sind es das implizite Bedeutungsgeflecht dieses Geschehens, das unbewußt und tendenziell unbegrenzt ist, und schließlich die Bedeutungen, die mittels Interpretation des Übertragungsgeflechts aufgedeckt werden und so den Gruppenprozeß neu strukturieren. *Inhaltlich kreist die Geschlechterdynamik um Art und Herkunft der Unterschiede zwischen Männern und Frauen, um die Erlangung und Aufrechterhaltung einer kohärenten Geschlechtsidentät, um die Angst vor Verlust sowie um die Sehnsucht nach sexuellem Genuß und guten Beziehungen zum eigenen und zum anderen Ge-*

schlecht. Schließlich besteht in Gruppen ein Spannungsverhältnis zwischen den sie sprengenden Tendenzen zur intimen Zweisamkeit und den diesen entgegenwirkenden homogenisierenden Kräften der Gruppenbildung. Das Gruppengeschehen oszilliert zwischen dem Drang nach Identifizierung und dem vagen Wunsch nach Objektbeziehung.

Verschiedene Gruppenkonzepte postulieren eine Dynamik der Wiederholung infantiler Entwicklungsstufen entlang typischer, wenn auch theoretisch unterschiedlich definierter Phasenabfolgen (→Theoriebildung). Diese Sichtweise kann ich aus meiner Erfahrung nicht teilen. Vielmehr stellt jede Gruppe ihre eigene, unverwechselbare Dynamik her, die nicht notwendig progredient in eine Richtung geht.

In der ersten Sitzung konstelliert sich, besonders in geschlossenen Gruppen, häufig eine spezifische Dynamik, die den Gruppenbildungsprozeß einleitet, der — nach unterschiedlichen Verläufen — meist in eine Integration mündet. Die Gruppenmitglieder sprechen verstärkt vom „Wir", und die Grenzen nach außen werden als relativ stabil und sicher erlebt. Zu Beginn sind die Teilnehmer isoliert und beziehungslos. Es herrscht Ambiguität im Sinne von Bleger (1968), d.h. eine Ansammlung multipler undifferenzierter Fragmente ohne Ordnung. Alle Aktivitäten sind auf die Beseitigung einer ungewissen Beliebigkeit gerichtet, in der Regel auf Konturierung und Fusion. Über zufälliges, passageres Gestaltannehmen einzelner Teilnehmer setzt unbewußt, durch wechselweise Einverleibung dieser Gestalten und ihre Auflösung in einem illusionären Verschmelzungsprozeß, die Gruppenbildung ein. Sie ist ein primärprozeßhafter Vorgang, der als Fundament den manifesten kommunikativen und pseudokommunikativen Ereignissen zugrunde liegt. Letztere können beliebigen Inhalts sein und haben häufig schon in der ersten Sitzung sexuellen Charakter. Dies ist möglicherweise deshalb der Fall, weil die phallisch-exhibitionistischen Tendenzen im Gruppenkreis besonders aktualisiert sind und dann zu Abwehrzwecken eingesetzt werden.

Im folgenden Beispiel wird deutlich, daß die Äußerungen der Teilnehmer und Teilnehmerinnen vor allem Entladungen der ängstlichen Spannungen sind, in welcher für Persönliches und für das konkrete Andere noch kein Platz ist. Die Gefühle (Verunsicherung, Angst, Hilflosigkeit) und ihre Inhalte (Sexualität, Tod) sind keine persönlichen Mitteilungen, sondern dienen als Vehikel, mittels derer die noch beziehungslosen Individuen sich ihrer Affekte entledigen und zugleich im Chaos der Eindrücke erste schwache Konturen herstellen. Obwohl es sich um *Phantasien* der Teilnehmer und Teilnehmerinnen, *um erotische Beziehungen und deren Verlust* handelt, fungieren die Äußerungen doch mehr *als Zeichen, die vor allem die Vehemenz des diffusen Triebgeschehens darstellen.* Von derselben Art ist die bemühte Selbstkontrolle der Teilnehmer und Teilnehmerinnen, durch die ein Klima diffuser Aggressivität erzeugt wird.

Kasuistik. Der folgende Gesprächsausschnitt dokumentiert den Anfang einer geschlossenen Gruppe. Mit allen Teilnehmern und Teilnehmerinnen waren in den Monaten vor Beginn der Gruppenanalyse ein oder zwei Erstgespräche geführt worden.

Erna (unterbricht unter Druck das Schweigen): Ich bin schon seit Tagen aufgeregt wegen der Gruppentherapie.
Bernd: Gruppenanalyse! Mir ist das wichtig.
Paul: Wieso?
Sigi (leicht ironisch): Das ist was Feineres ...
Marion (leicht kokett): Die Sexualität?
Bernd: Fein schon, aber nicht ungefährlich ...
Erna (zu mir): Bei unserem Gespräch haben Sie so einen sicheren Eindruck auf mich gemacht ... Heute kommen Sie mir so zerbrechlich vor, auch viel jünger ...
Sigi (nach längerer Pause): Schweigen.
Johann: Warum reden wir nicht, wir könnten uns ja vorstellen ... Ich heiß Johann X.
Paul: Ich heiße Paul X ... Ich habe keine Erfahrung ... Ich bin hier, weil ich Schwierigkeiten habe.
Marion: Ich bin die Marion.
Beate: Also, ich heiße Beatrix X.
Georg: Ich heiße Georg X.
Erna: Ich heiße Erna X ... Ich bin bestimmt die Älteste ... Sie werden das vielleicht nicht verstehen, aber ich habe keine Zeit ... Ich möchte natürlich nicht unterbrechen, aber ich habe mich so zurückgezogen von allem und jetzt, wo ... na, ich möchte gerne, daß Sie mich verstehen ... Jetzt bin ich ganz durcheinander ... Ich brauch ... wissen Sie, mein Lebensgefährte ist voriges Jahr gestorben, ich
Bernd (unterbricht): Eine Frau hat noch gar nichts gesagt.
Marion (nach erwartungsvollem Schweigen): Vielleicht will sie nicht gleich anbandeln.
Sigi: Ich hab mir die Namen nicht gemerkt ... Ich heiße Sigi und bin Sozialarbeiter ... Mich stört so ein Schweigen jedesmal ... keiner will sich eben ausziehen.
Beate: Das sind Ansprüche — natürlich will ich mich nicht ausziehen!
Marion: Männerphantasien.
Bernd (nach längerer Pause): Wer länger schweigen kann ...

Ich: Solange geschwiegen wird, bleibt jeder in seiner Isolation versteckt. Vielleicht auch, weil ich nichts gesagt hab.

Georg: Ja, ich finde es gut, daß Sie reden.

Sehen und Gesehenwerden. Das →Setting, die Vorbehaltlosigkeit des Analytikers und die psychoanalytische(n) →Grundregel(n) sollen dafür sorgen, daß die Gruppe als „Container" (Bion, 1971) für Sinneseindrücke, Affekte und imaginäre Bilder dienen kann und sich zugleich als ebenso sicherer Schutz vor den Ängsten erweist, die die Verdrängung in Gang setzen.

Die Unterschiede zur klassischen psychoanalytischen Kur sind vielfältig und folgenschwer. Entscheidend erscheinen mir:

— die Anzahl der beteiligten Personen (8-12) und damit
— der Ausschluß intimer Zweisamkeit;
— die kreisförmige Sitzordnung, die die eigene Schaulust anregt, aber auch jeden den Blicken der anderen aussetzt;
— die prinzipielle Möglichkeit des Blickkontakts als äußerste Form von Intimität;
— die üblich geringe Frequenz von einer Sitzung pro Woche.

Die Anzahl der Beteiligten und die geringe Frequenz erhöhen hauptsächlich das Angstniveau und behindern die sicherheitgebende Vernetzung der Übertragungen, was die Abwehr verstärkt. *Die erhöhte Akzentuierung des Blicks und die Aktivierung der Schaulust hingegen scheinen mir prinzipiell entscheidend für das besondere psychosoziale Geschehen in Kleingruppen.*

Die Augen sind ein Sinnesorgan, das, auf Distanz eingestellt, in unmittelbarer Nähe seinen Dienst versagt. In der frühkindlichen Entwicklung erweitern sie — rezeptiv wie aggressiv — die Beziehung zum primitiven Objekt, die ursprünglich auf Mund- und Hautkontakt beruht. Die Augen sind schon früh dem Willen unterworfen, was die bildlichen Vorstellungen plastischer gestaltbar macht, aber auch zur Realitätsprüfung eingesetzt werden kann, oder eben nur primärprozeßhaftes Geschehen in sekundärprozeßhafter Form erscheinen läßt. *Denken in Bildern ist wesentliches Element halluzinatorischer und illusionsbildender Prozesse, die die kontinuierliche Grundlage unseres mentalen Funktionierens ausmachen.* Das expressive Vermögen der Augen reicht vom „bösen Blick" bis zu zärtlichster Intimität, behält aber stets den Charakter des Ungewissen schwach symbolisierter Kommunikation.

Über die archaischen Wurzeln des Schauens schreibt Fenichel
(1985 [1935]):

„Dieses ursprüngliche Sehen ist von der Motorik untrennbar; Wahrnehmen und
Vorstellen ist noch nicht scharf getrennt; man sieht sich agierend in das Gesehene
hinein [...] Visuelle Perzeption ist von der kinästhetischen Perzeption nicht zu
trennen. Im Sehen verändert sich der eigene Körper, das gesehene Objekt ist zunächst [...] vom eigenen Körper nicht scharf differenziert. [...] Erst mittels des
motorischen Mitmachens gelingt die volle Wahrnehmung; das Schauen erfolgt
durch eine Identifizierung." (S. 389)

In der überschaubaren Gruppe erfolgt demgemäß die Identifizierung der Mitglieder hauptsächlich über den Blick, in der →Groß-
gruppe oder der Masse über die Motorik, was noch einen weiteren
regressiven Schritt bedeutet. Auch als Beobachterin einer Gruppe
von 1-2jährigen Kindern konnte ich dieses motorische Moment erleben, welches seinen identifikatorischen Sog auch auf mich aus-
dehnte, so daß ich ausgiebig motorische Abfuhr mittels schriftli-
chen Protokollierens suchte (→Gruppenbeobachtung).
   *Die orale Grundlage des Schautriebs macht ihn besonders ge-
eignet für Sexualisierungen von der Art des „Fressens und Gefres-
senwerdens".* Die okulare Introjektion als wesentliche Grundlage
„reiferer" Identifizierungen verdeutlicht das ebenso wie die projektiven Vorgänge. Letztere, besonders in der Form der projektiven Identifizierung, funktionieren optisch, indem sie das Objekt
nach dem Vorbild der projizierten Inhalte zu verwandeln scheinen.
   Auf phallischem Niveau ist die *Schaulust* ein wesentlicher *Mo-
tor für die Anerkennung der Geschlechterdifferenz und Grundlage
der auf diese gerichteten voyeuristischen und exhibitionistischen
Strebungen,* wie sie wesentlich auch die Urszenenphantasie bestimmen. Die Identifizierung als komplexe Abwehrfigur lebt teilweise
aus der Verleugnung der Differenz, aber sie ist zugleich auch ein
psychischer Prozeß, der zur Bewältigung von Trennung verhelfen
kann. Indem wir Anteile des geliebten Objekts in uns aufnehmen,
erscheint es möglich, von ihm zu lassen.
   Das Auge und die Schaulust erweisen sich demnach als Fokus
der Verständigungszusammenhänge meines Themas:

— Sie geben der Wahrnehmung und dem Erleben in der Gruppe
    eine charakteristische Qualität und bestimmen wesentlich das
    Abwehrgeschehen.

— Sie bestimmen die *Geschlechterdifferenz* als sichtbare körperliche Verschiedenheit.

— Sie haben maßgeblichen Anteil an der Entstehung der *Urszenenphantasie* als Bild lustvoller Vereinigung.

— Sie halten Anwesenheit und Abwesenheit fest und tragen entscheidend bei zur *Bewältigung von Getrenntheit*, wie sie sich im Sichtbar-/Unsichtbarwerden des Fort/Da-Spiels versinnbildlicht.

Kasuistik. Bei Frau H. trat in der 7. Sitzung einer geschlossenen Gruppe ein Symptom auf. Sie hatte „ständig rote Augen durch geplatzte Äderchen" und brachte das mit der Gruppe in Zusammenhang. Sie begann dunkle Brillen zu tragen und ihre Stimmung wechselte zwischen Vorwurf und Rückzug: Sie fühle sich hilflos und schäme sich. Nach einiger Zeit begann sie gelegentlich zu stottern, worauf die Gruppe zunehmend verärgert reagierte. Sie stelle sich außerhalb, sei launisch und wolle nur das „gute Klima" zerstören. Schließlich stellte ich in der 13. Sitzung deutend einen Zusammenhang her zwischen den roten Augen, dem Stottern und den zornigen Reaktionen in dem Sinn, daß die Gruppeneindrücke hier so überwältigend eindringen, daß mit „oraler und okularer Verstopfung" reagiert werde, um sich zu schützen. Zudem möchte die Gruppe Wut und Ohnmacht, die unerträglich würden, gerne bei Frau H. sicher unter Kontrolle bringen, um das „gute Klima" zu bewahren. Die Situation begann sich zu entspannen. Es folgten Assoziationen zu allen Arten von Verstopfungen und „psychischen Festungsanlagen". Einige Zeit danach — in der 18. Sitzung — erinnerte sich Frau H., auch als Mädchen gelegentlich in Auseinandersetzungen mit ihrem Vater gestottert zu haben. Dieser sei nur jedes zweite Wochenende heimgekommen und habe „alles durcheinandergebracht". Sie habe sich dann wütend und ohnmächtig gefühlt, besonders weil ihre Mutter sich jedesmal ganz verändert habe. Ein Gruppenteilnehmer äußerte daraufhin, daß er nun verstehe, weshalb er ihr Stottern stets als „Maschinengewehrfeuer" empfunden habe. Von nun an wurde es der Gruppe schrittweise möglich, die mörderische Zerstörungswut und die sinnliche Erregung (es platzen die Adern beim Zuschauen) sowie die gegen sich selbst gerichteten Regungen angesichts weiterer Urszenenäquivalente zu thematisieren.

Die Illusion der Allgeschlechtlichkeit. Die idealisierende Gruppenillusion bildet, sobald sie sich etabliert hat, einen Rahmen, der die Gruppe in die Lage versetzt, die destruktiven Anteile und damit verbundene Ängste zu aktualisieren. Dies führt zu verstärktem Auftreten projektiver und projektiv identifikatorischer Abwehr in der Form, daß in rascher Folge unerträgliche Spannungen externalisiert und an anderen festgemacht werden, wodurch sie die Teilnehmer wie von außen erreichen. Auf der Ebene des Affektgeschehens stellt sich die beschriebene Dynamik hauptsächlich als eine von Gier und Neid dar (→Affektdynamik). *Gier* als hektische Inkorporation *zerstört die Differenz* immer wieder und erzeugt doch stets nur neuen Hunger statt Sättigung. Die Destruktion passiert dabei ungewollt als Folge der Einverleibung. Der *Neid* hingegen richtet sich als gezielte *Attacke gegen die Verschiedenheit, die beim anderen stets idealisiert wird.* Mit dem beneideten anderen wird indessen zugleich die Quelle der eigenen Befriedigung zerstört, womit die Aggression auf den Neider zurückfällt. Im *Neid der Geschlechter* aufeinander wird das unmittelbar ersichtlich, wenn der/die andere „kastriert", d.h. um die erotische Potenz gebracht wird, weil die *Verschiedenheit nicht ertragen* und deshalb durch eine Besser-/Schlechterrelation verharmlost wird. Das macht dann die komplementäre Ergänzung der Geschlechter und damit die Erfüllung eines konkreten Begehrens unmöglich.

Die *Integration der „depressiven Position"* (vgl. Riesenberg, 1977, S. 101ff.) (→Theoriebildung), die sich als Aufrechterhaltung eines verschiedenen vielschichtigen Objekts auch über die Trennungen hinweg erweist, erscheint mir *fundamental für die Möglichkeit befriedigender Geschlechterbeziehungen.* Nur dann kann der rhythmische Wechsel von Vereinigung und Trennung, welcher das Zusammenleben von Frauen und Männern charakterisiert, ertragen und sogar genossen werden. Da Gruppenprozesse stark durch schizoid-paranoide Funktionsweisen bestimmt sind, wird nach meiner Erfahrung die Erringung und *Aufrechterhaltung der depressiven Position zur stärksten Herausforderung der Gruppenanalyse und zugleich auch ihr größtmöglicher Erfolg*, der stets von manisch-illusionärer Abwehr oder vom Rückzug in die Isolation bedroht ist.

In den Arbeiten Freuds, die meist als Grundlage für Gruppenprozesse reklamiert werden (Freud, 1912-13, 1921c), erscheint die Geschlechterdifferenz merkwürdig vernebelt. Die Frau/die Mutter bleibt de facto aus dem Spiel. Meine erklärende Vermutung darüber ist, daß sich in Freuds Gruppenpsychologie mehrere Aspekte des Geschehens verdichten: Im kannibalischen Raubmord am Urvater manifestiert sich die Gewalt der destruktiven Kräfte ebenso wie die Hoffnung auf deren Kontrolle, damit die Gruppe überlebe. *Freuds Hoffnung richtet sich auf die Macht der Vernunft und auf die Ordnung des Gesetzes.* Er beschreibt Ängste, Phantasien und Abwehrstrategien, die die Menschen in Gruppen ergreifen und die überwiegend sogenannte „frühe" Affektzustände sind. Den *Gruppenprozeß versteht er als eine Auseinandersetzung mit dem Vater.* Letztere ist eine zwiespältige Position: Sie ist richtig, insofern nämlich der kindliche Kampf mit den Geboten der Kultur auch als Kampf mit der Person des Vaters durchlebt wird (→Rivalität). Gemeint ist der Vater, der sich in der Urszene auf dem Höhepunkt des Ödipuskomplexes als Hindernis zur Mutter in den Weg stellt. Gegen ihn richtet sich die geballte Aggression des Kindes. *In seiner Absolutheit ist dieser Vaterkonflikt aber irreführend, weil nämlich die entscheidende Entwicklung, die zum symbolischen Mord am Vater befähigt, lange vorher beginnt und als Kampf mit der Mutter über die Bühne geht.* Es ist letztlich ein Kampf um die „Ur-Urszene", welche im Stillakt Mutter und Kind in einem Universum grenzenloser Befriedigung vereint.

Die Kastrationsangst spielt dabei eine zentrale Rolle. Auch sie wird speziell an der Person des Vaters festgemacht, wodurch er als Sachwalter gesellschaftlicher Macht unter Bedrohung der körperlichen Integrität und der Befriedigung seine Ordnung fixiert. Damit entlastet der Vater von der Monstrosität der Mutterbindung, deren Auflösung primär als Kastration erlebt wird, weshalb ursprünglich auch alle Wut der sich entziehenden Mutter galt, die sich freilich nun auf den Vater richten kann. Damit darf das Bild des ursprünglichen Objekts idealisiert gehalten und zur Grundlage aller weiteren regressiven Idealbildungen werden.

Das Gruppengeschehen konstelliert sich, so meine ich, *im Spannungsfeld der beiden Pole des Urszenenphantasmas,* das stets die unbewußte Struktur der →Gruppenphantasien bildet. *Dabei gründet der illusionäre Aspekt mehr in der frühen Mutter-Kind-Dyade, die „emanzipatorische" Sehnsucht hingegen orientiert sich mehr an den geschlechtlichen Eltern der Urszene.*

Die gesamte ödipale Entwicklung kulminiert in der Urszene (List, 1993a,b). Die Bilder von den in unendlicher Befriedigung vereinten Eltern, die das Kind phantasiert und in die es auf vielfältige Weise einzudringen versucht, sind nachträglich überformte infantile Interpretationsabfolgen einer psychosexuellen Entwicklung, als deren guter Ausgang eine Integration der elementaren strukturbildenden Differenzen der Kultur postuliert wird: Differenzen zwischen den Generationen, zwischen den Geschlechtern und zwischen Leben und Tod in dem Sinne, daß die eigene Begrenztheit und Endlichkeit akzeptiert wird, besonders auch die Endlichkeit des Genießens.

Für alle Differenzen gilt, so meine ich, was Freud hinsichtlich der Geschlechtlichkeit nahelegte, *daß sie Ordnungsgebote der Kultur sind, die die Menschen aus Gründen der verheißenen Sicherheit und Befriedigung akzeptieren, gegen die sie unbewußt aber an der grenzenlosen Welt der Allgeschlechtlichkeit, des ewigen Lebens und der dauerhaften Befriedigung festhalten.*

Die Sozialisierung des Menschenkindes und der psychoanalytische Prozeß handeln vom Kampf um die Anerkennung dieser Differenzen, unter denen mir die Geschlechterdifferenz als die heißumkämpfteste erscheint, die punktuell (im Orgasmus) überwindbar, sich doch immer neu wieder auftut, nachdem sie sich – in Gestalt des Vaters – einmal in das kindliche Universum gedrängt hat.

Das Auftauchen des Vaters und seine Institutionalisierung erscheint menschheitsgeschichtlich somit als das entscheidende Ereignis, das sich in der kindlichen Entwicklung irgendwie wiederholen muß und das im Gruppengeschehen – wie die Kasuistik zeigt – immer neu in Szene gesetzt wird. In diesem Drama bildet der von Freud so eindrucksvoll hervorgehobene Mord am Vater nur den letzten Akt, der ihn endgültig als symbolische Instanz etabliert. Dieser Akt erscheint aber auch als orale Einverleibung, worin der mütterliche Ursprung der Vaterimago erhalten bleibt. *Die regressive Tendenz* (→Regression) *zielt stets auf die Zerstörung der Urszene, d.h. auf die Beseitigung des Vaters mit dem Ziel der Wiederherstellung einer ungebrochenen Mutter-Kind-Welt.*

Wenn wir „Massenpsychologie und Ich-Analyse" (Freud, 1921c) genau lesen, so zeigen sich beim Führer leicht Anteile einer idealisierten Mutterimago, die um die negativen Anteile projektiv bereinigt wurde (→Kollektiver Narzißmus, →Großgruppe). Die freigewordene Aggression wendet sich in Form von Neid gegen die gleichermaßen idealisierenden Massennachbarn sowie im

Akt der Unterwerfung gegen sich selbst, und bleibt beliebig gegen diverse „Feinde" einsetzbar.

Die Illusion vom großen Paar. Freuds Hoffnung richtet sich auf die strukturierende Macht der väterlichen Autorität, auf die er seine Theorie der Abwehr von Panik, Chaos und ungezügelter Gewalt gründet. Er erklärt freilich nicht den Ursprung dieser Macht, den wir nur in der privilegierten sexuellen Position des Vaters bei der Mutter annehmen können. So verweist er die Geschlechterdifferenz an die Peripherie und fundiert Gesetz und Schuldfähigkeit ausschließlich in der Generationendifferenz. Die neue Ordnung wird als Gewaltverhältnis etabliert.

Während Freud in der regressiven Liebe zur Autorität das Fundament aller Gruppen sieht, versteht die Tradition um Melanie Klein (→Theoriebildung) die Gruppenbildung als Abwehr gegen primitive Ängste und in der Konsequenz als notwendigen Schutz jeder echten sexuellen Intimität, für die freilich in der Gruppe kein Platz ist. Schon Freud hatte die Bindungen zwischen den Gruppenmitgliedern in der Logik seines hierarchischen Modells als weitgehend narzißtisch und homosexuell verstanden, was ihn zu der Erkenntnis führte: „Die Liebesbeziehung zwischen Mann und Weib bleibt außerhalb [...]" (Freud, 1921c, S. 158).

Die Gruppe duldet letztlich keinen Rückzug, ihr Sinn geht auf Homogenisierung, auf Zerstörung der Neid erweckenden Differenz, und der ganze Haß richtet sich auf diejenigen, die sich dieser Kraft widersetzen. Als Abtrünnige dienen sie erneut zur Verstärkung der Gruppenkohäsion, indem die trennende Aggression auf sie gerichtet wird, ganz in der Art der kindlichen Attacken gegen die Urszene. Umgekehrt braucht und benützt aber auch ein Paar, das sich bildet, die Gruppe, insofern die unterscheidende Abgrenzung nach außen die Bindung zwischen den Partnern verstärkt und von destruktiven Strebungen entlastet. Für befriedigende Geschlechterbeziehungen erscheint freilich das Maß anerkannter und genossener Verschiedenheit entscheidend.

Bion (1971) ordnet der unbewußten Gruppenillusion universelle Inhalte zu und sieht im Wunsch nach Paarbildung ein typisches Entwicklungsphantasma, das die Hoffnung auf sichere künftige Befriedigung mit dem Wunsch nach Verewigung (durch ein Kind) vereint. *Dieses imaginäre Paar ist freilich ein Paar von Gleichen* (Bion sagt „pair", nicht „couple"!). *Es sind Doppelgänger, und sie eint keine Liebe zueinander, sondern ein Spiegelphantasma und der Zwang der Gruppe. Ebenso wie der Führer sind sie ein Produkt der Gruppe, die sie zu komplizierten Wiederholungs- und Abwehrmanövern braucht.* Das erwählte (nicht notwendig heterosexuelle) Paar inszeniert nochmals die Urszenenphantasie, welche die Gruppenmitglieder identifikatorisch sich anzueignen trachten, die aber zuletzt doch gierig und neidisch zerstört werden muß, um der massiven Ängste, die sie wachruft, Herr zu werden.

Bei den Teilnehmern, die sich für dieses Urszenenschauspiel als Protagonisten zur Verfügung stellen, kommt es hinterher häufig zu depressiven Enttäuschungszuständen und zu Reaktionen von Scham über die illusionäre Verkennung der Situation. Beide sind in der Psychodynamik von Gruppenprozessen als „reife" Affektreaktionen zu verstehen, die den Kampf um die Anerkennung der Geschlechterdifferenz regelmäßig begleiten. Ihre endgültige Integration, die stets eine relative bleibt, ist ein Prozeß, an dem die Gruppe nicht beteiligt sein kann, weil sie der tatsächlichen Einnahme eines Platzes in der Urszene entspricht, wofür die Position des Zuschauers verlassen wird.

Eveline List

Literaturempfehlungen

Arbeitshefte Gruppenanalyse (1991). Schwerpunktheft: Geschlechterverhältnisse in der Gruppenpsychotherapie. 6. Jahrgang, Heft 1.

Dion, K.L. (1985). Sex, gender, and groups: selected issues. In V.E. O'Leary, R.K. Unger & B.S. Wallston (Eds.), Woman, gender, and social psychology (pp. 293-347). Hillsdale: Erlbaum.

Fast, I. (1991). Von der Einheit zur Differenz. Psychoanalyse der Geschlechtsidentität. Psychoanalyse der Geschlechterdifferenz. Berlin: Springer.

Flaake, K. (1989). Geschlechterneutralität als Mythos. Der blinde Fleck in der psychoanalytischen Theoriebildung und Praxis. Gruppenpsychotherapie und Gruppendynamik, 25, 99-109.

Giessrau, B. (1989). Weibliche Spiegelungen. Zur besonderen Dynamik von therapeutischen Frauengruppen. Gruppendynamik, 20, 389-405.
Künsebeck, H.-W. & Schöl, R. (1985). Geschlechtsspezifische Einflüsse in der Gruppenpsychotherapie im Rahmen eines stationären Behandlungssettings. Gruppenpsychotherapie und Gruppendynamik, 21, 99-112.
List, E. (1993). Urszene und Weltbild II: Massenpsychologisches. In: texte, 13 (3), 38-69.

Rivalität

„Ihr Herren aus Österreich, ihr seid doch alle Helden. Ihr sollt ritterlich mit uns kämpfen und sollt die Schwerter benutzen und sollt um aller Damen Willen höfisch mit uns fechten." (Bumke, 1986, S. 234f.) In der bitteren Klage der schwerfälligen böhmischen Reiter, die 1246 in der Schlacht bei Laa an der Thaya, von den leichtfüßigen, waffentechnisch überlegenen Bogenschützen Friedrichs II. von Österreich aus dem Sattel geworfen, um schleunige Abrüstung ersuchen, schwingt jene angenehm romantisierende und bewußtseinsnahe Bedeutung des Begriffs der Rivalität mit, wie er seit Mitte des 18. Jahrhunderts im deutschen Sprachraum im Sinne von *Nebenbuhlerschaft, Konkurrenz* und *Wettstreit* geläufig ist: schimmernde Wehr im Sonnenlicht, mit Mäßigung und Rücksicht nach hergebrachten Convenienzen ausgetragene Turniere, möglichst unter den gewogenen Blicken der von den Burgzinnen herablächelnden hohen Frauen.

Der Duden spricht im Band 7, dem Herkunftswörterbuch, eine deutlichere, dem kulturellen Fortschrittsoptimismus sehr viel weniger schmeichelnde Sprache. Das französische Wort *rival* leitet sich dort aus dem lateinischen *rivus* ab, bezeichnet in aller Schlichtheit eine Wasserrinne, erscheint zunächst als Adjektiv in der Bedeutung von *zum Bach, zum Kanal gehörig* und erklärt substantiviert die an der Nutzung eines Wasserlaufs Mitberechtigten zu *Bachnachbarn.*

Thematisiert die jüngere Wortbedeutung also die um erotische und geographische Eroberungen sowie um die Derivate von Ruhm,

Glanz und Ehre kreisenden, mehr oder weniger streng ritualisierten Raufhändel, führt die ältere in die Niederungen des entregelten, von Ohnmacht und Abhängigkeit geprägten Kampfes um den Stoff, aus dem das Leben ist: Die am Rinnsal versammelten Kombattanten graben sich das Wasser ab, verstopfen die Quellen, vergiften die Zuflüsse, und ihre von Neid und Mißgunst entstellten Züge verweisen auf einen Zustand archaischer Bedrohung und existentieller Bedürftigkeit.

Rivalität bezeichnet einen *Vorgang, der von der Ebene der unbewußten individuellen Ohnmachtserfahrungen ausgeht,* von dort zu kollektiven Erscheinungen vordringt und vom Einzelnen und der Gruppe entlang der skizzierten Etymologie *in den psychischen Dimensionen von ödipaler Herausforderung und narzißtischer Kränkung erlitten und durchlebt* wird: Wir geraten in den aussichtslosen Konflikt, wir erleiden den fundamentalen Mangel in der gruppenspezifischen Übertragungsneurose immer wieder aufs Neue.

Die nachfolgenden Überlegungen oszillieren zwischen beiden Dimensionen und sind von der Vermutung geleitet, daß psychoanalytische Erkenntnis, die nicht durch das erkennende Subjekt hindurchgeht, dazu verdammt ist, dem Erkenntnisgegenstand äußerlich zu bleiben, will sagen: Rivalität ist kein abstraktes, dem Arsenal der analytischen Theoriebildung zu subsumierendes Gruppenphänomen, sondern Durchgangsstation eines unendlichen Selbsterfahrungsprozesses, in dem sich die theoretische Teilhabe durch emotionale Hingabe erschließt. Ich kann nur begreifen, wovon ich mich ergriffen weiß.

Die Enstehung einer Gruppentheorie aus dem Geist der Vergeltung.

Am 20. August des Jahres 1909 essen Freud, Jung und Ferenczi in Bremen zu Mittag, während sie darauf warten, an Bord der „George Washington" zu gehen, die das Trio am nächsten Tag nach Amerika bringen soll. Die dinierenden Herren befinden sich im Zustand einer nicht gänzlich ungetrübten Vorfreude. Ferenczi verfügt über die außerordentliche, seiner Fähigkeit, Liebe auszudrücken und zu wecken, entspringende Gabe der Empathie, die im Hinblick auf den verehrten Lehrer mit einem unersättlichen Liebeshunger gepaart ist, der vom Adressaten der unterwürfigen Werbung als nervtötend empfunden wird: „Ich gestehe zu, daß ich einen selbständigen Freund lieber hätte", notiert Freud mit gereiztresignativem Unterton, „aber wenn Sie schon solche Schwierigkeiten machen, muß ich Sie schon als Sohn annehmen" (zit. n. Gay, 1989, S. 217).

Beim Dritten im Bunde bahnt sich die Idealisierung in umgekehrter Richtung ihren Weg. Das gebieterische Auftreten des breitschultrigen Germanen Jung entzückt die Familie Freud; der Gründer der Psychoanalyse, der sich von Gott und der Welt angefeindet sieht, feiert den potentiellen Retter der Psychoanalyse, der ex negativo alle reputationssichernden Vorzüge auf sich vereint — kein Jude, kein alter Mann und kein Wiener zu sein — nicht nur als den Fels, auf dem er sein Lehrgebäude errichten will: „Nebenbei", gesteht er dem designierten Nachfolger im Sommer vor der Überfahrt, „habe ich Sie ja auch lieb" (ebd., S. 231).

Obwohl der schweizer Kronprinz prompt die „bedingungslose Hingabe" an die analytische Theorie und die „nicht minder bedingungslose Verehrung" der Person Freuds retourniert, bekennt er im gleichen Atemzug, daß es ihm noch nicht gelungen sei, sich gegenüber dem hochgelobten Mitstreiter Ferenczi „eines unedlen Gefühl des Neides" zu entledigen, und mischt seiner reinen Liebe zu Freud den bitteren Wermutstropfen des Zweifels in Gestalt einer Kindheitserinnerung bei: Er fürchte seinen Hang zur Schwärmerei, seit er „als Knabe dem homosexuellen Attentat eines früher verehrten Menschen" (ebd., S. 233) unterlegen sei.

Zehn Jahre später wird der „verehrte Mensch" Freud in „Massenpsychologie und Ich-Analyse" das Fest und die Manie als illusionäre Vereinigung von Ich und Ich-Ideal beschreiben (Freud, 1921c, S. 148), aber zum Zeitpunkt der erhofften Eroberung der Neuen Welt schlägt er vor dem unabweisbaren Riß in der Illusion buchstäblich die Augen nieder. Beim bremischen Dessert kommt Jung plötzlich auf die in der norddeutschen Tiefebene ans Tageslicht beförderten Moorleichen zu sprechen und setzt sich solange über das spürbare Desinteresse der Gruppe an der Exhumierung prähistorischer Mumien hinweg, bis Freud den Redefluß des Referenten zum Stocken bringt, indem er vorübergehend in Ohnmacht fällt. Im weiteren Fortgang der Begebenheiten wird Freud zwar die Themenwahl und die Penetranz Jungs als gegen ihn gerichteten Todeswunsch deuten, aber *er hält an der verführerischen, dem Übertragunggeschehen zuwiderlaufenden Rolle des primus inter pares und der damit verbundenen Wunschvorstellung, mit den anderen in einem Boot zu sitzen, fest* und gibt sich während der achttägigen Überfahrt einem in jenen wilden Jahren der Psychoanalyse weit verbreiteten Zeitvertreib hin: Jeder analysiert die Träume des anderen. Als die Reihe an Freud kommt, erbittet Jung im Rahmen seiner Deutungsarbeit ergänzende Details über dessen Privatleben. Freud zögert, betrachtet den Adoptivsohn voller Mißtrauen, wendet ein, daß er sich nicht analysieren lassen könne, weil das seine Autorität untergrabe und erweist sich als der notorische *Spielverderber, der vor dem Eingang zum Paradies die Hürde des Gesetzes errichtet.* Sehr viel später — der vom Schlüsselloch vertriebene helvetische Knabe hat sich längst mit der Etablierung einer Gegenbewegung getröstet — wird sich Jung erinnern, daß Freud, der die „persönliche Autorität über die Wahrheit stellte" mit dieser „Weigerung die Totenglocke seiner Macht über ihn geläutet" (zit. n. Gay, 1989, S. 257) habe.

In der Gruppenanalyse, einem Abkömmling der Psychoanalyse, der mit den verwaisten Geschwistern seit dem Tode Freuds unter dem leeren Tisch des Vaters kauert und zwischen den herabfallenden Krümeln und Theoriefragmenten nach den Beweisen seiner legitimen Herkunft stochert, hat sich das Verfahren eingebürgert, „Totem und Tabu" (Freud, 1912-13) zu einem jener kanonisierten Texte zu eheben, mit deren Hilfe sich die Filialdiszipl.n ihrer hohen Geburt versichert (→Theoriebildung). Diese ideengeschichtliche Selbstadelung steht Gruppenanalytikern gut zu Gesicht; womöglich verstellt das vordergründige Behagen jedoch die Sicht auf ein *kühnes, wenngleich kulturanthropologisch höchst umstrittenes und klinisch gänzlich unabgesichertes theoretisches Konzept, das von den Spuren des Kampfes gezeichnet ist, den es beschreibt.* Die von Beseitigungswünschen und Todesängsten begleitete Atlantiküberquerung illustriert einen Waffengang in dem in Wien, Zürich, London und Berlin ausgefochtenen Krieg um die endgültige Vorherrschaft im Reich der Psychoanalyse. „Gut sitzen die Hiebe und diese Narben werden den Getroffenen nicht schwinden", ruft der getreue Max Eitington den „Nichtmehrunseren", der „Adlerrotte" und dem „brutalen Jung und seinen Nachbetern" (ebd.) nach: ein Triumphschrei, der ein treffendes Motto für „Totem und Tabu" abgäbe.

Hordenbild ohne Dame. Die „psychoanalytische Träumerei" (Gay, 1989, S. 373) handelt von dem wilden, eifersüchtigen Clanchef, der zum Nachteil der jungen Männchen solange die Frauen für sich monopolisiert, bis die gedemütigten Brüder sich im Aufstand gegen den Tyrannen zusammenschließen, ihn töten und verzehren, durch diesen Akt ihre Identifikation mit ihm vollziehen und sich seine Kraft einverleiben. Die Reue über die Untat veranlaßt die Brüderschar zum nachträglichen Gehorsam. Als Sühne erlegen sie sich auf, was der Vater mit Gewalt durchzusetzen suchte: Über den Verzicht auf den Besitz der Frauen substituiert das verinnerlichte Gebot den äußeren Zwang, und der tote Vater wird nun stärker, als es der lebende je hätte sein können. Die Schaffung des sichtbaren Totems und die unsichtbare Verankerung des Gesetzes, Tötungsverbot und Exogamiegebot, speisen sich neben den vergänglichen Schuldgefühlen aus der *anhaltenden Angst der Diadochen, sich im Kampf um Frauen und Macht zu zerfleischen*: Nach Unterzeichnung des Waffenstillstandsabkommens kann und darf „niemand mehr die Machtvollkommenheit des Vaters erreichen, nach der sie doch alle gestrebt hatten" (Freud, 1912-13, S. 179).

Wenn man sich der grandiosen Schlußfolgerung entzieht, daß dieser Pakt den Ausgangspunkt der sozialen Organisationen, der moralischen Beschränkungen und der Religionen bildet, und den nüchternen Assoziationen überläßt, die dieser Tagtraum im *männlichen* Zuhörer auszulösen vermag, werden seltsame Zustände, Bilder und Fragen freigesetzt. Ja, es ist eine *zutiefst tröstende Vorstellung, über sich den gestirnten Himmel und in sich die Kraft des Vaters zu spüren; Teilhaber eines universellen Paktes zu sein, der die Schuld aufhebt und die Erlösung vom Übel verspricht.* Worin aber besteht die Schuld, wer verkörpert das Übel und auf wessen Kosten gelangen die Rivalen zur Eintracht?

Im Zeitsprung von der hochfliegenden prähistorischen Spekulation zum trivialisierten Mythos der Artus-Sage werden in „Die Nebel von Avalon" (Bradley, 1986, S. 435f.) in einer Schlüsselszene die *verdrängten Grundlagen des zivilisationsstiftenden Paktes* sichtbar: Nach eines langen Tages Abend schleppen sich die Helden Artus und Lanzelot auf getrennten Wegen nach Camelot zurück. Der König ist verzweifelt, weil die Tafelrunde zerstritten ist, sein Paladin wird von Gewissensbissen geplagt, weil er zu Ginevra, der Gemahlin seines Herren, eine ehebrecherische Beziehung unterhält. In der Halle treffen die Heimkehrer zusammen, ertränken ihre verborgenen Kümmernisse im Wein und einigen sich darauf, bei Ginevra Trost und Ermutigung zu suchen. Die trunkenen Recken

dringen in ihr Schlafgemach ein, betten sich zur Rechten und Lin-
ken der angstbebenden Königin, die sich plötzlich im Kreuzfeuer
leidenschaftlicher Blicke wähnt: hier der Geliebte, dort der Ge-
mahl. Um sich der drohenden Entscheidung zu entziehen, läßt sie
ihren Kopf aufs Kissen sinken und nimmt in diesem Moment im
gegenüberliegenden Spiegel wahr, daß sich die Blicke der Männer
über ihr vereinen. Sie haben einander erkannt, das Begehren gilt
nicht ihr. Sie war nie gemeint. Die Königin empfindet sich als Opfer einer *homosexuellen Verschwörung*, nimmt den Schleier und
zieht sich verbittert ins Kloster zurück.

Der Gruppenanalytiker als Clanführer. Im Idealfall befindet
sich die Gruppe nach Einführung der →Grundregel(n) in einem
virtuellen Raum, der weiblichen und männlichen Teilnehmern über
den deregulierten Zustrom der Assoziationen einen Zugang zu unbewußten individuellen und kollektiven Beziehungsphantasien erschließt. Abstinenz, Neutralität und eine damit verbundene, *beide
Geschlechter umfassende Grundsympathie* bilden eine analytische
Erkenntnishaltung, die den multiplen, von Geschlechterspannungen, Rivalitäten und Erotisierungen begleiteten Übertragungspro-
zeß begünstigt (→Geschlechterdynamik).

Die *Folgen der Suspendierung dieser Haltung* werden in einer
programmatischen Falldarstellung von K. Frank (1986) deutlich,
die den kaum selbstironisch zu verstehenden Titel trägt: „Die Abstinenz und die Freiheit des Analytikers". Zu Beginn der Kasuistik
verabschiedet K. Frank das Familien- und Geschwistermodell als
für die Herbeiführung „der historischen Regression" und die „aktive Herstellung einer behandelbaren Übertragungsneurose" (ebd.,
S. 182) untaugliche Gruppenkonzepte (→Theoriebildung) und bekennt sich zum *Clanmodell*, dessen Re-Inszenierung eine *Erweiterung der Grundregel* erfordert: *Ein Sitzmöbel*, in diesem Fall ein
alter roter Plüschsessel, *bleibt dem Clanführer vorbehalten, die
Gruppenteilnehmer genießen seinen Schutz und tragen seinen Namen, das Inzesttabu wird erneuert, d.h. sexuelle Beziehungen innerhalb der Gruppe sind untersagt.* In den darauffolgenden fünf-
zehn Sitzungen nimmt das Verhängnis seinen Lauf, der dem in *te-
leologischer Gewißheit* verharrenden Regisseur des en suite ge-
spielten Dramas immer schon bekannt ist. Die Horde wird sich gegen ihn verschwören, ihn erschlagen und verzehren — symbolisch:
seinen Stuhl besetzen. Seine Inkorporation wird sich über das To-

temmahl vollziehen, das mit der „Neuinstallierung des Überichs„ in der Gruppe einhergeht: „In der nächsten Sitzung war der ganze Spuk vorbei, ich saß wieder auf meinem Platz, die Heroisierung, die Idealisierung waren verschwunden" (ebd., S. 185).

Das Ziel der Gruppenanalyse ist die Anerkennung der Wirklichkeit. Der als ihr Anwalt auftretende Analytiker hat ihr zunächst in sich selbst Geltung zu verschaffen. Dieses Vorhaben wird durch die Irritation gefährdet, in die ihn das Verlangen der Gruppe versetzt. Gelingt es ihm nicht, sich diesem Verlangen zu entziehen, oder stachelt er es durch suggestive oder manipulative Setzungen an, droht ihm die Grundlage für seine Tätigkeit verlorenzugehen. Der mörderische Höhepunkt des skizzierten Geschehens — die Gruppe hat ihr Oberhaupt beseitigt, der Clanführer steht schweigend hinter seinem besetzten Sessel — wird vom Tatopfer als zutiefst befriedigend erlebt: „Ich fühlte mich frei, ungebunden, neugierig. Ich spürte jetzt, mich gleichsam körperlich berührend, den Wahrheitsgehalt von Freuds *Totem und Tabu.*" (ebd., S. 184). *Wenn das symbolische Inzestverbot daraufhin angelegt ist, durch seine dramaturgische Belebung umgehend wieder eingeführt zu werden, kann die* →Abstinenz *nur noch behauptet werden.* Im bemerkenswerten Kontrast zur befriedeten Selbstwahrnehmung des Therapeuten — „Meine Gegenübertragungsgefühle waren wohlwollend gelassen und souverän" (ebd., S. 184) — stehen die *affektgeladenen, durchweg negativen Charakterisierungen der weiblichen Gruppenteilnehmer*: Die eine „ist ihm wegen ihrer kaum verhohlenen sadistischen und kopfjägerischen Tendenzen in Erinnerung", die zweite „neben der Zerstücklerin Sitzende, hatte die Aufgabe übernommen, wie eine Schaffnerin in der griechischen Tragödie das Feuer zu schüren", die dritte, „die als Einpeitscherin diente, machte Schabefleisch aus mir und verteilte es im Geiste an die Gruppenmitglieder und war dabei einer fast wahnartigen Lustigkeit nahe" (ebd., S. 185). Die ebenfalls im Kreis weilende Co-Leiterin (→Co-Leitung) findet überhaupt keine Erwähnung.

Auf der bewußten Ebene thematisiert Freuds „Totem und Tabu" die immerwährende *Rivalität der Männer um die als begehrenswert erachteten Frauen. Im Unbewußten verweist deren Anwesenheit auf die Unheimlichkeit der männlichen Herkunft, evoziert Imaginationen einer übermächtig erlebten, zerstörerisch phantasierten Weiblichkeit, die durch einen männerbündischen Pakt vom*

Machtkampf in der Gruppe und in der Gesellschaft ausgeschlossen werden muß.

Ein kenntnisreicher, der Kolportage gänzlich unverdächtiger Begleiter des Freudschen Œuvres hat mit aller gebotenen Dezenz darauf hingewiesen, daß dieses Werk auch diktiert sei von Freuds hartnäckiger Flucht vor seinen komplizierten Gefühlen gegenüber seiner Mutter Amalia (Gay, 1989, S. 379).

Durch die *pädagogische* Anwendung des Theorems im *Konditionierungsmodell* des Clans empfiehlt sich der weiße Fleck, den diese Flucht auf der Landkarte des analytischen Denkens hinterlassen hat, als rettende, *in die Gegenwart hineinragende Insel männlicher Glückseligkeit:* „Cet. censeo. Seien Sie vorsichtig mit Frauen und verderben Sie sich diesmal Ihre Lage nicht" (Freud an Jones, 1914, zit. n. Gay, 1989, S. 214).

Geschwisterrivalität. Eine verspätetet eintreffende Patientin stellt kurz nach Beginn der konstituierenden Sitzung fest, daß ein Stuhl zu wenig im Kreis steht. Sie zieht sich von außen einen Stuhl heran und plaziert ihn zwischen Co-Leiter und Gruppenleiter:n. Vor Beginn der zweiten Sitzung wird unter den Leitern, Co-Leitern und Beobachtern des Workshops bekannt, daß diese Patientin gar nicht in die Gruppe gehört. Sie habe hartnäckig auf der Aufnahme in die von Frau F. geleitete Gruppe insistiert, sei aber aus organisatorischen Gründen nicht aufgenommen worden. Der von außen kommende Streit um die illegitime Tochter — die unsicheren „Eltern" verhandeln hinter geschlossenen Türen über Adoption oder Verbannung — sickert ins Innere der Gruppe ein. In der Übertragung bilden sich um die Teilnehmerin Vergegenwärtigungen analoger Familiensituationen und bedrohlicher déjà vu-Erlebnisse (→Übertragung — Gegenübertragung): Wer bin ich? Ein Wunschkind? Resultat einer gescheiterten Abtreibung? Ersatz für die verstorbene, in Wahrheit geliebte Vorgängerin? Wo stehe ich in der Geschwisterreihe und in der Gunst der Eltern?

Die Gruppe ist der Ort der Geschwisterrivalität. Ein eigenartig blasser und erklärungsschwacher Begriff, dessen Tragweite erst spürbar wird, wenn sich der Erwachsene der Regeln erinnert, denen er sich als kindlicher Teilnehmer am oben beschriebenen Gesellschaftsspiel ausgesetzt sah. Die von süßer Musik begleitete „Reise nach Jerusalem" führt um einen Kreis herum, der aus Stühlen besteht, die allen Mitspielern Platz bieten — bis auf einen.

Sobald die Musik verstummt, werden die Stühle besetzt und der Überzählige muß ausscheiden. Nach und nach werden in der Durchsetzung eines Prinzips der gnadenlosen Auslese alle Stühle entfernt und der Sieger okkupiert den verbleibenden letzten Stuhl. Die Beschämung des Verlierers, die Beeinträchtigung seines Selbstwertgefühls, wird von Freud (1920) in „Jenseits des Lustprinzips" expliziert:

> „'Ich kann nichts fertigbringen, mir kann nichts gelingen'. Die zärtliche Bindung an den gegengeschlechtlichen Elternteil erlag der Enttäuschung, dem vergeblichen Warten auf Befriedigung, der Eifersucht bei der Geburt eines neuen Kindes, die unzweideutig die Untreue des oder der Geliebten erwies; [...] die Abnahme der dem Kleinen gespendeten Zärtlichkeit, der gesteigerte Anspruch der Erziehung, ernste Worte und eine gelegentliche Bestrafung hatten endlich den ganzen Umfang der ihm zugefallenen *Verschmähung* enthüllt." (S. 18f.)

Dieser verdichtete *Abriß der ödipalen Kindheit* ähnelt dem dramatischen Tableau der verschwindenden Stühle, *vernachlässigt jedoch die Dimension der narzißtischen Kränkung*, die auf der Erlebenslinie in der Horizontalen *zwischen den Geschwistern* verläuft.

In „Kain oder Ödipus?", einer Studie über den Zusammenhang zwischen Geschwisterrivalität, Neid und Kulturprozeß, geht Wellendorf (1988) jenem auch im Gruppengeschehen virulenten Mordimpuls nach, der im biblischen Mythos mit der Tötung des Bruders endet. Wellendorf betrachtet die *Kain und Abel-Geschichte* als eine psychisch reiche Kristallisation elementarer Konfigurationen im unbewußten Gefüge der Geschwisterbeziehung, mit der wir zu den Schrecken und Tröstungen früher Erfahrungen zurückkehren, in denen das menschliche Auge, ein gefräßiges Organ, eine besondere Rolle spielt. Das, was Kain ergrimmt, seinen Blick senkt und finster werden läßt, entspringt ja nicht dem Neid auf die im Besitz des Bruders befindliche Herde, sondern Gottes gnädigem Blick, der auf dem Bruder und dessen Opfer ruht. *Beide Brüder rivalisieren* mit der Darbringung des Opfers *um einen Blick, der Ausdruck einer exklusiven Verbundenheit ist*, die in der Metapher vom „Glanz im Auge der Mutter" (Kohut) aufscheint und der dem Kind die *Gewißheit der einmaligen Bedeutung seiner Existenz* zuteil werden läßt. Der nicht erschaute Kain realisiert

> „den Augenblick im Leben des Kindes, in dem es *sieht*, [...] das das jüngere Geschwister, diese nachgeborene Verdoppelung seiner selbst, ohne jede erkennbare eigene Leistung mit der Mutter oder dem Vater jene narzißtische, vollkommene Einheit bildet, die ihm verwehrt wird. Und diese Erfahrung droht alle früheren zu vernichten: jede Erinnerung daran, sich selbst einmal in dieser glückseligen und

allmächtigen Position befunden zu haben, erweist sich als Täuschung." (ebd., S. 57)

Die Bedeutung dieses transzendenten Augenblicks im Gruppengeschehen erfassen zu dürfen, gehört gewiß zu den wenigen Vorzügen, die mit der passiven Rolle des Beobachters (→Gruppenbeobachtung) im gruppenanalytischen Setting verbunden sind. Wahrzunehmen, *wie sich die (analytischen) Geschwister unter den Augen von Mutter und Vater (Leiterpaar) ins rechte Licht zu rücken suchen,* wie sie sich räumlich, körperlich, und habituell situieren, wie die Augen maßnehmen und sich unter den wachsamen Augen der anderen den schwierigsten Anlegemanövern unterziehen, um nachträglich den *nur mir* geltenden Blick der Gnade zu erheischen, der die erlebte Vernichtung, wenn nicht aufheben, so doch wenigstens lindern möge, gehört auf der Ebene des nur bedingt verbalisierungsfähigen präobjektalen Übertragungsgeschehens zu den ergreifendsten Erlebnissen der gruppenanalytischen Kur.

Der hohe innere Rang, den die Geschwisterrivalität im Einzelnen und in der Gruppe beansprucht, steht in keinem Verhältnis zu seiner *passageren Abhandlung in der (gruppen-)analytischen Theorie:*

„Die Frage drängt sich auf, ob die Prävalenz des Vertikalen, so sehr sie unser Verständnis des Seelenlebens gefördert hat, nicht zugleich ein Tabu zum Ausdruck bringt, das auf der Geschwisterbeziehung liegt. Wenn wir diese Frage bejahen, so könnte eine Analyse der Gründe, der Formen und Konsequenzen dieses Tabus, kurz die Einführung der Horizontalen als einer relativ unabhängigen Dimension in das psychoanalytische Denken zu dessen Erweiterung beitragen." (ebd., S. 68)

Der Kampf geht weiter. Auf den Turnierplätzen und an den Flüssen, die zum Meer der Erkenntnis führen.

Günter Franzen

Literaturempfehlungen

Battegay, R. (1976). Ödipuskonflikt, Rivalitätskonflikt, narzißtisches Gruppenselbst: drei Kernprobleme. Dynamische Psychiatrie, 9 (4), 300-313.

Fishel, E. (1980). Schwestern. Liebe und Rivalität in der Familie. Berlin: Springer.

Kanzler, E. & Drüten, M. (1988). „Schwestern und Rivalinnen" — Verlauf einer therapeutischen Gruppe abhängiger Frauen. Suchtgefahren, 34 (4), 333-339.

Lutz, Chr. (1982). Eifersucht und Rivalität in der Familie. In P.-M. Pflüger (Hg.), Neid, Eifersucht, Rivalität (S. 58-86). Fellbach: Bonz.

Wellendorf, F. (1988). Kain oder Ödipus? Über den Zusammenhang zwischen Geschwisterrivalität, Neid und Kulturprozeß. In G. Franzen & B. Penth (Hg.), Hüten und Hassen (S. 51-69). Hamburg: Konkret Verlag.

Affektdynamik

Unter Gruppenanalytikern ist man sich einig, daß Gruppen eine ausgeprägte Affektdynamik aufweisen: Starke Affekte begünstigen Regressionsprozesse (→Regression), die ihrerseits stärkere Affekte hervorrufen. Diese *Verstärkerwirkung der Gruppe* macht sich meist dadurch bemerkbar, daß der Affektausdruck eines Gruppenteilnehmers, der mit der unbewußten Phantasie der Gruppe assoziiert ist, andere Teilnehmer „ansteckt". Diese mobilisieren dann dieselben Affekte, wobei sich immer wieder beobachten läßt, daß jeder weitere Teilnehmer, der sich einreiht, einen intensiveren Affekt zum Ausdruck bringt. Oder es entstehen Situationen, in denen die verschiedensten Affekte rasch aufeinander folgen: „In der Gruppe können Emotionen durch Emotionen geweckt werden, die keine Ähnlichkeit miteinander haben" (Battegay, 1973, S. 55).

Diese *sukzessive Entdifferenzierung* führt, wenn sie nicht unterbrochen wird, zu einer „*Affektualisierung*" (Valenstein, 1962) der Gruppe. Nicht selten hat sie einen *kathartischen* Effekt, zumal sich ein Großteil der üblichen (neurotischen) Gruppenteilnehmer nach Erlebnissen sehnt, die sie leibhaftig bewegen. Was zunächst als Befreiung von der leidigen Affektdisziplin des Alltags erlebt wird, erschöpft sich meistens schneller, als es die Gruppe wünscht, vor allem dann, wenn sich nicht alle Teilnehmer „anstecken" lassen. Da zumindest der Gruppenleiter abstinent bleibt, was freilich nicht heißt, sich selbst affektlos zu zeigen, ist dieses Ende absehbar. So brechen etwa *Zyklen kollektiven selbstverstärkenden Lachens*, die alle Sprechhandlungsversuche lauthals unmöglich machen, in der Regel abrupt ab. Das anschließende Schweigen, spürbar depressiv getönt, verrät die Ahnung der Teilnehmer, mit den von ihnen mobilisierten Affekten eine *Gruppenabwehr* in Szene gesetzt zu haben (→Widerstand).

Strukturtheoretisch sind solche Prozesse der affektiven „Ansteckung" als *kollektive Ich-Regression* beschreibbar. Betroffen ist hauptsächlich die Ich-Funktion, die Nathanson (1986) *,Empathieschutz (empathic wall)"* nennt. Er meint damit die *Fähigkeit, Selbstkohärenz durch eine selektive Desensibilisierung für affektive Kommunikationsangebote zu stabilisieren*: Indem man nur bis zu einem bestimmten Ausmaß mit-fühlt, wird ein Verschmelzen von Selbst- und Objektrepräsentanzen verhindert. Eine solche Grenzziehung fällt mit einer relativen Vermehrung der nonverbalen Botschaften, die ausgetauscht werden, immer schwerer. Da dies in der Gruppenanalyse im Vergleich mit der Einzelanalyse eher vorkommt, versagt der Empathieschutz in Gruppen auch sehr viel leichter. Ist seine Lockerung eine notwendige Voraussetzung dafür, daß sich die Gruppenteilnehmer buchstäblich füreinander öffnen, was die Gruppenkohäsion fördert, so erleben sie sein Versagen meist als *unheimlich*. Denn es *entindividualisiert* sie (→Großgruppe).

Nicht zuletzt wegen dieser Grenzerfahrungen, die sich auch in Kleingruppen *passager* ergeben, gilt die Gruppenanalyse als ein „gefährliches Instrument, das behutsam gehandhabt sein möchte" (Ohlmeier, 1987, S. 77). Behutsamkeit ist für den Gruppenleiter vor allem bei der technischen Handhabung der Regression geboten. Er sollte sie nicht forcieren, aber auch nicht vermeiden, etwa indem er (unbewußt) — in vermeintlicher Übereinstimmung mit den →Grundregel(n) — vorschnell auf Verbalisierung (Rationalisierung) drängt. Denn *Ziel* ist es, die *Affekte*, die die Teilnehmer im Gruppenprozeß erleben, *zu differenzieren*. Das aber setzt voraus, daß der Gruppenleiter eine hinreichend große *Affekttoleranz* für die gruppenspezifische Entfaltung der potentiellen Vielfalt differentieller Affekte aufbringt. Bislang gibt es in der Literatur zur Gruppenanalyse aber nur wenige Studien, die sich explizit mit *differentiellen* Affekten befassen (Angst: Pühl, 1988; Wut: Bar-Levav, 1979; Ärger: Molnos, 1986).

Psychoanalytische Affekttheorie. Freilich kommt die Psychoanalyse generell in der *Entwicklung einer Theorie differentieller Affekte* nur schleppend voran. Darüber, daß eine solche Theorie fehlt, sind sich die meisten Psychoanalytiker einig. Ebenso besteht Einigkeit, daß sie dringend benötigt wird, da psychoanalytische Praxis — ob als Einzel- oder als Gruppenanalyse — wesentlich eine *affektanalytische Praxis* ist: „Psychoanalyse dient dem Studium von Bedeutung, Bedeutung aber entsteht durch die Kommunikation von Affekten" (Modell, 1978, S. 170).

Als affektanalytische Praxis verknüpft sie mindestens drei Aspekte: (a) Analysanden soll ein vertieftes Verständnis ihres (konflikthaften) affektiven Erlebens ermöglicht werden. (b) Der Analytiker verfolgt dieses Ziel, indem er ihnen die Übertragungssituation als eine Inszenierung deutet, die der Beeinflussung der Affektdynamik im Dienste von Wunscherfüllung und Abwehr dient. (c) Dabei gebraucht er seine Gegenübertragung als affektgeleitetes Wahrnehmungsinstrument.

Warum eine differentielle Affekttheorie bisher Desiderat geblieben ist, liegt maßgeblich an der triebtheoretischen Fundierung der Psychoanalyse. Steht in der Frühgeschichte der psychoanalytischen Theorie der Affektbegriff im Vordergrund, so nimmt mit der Zeit der Triebbegriff dessen Stelle ein. Indem Triebe in der avanciertesten Formulierung der Theorie Vorstellungs- und Affektrepräsentanzen bilden, wird der *Affekt als Modus der Triebrepräsentation* deklariert. Derart zählt er zu den psychischen Phänomenen, ist also Erlebniskategorie.

Im Vergleich mit dem Begriff des Affektes als Repräsentanz ist der Triebbegriff — Grenzbegriff zwischem Psychischem und Somatischem — meta-psychologisch. In epistemologischer Hinsicht aber hat die *Meta-Psychologie* die Funktion, ein Modell für die nicht erlebbaren — präziser: nur indirekt, über ihre „Abkömmlinge" (Laplanche & Pontalis, 1972, S. 19f.) erlebbaren — nichtpsychischen Determinanten der Erlebnisstruktur zu entwerfen. Wird diese epistemologische Differenz außer acht gelassen, sind Verwirrungen unvermeidlich. Freud selbst hat immer wieder Mühe, die Grenze zwischen Psychologie und Meta-Psychologie zu wahren: So erscheinen gelegentlich Affekt und Trieb nicht recht unterscheidbar, weil der Trieb selbst „als die psychische Repräsentanz einer kontinuierlich fließenden, innersomatischen Reizquelle" (Freud, 1905d, S. 67) gilt. Freilich besteht die Konfusion nur, wenn man beiden — Affekt und Trieb — denselben theoretischen Status zuschreibt. Hält man jedoch die Ebenen auseinander, dann ist die Frage nach dem organischen Substrat eindeutig eine meta-psychologische Frage, die über das *Affekt-Erleben* hinaus auf die *Affekt-Konstitution* zielt. Sie muß triebtheoretisch beantwortet werden, so lange jedenfalls, wie man Freuds Entscheidung übernimmt, den Affektbegriff (Ebene der Repräsentation) durch Rekurs auf ein Triebmodell (Ebene des Repräsentierten) zu explizieren.

In der psychoanalytischen Praxis hält sich vor diesem Hintergrund die Gewohnheit von Einzel- und Gruppenanalytikern, ihren Analysanden deren — libidinöse und aggressive — Triebe zu deuten, statt ihnen zu helfen, ihre Affekte erlebnismäßig zu differenzieren. Indessen *bedarf eine veränderungswirksame Verständigung* zwischen Analytiker und Analysand keines theoretisierenden, sondern *eines affektnahen und gleichzeitig affektdifferenzierenden Sprechhandelns.* Es ist die Voraussetzung dafür, die gemeinsame Beziehungsarbeit affekttolerant und zugleich aufklärend zu gestalten.

Letztlich hat die *Konfusion von Trieb- und Affektbegriff* nämlich auch dazu beigetragen, die vermeintlich leichter zu konzipierende Vorstellungskomponente der Triebrepräsentation aufzuwerten. Damit schleicht sich aber ein *Kognitivismus* in die Psychoanalyse ein, der ursprünglich nicht angelegt ist. Bei Brenner (1986, S. 68) führt dies zu der Annahme, daß es die Vorstellungen seien, „die jeden Affekt konstituieren". Indem derart aber die Eigenständigkeit der Affekte ausgeblendet wird, begünstigt man eine psychoanalytische Praxis, die glaubt, sich mit Umdenken statt mit einer umfassenden Umstrukturierung des Erlebens begnügen zu können (Krystal, 1977). Eine solche Praxis tendiert indessen zu einer Verwirklichung der zweifellos fragwürdigen (Wert-)Vorstellung, psychische Gesundheit sei mit Desomatisierung gleichzusetzen.

Die Struktur des Affektsystems. Sichtet man, was Freud an brauchbaren Bestimmungsstücken für die Entwicklung einer befriedigenden psychoanalytischen Affekttheorie hinterlassen hat, bietet sich vor allem seine *dynamische Bestimmung* an:

„Was ist nun im dynamischen Sinne ein Affekt? Jedenfalls etwas sehr Zusammengesetztes. Ein Affekt umschließt erstens bestimmte motorische Innervationen oder Abfuhren, zweitens gewisse Empfindungen, und zwar von zweierlei Art, die Wahrnehmung der stattgehabten motorischen Aktionen und die direkten Lust- und Unlustempfindungen, die dem Affekt, wie man sagt, den Grundton geben. Ich glaube aber nicht, daß mit dieser Aufzählung das Wesen des Affektes getroffen ist. Bei einigen Affekten glaubt man tiefer zu blicken und zu erkennen, daß der Kern, welcher das genannte Ensemble zusammenhält, die Wiederholung eines bestimmten bedeutungsvollen Erlebnisses ist. Dies Erlebnis könnte nur ein sehr frühzeitiger

Eindruck von sehr allgemeiner Natur sein, der in die Vorgeschichte nicht des Individuums, sondern der Art zu verlegen ist." (Freud, 1916-17, S. 411)

Freuds Bestimmung des Affektes als etwas „Zusammengesetztes"
weist auf *Komponentenmodelle* (Scherer, 1984) voraus, wie sie in
der aktuellen *interdisziplinären* Diskussion des Affektbegriffs vorherrschend sind. Zudem richtet die Verknüpfung mit der „Vorgeschichte der Art" eine *evolutionstheoretische* Perspektive ein.

Komponentenmodellen zufolge werden die menschlichen Affekte als Affekt-*Systeme* konzipiert, die aus verschiedenen teil-autonomen *Sub*systemen bestehen:

1. Zunächst ist eine *neurophysiologisch-endokrinologische* Komponente anzunehmen, die im Falle einer entsprechenden endo-
   genen oder exogenen Stimulation eine innerorganismische Aktivierung erzeugt. Ob dabei von einer unspezifischen Innervati-
   on oder aber affektspezifischen Innervationsmustern auszugehen ist, darüber wird gestritten (Heath, 1986). Konsens besteht
   indessen darüber, daß dem limbischen System in diesem Akti-
   vierungsprozeß eine maßgebliche Funktion zukommt (Ploog,
   1980).

Der Aktivierungszustand wird in zweifacher Weise externalisiert, zum einen kommunikativ, zum anderen instrumentell:

2. Die *kommunikative Affektkomponente* ist primär *vor-symbo-
   lisch*. Sie nutzt angeborene *expressive Signalsysteme*, die dem
   Interaktionspartner mimisch, stimmlich und postural eine bestimmte Aktionsbereitschaft anzeigen.

3. Die *instrumentelle* Affektkomponente besteht primär in skelett-
   muskulären Innervationen, die die *elementare Aktion* (z.B. Annähern, Angreifen, Abwenden, Fliehen) motivieren, die sche-
   matisch mit dem expressiven Signal verbunden ist.

4. Die vierte Komponente betrifft die *Wahrnehmung* der ersten
   drei Komponenten. Wie diese Wahrnehmung zustandekommt,
   ist strittig. Womöglich leistet die propriozeptive Rückmeldung
   des expressiven Signals einen entscheidenden Beitrag (Buck,
   1980). Die Wahrnehmung selbst äußert sich primär als *differentielle sensorische Registrierung der grundlegenden Affekttö-
   nung*, die in Lust und Unlust besteht.

5. Die fünfte Komponente umfaßt die *kognitive Bearbeitung* dieser differentiellen sensorischen Registrierung. Für sie lassen sich zwei Stufen (Horowitz, 1972) unterscheiden: eine *sinnlich-symbolische*, die als *bildhaft-anschauliche Vorstellung* auftritt, und eine *sprach-symbolische*. Vor allem die semantische Codierung der sensorischen Registrierung im Verlauf des *Verbalisierungsprozesses* (Furman, 1978) ist es, durch die das Affektsystem immer elaborierteren Reflexionsprozessen zugänglich wird.

6. Als sechste Komponente schließlich sind die *historisch-kulturell-gesellschaftlich bestimmten* (Bewertungs-)*Regeln* — Konventionen und Normen — anzuführen, *die das Affektsystem* (sanktionsgestützt) *sozialisieren*. Verschiedene Regelarten lassen sich unterscheiden (Lewis & Michalson, 1982, S. 190ff.). Zu ihnen gehören: Regeln, die die expressive Selbstdarstellung betreffen („display rules": Cole, 1985), solche, die angeben, in welchen Situationen von wem das Erleben welcher Affekte erwartet wird („feeling rules": Hochschild, 1979), und schließlich solche, die den Gebrauch eines bestimmten Vokabulars zur Thematisierung von Affekten bestimmen.

Daß diese sechs Komponenten ein System aus *teil-autonomen* Subsystemen bilden, heißt erstens: Die Kenntnis einer Komponente erlaubt keine eindeutige Vorhersage über eine der anderen Komponenten. Zweitens impliziert die Teil-Autonomie, daß die ersten drei Komponenten ohne psychische Repräsentation und folglich jenseits der Erlebnisfähigkeit bleiben können. Insofern handelt es sich um meta-psychologische Komponenten des Affekt-Systems, die die psychologischen aber (auf komplexe Weise) beeinflussen. Vom Erlebnisstandpunkt aus beschrieben sind sie unbewußt. Ohne erlebnismäßige Repräsentation können aber auch die Regeln der Affektsozialisation bleiben. Insofern sind auch sie meta-psychologische Komponenten: keine organismischen, sondern historisch-kulturell-gesellschaftliche, die die organismischen überformen. Ob sie im Vergleich eher vorbewußt sind, sei dahingestellt. Die *psychologischen* Komponenten des Affektsystems, die als erlebte Affekte (Empfindungen, Gefühle) zu Bewußtsein kommen, sind folglich *Resultanten der subjektiven Verbindung von (verhaltens-)biologischem und soziologischem Subsystem*.

Affekt und psychoanalytische Hermeneutik. Praktisch stehen Einzel- und Gruppenanalytiker vor der Aufgabe, einen Zugang zum Affekt-System ihrer Analysanden zu finden. Aufgrund der sprach-hermeneutischen Ausrichtung ihrer Praxis setzen sie dabei an den *verbalen* Indikatoren des Affekt-Systems an. Auch wenn sie im Vordergrund stehen, kommt aber letztlich keine Analyse ohne die Berücksichtigung von *non-verbalen* Indikatoren (Herdiecker-hoff, 1989; Lermer, 1979) aus: Die Wege zum Unbewußten der Analysanden führen nicht nur über das, was sie in Auseinandersetzung mit der →Grundregel sagen, sondern nicht minder darüber, wie sie es sagen und sich auch sonst noch körperlich präsentieren. *Nur als Teil eines praktischen Zusammenspiels, das auch szenisch Kontur gewinnt, besitzen die in Einzel- und Gruppenanalysen ausgetauschten Wörter Signifikanz.*

Als *tiefen-hermeneutisches Verfahren* (→Gruppenleitung) zielt Psychoanalyse immer schon in der Sprache über die Sprache hinaus auf eine „Hermeneutik des Leibes" (Lorenzer, 1988). In deren Mittelpunkt aber steht notwendig eine *Rekonstruktion der lebensgeschichtlichen Affektschicksale* der Analysanden, in denen sich ihre lebensgeschichtlichen Interaktionserfahrungen *soziophysiologisch* niedergeschlagen haben.

Mehr noch als an (verhaltens-)biologischem Wissen mangelt es der Psychoanalyse heute an soziologischem Wissen über die historisch-kulturell-gesellschaftlich bestimmte Verteilung von *Affektstandards*. Indessen kommt kein Analytiker ohne Kenntnis der sozialen Regeln aus, die Analysanden im Verlauf ihrer Sozialisation *inkorporiert* haben und an die sie sich deshalb auch in der psychoanalytischen Situation leibhaftig halten. Gleiches gilt für den Analytiker. Auch sein affektives Erleben ist leibhaftig von sozialen Regeln durchdrungen, von denen aus er — überwiegend intuitiv — seine „Urteile über die Angemessenheit der Affekte" (Arlow, 1977, S. 641) fällt, die er bei seinen Analysanden wahrnimmt (→ Kultur der Gruppe — Gruppenkultur).

Er dürfte deshalb gut beraten sein, in der Analyse seiner Gegenübertragungsgefühle zu bedenken, daß Differenzen im affektiven Erleben womöglich soziokulturelle Differenzen sind. Nur so läßt sich der von Freud (1919a, S. 190) formulierte *behandlungsethische* Anspruch realisieren, der Analysand solle „nicht zur Ähnlichkeit mit uns, sondern zur Befreiung und Vollendung seines Wesens erzogen werden".

Scham. Für die *exemplarische* Diskussion einer spezifischen Affektdynamik wählen wir den Schamaffekt, weil seine Relevanz für die gruppenanalytische Praxis (Alonso & Rutan, 1988; Pigott, 1988; Reijzer, 1988; Palmowski, 1992) viel zu oft unterschätzt wird. So gibt es verläßliche Hinweise, daß nicht bearbeitete und gar nicht erst erkannte Schamaffekte zu den *Ursachen frühzeitiger Behandlungsabbrüche* (→Indikation) gehören (Dührssen, 1985). Die Gruppensituation mit ihrem *Öffentlichkeitscharakter*, der dadurch erzeugt wird, daß sich eine Reihe einander *fremder* Menschen relativ nahe *Angesicht zu Angesicht* gegenüberzusitzen, löst sehr viel mehr Schamangst aus als die intimere dyadische Situation der Einzelanalyse. Deshalb sind Angstvorstellungen, auf vernichtende Weise abgelehnt zu werden — „das Gesicht zu verlieren" — bereits in Erwartung einer beginnenden Gruppenanalyse nicht selten.

„Scham" fungiert als vereinheitlichender Name für eine weit verzweigte Affekt-Familie, die mit einer aktuellen oder habituellen Beeinträchtigung der Selbstwertschätzung zu tun hat. Mit „Schamaffekt" ist die aktuelle Reaktion auf ein beschämendes Erlebnis gemeint. „Schamangst" bezeichnet die Angst, beschämt zu werden; sie leitet Abwehrmechanismen ein. Zu diesen gehört die „Scham(haftigkeit)". Sie ist eine Reaktionsbildung, die habituell vor Schamangst und Beschämung schützen soll. „Schamlosigkeit" läßt sich als Verleugnung von Scham(haftigkeit) begreifen, die kontraphobisch darauf zielt, Interaktionspartner zu beschämen.

Hier ist nicht der Ort, um die in den letzten Jahren geführte psychoanalytische Diskussion um Genese und Psychodynamik des lange vernachlässigten Schamaffekts zu referieren (Lewis, 1987; Nathanson, 1987a; Wurmser, 1990). Nur so viel: Ontogenetisch weist der Schamaffekt bis weit in das infantile (präverbale) Leben zurück (Nathanson, 1987b). Dort läßt er sich in einer *Proto-Form* ausmachen: Sie ist ein phylogenetisch prädisponierter *Regulationsmechanismus*, dessen allgemeine *Funktion* darin besteht, *neugierig machende, letztlich aber frustrierende Objektbeziehungen zu unterbrechen, um den Organismus vor Übererregung zu schützen* (Tomkins, 1987). Diese Unterbrechung antizipiert einen möglichen Beziehungsabbruch. Zunächst ist sie aber ein Rückzug, der lediglich einen psychischen Schutzraum (*Privatheit*) schafft, um sich neu zu orientieren. Er wird durch die expressiven Signale angezeigt, die als *typische Schamaffekt-Signale* gelten:

— errötete Haut, vor allem im Gesicht — erlebnismäßig verbunden mit fieberartigen Hitzeaufwallungen („brennende" Scham);

- herabgezogene Mundwinkel, eingerollte Lippen und Lippenbei-
ßen; gesenkter Kopf, Augen abgewendet, meist niedergeschlagen, nestelnde Selbstberührungen, kraftlose Muskeln, zusam-
mengesunkener Körper — erlebnismäßig verbunden mit dem
Wunsch, sich zu verbergen („im Erdboden zu versinken");
- stockendes Sprechen, unkontrolliertes eruptives Lachen oder
verlegenes Lächeln, Verstummen, Schweigen — erlebnismäßig
verbunden mit inkohärentem Denken („unfähig, auch nur einen
klaren Gedanken zu fassen").

Dieses Ausdrucksverhalten läßt sich dem Schamaffekt allerdings
nicht exklusiv zuordnen. So kommt starkes Erröten auch bei Ärger
und Wut vor. Und Blickvermeidung findet sich ebenfalls bei
Schuldgefühlen. Mit Überschneidungen in der Zuschreibung von
expressiven Signalen zu spezifischen Affekt-Systemen ist freilich
immer zu rechnen. Eindeutige Abgrenzungen ergeben sich erst bei
Berücksichtigung von spezifischen Signal-Konfigurationen und
durch die ihnen korrespondierenden (unbewußten) Vorstellungsin-
halte.

Der „kognitive Inhalt des Schamaffektes ist monothematisch:
die mannigfaltigen Unzulänglichkeiten des Selbst" (Lewis, 1971,
S. 86; thematische Ausdifferenzierung bei Wurmser, 1990, S. 40).
Diese versucht man zu verbergen und fühlt sich beschämt, wenn es
zu ihrer unfreiwilligen Enthüllung kommt.

Werden die „Unzulänglichkeiten" *nicht als behebbarer Mangel,
sondern als unwiderruflicher Makel* erlebt, der zu belegen scheint,
daß man nichts wert — „der letzte Dreck" — ist, wirkt ein auftre-
tender Schamaffekt besonders peinigend. Strukturtheoretisch formuliert verweist eine große Anfälligkeit, sich zu schämen, auf ein
*tyrannisches Ich-Ideal, das an einem unerreichbaren Ideal-Selbst
festhält*, an dem gemessen das Real-Selbst des Individuums zwangsläufig defizitär erscheinen muß (Chasseguet-Smirgel, 1981).

In der Lebensgeschichte von Personen, für die dies gilt, trifft
man häufig Familienverhältnisse, in denen die Eltern — beide oder
der dominante Elternteil — ihr Kind unter den *unausgesprochenen
Erwartungsdruck* setzen, es müsse *perfekt* sein (Fossum, 1986).
Nur dann erhält es Anerkennung. Damit ist aber unausweichlich,
daß es sie enttäuscht. Zudem kann das Kind seine „Fehler" trotz
aller Anstrengungen letztlich nicht wiedergutmachen, da seine Eltern sie nicht seinem „fehlerhaften" Handeln, sondern — *totalisie-
rend* — seiner „fehlerhaften" Persönlichkeit zuschreiben. Auf diese

Weise um Wiedergutmachungsmöglichkeiten gebracht, bleibt ihm nur, ihnen „nicht mehr unter die Augen zu kommen".

Die Psychodynamik dieses *Selbstausschlusses*, der bei schwerwiegenden Fällen in einer tiefen *Selbstverachtung* wurzelt, in der der Schamkranke mit seinen traumatogenen Eltern identifiziert ist, macht es *behandlungstechnisch sehr schwer, die für die psychoanalytische Behandlung erforderliche Selbstenthüllung* (Coché, 1980) *zu motivieren.* Gruppenanalyse mag sich für diesen Personenkreis besser eignen als Einzelanalyse, falls sie es erlaubt, zurückgezogen zu bleiben und von den Selbstenthüllungen der anderen Gruppenteilnehmer zu profitieren.

Dabei wird der Gruppenleiter mißtrauisch daran gemessen, wie *taktvoll* er mit den enthüllten Unzulänglichkeiten" umgeht (Greussing, 1992). Da es seine Methode aber verlangt, die Gruppenteilnehmer mit ihren unbewußten Phantasien zu konfrontieren, steht er stets in Gefahr, als taktlos zu erscheinen. *Je größer die Schamprobleme sind, unter denen die Teilnehmer leiden, desto leichter werden Deutungen als persönliche Entwertung erlebt.* Nicht selten kommt infolgedessen eine „Scham-Wut-Spirale" (Scheff, 1987) in Gang. Der durch die Deutung beschämte Gruppenteilnehmer reagiert wütend, schämt sich anschließend über seine Wut, weil er sie als Kontrollverlust erlebt und kann sich — derart gefangen — letztlich nur noch entlasten, indem er die Gruppe verläßt (→Interventionsstrategien).

Aufgrund ihrer besonderen Verletzlichkeit werden die *am stärksten schambelasteten* Gruppenteilnehmer oft zu *Protagonisten eines kollektiven Selbstenthüllungswiderstandes.* Ihre Bereitschaft, sich zu öffnen, dient den anderen Gruppenteilnehmern dann als Maß dafür, wieviel Vertrauen die Gruppe verdient. Desgleichen sind vorwiegend sie es, die immer wieder, wenn auch indirekt, dem Gruppenleiter die *Vertrauensfrage* stellen.

Kasuistik. Susanne, eine durchaus attraktive Teilnehmerin in einer Selbsterfahrungsgruppe junger Erwachsener, hat stark gerötete Gesichtspartien, als ob sie sich fortwährend schämen müßte. Dazu paßt, was sich aus ihren Erzählungen rekonstruieren läßt: Die Mutter hat wohl dem heranwachsenden Mädchen seine erwachende Sexualität geneidet und ihr deshalb heftig zugesetzt, zumal sie den Verdacht hegte, ihre Tochter würde den Vater verführen. So ist alle sexuelle Lust, gleich wie spielerisch sie sich zeigt, von der

Mutter — in Übereinstimmung mit der repressiven Moral des dörf-
lichen Wohnortes — als unaufhaltsamer Weg in die Prostitution
denunziert worden. Unter den Nachstellungen der Mutter zerbrach
denn auch das bis dato enge, liebevolle Verhältnis zum Vater, zum
völligen Unverständnis des Mädchens. So wird ihr ihre Sexualität
zu einem Rätsel, auf unheimliche Weise faszinierend: verlockend
und gleichzeitig verflucht.

Noch als junge Erwachsene mit eigener Wohnung wird Susanne
von der Mutter verfolgt: Diese ruft sie jeden Sonntag vormittag zu
einer bestimmten Uhrzeit an. Die Tochter vermag sich diesen
Kontrollanrufen nicht zu entziehen, fühlt sich gezwungen, parat zu
sein. Folglich werden ihr die Samstagabende und -nächte verleidet,
auf die sich während der Woche ihre Tagträume richten. Sie wagt
es nicht, bei einem Mann, der ihr gefällt, zu übernachten, oder ihn
gar mit nach Hause zu nehmen. Die Mutter könnte beim sonntägli-
chen Anruf heraushören, daß sie mit einem Mann geschlafen hat.
Daß die Tochter gleichzeitig ihrem Vater treu zu bleiben sucht, der
im Verlauf dieser Telefonanrufe regelmäßig an den Apparat zitiert
wird und dies auch widerwillig über sich ergehen läßt, wird ihr
erst allmählich bewußt.

Susanne erzählt wiederholt von diesem Ritual und schließt meist
Geschichten an, die die Borniertheit und Lustfeindlichkeit ihrer
Eltern belegen sollen. Diese trägt sie der Gruppe in Form von
Schwänken vor, in der Mutter und Vater als Witzfiguren auftreten.
Oft muß sie selbst so lachen, daß sie kaum Luft hat, weiter zu er-
zählen. Und auch die anderen GruppenteilnehmerInnen können
dann nicht an sich halten. Kein Zweifel: Offensichtlich sollen die
Eltern lächerlich gemacht werden. Indessen wirkt alles Lachen ge-
künstelt. Die GruppenteilnehmerInnen ahnen, daß sich Susanne
selbst als verlacht erlebt.

In einer Sitzung, in der vor dem Hintergrund der bisherigen
Gruppengeschichte das wiederholt verschobene Thema der eigenen
sexuellen Lust erneut anklingt, aber von niemandem ernsthaft aufgegriffen wird, erzählt Susanne einen Traum, einen *„Spiegel-
Traum"* (Haubl, 1991b, S. 459ff.):

Es ist Sonntag Vormittag. Sie befindet sich in ihrer Wohnung. Auf ihrem Bett liegt
ein fremder Mann, nackt. Auch sie selbst ist nackt. Sie sieht den Mann begehrlich
an, fühlt sich erregt. Gleich wird sie mit ihm schlafen. Aber irgendetwas irritiert
sie. Deshalb wendet sie den Kopf. Hinter ihr befindet sich ein großer Wandspiegel.
Davor steht ihre Mutter und kämmt sich. Während sie den Kamm langsam durch
ihr aufgelöstes Haar führt, beobachtet sie das Bett. Susanne ist von dem, was sie
sieht, gebannt. Sie beobachtet, wie ihre Mutter sie beobachtet. Als sie ihr im Spie-

gel in die Augen sieht, kommt sie nicht mehr von ihnen los. Gleichzeitig wird ihr die Nähe des nackten Mannes in ihrem Bett schlagartig bewußt und unerträglich.

Die Gruppe greift die Traumerzählung auf und exploriert, warum die Nähe des nackten Mannes plötzlich unerträglich wird: Die Beobachtung durch die Mutter verletze die Intimität der Tochter und erinnere Susanne daran, daß Sexualität etwas sei, wofür sie sich schämen solle. So verkehre sich ihre Lust in Unlust, und das solange, bis sie endlich dazu stehen könne, Männer zu begehren.

Anschließend thematisiert die Gruppe — auf Nachfrage — die Übertragungsbedeutung (→Übertragung — Gegenübertragung) des Traumes. Dabei erscheint der Gruppenleiter in einer Doppelrolle: zum einen — in der Rolle des fremden Mannes — als Verführer, der die GruppenteilnehmerInnen zu sich ins Bett holt, um ihnen intime Bekenntnisse abzuverlangen, die ihren Eltern sicher nicht recht wären, zum anderen — in der Rolle der Mutter — als Beobachter mit dubiosen Motiven. Die gemeinsame Analyse der unterstellten Motive deckt dann eine facettenreiche ängstigende →Gruppenphantasie auf: Der Gruppenleiter warte nur darauf, ihre intimen Bekenntnisse zu hören, um sich dann über ihre Unreife lustig zu machen. Vielleicht wolle er sich aber auch nur selbst aufgeilen. Außerdem könne es sehr gefährlich sein, ihm zu erzählen, was einen wirklich sexuell errege. Denn dadurch bekäme er große Macht. So könne er einen jederzeit bloßstellen, indem er alles, was man ihm ganz unschuldig erzähle, durch seine Deutungen sexualisiere und dadurch schlecht mache. Und habe er recht, wäre er in der Lage, einen jederzeit so zu erregen, daß man ihm zu Willen sein müßte.

Wie sich zeigt, ist die kollektive Angst vor Beschämung durch den Gruppenleiter in diesem Fall eng mit der Frage nach seiner → Abstinenz verbunden. Indem er den GruppenteilnehmerInnen anbietet, Intimes zu besprechen, fühlen sie sich sexualisiert. Damit zeichnet sich das selbstwertrelevante Thema erlebter (Im-)Potenz ab. Um aber angstfrei darüber reden zu können, muß zuvor sicher sein, daß es nicht mißbraucht wird, so wie es in Susannes Leben mißbraucht worden ist, um sie abhängig zu halten.

Schamlosigkeit. Der Schamaffekt gehört zu den Affekten, deren Ausdruck in unserer Kultur vergleichsweise tabuisiert ist. Er tritt deshalb nur selten offen auf. So ist der Gruppenanalytiker gehalten, auf maskierte Ausdrucksformen zu achten. Zu diesen gehört

die *Schamlosigkeit*, die sich *als Abwehrmechanismus gegen Schamangst und Beschämung* begreifen läßt (→Widerstand).

Die Abwehr erfolgt mittels einer *kontraphobischen Exhibition
von Schaminhalten*. Solche Gruppenteilnehmer scheinen keine
Hemmungen zu kennen, alle nur vorstellbaren Intimitäten freimü-
tig zu enthüllen. Gewöhnlich werden sie von den anderen Teilnehmern wegen dieser vermeintlichen Offenheit beneidet. Indessen
sind die — nonverbalen und verbalen — Selbstenthüllungen alle
mehr oder minder spürbar aggressiv, verfolgen sie doch (unbewußt) das Ziel, Mitmenschen davon abzuhalten, sich zu nähern.
Diesen wird die Rolle von Zuschauern angewiesen, die über eine
Offenheit staunen, die sie sich selbst wünschen, zu der sie aber
nicht fähig sind. Derart auf ihre „Unzulänglichkeit" verwiesen,
fühlen sie sich beschämt. Hat der schamlose Gruppenteilnehmer
das erreicht, kann er sich sicher sein, selbst nicht beschämt zu
werden. Allerdings besteht diese Sicherheit nur solange, wie er
seine Exhibitionen zu steigern vermag. Denn im Schatten seines
Glanzes staut sich bei den anderen Teilnehmern deren reaktive
Aggression. Sie warten (unbewußt) auf eine günstige Gelegenheit,
bei der sich ihr Idol schwach zeigt, um es dann mitleidlos zu stür-
zen und „in den Dreck zu ziehen".

Für den Protagonisten einer solchen Gruppendynamik ist dies
ein gefährlicher Moment. Denn tatsächlich hat er Schutz dringend
nötig. Spielen die anderen Gruppenteilnehmer nämlich nicht mehr
mit, bricht seine Abwehr zusammen und offenbart eine tiefe Verzweiflung über den Makel, selbst mangelhaft zu sein. Seine
Schamlosigkeit schlägt dann in einen unerträglichen Schamaffekt
um.

Beschämung ist freilich nicht nur ein Problem der Gruppenteilnehmer, sondern auch des Gruppenanalytikers: und das nicht nur,
weil er die Macht besitzt, die Gruppe zu beschämen, sondern
auch, weil er ebenfalls beschämt werden kann. Gerade schamlose
Gruppenteilnehmer versuchen, ihn auf diese Weise zu kontrollieren. Generell können *Aggressionen als beiläufige Beschämungen
maskiert* werden.

Kasuistik. Es handelt sich um eine geschlossene, über bislang
zwei Jahre von einer Gruppenanalytikerin geführte Gruppe. Von
den insgesamt sieben Teilnehmern — fünf Frauen und zwei Männern — sind an jenem Abend fünf anwesend; eine Frau und ein

Mann hatten sich die Woche zuvor für diese Gruppensitzung entschuldigt.

Carla eröffnet die Sitzung mit der verbittert klingenden Klage, daß ausgerechnet wieder einmal die beiden Personen fehlten, mit denen sie eine Auseinandersetzung fortzusetzen wünsche. Nie könne man in dieser Gruppe konsequent an einem Thema arbeiten. Die Anwesenden antworten mit Schweigen. Carlas innere Spannung wächst und verschafft sich körpersprachlich Ausdruck: Trotzig stemmt sie sich in den Sessel zurück, um in einer Gegenbewegung sofort wieder ihren Oberkörper auffallend stark nach vorne zu beugen. So wechselt sie einige Male hin und her, bis sie endlich, die Ellbogen auf die Knie gestützt, zu sprechen beginnt:

Seit längerem schon fühle sie sich von neidvoller →Rivalität mit ihrer pubertierenden Tochter gequält, die sie täglich hübscher und ansprechender werden sehe. Diese laufe halbnackt durch die Wohnung und provoziere damit die begehrlichen Blicke ihres Vaters. Zudem kritisiere sie ständig an ihrem, Carlas, Aussehen herum. Was ihr aber eigentlich Sorge bereite und sie veranlasse, es in die Gruppe zu bringen, sei ein Gespräch, daß sie am Tag zuvor mit ihrer Tochter geführt habe. Diese beschäftige sich seit Wochen ausschließlich mit Literatur über sexuellen Mißbrauch und provoziere sie und ihren Mann, indem sie immer wieder äußere, alle Eltern seien potentielle Verführer, man brauche nur Carlas Umgang mit dem kleinen Bruder zu beobachten.

Das Schmunzeln der Gruppenteilnehmer veranlaßt Carla zu einem kurzen Auflachen: Sie wisse ja, daß es sich bei diesen Phantasien ihrer Tochter letztlich um verbotene, inzestuöse Wünsche handele. Sichtlich beschämt äußert sie abschließend, es sei doch schlimm, der eigenen Tochter die erwachende sexuelle Attraktivität neiden zu müssen. Für eine Mutter ihres Alters gehe es jetzt wohl darum, den unwiderruflichen Verlust der eigenen Jugendlichkeit zu betrauern.

Da Carla diese Überlegung aber nicht einsichtsvoll, sondern exhibitionistisch präsentiert, erzeugt sie in der Gruppe ein von Verleugnung geprägtes Gesprächsklima. Erst werden die eigenen Mütter bewitzelt, die betont jugendlich erscheinen wollten, dann verhandelt man intellektualisierend Feminismustheorien. Nicht zuletzt aufgrund der ungleichen Geschlechterverteilung ist es bislang ein starker Wunsch der GruppenteilnehmerInnen gewesen, sich gegenseitig zu bestätigen (→Geschlechterdynamik). Der narzißtische Gruppen-Spiegel darf um keinen Preis getrübt werden. Deshalb sind neidvolle Rivalitäten immer schon im Ansatz gemeinsam unterbunden worden. Lebensgeschichtlich gibt es dafür gute Gründe: Denn alle TeilnehmerInnen wuchsen mit vielen Geschwistern oder aber sehr kurzfristig nachfolgenden Geschwistern auf, die genug Anlaß für Kränkungen geliefert haben.

Vor diesem Hintergrund sagt die Gruppenleiterin der Gruppe, Carlas Geschichte, auf die Gruppe übertragen, bedeute wohl, daß auch unter den GruppenteilnehmerInnen starke Schamgefühle bestünden, die verhinderten, daß die untereinander bestehende neidvolle Rivalität zur Sprache komme.

Etwas beklommen beginnen die Frauen, äußerst vorsichtig aufzuzählen, was sie sich gegenseitig neiden könnten, beispielsweise eine größere Wohnung. Zuletzt ergreift Wolfgang das Wort. Er neide den anderen, spontan aus sich herausgehen zu können; dagegen sei er nach wie vor viel zu ängstlich und gehemmt, wirklich sicher fühle er sich eigentlich nur in einer Zweierbeziehung.

Carla reagiert sofort: Wenn es nun schon darum ginge, einander zu vergleichen, dann müsse doch endlich einmal gesagt werden, daß die attraktivste und mächtigste Frau im Raum die Gruppenleiterin sei. Anschließend beginnt sie mit gespielter Begeisterung, detailliert deren Austrahlung zu beschreiben. Von Körper und Kleidung ausgehend entwirft sie das idealisierte Bild einer absolut begehrenswerten Frau, der zwangsläufig die Welt zu Füßen liegen müsse. Umso weniger könne sie verstehen, daß sich die beiden Männer in der Gruppe dazu nicht äußerten. Jetzt aber sei der Moment gekommen, wo sie von Wolfgang hören wolle, welche Wünsche und Phantasien die Gruppenleiterin in ihm auslöse.

Irritiert beginnt Wolfgang mit einer Erklärung: Die Gruppenleiterin sei für ihn, was sexuelle Wünsche beträfe, absolut tabu. Er schätze ihre fachliche Kompetenz, aber letztlich wirke sie auf ihn wie eine Nonne. Die Frauen lachen süffisant und Wolfgang, in die Enge getrieben, meint noch, was er jedoch an unbewußten Wünschen und Phantasien habe, könne er schließlich nicht wissen.

Die Gruppe spaltet sich: Ines und Beatrix sind peinlich berührt und geben Wolfgang zu verstehen, er solle sich doch gegen Carlas Übergriffe wehren, Carla und Susanne dagegen werden zusehends sadistischer und voyeuristischer, bedrängen ihn, sein Verhältnis zur Gruppenleiterin weiter zu enthüllen.

Aus einem starken Gegenübertragungsgefühl heraus kommentiert diese daraufhin überhastet, es bestünde wohl die Vorstellung, Wolfgang müsse endlich seinen Phallus zeigen, um Klarheit zu schaffen. Würde er sein Begehren gestehen, so glaube man wohl, sei es nicht mehr nötig, sich damit auseinanderzusetzen, daß sie ihnen Angst mache (→Gruppenleitung, →Übertragung — Gegenübertragung).

Nun beginnen Carla und Susanne, verschämt zu kichern und zu scherzen. Das Gruppenniveau wird zusehends regressiver. Die gemeinsame Erarbeitung einer Deutung des skizzierten Prozesses ist bis zum Sitzungsende nicht möglich.

Der Sitzungsverlauf macht deutlich, wie sich die Gruppenabwehr (→Widerstand) mit Hilfe des Gegenübertragungsagierens der Gruppenleiterin konstituiert:

Indem Carla zu Beginn der Sitzung über die Abwesenheit ihr wichtiger GruppenteilnehmerInnen klagt, schneidet sie das Angstthema an, zurückgewiesen und verlassen zu werden. Dieses Thema setzt sich in der Erzählung über ihre Tochter fort, die den phantasierten Grund für diese Angst liefert. In der Konkurrenz mit einer jüngeren, attraktiveren Frau zu unterliegen, heißt, wertlos zu sein. Männer, auch der eigene, wenden sich ab. Zielsicher bringt die Tochter ihre ödipale Aggression an, indem sie die Mutter mit deren unbewältigtem Altersproblem konfrontiert und dadurch beschämt. Zunächst versucht Carla mit Hilfe der Gruppe, den aufkommenden Schamaffekt auf die übliche Weise abzuwehren. Die Gruppenleiterin läßt eine narzißtische Restitution aber nicht zu, indem sie darauf verweist, daß es in der Gruppe Neid und →Rivalität gebe, worüber aber nicht gesprochen werden dürfe. Diese Konfrontation wirkt erneut beschämend, da sie die Illusion der harmonischen Frauengruppe zerstört. Als dann noch der einzig anwesende Mann andeutet, er könne nur in einer Zweierbeziehung aus sich herausgehen, wird dies für die Frauen prekär. Denn damit ist unausgesprochen die Frage gestellt, welche von ihnen er wohl wählen würde, was zwangsläufig eine neidvolle Rivalität schüren muß. Da ist es vermeintlich einfacher, der Gruppenleiterin diese Rolle anzuweisen. Denn damit bleibt sich die Frauengruppe vordergründig einig. Allerdings finden sie sich plötzlich gemeinsam in der Rolle wieder, die Carla zuvor beschrieben hat: Ihre Darstellung der Gruppenleiterin als Superfrau macht sie und die anderen Frauen der Gruppe zu der sexuell unattraktiven Mutter, die durch die sexuelle Attraktivität ihrer Tochter beschämt wird. Damit sich aber genau diese Situation nicht wiederholt, preist Carla die Gruppenleiterin derart überzogen an, daß das entworfene Fremdbild unglaubwürdig ist. Zu dessen Verifizierung wird Wolfgang aufgerufen. Der erfüllt seine Aufgabe, indem er die Gruppenleiterin als Nonne outet und sie derart sexuell entwertet. Folglich können die Frauen über sie triumphieren. Sie haben sich für die von Carla erzählte Beschämung gerächt und dabei ihre neidvolle Rivalität agiert, ohne sich ihr bewußt werden zu müssen. Hinzu kommt, daß sie im selben Schritt auch Wolfgang sexuell entwerten, der, da er eine Nonne begehrt, wohl impotent sein muß. Auch wenn sich mit den Stimmen von Ines und Beatrix leiser Widerspruch gegen dieses Inszenierung regt, bleibt er ungehört, weil ihn die Gruppenleiterin nicht aufgreift. Sie ist durch Carlas Beschämungs-Manöver wirklich beschämt. Statt es zu deuten, wendet sie sich ebenfalls an Wolfgang und beschwört mit der Nennung des Phallus die Magie einer Männlichkeit, die gerade entzaubert worden ist; gleiches gilt, wenn sie ihre angstmachende Potenz betont, obwohl die Frauengruppe (in der Mutterrolle) über sie (in der Tochterrolle) triumphiert. Daß danach der Gruppenprozeß stagniert, verwundert nicht, denn auch dieser Triumph beschämt. Carla hat ihn mit Hilfe der Gruppe erschlichen, eine offene Auseinandersetzung also nicht gewagt. Damit aber bleiben die bohrenden Zweifel an ihrer — und der übrigen Frauen — sexueller Attraktivität, die doch ausgeräumt werden sollten, letztlich bestehen.

Marlene Greussing, Rolf Haubl

Literaturempfehlungen

Hayne, M. (1993). Affekte in Gruppen. Gruppenpsychotherapie und Gruppendynamik, 29, 42-52.

Hess, H. (1990). Affektive Beunruhigung als erlebnismäßiger Ausdruck der Dynamik im gruppentherapeutischen Veränderungsprozeß. In V. Tschuschke & D. Czogalik (Hg.), Psychotherapie — Welche Effekte verändern? (S. 387-404). Berlin: Springer.

Jensen, K. (1988). Zur Gefühlsambivalenz — Eine Form des Widerstandes? Gruppenpsychotherapie und Gruppendynamik, 24, 43-52.

Pagés, M. (1974). Das affektive Leben in Gruppen. Stuttgart: Klett.

Palmowski, B. (1992). Zur Bedeutung von Scham und Schamerleben für Indikation und Verlauf in der analytischen Gruppenpsychotherapie. Forum Psychoanalyse, 8, 134-146.

Weinstein, D. (1991). Exhibitionism in group psychotherapy. In A. Goldberg (Ed.), The evolution of self psychology, vol. 7 (pp. 219-233). Hillsdale: Analytic Press.

Kollektiver Narzißmus

Verliebt in sich selbst, sich im Spiegelbild küssend und umarmend, stürzt der wunderschöne Jüngling Narkissos in den Tod. So lautet eine der Varianten des griechischen Mythos. Im Alltagsbewußtsein steht Narzißmus für übersteigerte Selbstbezogenheit, Eitelkeit und Selbstgefälligkeit.

Im Anschluß an ältere Autoren faßt Freud (1914c) seine Überlegungen zum Narzißmus in dem Aufsatz „Zur Einführung des Narzißmus" zusammen. Mit ihm beginnt eine Diskussion in der Psychoanalyse, die das Konzept als besonders wichtig, aber auch als besonders schillernd erscheinen läßt (Psychoanalytisches Seminar Zürich 1981; Wahl, 1985). Vier Bedeutungsvarianten lassen sich ausmachen:

In der *Triebtheorie* ist die libidinöse Besetzung des eigenen Körpers gemeint, wie sie vor allem bei Perversionen vorkommt. Doch lassen sich narzißtische Phänomene nicht nur bei Perversionen finden. Sie zeigen sich auch bei Neurosen und überdies im Normalbereich.

So behandelt die psychoanalytische *Entwicklungspsychologie* den Narzißmus als eigenständiges reguläres Entwicklungsstadium, das Menschen auf dem Weg zur Objektliebe und damit zur vollen Beziehungsfähigkeit durchlaufen müssen. Freud nennt es *primären Narzißmus*, um es vom sekundären Narzißmus abzugrenzen, der durch eine reaktive Symptombildung im Erwachsenenalter ausgezeichnet ist. Als Beispiele für letzteren seien Größenwahn und Allmachtsdenken bei Schizophrenen genannt.

In der *Objektbeziehungspsychologie* gilt Narzißmus als einer von zwei Grundtypen der Objektwahl.

„Man liebt: 1) nach dem narzißtischen Typus: a) was man selbst ist (sich selbst), b) was man selbst war, c) was man selbst sein möchte, d) die Person, die ein Teil des eigenen Selbst war. 2) Nach dem Anlehnungstypus: a) die nährende Frau, b) den schützenden Mann und die in Reihen von ihnen ausgehenden Ersatzpersonen." (Freud, 1914c, S. 156f.)

Schließlich gehört der Narzißmus zu einer *Theorie des Selbst-(wert)erlebens*. Für Freud ist es abhängig von der auf das Ich gerichteten Libidomenge, weshalb „die Libidobesetzung des Objektes das Selbstgefühl nicht erhöht. Die Abhängigkeit vom geliebten Objekt wirkt herabsetzend" (ebd., S. 166). Deshalb ist das Aufnehmen von Objektbeziehungen mit einem hohen Kränkungsrisiko verbunden, freilich nur so lange, wie das Liebesobjekt nicht in Besitz genommen werden kann, Liebe nicht auf Gegenliebe trifft.

Narzißtisches Glück. Narzißmus kann abstoßen, langweilen, aber auch reizen. Gerade *massenpsychologisch* ist der Reiz des Narzißmus von Bedeutung, zeigt sich dieser doch in der Beziehung zwischen Gott und Gläubigen, König und Volk, Führer und Geführten, Star und Fans als ein konstituierendes Element. Freud erklärt diese Beziehung im theoretischen Rückgriff auf die entwicklungspsychologische Relevanz des Narzißmus.

Der *phantasmatische Ursprung* des primären Narzißmus liegt im fötalen Paradies des Ungeborenen und in der narzißtischen Besetzung des Kindes durch seine Eltern:

„So besteht ein Zwang, dem Kind alle Vollkommenheiten zuzusprechen [...] Das Kind soll es besser haben als seine Eltern, es soll den Notwendigkeiten, die man als im Leben herrschend erkannt hat, nicht unterworfen sein. Krankheit, Tod, Verzicht auf Genuß, Einschränkung des eigenen Willens sollen für das Kind nicht gelten, die Gesetze der Natur wie der Gesellschaft vor ihm haltmachen, es soll wirklich wieder Mittelpunkt und Kern der Schöpfung sein. His Majesty the Baby, wie man sich einst selbst dünkte. Es soll die unausgeführten Wunschträume der Eltern erfüllen [...]." (ebd., S. 157)

Der wirkliche innere und äußere Entwicklungsweg vom Embryonalen zum Erwachsenen zeitigt freilich Störung und Zerstörung dieses Urzustandes, weil *Frustrationen zwangsläufig* sind. Der Mensch will aber „die narzißtische Vollkommenheit seiner Kindheit nicht entbehren" (ebd., S. 161), so gebietet es das Lustprinzip. Und deshalb schafft er sich in einem phylo- und ontogenetisch unbewußten Prozeß einen *Ersatz in Form der psychischen Instanz des Ich-Ideals*:

„Was er als sein Ideal vor sich hin projiziert, ist der Ersatz für den verlorenen Narzißmus seiner Kindheit, in der er sein eigenes Ideal war." (ebd., S. 61)

Diesen phantasmatischen Zustand wieder zu erleben, verspricht höchstes Glück:

„Wiederum ihr eigenes Ideal sein, auch in betreff der Sexualstrebungen, wie in der Kindheit, das wollen die Menschen als ihr Glück erreichen." (ebd., S. 168)

Von hier aus gibt es einen direkten Zusammenhang mit dem inneren Szenario der *libidinösen Konstitution der Beziehung zwischen Individuum und Masse.*

Angst und Faszination. Die Psychoanalyse des kollektiven Subjekts, d.h. der Masse als Subjekt sowie des Einzelnen in der Masse, hat noch einen langen Weg vor sich. Selbst die Psychoanalyse der kleinen Gruppe ringt noch mächtig um Anerkennung und Identität, und zwar nicht zuletzt der klassischen Psychoanalyse gegenüber. Eine Psychoanalyse der Masse betrit ein äußerst komplexes Feld menschlichen Handelns. Umso berechtigter sind die Zweifel, ob Theorie und Methode der Psychoanalyse hier greifen und objektive Erkenntnisse erarbeiten können.

Freud (1921c) reiht sich mit seiner Studie „Massenpsychologie und Ich-Analyse" in eine Tradition von *bürgerlichen* Theoretikern, die zur Jahrhundertwende mit der systematischen wissenschaftlichen Beschreibung und Analyse von Massenphänomenen begannen (Ginneken, 1984; Scharinger, 1990; Kernberg, 1992). *Die Masse präsentierte sich ihnen* als impulsiv, wandelbar und unberechenbar, als wankelmütig, inkonsequent und leichtsinnig, als reizbar, suggestibel und äußert erregbar, als zu Extremen neigend und verantwortungslos. Sie benimmt sich ihnen zufolge *wie ein ungezogenes Kind, ein nicht beaufsichtigter Wilder oder gar wie ein Rudel wilder Tiere*: „Oaner is a Mensch, mehrere san's Leit und vüh san's scho Viecher" (Peter Rosegger).

Das Individuum in der Masse zeichnet sich durch Schwund der bewußten Persönlichkeit, durch Orientierungsverlust und Denkhemmung, durch suggestive Ansteckung und Gleichrichtung der Gedanken und Gefühle, durch Spontaneismus und Aktionismus aus. Es kann noch so gebildet sein, in der Masse wird es zum Barbaren, zum reinen Triebwesen, heftig, wild und entfesselt. Es wird zum Primitiven, entledigt aller zivilisatorischen Hemmungen, zum willenlosen Automaten. Es unterliegt einer ungebremsten Steigerung der Affektivität, in die Masse sich hineinverlierend, mit den anderen sich aufschaukelnd, schrankenlos den Leidenschaften sich hingebend. Das Individuum wirft sein persönliches Gewissen weg, gehorcht nur mehr der neuen Autorität der Masse, den Lockungen der Lust verfallen.

Diese Phänomenologie der Masse belegt einen nicht unberechtigten Skeptizismus der bürgerlichen Theoretiker der Jahrhundertwende, ihre *Furcht vor allen Massenphänomenen, die das Paradigma der individuellen Autarkie unterlaufen.*

Trotz viel dichterer und gefährlicherer Erfahrungen mit Massenbewegungen hat einige Jahrzehnte später Canetti (1992 [1960]) in seiner umfassenden Phänomenologie „Masse und Macht" interessanterweise ein unvoreingenommeneres Bild entwickelt: *Die für den (bürgerlichen) Menschen grundlegende Berührungsfurcht kann einzig in der Masse in ihr Gegenteil umschlagen*; „es ist die dichte Masse, die man dazu braucht, in der Körper an Körper drängt, dicht auch in ihrer seelischen Verfassung [...] Es geht dann alles plötzlich wie innerhalb eines Körpers vor sich" (ebd., S. 12).

Dennoch bleibt natürlich die *Dialektik* von Freiheit und Freiheitsbegrenzung, *von notwendiger zivilisatorischer Hemmung und archaisch getriebener Entfesselung* als anthropologische Konstante bestehen. Jeder Krieg ist ja auch eine (zumindest männliche) Massenorgie an aggressiver und sexueller Enthemmung, und wahrlich kein Modell dafür, wie der Überschuß an bürgerlicher Verpanzerung umzuwandeln wäre.

Masse und Führer. Vor dem Hintergrund der skizzierten Dialektik hat Freud (1921c, S. 207f.) seine „Formel für die libidinöse Konstitution einer Masse" skizziert:

„Eine solche primäre Masse ist eine Anzahl von Individuen, die ein und dasselbe Objekt an die Stelle ihres Ichideals gesetzt und sich infolgedessen in ihrem Ich miteinander identifiziert haben." (ebd.)

Man kann diesen Vorgang der Massenbildung bzw. der Vermassung des Individuums in mehrere *Komponenten* zerlegen (Reiche, 1993):

– Identifizierung der Massenindividuen mit dem Führer und dessen Ideologie;

- Identifizierung der Massenindividuen untereinander und miteinander;
- projektive Abtretung des eigenen Ich-Ideals an den Führer oder dessen Ideologie;
- Ersetzung des eigenen Ich-Ideals durch den leibhaftigen Führer oder seine bekundete Ideologie.

Diese *Veräußerlichung wird oftmals als psychische Entlastung erlebt*, weil, so Freud, bei vielen Menschen sich das Ich „die frühere narzißtische Selbstgefälligkeit bewahrt" hat, mithin die „Sonderung von Ich und Ichideal" bei ihnen „nicht weit vorgeschritten" (Freud, 1921c, S. 144) ist. Deshalb verfügen sie nicht über ausgeprägte persönliche Ideale, für deren Verwirklichung sie sich anstrengen würden, weil sie dies intrinsisch als beglückend erleben. Die „Wahl" eines Führers nimmt ihnen diese Anstrengung ab.

„Er braucht oft nur die typischen Eigenschaften dieser Individuen in besonders scharfer und reiner Ausprägung zu besitzen und den Eindruck größerer Kraft und libidinöser Freiheit zu machen, so kommt ihm das Bedürfnis nach einem starken Oberhaupt entgegen und bekleidet ihn mit der Übermacht, auf die er sonst vielleicht keinen Anspruch hätte." (ebd.)

Die *Identifizierung mit der Figur des Führers* verschafft dem Massenindividuum *ein „wirkliches" Ich-Ideal aus Fleisch und Blut, eines „zum Anfassen"*. Insofern klingt hier nicht nur die idealisierende Selbst- und Eltern-Übertragung (Kohut, 1973) an, sondern auch die sexuelle Dimension des mächtigen *Inzestmotivs*. Freilich muß sich letzteres der Strukturgesetzlichkeit der Masse anpassen und *desexualisieren*.

Chasseguet-Smirgel (1981) hat der führerbezogenen *patriarchalen* Erklärung Freuds widersprochen und ihr eine *matriarchale* These entgegengestellt:

„Die Masse lechzt weniger nach einem Herrn als nach Illusionen. Sie wird den zum Herrn erwählen, der ihr die Vereinigung von Ich und Ideal verspricht. Der Führer, das ist Cagliostro. Es gibt keinen absoluten Führer, der nicht auch Träger einer Ideologie wäre. Er ist wirklich der Mittelsmann zwischen Masse und ideologischer Illusion, und hinter der Ideologie steht immer die Phantasie einer narzißtischen Himmelfahrt." (ebd., S. 86)

Nicht um die Figur des Führer-Vaters, letztlich des Urvaters der Urhorde, verdichtet sich der Vorgang der Identifizierung, sondern um die Gruppe selbst. Sie „erzeugt sich selbst. Sie ist selbst eine allmächtige Mutter. [...] Die Gruppenillusion wäre also die Realisierung des Wunsches, die narzißtischen Wunden zu heilen und sich mit der guten Brust (oder der allmächtigen Mutter) zu identifizieren" (ebd., S. 85). Im Falle des *Nationalsozialismus* „manifestiert die Rückkehr zur Natur, zur alten germanischen Mythologie das Streben nach Verschmelzung mit der allmächtigen Mutter" (ebd., S. 86).

Folglich wird in Massenbewegungen die „Ausrottung des Vaters und der väterlichen Welt ebenso wie aller Derivate des Ödipus" (ebd., S. 86) betrieben. Manifestation dieses Betreibens ist der „Egalitarismus", also eine *universelle Gleichmacherei, die das entwicklungsfördernde Prinzip der geschlechts- und generationsbezogenen individuellen Differenzierung mit allen Mitteln abwehrt.*

Die Inthronisierung eines Führers, einer Führerin, einer Ideologie oder des Kollektivs selbst zur idealisierten Leitfigur beinhaltet — über die psychischen Mechanismen von Inkorporation, Introjektion und Identifizierung — auf der Seite der regredierten Massenindividuen das *Festhalten* an den primärnarzißtischen Existentialien, also an *Vollkommenheit, Allmacht, Großartigkeit, Unverletzlichkeit.* Der Abwehr- und Widerstandscharakter dieses Vorgangs bedingt die Ausbildung der spezifischen massenreligiösen Illusionsbildung (→Widerstand).

Anschließend an Freuds patriarchale These einerseits und an Chasseguet-Smirgels matriarchale Akzentuierung andererseits seien noch zwei weitere Konzeptualisierungen wenigstens erwähnt:

Kernberg (1992, S. 31) schlägt eine mehrdimensionale Formulierung der Massenpsychologie vor:

„Sowohl der Führer wie auch die Gruppenmitglieder regredieren hauptsächlich entlang von zwei Achsen. Die erste Achse ist von Abhängigkeit, Narzißmus, primitivem Hedonismus und Psychopathie geprägt, die zweite von Moral, paranoid-verfolgender Kontrolle, Sadismus und Gewalttätigkeit."

List (1993b) hingegen setzt die Urszene als komplexen und diversifizierenden Begründungszusammenhang für das unbewußt-bewußte Erleben, Denken und Handeln der Masse und in der Masse an:

„Die Art der 'angebotenen' Urszenen wirkt strukturell hinsichtlich des Grades der aufrechterhaltenen (Geschlechter-)Differenzierung und dynamisch hinsichtlich des Angstniveaus und des Aggressionspotentials, welche durch sie aktualisiert werden. Sie wirkt über die Evokation der verdrängten (Urszenen-)Imagines, so daß die mit diesen verbundenen Affekte aktuell 'benutzbar' werden. Es macht einen Unterschied, ob massenhaft Liebesgeschichten, Horrorfilme oder Kriegsreportagen angeschaut werden." (ebd., S. 58f.)

Aus der Sicht des kollektiven Narzißmus erscheint das Massenindividuum gleichsam wild-unbewußt entschlossen, seine narzißtischen Gratifikationen identifikatorisch zu gewinnen. Die *Abwehr* des Kastrationskomplexes, mithin des Prinzips sowie der Erfahrung *von Trennung, Verlust, Differenz und Mangel*, ist dabei eine wesentliche Bedingung. Insofern kann die Existenz eines Individuums in der Masse *keinesfalls nur eine narzißtische Himmelfahrt* sein. Die eklatant in Spannung zueinander stehende *Erfahrungsvielfalt* im Laboratorium der Massenbewegung, also *in psychoanalytischen →Großgruppen*, reicht bekanntlich *von psychotischen Bedrohungen über psychosomatische Reaktionen und neurotische Hemmungen bis hin zum bunten perversen und normalen Treiben.*

Psychoanalytische Großgruppen. Auf quälenden, dennoch nicht unspannenden sechzig Buchseiten entfaltet Turquet (1977, S. 90ff.) in unerbittlicher kleinianischer Konsequenz eine Phänomenologie der „Bedrohung der Identität in der großen Gruppe". Wesentlich ist dabei, daß der Einzelne gegen die Strömung der Gruppenmasse, gegen deren regressiven Sog und Druck sich selbst behaupten, also seine narzißtische Selbstbesetzung bewahren muß, will er nicht zum massen- und gruppenbestimmten Wesen („Mitgliedschaftsindividuum", M.I.) verkommen, der damit verbundenen Konformität, Gleichmacherei und entleerenden Ent-Individualisierung anheimfallen. Der Einzelne ringt um seinen Status als „individuelles Mitglied", indem er sich über seine „innere Haut" gegenüber seiner eigenen undifferenzierten Matrix und über eine „äußere Haut" gegenüber den anderen Ichs abzugrenzen sucht.

In ernüchternder Weise endet dieser paradigmatische Text der *Tavistock*-Schule mit der *Deklarierung des Massenindividuums als Sisyphus*:

„Es ist nur zu deutlich, daß das Leben jenes Einzelgängers, der an der Arbeit in einer Großgruppe teilnehmen möchte, voller Schwierigkeiten ist, und nur zu häufig gerät er aufgrund der Gefahren, die diese Situation mit sich bringt, in Verzweiflung. Es ist möglich zu überleben, aber auf welcher Ebene und um welchen Preis? Zu manchen Zeiten scheint das Geschehen ein einziger Kreislauf zu sein, und am Ende ist man womöglich zwei Stufen weiter unten und mehr denn je in Gefahr, ein Nichts zu werden. Selbst die Lebenskraft, die Libido, die den einzelnen antreibt, die Situation des Menschen zu erforschen, ist nutzlos und kann, auch wenn sie sich in einer kreativen Begabung äußert, in einem 'acte gratuit', in einem Unglück enden […] Der Kampf des einzelnen in der großen Gruppe führt ihn niemals auf einem ebenen Weg voran: Nichts ist gerade, nichts scheint in Ordnung zu kommen. Deshalb flieht er in die Gleichmachung oder den M.I.-Status. Die bestehenden Mächte erscheinen nicht nur stumm, sondern auch bizarr, entrückt, gleichgültig gegen sein Schicksal." (ebd., S. 138f.)

Wir erleben hier unter Laborbedingungen die *Höllenfahrt des Massenindividuums*, dem freundlich, aber bestimmt das Agieren, das reale Erfüllen der „Grundannahme der Abhängigkeit" — daß nämlich „die Gruppe zusammengekommen sei, um von einem Führer betreut zu werden, von dem sie Schutz und Nahrung — materielle und geistige — erhält" (Bion, 1971, S. 107) — verweigert wird (→ Theoriebildung). Wir sehen also die Rückseite des kollektiven Narzißmus, gleichsam als Entzugssymptomatik, verbunden mit einem →Setting, in dem die Gruppe aufgefordert ist, „die Untersuchung ihrer Spannungen zu einer Gruppenaufgabe zu machen" (ebd., S. 20). Dann zeigt sich, „daß der Erwachsene in seinem Kontakt mit dem vielschichtigen Leben in einer Gruppe auf Mechanismen verfällt, die nach M. Klein [...] typisch sind für die früheste Phase der psychischen Entwicklung" (ebd., S. 102).

Doch ein Flug nur, von Tavistock nach *Altaussee*, und alles scheint *beträchtlich anders* (Shaked, 1990, 1993). Die psychotischen Verstörungen, die paranoid-schizoiden Ängste und Verunsicherungen, die depressiven Verzweiflungen und Hilflosigkeiten muten milder und freundlicher an, wie eine harte Notwendigkeit zwar, aber auch gleichzeitig wie das Introitus in ein zu erwartendes Schlaraffenland lustvollen Gruppentreibens: „Lieber gemeinsam psychotisch, als allein neurotisch" (geflügeltes Wort der Weiterbildungskandidaten).

Wohlgeordnet abgestuft — entlang der Linie der Freud-Klein-Entwicklungsschematismen — scheint sich hier eine *spielerische Großgruppe* aus dem Paranoid-schizoid-oral-narzißtischen herauszuarbeiten, sich durch den zotigen anal-sadistischen Schlamm durchzuwitzeln, um sich phallisch-narzißtisch in manischen Festen zu ergehen oder schein-ödipale Manöver des Heiratens und Tötens zu inszenieren — allerdings nicht ohne ein psychoanalytisches Einsehen zu haben, in der finalen Phase von Angst und Reue:

„Die Gruppe erkennt ihre Schuld und unterwirft sich erneut der Herrschaft des Über-Ichs. Dem schließt sich die Einsicht in die Notwendigkeit und Unausweichlichkeit von Normen und Verboten und die Trauer um das verlorene Kinderparadies an. Damit wird die Trennungsphase eingeleitet, die Großgruppe erkennt ihre Begrenztheit, sie ist fähig, ihre Größenphantasien aufzugeben und Einsicht in die Realität zu gewinnen." (Shaked, 1993, S. 10)

Natürlich ist die Wohlgeordnetheit sowie das Glückhafte dieser Großgruppe in Wirklichkeit von durchaus menschlicher Dimension, also bruchstückhaft, flüchtig und relativ. Den *entscheidenden Unterschied zur Tavistock-Großgruppe* dürfte es dennoch geben:

die *Leitungsstruktur* nämlich. Ein männlicher Leiter, der alleine und über viele Jahre hinweg die z.t. aus denselben Teilnehmern bestehende Großgruppe analysiert, ergibt sicher eine konturierte, vertraute und sagenumwobene Übertragungsfigur, die dem Freudschen Modell des Führers näher steht als die Konfiguration der allmächtigen Mutterimago von Chasseguet-Smirgel, die in der Verweigerungsform als frustrierende Mutterbrust im kleinianischen Setting in Tavistock am Werke scheint.

Eine in positiver Übertragung besetzte Führerfigur kann Sicherheit, Halt und Tragung anbieten, was den Teilnehmern der Großgruppe mehr Wagnis, mehr Experiment, auch mehr polymorph-perverses Assoziieren und Agieren ermöglicht. Die idealisierende Übertragung auf eine solche *gleichsam monotheistische Leitungsfigur* kommt der Struktur der oben beschriebenen kollektiv-narzißtischen Beziehung zwischen Massenindividuum und Führer sicher recht nahe. Das Labor der psychoanalytischen Großgruppe eröffnet die Chance, sie durchzuarbeiten.

Narzißmus und Utopie. Der primäre Narzißmus muß sich aus seinem Kinderparadies verabschieden. Im Ichideal lebt er weiter, um jederzeit in der Identifizierung mit einer Führer-Imago leidenschaftlich wieder aufzuerstehen. Der kollektive Narzißmus ist die Religion der Massenindividuen, und als Gattung schenkt die Masse dem Individuum Unsterblichkeit und Vollkommenheit. Diese narzißtische Illusionsbildung dient zur Abwehr von notwendigen Trennungs-, Differenzierung- und Individuierungsprozessen.

Dennoch ist auf eine grundlegende *Dialektik von Progression und →Regression* mit Entschiedenheit zu verweisen:

„Sicherlich ist es eine wesentliche Aufgabe für die (lebenslange) menschliche Reifung, möglichst viele verläßliche Bezirke von gesicherten Objektbeziehungen einzurichten, in denen wir selbst einigermaßen bewußt steuernde Subjekte sind [...] Zugleich gehört es zur Reifung, sich Formen einer übermächtigen Fremdbestimmung ansatzweise hingeben zu können und zunehmend gekonntere Wege der Affektabläufe als einer Umgangsform hiermit zu entwickeln." (Hayne, 1993, S. 49)

Spiel, Kunst, Trance, Rausch, Orgie und Ekstase sind Formen, in denen „übermächtige Fremdbestimmung" als Auflösung der Ich-Grenzen erlebbar wird. All diese Formen klingen in der Masse an. *Die Frage ist, ob die leidenschaftliche Hingabe in der Masse eine Existenzform finden kann, die — zumindest teilweise — jenseits von Widerstand und Abwehr liegt.*

Scharinger (1990) gibt dieser Frage, nach einer längeren kritischen Beurteilung der die Vermassung abwehrenden Tendenz bei
Freud, eine pointierte Wendung:

„In diesem Sinn wäre an der vom 'Landtier' Freud geprägten Metapher, in welcher
er die 'Eroberung des Es' durch das Ich mit der 'Trockenlegung des Zuydersees'
vergleicht, zu ergänzen, daß neben der Möglichkeit einer Terraineroberung durch
'Kultivierung' und 'Trockenlegung' auch diejenige vorstellbar ist: In jenen ab-
grundtiefen Gewässern des Unbewußten das Schwimmen zu lernen." (S. 46)

Lust auf Masse? Lust in der Masse? Lust der Masse? Auch in Zeiten, wo zivilisierte Europäer sich in kriegerischen Gräßlichkeiten
ergehen und wo in Europa der Rechtsradikalismus sich allenthal-
ben wieder mächtig rührt, muß die Wissenschaft mutig und radikal
bleiben und neben den Verfallsformen des kollektiven Narzißmus
weiter dessen utopische Möglichkeiten erforschen.

Natürlich sind die erreichten Formen solidarischer gesellschaftlicher Praxis die entscheidenden politischen Antworten auf alle
Spielarten von Nationalismus. Natürlich sind vor allem die modernen Gesellschaften in ihrer Kohäsion fragiler und damit bedrohter.
Umso mehr ist daher die bürgerliche Öffentlichkeit mit ihrer eindeutigen kosmopolitischen Fundierung gefordert. Das gilt spätstens
seit 1789.

Die Frage nach dem „Schwimmen in Unbewußten der Masse"
zielt allerdings in eine andere Richtung. Jenseits von Nationalismus
und Rechtsradikalismus gibt es Dimensionen des kollektiven Narzißmus, die eine interessante Beziehung zu Libido, Lust und Sexualität andeuten.

Wenn wir uns nochmals dem phänomenologischen Text Canet-
tis zuwenden, erfahren wir, daß z.B. der Angehörige einer Nation
stets etwas umfassendes mit seiner Vaterlandsliebe meint:

„Die größere Einheit, zu der er sich in Beziehung fühlt, ist immer eine Masse oder
ein Massensymbol. Sie hat immer einige der Züge, die für Massen oder ihre Symbole charakteristisch sind: Dichte, Wachstum und Offenheit ins Unendliche, über-
raschender oder sehr auffallender Zusammenhang, gemeinsamer Rhythmus, plötzliche Entladung." (Canetti, 1992, S. 193)

Dieser Text verweist auf eine Strukturanalogie zwischen dem or-
giastischen Drama bei einem Liebespaar und dem in der Masse.
Die desexualisierte Orgiastik in der Masse bestimmt sich aus starken narzißtischen Motiven und überschreitet diese gleichzeitig, und
zwar in Richtung einer Sublimierung der sexuellen Dimension des
kollektiven Narzißmus. Die weitere Differenzierung dieses Sach-

verhalts ist einer radikalisierten Selbstreflexion aufgetragen, die sich vor dieser schwierigen Gratwanderung nicht scheut.

Christian Schwarz

Literaturempfehlungen

Battegay, R. (1988). Gruppenpsychotherapie und Narziß-mus. In ders. (Hg.), Narzißmus beim Einzelnen und in der Gruppe (S. 90-99). Bern: Huber.
Breuer, S. (1992). Sozialpsychologische Implikaticnen der Narzißmustheorie. Psyche, 46, 1-31.
Finger-Trescher, U. (1977). Narzißmus und Gruppe. Frankfurt/M.: Fachbuchhandlung für Psychologie.
Finger-Trescher, U. (1984). Primärnarzißtische Erlebnis-muster in Gruppen. Wiederbelebung, Bearbeitung, korrektive Erfahrung. Gruppenpsychotherapie und Gruppendynamik, 20, 146-151.
Krauß, Th. (1985). Die vergesellschaftete Subjektivität und ihre Deutungsmuster. Zum Zusammenhang von Ideolgie und Narzißmus. Frankfurt/M.: Campus.
Kibel, H.D. (1987). Narzißmus: Theorie und Praxis im Rahmen der stationären Gruppenpsychotherapie. In U. Rauchfleisch (Hg.), Allmacht und Ohnmacht. Das Kozept des Narzißmus in Theorie und Praxis (S. 90-110). Stuttgart: Huber.
Wong, N. (1979). Clinical considerations in group treatment of narcissistic disorders. International Journal of Group Psychotherapy, 29, 325-345.

Großgruppe

Die psychoanalytische Konzeptualisierung *massenpsychologischer* Phänomene befindet sich, folgt man den zahlreichen Beiträgen in dem von Kreeger (1977) herausgegebenen Sammelband zur Großgruppe, in einer Krise. Freud (1921c) interessierte sich für „künstliche" Massen (Kirche und Heer) und unterstellte in seinem Erklärungsmodell, dessen Zentrum die *Identifizierung* der Mitglieder einer Masse *mit einem externalisierten Ich-Ideal* ist, das in einem „Führer" untergebracht wird, dynamische Vorgänge innerhalb differenzierter Objektbeziehungen (→Kollektiver Narzißmus). Deutlich wird das an den *Konstrukte der Urhorde und des Vatermords* (ebd., S. 137ff.) Später, in seiner Arbeit „Zeitgemäßes über Krieg und Tod" (1915b) hatte Freud selbst in seinen Überlegungen über „Kulturgehorsam" und „Heuchelei" *Bedenken gegenüber dem Regressionsmodell der Masse* erhoben, da man durch dieses zu der Illusion verleitet werden würde, „die gesamte Kultureignung in ihrem Verhältnis zum primitiv gebliebenen Triebleben zu überschätzen, d.h. wir werden dazu verleitet, die Menschen 'besser' zu beurteilen, als sie in Wirklichkeit sind" (ebd., S. 334). Die von ihm früher vertretene Vorstellung, Massenvorgänge seien als eine → Regression zu deuten, beruhe auf einer „Illusion, der wir uns gefangen gaben". In Wirklichkeit seien die Menschen gar nicht „so tief gesunken, wie wir fürchten, weil sie gar nicht so hoch gestiegen waren, wie wirs von ihnen glaubten" (ebd., S. 336).

Damit wird die *Forschungshypothese* nahegelegt, daß Massen- bzw. Großgruppenphänomene weniger als eine „Regression" von „reifen", „kultivierten" auf „unreife", „archaische" Beziehungsformen zu denken sind, sondern diese vielmehr grundsätzlich *aus den formalen strukturellen Gegebenheiten der Großgruppe selbst heraus erzeugt* werden. Das zentrale und *primäre* Problem der Großgruppe ist in dieser Sichtweise weniger die Identifizierung mit einer Führergestalt, sondern eher der in ihr *systematisch erzeugte Objektverlust* und die große Schwierigkeit, in ihrem Rahmen überhaupt ein konturiertes, ganzheitliches psychisches Objekt aufbauen und wahrnehmen zu können (Moscovici, 1986, S. 479ff.; Plänkers, 1993, S. 104ff.).

Soziologische Perspektive. Die Großgruppe kann als ein objektives, überindividuelles soziales System begriffen werden, das durch seine Struktur formal die möglichen Beziehungsprozesse zwischen seinen Mitgliedern bestimmt. In soziologischer Sicht ist mit der Struktur der Großgruppe (N > 20) eine *Paradoxie* verknüpft, die ihren spezifischen Charakter ausmacht: Jedes Mitglied ist in der Situation der Gruppe gezwungen, eine Beziehung zu jedem anderen Mitglied herzustellen und aufrechtzuerhalten. *Mit zunehmender Größe der Gruppe ist jedes Mitglied dazu aufgefordert, immer mehr Beziehungen herzustellen, wobei dafür aber immer weniger*

Zeit und Raum zur Verfügung steht (Bales & Borgatta, 1966, S. 300f.; Curry, 1967, S. 541f.; Hopper & Weymann, 1977, S. 178; Schütz, 1981, S. 153; Sporn, 1990, S. 153; Thomas & Fink, 1966).

Diese strukturelle Paradoxie, die in eigentümlicher Weise inder Matrix der großen Gruppe angelegt ist, erzeugt systematisch für *alle* Mitglieder dieser Gruppe eine *belastende Krisensituation*, da die „normalen Alltagserwartungen", die die Mitglieder an eine natürliche soziale Umwelt stellen, notwendig enttäuscht werden.

Der *Prozeß der Großgruppe* kann als eine *Abfolge von mannigfaltigen Versuchen* ihrer Mitglieder aufgefaßt werden, das durch ihre formale Struktur provozierte *Beziehungsparadoxon zu lösen* (Foulkes, 1986, S. 165, 174; Alsford, 1990).

Diese formale interaktionstheoretische Strukturhypothese möchte ich im folgenden innerhalb der Begriffswelten „durchspielen", die sich auf dem Boden der verschiedenen wissenschaftlichen Paradigmen (Lakatos & Musgrave, 1970) der phänomenologischen Soziologie (Ethnomethodologie), der kognitiven Entwicklungspsychologie und der psychoanalytischen Psychologie entfaltet haben.

Ethnomethodologische Perspektive. Die phänomenologisch orientierte Soziologie des Alltagshandelns („Ethnomethodologie") deckte eine Reihe von *Methoden* auf, die Mitglieder von natürlichen Gruppen („Ethnien") *stillschweigend* (vorbewußt) verwenden, *um eine vertraute, sinnhafte Welt gemeinsamer Bedeutungen* („common sense") *aufzubauen*, in der in unproblematischer Weise (Routine-)Handlungen durchgeführt werden können. Diese sinnstiftenden Methoden sind notwendige *„idealisierende" Unterstellungen* gegenüber dem Anderen und dem Selbst. Einige dieser Unterstellungen (Garfinkel, 1963, 1967, 1973; Garfinkel & Sacks, 1976; Schütz, 1955, 1971, 1981) seien kurz genannt (Cicourel, 1975, S. 31ff.):

Reziprozität der Perspektiven
Hier nimmt A von B an, daß jener, stünde er in seiner eigenen Position, genau dasselbe erleben und wahrnehmen würde. Dabei nimmt A aber auch an, daß B dieselbe Annahme auch ihm (A) gegenüber unterstellt. Das führt dazu, daß A und B schließlich annehmen können, daß sie sich in einer gemeinsamen und als selbstverständlich vorausgesetzten Welt befinden, in der sie — trotz ih-

rer persönlichen Eigenarten — durch einen Grundkonsens verknüpft sind. Diese durch solche Unterstellungen konstruierte Basiswelt der Sozialität ist Voraussetzung dafür, daß A und B überhaupt in eine konkrete Beziehung (Interaktion) treten können.

Zurechnungsfähigkeit und Identität
Mit der Konstruktion der Reziprozität der Wahrnehmungs- und Erlebensperspektiven ist auch die Unterstellung verknüpft, daß sowohl A als auch B in der Zeit identisch bleiben und sich ihre Äußerungen und Handlungen immer auch selbst auf Dauer zurechnen.

Normalformen
Damit sind stillschweigend Konventionen über eine normale und akzeptable Rede- oder Handlungsrahmung verknüpft: z.b. Körperdistanz, Blickkontakt, Lautstärke des Redens, Sprechdauer und Kleidung etc.

Selbstreflexivität des Gesprächs
Über die Einhaltung der Normalformen hinaus werden in der aktuellen sprachlich vermittelten Beziehung unterschwellig immer auch orientierende Signale in Form von Interjektionen, Gesten etc. darüber abgegeben, daß „alles in Ordnung ist" und das Gespräch fortgesetzt werden kann. Unabhängig von den jeweiligen Inhalten, die zwischen A und B ausgetauscht werden, wird zusätzlich *über „selbstreflexive Gesten" der Grundkonsensus zwischen A und B immer wieder bestätigt.*

Et-cetera-Annahmen
Sind in Situationen nur *bruchstückhafte Informationen und Wahrnehmungen* verfügbar, was zu *Unsicherheit und Spannung* zwischen A und B führen kann, weil vieles unklar bleibt, so werden diese *durch die Unterstellung von „Vernünftigkeit"* stillschweigend zunächst mit einem Interaktionspartner *zu einer Gesamtgestalt vervollständigt,* so daß eine konsistente Bedeutung dieser Situation möglich wird. Durch Et-cetera-Annahmen kann also ein *gefährdeter Grundkonsens* zwischen A und B, der die Kontinuität der Interaktion bedroht, *sehr schnell wieder hergestellt* werden.

Retrospektiv-prospektiver Ereignissinn
Können zwischen A und B durch Et-cetera-Annahmen keine gemeinsamen, beziehungssichernden Grundbedeutungen hergestellt werden, *unterstellen* A und B gemeinsam, *daß zukünftige Äußerungen darüber entscheiden werden, was vorher gemeint war.* Auf diese Weise erhalten Alltagshandlungen eine *vertrauensvolle Kontinuität* und werden nicht voreilig durch Dissens gestört oder abgebrochen.

Diese Interpretationsmethoden ermöglichen die Konstruktion einer unproblematischen, normalen und „schon immer gegebenen" Alltagswelt, in der die Beziehungspartner durch einen stillschweigenden Basiskonsens gegenseitig „bis auf weiteres" sicher gehalten und getragen werden (Pollner, 1976).

Die im sozialen System Großgruppe eingebaute strukturelle Paradoxie macht nun aber die Anwendung dieser sinnstiftenden Interpretationsmethoden der Alltagswelt so gut wie unmöglich. Phänomenologisch gesehen *induziert* die Großgruppe deshalb in ihren Mitgliedern eine *Sinnkrise* und einen Zusammenbruch der schon immer gegebenen problemlosen Alltagswelt, *weil die Methoden zur Herstellung eines praktisch unterstellten Basiskonsenses der Sozialität* im Rahmen ihrer Lebenswelt zunächst unter sehr erschwerten Bedingungen *nur punktuell angewendet werden können.*

Hierher gehören die Gefühle des Verlustes der vertrauten „Heimat der Alltagswelt", das Gefühl, daß es keinen „Nachbarn" (Turquet, 1977, S. 95f.) mehr gibt, das Gefühl, plötzlich ein Ausgeschlossener, ein „Fremder" zu sein. Die eigenen Äußerungen werden nicht mehr ernst genommen oder fallen einfach ins „Leere". Gefühle, gekränkt oder abgelehnt zu werden, entstehen. Die damit verbundenen affektiven Zustände von Ärger und Wut können aber schwer gezielt und begründet untergebracht werden. Die Isolation verstärkt sich, die Desorientiertheit nimmt zu (Pines, 1977, S. 283, 285; Turquet, 1977, S. 99). Das *Grundvertrauen in andere ist erschüttert* und es wird immer schwieriger, als Fremder „irgendwie anzufangen und hineinzukommen".

Kognitionspsychologische Perspektive. Im Rahmen der kognitiven Entwicklungspsychologie wird *soziale Kommunikation* als ein hochkomplexer individualisierter Prozeß beschrieben, der sich aus Tätigkeiten zusammensetzt, die *auf der Grundlage eines erworbe-*

nen psychischen Konzeptes des sozialen Raumes durchgeführt werden (Piaget, 1982, S. 76f., 83; Flavell, 1975, S. 41-80).

Der Sprecher nimmt einen inneren Zustand wahr und symboli-
siert („kodiert") diesen verdeckt, d.h. zunächst unabhängig vom
Anderen „privat" für sich selbst.

Vor (oder während) der Mitteilung an den Zuhörer versucht der
Sprecher, die Rollenmerkmale und Persönlichkeitseigenschaften
des Zuhörers festzustellen, um sie mit der eigenen Botschaft, die
er mitteilen möchte, in Beziehung zu setzen. Der Sprecher stellt
dabei Vermutungen darüber an, inwieweit der Zuhörer aufgrund
seiner eingeschätzten Fähigkeiten und Eigenarten in der Lage ist,
die beabsichtigte Botschaft aufzunehmen und zu verstehen („reko-
dieren").

Unter Berücksichtigung seiner Vermutungen über die Persönlichkeit des Zuhörers re-kodiert der Sprecher seinen „privat" sym-
bolisierten inneren Zustand und teilt diesen nun als Botschaft an
den individuell interpretierten Zuhörer mit. Unter dieser Voraussetzung erhöht sich die Wahrscheinlichkeit, daß er von ihm auch
verstanden wird.

Dieser komplizierte, in psychodynamischer Hinsicht *triangulär*
dimensionierte soziale Kommunikationsprozeß, in dem die eigene
Perspektive von A mit der Perspektive von B vermittelt wird, setzt
aber nicht nur *genügend Raum* für die Wahrnehmung der verschiedenen individuellen Standpunkte, sondern auch *genügend Zeit*
für die Wahrnehmung der Merkmale und Eigenschaften des anderen voraus (Edelstein & Keller, 1982; Geulen, 1982).

Die strukturelle Paradoxie im System der Großgruppe stellt
aber gerade für ihre Mitglieder nicht nur nicht genügend Raum,
sondern auch viel zu wenig Zeit für den Prozeß der Perspektivenübernahme des Anderen zur Verfügung.

Das *Großgruppen-System* unterläuft damit nicht nur den durch
„Idealisierungen" hergestellten sinnstiftenden Basiskonsens der
Sozialität mit den Alltags-Anderen; in einem strukturellen Sinne
verhindert oder erschwert es darüber hinaus die Wahrnehmungs-
verarbeitung der Eigenschaften und Erwartungen der anderen individuellen Mitglieder und *setzt den für die soziale Perspektivenübernahme konstitutiven triangulär dimensionierten psychischen
Handlungs-Zeit-Raum tendenziell außer Kraft.* Strukturell übt
demnach das dynamische Feld der Großgruppe einen *Druck in
Richtung auf primitive egozentrische Kommunikationsformen* aus

(Foulkes, 1977, S. 47). Diese ist dadurch charakterisiert, daß die Symbolisierung eigener Wahrnehmungen und Wünsche unter Einbeziehung der Perspektive des Anderen („Re-Kodierung") nicht entfaltet werden kann.

Die Botschaften des Sprechers an den Zuhörer sind dann nur noch Externalisierungen von „privat" kodierten Absichten und Regungen. Sie sind sozial nicht mehr gezielt abgestimmt, sondern diffus und pauschal. Im strengen Sinne führen die Sprecher *„kollektive Monologe"* (Piaget), indem sie nur noch „zu" anderen, aber nicht mehr „mit" anderen sprechen und handeln (Flavell, 1975, S. 78; Gori, 1982; Piaget, 1975, S. 29; Piaget & Inhelder, 1972, S. 168f.). Dadurch wird die *individuelle Identität des anderen systematisch ignoriert.*

Vor allem Turquet (1977, S. 88f.) befaßt sich mit dem Problem der Unmöglichkeit sozialer Kommunikation und der mit ihr verknüpften Vorherrschaft der Formen egozentrischer Kommunikation in der Großgruppe. Er beschreibt drei Rollenpositionen: den Einzelgänger, das individuelle Mitglied und das Mitgliedschaftsindividuum. Der dynamische Knoten liegt in der *Rolle des individuellen Mitglieds,* in der die Person zwar Mitglied der Großgruppe ist, aber trotzdem kognitiv ihre Selbstdefinitionen von individuellen Eigenschaften stabil aufrechterhält und darstellt, so daß andere Mitglieder diese Selbstdefinitionen als eigenständige und anzuerkennende Perspektive berücksichtigen müssen. Diese Rolle ist im Rahmen der Großgruppe *sehr gefährdet* und droht unter ihren dynamischen Feldkräften in zwei Richtungen zu „explodieren" (ebd., S. 112, 125): in die Rolle des *Einzelgängers,* der keine Beziehung zu anderen herstellen kann und aus der Gruppe ausgestoßen ist, oder in die des *Mitgliedschaftsindividuums,* in der individuelle Eigenschaften ausgelöscht und durch kollektive Gruppendefinitionen (Typisierungen, Klischees wie z.B. der Kasper, der Liebesheld, der triebhafte Sündenbock etc.) plakativ in Beschlag genommen werden. Löst sich das Mitgliedschaftsindividuum in dem „endlosen" äußeren Raum der Gruppenmasse auf, so löst sich der Einzelgänger demgegenüber in dem „endlosen" inneren Raum der subjektlosen, prädikativen „innerlichen Sprache" (Wygotski, 1974, S. 291ff.) auf. *Die Rolle des individuellen Mitglieds steht so im Spannungsfeld zwischen kognitiver Entdifferenzierung durch Isolation und totaler Subsumption unter mehrheitlich geteilte primitive Typisierungen.* Das Hauptproblem in der Großgruppe ist nicht, wie

man spontan fühlen, sondern wie man „überhaupt denken" soll
und kann (de Maré, 1982, S. 147; de Maré et al., 1991).

Psychoanalytische Perspektive. Unter den Gesichtspunkten der
psychoanalytischen Psychologie kann man aus den bisherigen Thesen schließen, daß der Struktur der Großgruppe die Tendenz innewohnt, das „Realitätsprinzip" (Sekundärvorgang), dem psychische
Funktionen wie Aufmerksamkeit, Gedächtnis, Urteilsbildung und
Denkprozeß zugeordnet sind, außer Kraft zu setzen und demgegenüber psychische *Funktionsweisen zu begünstigen, die am „Lustprinzip" (Primärvorgang) orientiert sind* (Freud, 1900a, S. 607;
Freud, 1911b, S. 232f.).

Die strukturelle Grundparadoxie der Großgruppe erscheint hier
in einem neuen Gewand: So sehr die Großgruppe durch ihre
Struktur den Abbau ethnomethodischer und kognitiver Strukturbildung im Individuum fördert und das egozentrische archaische
„Lust-Ich" (Freud) im jeweiligen Mitglied freisetzt, so sehr verabreicht sie diesem durch ihre weiter bestehende objektive Realität
gezielt *chronische Frustrationen.*

Unter dem Aspekt der individuellen Beziehung zum bedürfnisbefriedigenden (Trieb-)Objekt und der in sie eingebundenen Affekte (→Affektdynamik) — ein Aspekt, den die bisherigen Paradigmen
zu wenig hervorheben — wird die Dynamik der Großgruppe in der
Perspektive einer *archaischen Angstsituation* interpretiert, in der
das „primäre" bedürfnisbefriedigende Objekt zugleich verloren
und in Zuständen traumatischer hilfloser Abhängigkeit angestrengt
auch gesucht wird (Freud, 1926d, S. 178, 186, 199; 1921c, S.
132; Lacan, 1973). Man könnte sagen, daß dies das *Übertragungsangebot der Großgruppe* ist (Flader & Grodzicki, 1982, S. 70ff.,
insbes. S. 82).

Die Großgruppe setzt dadurch, daß sie durch ihre Struktur tendenziell konturierte gegenseitige Bindungen auflöst, „eine riesengroße und sinnlose Angst [und] Panik" (Freud, 1921c, S. 104)
frei.

Die Beziehungsdynamik, die durch die formale Struktur der
Großgruppe objektiv gegeben ist, läßt sich damit als eine *(quasi-)
traumatische Situation* konzeptualisieren, *in der sowohl der Verlust
als auch die Wieder-holung des haltenden und Vitalität sichernden
Primärobjekts inszeniert wird.* Insofern ist das unbewußte Thema
der Großgruppe der Freudsche Triebwunsch schlechthin (Bardé,

1993a). Wird sie im Sinne der psychoanalytischen Technik geführt, lassen sich, wie Shaked (1989, 1993) betont, *Entwicklungsprozesse von Trieb-Abwehr-Konstellationen* (→Widerstand) beobachten. Nach Foulkes (1986, S. 171) bewegt sich dieser Prozeß
entweder auf der Ebene narzißtischer Objektbeziehungen, auf der
die anderen Gruppenmitglieder als Teile des Selbst und sogar als
Teile des eigenen Körpers erlebt werden, oder gar auf der primor-
dialen Ebene „kollektiver Imagines".

Beschreibungen des Großgruppenprozesses stellen häufig die
Abwehr der (Vernichtungs-)Ängste heraus, die der Verlust des
Primärobjekts auslöst.

Als *zentraler Abwehrversuch* dieser archaischen Ängste wird
auf den Mechanismus der *projektiven Identifizierung*, wie er zuerst
von Melanie Klein (1974) beschrieben worden ist, aufmerksam gemacht. Sie setzt eine „Spaltung" in der Beziehung zum primären
Objekt in ein „gutes", anwesend-befriedigendes, und in ein „böses", abwesend-enttäuschendes „Teilobjekt" voraus. Da das abwesend „böse" Objekt (Vernichtungs-)Angst und Aggression erzeugt,
muß im Sinne der „halluzinatorischen Wunscherfüllung" (Freud,
1900a, S. 571) das idealisierte, omnipotente „gute" Objekt als anwesend phantasiert und das „böse" Objekt vernichtet und ausgestoßen werden (Projektion). Dabei wird die Spaltung und Projektion auch als ein Versuch verstanden, Wut und Haß „nach außen"
zu verlagern, um die Angst vor der Zerstörung des „guten" Objektes zu bannen. Zwar kann dadurch die Vernichtungsangst reduziert
werden; dies geschieht aber um den Preis, daß das Objekt durch
die projektive psychische Manipulation aggressiver und grausamer
erlebt wird, als es in Wirklichkeit ist. Das durch die Projektion
veränderte Objekt wird nun als ein „verfolgendes" Objekt identifiziert, gegen dessen phantasierte Vernichtungsabsichten erneut
Zyklen projizierter und introjizierter Aggressionen als Abwehrversuch eingesetzt werden (M. Klein, 1974, S. 150f.). Dies führt zum
einen zu einer *„Ich-Verarmung"*, da aggressive Anteile, die ich-
stärkend wirken könnten, nach außen verlagert werden. Zum anderen führt die projektive Identifizierung zur *Bildung einer extrem
bedrohlichen Objektwelt*, der gegenüber sich das Ich nur durch einen „autistischen Rückzug" (ebd., S. 155) schützen kann. Eine
Veränderung dieser Psychodynamik ist nur *durch eine Progression
von der „paranoid-schizoiden Position" zur „depressiven Position"* (ebd., S. 160) möglich. Diese ist durch die Fähigkeit gekenn-

zeichnet, die *Paradoxie auszuhalten, das „primäre" bedürfnisbe-*
friedigende Objekt, das verlorengegangen ist, dennoch als ein
Ganzes wiederfinden zu können, obwohl es immer nur ein „sekun-
däres" sein kann. Dies ist die Voraussetzung dafür, daß die mit
Anwesenheit und Abwesenheit verknüpften affektiven Valenzen
von „gut" und „böse" sich zu konturierten, prädikativen und re-
präsentationsfähigen Eigenschaften zusammenziehen können, die
dann das „sekundäre" Objekt als solches aber nicht mehr dissoziie-
ren und auseinanderreißen.

Bion (1971, S. 106ff.) (→Theoriebildung) hat die These aufgestellt, daß der Mechanismus der projektiven Identifizierung sich
auch in der Dynamik von Gruppen entfalten kann und beschreibt
ihn in seinem Konzept der „Grundannahmengruppe" (siehe auch
Scheidlinger, 1968, S. 4ff.; Alsford, 1990). Dieses Konzept ist,
was analytische Kleingruppen betrifft, zwar sehr umstritten (Zech,
1985), scheint aber in bezug auf die Großgruppendynamik große
Plausibilität zu besitzen. Allen besonderen Ausformungen der
Grundannahmengruppe liegt die *Abwehrphantasie* zugrunde, *das*
verlorene „primäre" bedürfnisbefriedigende Objekt halluzinato-
risch wieder aufzurichten, um auf diese Weise die archaische, ob-
jektlose Angstsituation ungeschehen zu machen.

In der *Abhängigkeitsgruppe* wird die Gruppe als ganze oder der
Gruppenleiter als befriedigendes „omnipotentes" Primärobjekt
phantasiert („Gottheit", charismatischer „Führer"), von dem sich
die restliche Gruppe mit ihren Schutz- und Versorgungsbedürfnis-
sen abhängig macht.

In der *Kampf- und Fluchtgruppe* wird jeweils ein „Führer"
phantasiert, mit dem man entweder in dem vermeintlichen Kampf
gegen die feindlichen Gefahren als „gutes" Objekt identifiziert ist,
oder vor dem man — unter dem Bann seiner Identifikation als
„böses" Objekt — mit destruktiven Komplikationen die Flucht ergreift. Diese Spaltung in Kampf- und Flucht-Fraktionen kristalli-
siert sich in derselben Gruppe und wird als ein *gruppaler Ab-*
kömmling der paranoid-schizoiden Position aufgefaßt.

In der *Paarbildungsgruppe* ist dagegen das „omnipotente" Primärobjekt (der Führer als „Messias") noch nicht geboren. Es muß
hier erst die magische Hochzeit gefeiert werden, damit das künftige Objekt gezeugt werden kann, das die Erlösung aus Angst, Verzweiflung, Haß und Hoffnungslosigkeit in der Gruppe gewähren
soll (Shaked, 1989, S. 254ff.; 1993, bes. S. 6, 11ff.).

Main (1977) beschreibt mit Hilfe des Konzeptes der projektiven Identifizierung die Formen der *Verarbeitung aggressiver Affekte*, die in den Mitgliedern der Großgruppe dadurch entstehen, daß ihre Alltagsgewißheit sowie die Bestätigung und Anerkennung ihrer individuellen Eigenschaften bedroht oder verweigert wird. Aufgrund des Mangels an realistischen und konturierten wechselseitigen Beziehungen läßt sich die entstehende Aggression nicht gezielt unterbringen und verarbeiten. Sie wird — mangels realitätsprüfender Perspektivenübernahme — *auf das entdifferenzierte Großgruppenfeld als Ganzes projiziert*. Die große Gruppe erscheint als zunehmend bedrohlich, übermächtig, bestrafend, was es umso schwieriger macht, individuelle Beziehungen zwanglos herzustellen. Die ursprüngliche Frustration, die zu projektiv-introjektiven Zyklen führte, wird dadurch nur verstärkt. Dies führt zu einer „Entleerung" der Mitglieder und zu *psychoseähnlichen* Zuständen, in denen die Gruppe von den einzelnen Mitgliedern *vor allem paranoid* erlebt wird (ebd., S. 66f.).

Diese regressive individuelle Psychodynamik entfaltet sich auch auf der Gruppenebene und führt zur *Spaltung* in wie immer auch attribuierte *Fraktionen* (z.B. die Frauen vs. die Männer, die „Machos" vs. die „Softies" etc.), zwischen denen bzw. deren Sprechern paranoide Angriffs- und Verteidigungskämpfe stattfinden.

Neben aggressiven Selbstanteilen werden auch *narzißtische* und *libidinöse* Anteile auf die Mitglieder projiziert, die ihre Handlungs- und Denkfähigkeit soweit bewahrt haben, daß sie als *„Führer"* oder als *„Stars"* auf die Bühne der großen Gruppe treten können (→Kollektiver Narzißmus). Die *Idealisierung* der „Großen" führt in den „entleerten" Mitgliedern zu *Rivalitäts- und Neidgefühlen*, die in der Konsequenz die Verzerrungen in den Objektbeziehungen verstärken (→Rivalität). Dies geschieht durch weitere Vermassung: über die Identifizierung mit dem „Führer" (Freud, 1921a, S. 128), anonymisierende Scheindemokratisierung („gleiche Rechte für alle"), autistischen Rückzug aus Angst, in anderen Neid zu provozieren und mit ihnen aggressiv verwickelt zu werden, oder über offene, „mörderische" Attacken gegen den zugleich idealisierten und enttäuschenden Großgruppenleiter.

Es wird deutlich, daß Main damit Bions erste beiden Grundannahmen beschreibt. So bleibt zu erwähnen, daß auch die Paarbildung in der Großgruppe in sehr plastischer Weise als rituelle Scheinhochzeit inszeniert werden kann (Shaked, 1993, S. 9).

Anwendungsmöglichkeiten der Großgruppenanalyse. Der *Prozeß* der großen Gruppe läßt sich formal aus ihrer Grundparadoxie bestimmen: In ihr muß das Problem gelöst werden, *wie unter den repressiven sozialen Strukturbedingungen der Großgruppe dennoch eine differenzierte soziale Kommunikation und wechselseitige Anerkennung hergestellt werden kann* (Skynner, 1977, S. 241). Allgemein wird dieser Gesichtspunkt besonders von de Maré (1982) hervorgehoben, indem er den Prozeß der Großgruppe als eine *Bewegung von frustrationsbedingtem Haß über das mühevolle Erkämpfen des Dialoges zur Solidarität* („impersonal fellowship": de Maré, 1989, S. 176; de Maré et al., 1991) im Sinne der Koinonia — als Gegensatz zur archaischen Panik — beschreibt. Optimal scheint für ihn dabei eine „median group" von 20 Teilnehmern zu sein.

Die *klinisch-therapeutische Anwendung* (→Gruppenanalyse und Klinik) der unstrukturierten, psychoanalytisch geführten Großgruppe ist wegen ihrer strukturellen Paradoxie allerdings auch *umstritten*.

Kritische Einwände beziehen sich auf die starken regressiven Züge der Großgruppe, die archaische Destruktivität, Gewalt und Verzweiflung in einem solchen Maße freisetzt, daß therapeutische Wirkungen in ihrem Rahmen überhaupt nicht möglich erscheinen. Main (1977, S. 75ff.; siehe auch: Pines, 1977; Turquet, 1977) schlägt vor, nur nicht-interpretative Interventionen vorzunehmen, die sich direkt auf einzelne Individuen beziehen, um auf diese Weise die Entwicklung von konturierten Beziehungen zu fördern. Deutungen, die sich auf die Gruppe als ein Ganzes beziehen, verstärken ihm zufolge eine *„maligne* →Regression ". Ähnlich äußert sich Kutter (1978a), für den Deutungen der Großgruppe als ein Ganzes ebenfalls kontraindiziert sind:

„Sachliche Instruktionen, etwa hinsichtlich der Sitzordnung, sowie Bemerkungen, die sich auf ganz bestimmte Personen beziehen, fördern den realiltätsbezogenen Dialog und nehmen den Phantasien ihren bedrohlichen Charakter. Hierbei müssen sich die Leiter ebenso als reale Personen verstehen, die die Großgruppenprozesse genauso miterleben wie die Teilnehmer." (S. 1019)

Kutter betont die *soziotherapeutische* (Whiteley, 1977; Edelson, 1970), alltagsorientierte Anwendung der Großgruppe *in Institutionen* (Swenson & Munich, 1989, S. 441). Im Rahmen der Klinikbehandlung steht die möglichst realistische Handhabung der anstehenden Probleme zwischen Therapeutenteam und Patienten im

Vordergrund, um sie möglichst einvernehmlich zu lösen. Ziel ist es, praktische Handlungskompetenzen und -perspektiven dadurch zu eröffnen (Städtler & Rucholtz, 1990), daß die „Anonymität in den phantasierten 'Fraktionen' [...] zugunsten eines Gesprächs zwischen realen Individuen [...]" aufgelöst wird (Sporn, 1990, S. 276). Dadurch werden regressive Zustände verhindert und die Gruppe als eine „gute" kohäsive Einheit gefördert (Firth, 1985; Schiff & Glasman, 1969, S. 154f.).

Demgegenüber wird häufiger das analytisch-therapeutische Potential der Großgruppe hervorgehoben und auf die *Möglichkeiten einer analytischen Großgruppenpsychotherapie* hingewiesen (Swenson & Munich, 1989, S. 438, 441). Springman (1970) berichtet, daß die große Gruppe im Rahmen der Klinik therapeutisch eingesetzt werden kann, und gibt Beispiele einer konsequenten analytischen Deutungstechnik (im Sinne von Ezriel, 1960, S. 510), die analog zur Kleingruppe auch im Rahmen der großen Gruppe möglich ist (Springman, 1974). Ihm zufolge führt die konsequente Deutung aggressiv hochaufgeladener ödipaler Rivalitätskonflikte zu stabilen intrapsychischen Veränderungen (ebd., S. 339). Mehr noch: Für ihn besteht ein *therapeutischer Vorteil* der Großgruppe gerade darin, *daß in ihr die Aggressivität sehr viel leichter* als im einzelanalytischen oder im kleingruppenanalytischen Setting *zugänglich und im Sinne der Realitätsprüfung auch konstruktiv bearbeitbar wird* (→Interventionsstrategien).

Eine etwas *zurückhaltendere Position* nehmen in dieser Frage Winer und Lewis (1984) ein. Sie konzentrieren die Deutungsaktivität des Großgruppen-Analytikers (in Anlehnung an Gil, 1979) auf den Widerstand der Wahrnehmung der Übertragung im Hier-und-Jetzt (Hoffmann, 1983; Lipton, 1977). Zwar wird die klinische Großgruppe („community meeting") im Sinne der analytischen Technik geleitet (Winer & Lewis, 1984, S. 339), jedoch ist der *Fokus* immer *die aktuelle Beziehung* zwischen Patienten- und Therapeutengruppe. Vorrang hat die Pflege einer wohlwollenden Arbeitsatmosphäre.

„Es wird zu einem Behandlungsziel, die Bedeutungen zu entdecken, die die Patienten dem Verhalten des Leitungsstabes geben, so daß diese Bedeutungen offen untersucht werden können. Dieser Prozeß ermöglicht es dem Patienten zu realisieren, daß er unbewußt stereotype Bedeutungen anderer interpersonellen Situationen attribuiert, auch wenn er niemals deren Ursprung kennt." (ebd., S. 337; ähnlich auch Rosie & Azim, 1990)

Van der Linden (1988) möchte eine *Verbindung zwischen der "reinen" analytischen und der mehr "fokussierten" Vorgehensweise* in der Großgruppenanalyse herstellen. Er bezieht sich auf empirische Untersuchungen, die nachweisen, daß sich die meisten kritischen therapierelevanten Ereignisse in der Klinik im Rahmen der großen Gruppe ereignen. Er fügt hinzu, daß sich diese Ereignisse auf dem Niveau primitiver Selbst- und Objektrepräsentanzen, also auf dem bereits von Freud beschriebenen Niveau idealisierender, quasi hypnotischer Zustände abspielen. Setzt man in der Klinik die Großgruppe als formales therapeutisches Setting (mit möglichst hoher Frequenz) ein, können diese de facto sich abspielenden primitiven Beziehungsprozesse therapeutisch-analytisch aufgenommen und progressiv bearbeitet werden. Er konzipiert dabei die große Gruppe, in Anlehnung an Winnicott (1985a), als einen *Übergangsraum, in dem die Patienten in der Auseinandersetzung mit dem Leitungsstab (Staff) einen spielerischen Individuations- und Separationsprozeß entfalten können.* Ziel ist es, die innere psychische Welt gegenüber der äußeren interpersonellen ("objektiven") Welt zu differenzieren und in einer wohlwollenden Atmosphäre kreative "Lösungen" zu entwickeln, die zwischen den Polen der Illusion, über die "mütterliche Brust" absolut verfügen zu können, und der Illusion, von ihr total isoliert und verlassen zu sein, eingespannt sind. Van der Linden schätzt die Möglichkeit, im Rahmen der Großgruppe "reife" Objektbeziehungen zu entwikkeln, gerade für Patienten mit pathologischem Narzißmus und Borderlinestörungen sehr *optimistisch* ein (ähnlich: Foulkes, 1977; Springman, 1977). Die Großgruppe erscheint hier wie ein Spielfeld (Shaked, 1989), in dem vor allem *neue Erfahrungen* gemacht werden können. Sandison (1991) berichtet sogar von positiven Erfahrungen mit psychotischen Patienten, die sich dadurch stabilisiert haben, daß sie ihre Halluzinationen in der klinischen Großgruppe durchsprechen konnten (konträr dazu: Rosie & Azim, 1990).

Übereinstimmung besteht darin, daß eine psychoanalytisch geführte Großgruppe auf alle Fälle zu gruppenanalytischen *Weiterbildungszwecken* gut geeignet ist, da sie einen radikalen Einblick in das Unbewußte insbesondere die archaischen Objektbeziehungskonflikte ermöglicht (Behr, 1990, S. 350ff.; Bion, 1982; Danzinger, 1983; Firth, 1985, S. 85; Rosie & Azim, 1990, S. 319; Shaked, 1989, 1993; Skynner, 1977, S. 221).

Eine eindrucksvolle *„außerklinische"* *Anwendung* der Großgruppe nutzt die selten erwähnten, ihr aber wohl auch innewohnenden starken kohäsiven, wenn man so will: tröstenden Kräfte („caring relationship with a larger group mother": Rosie & Azim, 1990, S. 318) für die *„erste Hilfe" nach schweren traumatisierenden kollektiven (Natur-)Katastrophen* (de Maré, 1989, S. 182; Terr 1992; Steward et al., 1992).

Im Anschluß an Lifton (1973), der mit Vietnam-Veteranen auch in großen Gruppen („rap groups") Traumatisierungen (psychische und soziale Isolation, Nichtfühlen, Überlebens-Schuld etc.) zu bewältigen versuchte, formuliert Terr (1992) die Prinzipien von „mini-marathon-groups", die aus mehr als 50 Teilnehmern bestehen und die drei Tage lang direkt im Anschluß an eine Katastrophe durchgeführt werden. Er betont das therapeutische Potential, das darin besteht, in einer großen Gruppe das Katastrophenereignis durch *zeremonielle Redramatisierungen* — sich gegenseitig Geschichten erzählen — nachträglich zu symbolisieren, gemeinsam zu teilen und auf diese Weise psychisch zu integrieren.

Es gibt darüber hinaus Versuche, die Großgruppe nur in ihren elementaren Idealisierungs- und Identifizierungsmöglichkeiten als eine *Stützung von* — wegen Rasse, Alter, Arbeitslosigkeit, Scheidung etc. — *stigmatisierten Gesellschaftsgruppen* einzusetzen. Über Television sollen die Isolierten der „Fernsehgemeinde" an der Großgruppe teilnehmen können, die auf diese Weise deren zerstörte Lebenspraxis reparieren will (Lomax-Simpson, 1987). Ferner gibt es *förmliche Großgruppenbewegungen*, in denen anscheinend eine *charismatisierte „Gegenwelt"* (Est, Lifespring) eine alternative Lebensform liefern soll (Fisher et al., 1989; Klar et al. 1990; Lieberman, 1987). Diese Anwendungsformen der großen Gruppe entfernen sich aber weitgehend von dem Anspruch der Psychoanalyse, das komplexe, widersprüchliche und weitgehend unbewußte Verhältnis von äußerer sozialer und innerer psychischer Realität aufzuklären.

Benjamin Bardé

Literaturempfehlungen

Danzinger, R. (1983). Psychoanalytische Beobachtungen an
   großen Gruppen. Gruppenpsychotherapie und Gruppendynamik, 19, 63-76.
de Maré, P., Piper, R. & Thompson, S. (1991). Koínonía.
   From hate, through dialogue, to culture in the large
   group. London: Karnac.
Kreeger, L. (1977) (Hg.). Die Großgruppe. Stuttgart: Klett.
Shaked, J. (1993). Die psychoanalytische Großgruppe —
   Freudianische und Kleinianische Ansätze. Gruppenpsychotherapie und Gruppendynamik, 29, 4-20.

Gruppenanalyse und Klinik

Die Rahmenbedingungen eines *stationären Settings* sind grundsätzlich anderer Natur als diejenigen der als „klassisch" bezeichne-
ten Analyse (→Setting). Inwieweit sich im Rahmen einer *psychiatrischen Klinik* eine „psychoanalytische Situation" (L. Stone,
1973a) herstellen läßt, muß diskutiert werden. Die Beachtung unbewußter Vorgänge und Motive, die Dynamik von →Übertragung
— Gegenübertragung, die Anerkennung der inneren Welt in deren
Bezug zur äußeren Realität und das Vermeiden von pädagogisie-
renden Interventionen sind Bestandteile einer analytischen Haltung,
welche auch in die Arbeit an einer psychiatrischen Klinik einflie-
ßen können.
   Mit Gruppen zu arbeiten, bietet sich aufgrund der Eigenschaften eines stationären Settings an. Das Leben in einer Klinik spielt
sich in überwiegendem Maße in Gruppen ab. Über 24 Stunden gesehen machen definierte Einzelgespräche mit Therapeuten und
Pflegepersonal oder Angehörigen nur einen Bruchteil aus. Individuelle Rückzugsmöglichkeiten sind beschränkt. Patienten und
Teammitglieder stehen auch außerhalb der Gruppensitzungen in
mannigfaltiger Verbindung. Diese Eigenheit eines stationären Settings sollte nicht als Störung, sondern als deren eigentliche Qualität
angesehen werden. *Eine analytisch orientierte Gruppe kann eine
Möglichkeit darstellen, die im Längsschnitt des stationären Aufenthaltes aktualisierten bewußten und unbewußten Beziehungsaspekte*

ein Stück weit zu klären und zu integrieren (Kibel, 1987a). Ich möchte unterstreichen, daß ich das Gruppengeschehen in einer psychiatrischen Klinik, das in Einzelgesprächen oft nur punktuell zu beleuchten ist, für den klinischen Verlauf der Patienten als relevant erachte.

Stationsversammlung als Großgruppe. Im folgenden möchte ich auf die Gruppensituation der dreimal wöchentlich stattfindenden Stationsversammlung auf einer Akutstation der Kantonalen Psychiatrischen Klinik Liestal eingehen, die als Großgruppe dem Charakter des Gruppengeschehens einer stationären Institution am ehesten entspricht (Janssen, 1987).

Zum *institutionellen Kontext* folgende Vorbemerkungen: Die Psychiatrische Klinik Liestal verfügt über zwei Akutaufnahmestationen à 28 Betten. Beide Stationen umfassen eine Intensiveinheit, einen Wachsaal mit 8 Betten, was eine Geschlechterdurchmischung erschwert. Für ein entsprechendes Einzugsgebiet besteht Aufnahmepflicht. Etwa ein Viertel der zur Aufnahme gelangenden Patienten wird mittels eines sogenannten fürsorgerischen Freiheitsentzuges, d.h. gegen ihren Willen, eingewiesen. Zur Aufnahme kommen Patienten in Krisensituationen, meist mit selbst- oder fremdgefährdendem Charakter. Bezüglich der strukturellen Diagnose handelt es sich um eine gemischte Station. Es überwiegen Patienten mit schizophrenen sowie affektiven Psychosen und Persönlichkeitsstörungen. Einen gewissen Anteil bilden Suchtpatienten; Patienten mit neurotischen Störungen stellen nur eine Minderheit dar. Psychogeriatrische Patienten werden nicht aufgenommen. Die Verweildauer auf den Akutstationen schwankt zwischen Tagen und Monaten. Ein beträchtlicher Anteil der Patienten ist zum wiederholten Male hospitalisiert.

Die Station, die auf dem *Konzept der therapeutischen Gemeinschaft* gründet (Main, 1957), entwickelte sich im Sinne des integrativen Stationsmodelles von Janssen (1987). In einer *Dialektik von Selbstreflexion und Handeln im sozialen Raum* wird versucht, analytische und sozialpsychiatrische Ansätze zu integrieren. Es besteht eine enge Zusammenarbeit mit ambulanten psychiatrischen Institutionen.

Neben Einzel-, ggf. Paar- und Familientherapie, Ausdrucks und Bewegungstherapie und dem Besuch verschiedener Ateliers finden auf den Stationen Gesprächsgruppen statt: drei Mal wöchentlich eine Stationsversammlung als Großgruppe sowie mehrere analytisch orientierte Kleingruppen, die je zwei Mal wöchentlich stattfinden.

Die Stationsversammlung, auf die ich mich im folgenden beschränke, hat den Charakter einer →Großgruppe. Grundsätzlich sollen alle zum jeweiligen Zeitpunkt auf der Station anwesenden Patienten und Teammitglieder teilnehmen. Meistens umfaßt die Gruppe 20-25 Patienten, 4-8 Schwestern und Pfleger, 1-2 PsychologInnen, 2-3 AssistenzärztInnen und eine/n Oberarzt/ärztin. Die Dauer der Sitzungen beträgt 45 Minuten. Die ca. 30-40 TeilnehmerInnen sitzen in einem Kreis, der den gegenseitigen Sichtkontakt gewährleistet. Nach einem kurzen Eröffnungsteil, der der Vorstellung neu eingetretener und der Verabschiedung vor der Entlassung stehender Patienten reserviert ist und in welchem ggf. der Gruppe fernbleibende Patienten erwähnt werden, ist es der Patientengruppe überlassen, den weiteren Inhalt des Gruppenverlaufes zu bestimmen. Das pflegerische und therapeutische Team behält sich nur in seltenen Fällen vor, aktuelle Ereignisse aus dem Stationsgeschehen, wie Drogenkonsum, Diebstähle oder gewalttätige Auseinandersetzungen, zur Diskussion zu stellen. Nach jeder Gruppensitzung findet eine Nachbesprechung statt.

Das Gruppengeschehen bewegt sich auf präödipalem Niveau (Sandner, 1986, S. 42ff.). Das Individuum ist mit der *Identitätsdiffusion* (Turquet, 1977), d.h. einem möglichen Zusammenbruch seiner Ich-Grenzen samt der Mobilisierung entsprechender Ängste konfrontiert. Es erlebt den Verlust der Alltagsgewißheit und somit die Bedrohung der individuellen Eigenart. Dadurch werden archaische Abwehrmechanismen wie Spaltung, projektive Identifizierung, Verleugnung und Grandiosität beobachtet. In unstrukturierten Großgruppen breiten sich vielfache Projektionssysteme aus unkontrollierten und unkontrollierbaren Phantasien aus (Main, 1977). Das Individuum erlebt eine Überschwemmung seiner Persönlichkeit durch Fremdes, dem es wehrlos ausgesetzt zu sein scheint. Es macht die Erfahrung eines fließenden Prozesses (Turquet, 1977) mit der Bemühung, ein Gleichgewicht zwischen sich als Individuum und der Gruppe herzustellen.

Grundsätzlich sind alle Mitglieder der Gruppe, seien es Patienten oder Teammitglieder, diesem *Regressionsdruck* (→Regression) unterworfen. Es erfolgt also eine gewisse strukturelle Homogenisierung. In der Patientengruppe findet eine *Annäherung zwischen psychotischen und höher strukturierten Patienten* statt, die in der Kleingruppe meiner Erfahrung nach erst nach längerer Entwicklung möglich ist. Die strukturelle Distanz zwischen der psychotischen Fragmentierung mit dem Ineinanderfallen von Subjekt- und Objektanteilen eines schizophrenen Teilnehmers und der Identitätsdiffusion eines unter Regressionsdruck stehenden neurotischen Teilnehmers nimmt ab. Das Gleiche gilt für das Angstniveau und die Abwehrmechanismen. Obwohl die Teammitglieder nicht wie die Patientengruppe zur freien Assoziation aufgefordert sind, sondern die Arbeit des Gruppenleiters unterstützen, unterliegen sie dem bewußten und vor allem unbewußten Interaktionsniveau der Großgruppe.

Aufgeteilte Leitung. Die aus der Tradition der therapeutischen Gemeinschaft entstandene Großgruppe steht unter einer aufgeteilten Leitung. *Das therapeutische Team kann ein Viertel bis ein Drittel der Gruppe ausmachen. Formal ist ein Gruppenleiter,* entweder aus dem ärztlich-therapeutischen Team oder aus dem Pflegeteam, *designiert.* Alle Teammitglieder außer dem Oberarzt wechseln sich in der Gruppenleitung ab. Der Gruppenleiter eröffnet die Gruppe. Er zeichnet für den kurzen formalen Teil verantwortlich. Er ist es auch, der die Beendigung der Gruppe ankündigt.

In die therapeutische Arbeit teilt sich das Gesamtteam, mehr oder weniger aktiv, entsprechend der eigenen Initiative und Gruppenerfahrung. *Eine auf mehrere Teammitglieder verteilte Leitungsfunktion garantiert das Überleben der Gruppe.* Dies ist *symbolisch und real* zu verstehen. *Die reale Angst bei Patienten und Teammitgliedern, daß Gewalt durch Handlung ausagiert werden könnte, wird durch die Anwesenheit mehrerer Teammitglieder gemildert.* Die in einer von Psychotikern dominierten Großgruppe notwendigen Strukturierungen und Hilfs-Ich-Bereitstellungen können im Gegensatz zu der von Shaked (1993) beschriebenen Großgruppe mit meist neurotisch strukturierten Weiterbildungskandidaten von einem Leiter kaum bewältigt werden. Ebenso wäre die Angst der Patientengruppe, durch aggressive Impulse bei einer ungeteilten Leitungsfunktion zu zerstörerisch zu wirken, zu groß; das gilt auch für die Angst eines einzelnen Leiters, der diesem Druck nicht standhalten könnte. Aggressive Impulse manifestieren sich in dieser Großgruppe meist mittels (exzessiver) projektiver Identifizierung. Sie können sich auf andere Patienten richten, auf einzelne Teammitglieder, auf Subgruppen oder auf die Großgruppe als Ganzes. Beim wenig strukturierten, multiplen Übertragungsgeschehen, welches von Teilobjekten und psychotischem Ineinanderfallen von Subjekt- und Objektanteilen mit einer mangelnden Integration von aggressiven und libidinösen Impulsen geprägt ist, darf die *Heftigkeit der Gegenübertragungsreaktion von Teammitgliedern mit Leitungsfunktionen* nicht unterschätzt werden. Die Fähigkeit eines einzelnen Leiters zum „Containing" (Bion, 1959) würde Gefahr laufen, überfordert zu werden (→Gruppenleitung).

Kontrollierte Durchlässigkeit. Ich möchte dem →Setting eine besondere Bedeutung zuschreiben. In einer *Großgruppe mit vielen ich-schwachen Patienten*, bei denen eine starke Vermengung von Phantasie und Realität vorliegt, in der ein Ausbrechen gegenseitig unkontrollierter Aggressionen und die Gefahr des Weglaufens von Teilnehmern mit Suizidimpulsen nicht auszuschließen ist, müssen Rahmenbedingungen bestehen, die diesem Umstand Rechnung tragen. Der Gruppenraum sollte genügend groß sein und eine Anordnung der Stühle in einem Kreis erlauben, der Sichtkontakt gewährleistet. Enge und Unübersichtlichkeit schüren paranoide Ängste. Der Gruppenraum und somit die *Gruppengrenze* soll eine *kontrollierte Durchlässigkeit* ermöglichen. Ein unkontrolliertes Ausscheren von Gruppenteilnehmern wird dadurch gebremst, daß nur eine Tür, durch die die Teilnehmer den Raum betreten, geöffnet werden kann. Andere Türen und Fenster bleiben verschlossen. Vor dieser einen Tür, die geöffnet werden kann, hält sich außerhalb des Gruppenraumes ein Teammitglied auf, um Gruppenteilnehmer, die während der Sitzungen den Raum verlassen, in Empfang zu nehmen. Dieses Teammitglied versucht, den herauskommenden Patienten zu einer Rückkehr in die Gruppe zu bewegen oder begleitet ihn ggf. auf die Station. Da die Gruppenteilnehmer um eine solche Betreuung wissen, kann die Angst, die entsteht, wenn das Verschwinden eines Teilnehmers mit Tod oder Suizid assoziiert wird, gemildert werden. Aggressive Impulse können besser ausgehalten werden, da die Möglichkeit besteht, vom Gruppenraum in einen Übergangsraum zu wechseln, ohne von der Gruppe ausgeschlossen zu werden. Der Sicherheit und Durchlässigkeit garantierende Rahmen ermöglicht den Patienten ein In-Szene-setzen, ein Ausagieren unbewußter Interaktionsmuster, ggf. als vorübergehend einzige Möglichkeit, die eigene Innenwelt zu artikulieren, ohne den Kontakt zum Gruppengeschehen zu verlieren. Der Druck, zu handeln oder sich in totale Inaktivität zurückzuziehen, nimmt ab. Ein Übergang zu einer ansatzweisen Introspektion, die einen Handlungsaufschub voraussetzt, kann sich einstellen. Eine Hilfe kommt dabei von den besser strukturierten Gruppenmitgliedern. Ihnen gelingt es, Konflikte auf einer mehr symbolischen Ebene zu integrieren.

Interaktionsebenen. Die verschiedenen Interaktionsniveaus der von Psychotikern dominierten Großgruppe lassen sich am ehesten mit Hilfe der kleinianischen Terminologie konzeptualisieren.

Vorherrschend ist die „paranoid-schizoide Position" (vgl. Riesenberg, 1977, S. 89ff.), d.h. die Hauptangst ist paranoid (Verfolgungsangst). Der Zustand des Ichs und seiner Objekte ist durch Spaltung als Abwehrmechanismus gekennzeichnet, d.h. schizoid. Als Hauptabwehrmechanismus gilt die *projektive Identifizierung*, für die Ogden (1979) in Anlehnung an M. Klein (1972c) drei simultane Aspekte formuliert:

— *Projektion*, d.h. die Phantasie, sich eines bedrohlichen Teils seines eigenen Selbst zu entledigen, indem es in eine andere Person phantasiert wird;
— *Induktion*, die mittels manipulativer Interaktion Druck auf den Empfänger der Projektion ausübt, auf kongruente Weise zu denken, zu fühlen, und sich zu verhalten wie der projizierte Selbstanteil, der jeweils toxische und lebensspendende Elemente in sich trägt;
— *Reinternalisierung* der „entgifteten" Projektion.

Obwohl der Abwehrcharakter der projektiven Identifizierung nicht zu übersehen ist, gilt es in Erinnerung zu rufen, daß sie eine *Form der Objektbeziehung, wenn auch archaischer Natur,* darstellt.

Im Gruppengeschehen herrschen *Polarisierungen* vor, z.B. Idealisierung und Entwertung. Als Beispiel: Alles Negative wird der Klinik attribuiert, die Außenwelt wird als konfliktfrei phantasiert. Die Großgruppe wird zur Trägerin der eigenen Stagnation, nur in Einzelgesprächen ist Progression möglich. Paranoid geprägte Machtkämpfe zwischen Patienten-Subgruppen oder Patienten versus Teammitgliedern beherrschen das Geschehen.

Ist die Spaltung und somit die Differenzierung und Bewahrung einerseits „böser", aber auch andererseits „guter" Teilobjekte nicht aufrechtzuerhalten, so setzt die von Bion (1959) beschriebene *exzessive* projektive Identifizierung ein und erreicht ein *psychotisches* Interaktionsniveau. Als Auslöser gilt die Angst, die, bedingt durch intensive feindliche und neidische Regungen, ein unerträgliches Ausmaß erreicht. Das Ich versucht, sich dieser Persönlichkeitsanteile zu entledigen. Mittels dieses Mechanismus werden bereits mehrfach aufgespaltene Persönlichkeitsanteile auf ein Objekt projiziert, das seinerseits wiederum vielfache Spaltungen erfährt. Diese auf ein Objekt projizierten Persönlichkeitsanteile entwickeln nach Bion in der Phantasie der Patienten eine Eigendynamik; sie entziehen sich der Kontrolle und bedrohen ihrerseits nach erneuter Introjektion als sogenannte „bizarre Objekte" (Bion, 1957) das Ich. Das bereits geschwächte Ich versucht, sich gegen diese Introjekte zu schützen. Eine Assimilation von sensorischen Reizen, die die Basis für das Entstehen und Aufrechterhalten einer intakten Denkfähigkeit bildet, wird verhindert. Die Funktion des Wahrnehmungsapparates, der sich den Erfordernissen der äußeren Realität zuwenden muß, ist schwer beeinträchtigt. Er wird geradezu von den noch verfügbaren Ich-Anteilen sabotiert, um eine Wahrnehmung der als feindlich erlebten „bizarren Objekte" zu verhindern. Durch die Beeinträchtigung des Wahrnehmungsapparates kann das Ich den Anforderungen der äußeren Realität nicht gerecht werden. Das Ich entwickelt eine Tendenz, die Außenwelt zusehends als feindlich zu erleben. Eine weitere Schwächung der Ich-Funktion ist deren Folge. In der Gruppe herrschen *Autismus und Orientierungslosigkeit* vor. Es tauchen *diffuse körperliche Mißempfindungen* auf. *Die Gruppe droht zu zerfallen.*

In der der paranoid-schizoiden Position strukturell übergeordneten *„depressiven Position"* (vgl. Riesenberg, 1977, S. 101ff.) nehmen die paranoiden Ängste ab, und mit ihnen die Spaltungen und die Projektionen. Ein integrativer Prozeß der Ich-Funktionen wird möglich. Das Objekt wird als Ganzes erlebt. Die Objektbeziehungen umfassen beides, gute und böse Anteile. *Trauer und Sehnsucht können aufkommen, Schuldgefühle ertragen werden. Wiedergutmachungstendenzen breiten sich aus* (Segal, 1983). In der Gruppe wird es *möglich, sich gegenseitig zuzuhören.* Die zeitliche Dimension taucht auf, *Bezugnahmen auf Vergangenheit und Zukunft* fließen ein. Die *Unterschiedlichkeit* einzelner Gruppenmitglieder besteht *gleichzeitig* neben einer *Zugehörigkeit zur Gesamtgruppe.*

Die Dynamik in der von mir beschriebenen Gruppe ist von einem *schnellen Wechsel dieser Positionen* geprägt. Ein auf dem ödipalen Interaktionsniveau angesiedelter Diskurs kann in kurzen Sequenzen als Ausdruck einer Subgruppe auftauchen, er kann jedoch von der Gesamtgruppe kaum je aufgegriffen oder gehalten werden. Die *Sexualität* wird meist *verleugnet oder äußert sich in sadistisch durchsetzten Anspielungen* (Kernberg, 1988).

Therapeutische Effekte. Die neurotische Subgruppe macht in der Großgruppe die Erfahrung, daß teilweise heftig ausagierte Beiträge ich-schwächerer Mitglieder unbewußte Interaktionsmuster und → Konflikte ausdrücken, welche auch ihre Ängste wiederspiegeln. Die Hemmung, sich aktiv in die Gruppe einzubringen, kann dadurch abgeschwächt werden. Nach Shaked (1993) lernen neurotische Mitglieder, mit dem Irrationalen in Berührung zu kommen und ihre Berührungsängste im Umgang mit dem Unbewußten zu reduzieren.

Die Teammitglieder sind genauso wie die Patienten der Dynamik der Großgruppe ausgesetzt. Eine mangelnde libidinöse Besetzung und damit die Vermeidung einer Beziehungsaufnahme mit entsprechendem Agieren auf einer operationalen Ebene — ein sich dauernd neu etablierender Widerstand der in psychiatrischen Institutionen tätigen Professionellen — läßt sich in der Großgruppe nicht aufrechterhalten. Eigene Ängste und Unsicherheiten müssen ausgehalten werden. *Eine Identitätsdiffusion mit der Frage von Entgrenzung und Abgrenzung zu den Patienten bietet die Chance einer teilweisen Identifikation, welche den Abwehrzwecken dienenden professionellen Selbstbildern zuwider läuft.* Eine breitere Fächerung der gegenseitigen Beziehungsaufnahme kann die Folge sein.

In der Großgruppe kann Kritik, sei sie auf reale Ereignisse des Klinikgeschehens gerichtet oder z.B. Ausdruck einer paranoiden Abwehr symbiotischer Wünsche, *leichter geäußert werden als in Einzelgesprächen.* Durch die Lateralisierung und Entindividualisierung auf eine Subgruppe, z.B. auf das therapeutische Team, verringert sich für beide Seiten das Bedrohungspotential. *Die befürchtete Rache ist weniger personifiziert als in einer Zweierbeziehung mit einer als übermächtig erlebten Autoritätsfigur.* Des weiteren kann in einer Großgruppe damit gerechnet werden, daß nach einer polarisierenden Aussage, die die Gefahr einer Isolierung beinhaltet, ggf. nach einer kurzen Phase eines Ausschlusses eine Gegenreaktion einsetzt, in der sich andere Gruppenmitglieder solidarisch mit dem Exponenten äußern.

Die eingangs erwähnte strukturelle Homogenisierung ermöglicht eine vermehrte Beziehungsaufnahme von Gruppenteilnehmern mit verschiedener Grundproblematik. Die *Beziehungslosigkeit* psychiatrischer Patienten, die sich aus ihrem gewohnten sozialen Kontakt herausgerissen in der Klinik wiederfinden, *kann gemildert werden*. Einerseits können Abwehrkonstellationen, die der Vereinzelung Vorschub leisten, wie überhöhte narzißtische Bedürfnisse neurotischer Teilnehmer oder autistische Rückzugstendenzen psychotischer Teilnehmer, in Frage gestellt werden. Andererseits ermöglicht die Auseinandersetzung mit einer Subgruppe oder der Gesamtgruppe die Thematisierung der Abgrenzung. Nicht alle Schwierigkeiten der anderen Teilnehmer müssen mit den eigenen übereinstimmen.

Institutionelle Verankerung. Bei dem in einer psychiatrischen Klinik üblichen schnellen Wechsel der Teamzusammensetzung braucht es einige Exponenten, welche mit den Grundlagen der Gruppenanalyse in Theorie und Praxis vertraut sind und diese *kontinuierlich* weitergeben. Nach jeder Gruppensitzung sollte eine Nachbesprechung stattfinden, die der Reflexion des Gruppengeschehens dient. Auf der institutionellen Ebene ist ein Forum notwendig, welches der theoretischen Auseinandersetzung mit dem gruppenanalytischen Ansatz einen Platz einräumt.

Hanspeter Stutz

Literaturempfehlungen

Bardé, B. (1993). Die psychotherapeutische Behandlung der Patienten durch ein therapeutisches Team. Zur Theorie, Empirie und Klinik der psychotherapeutisch orientierten stationären Psychotherapie. In B. Bardé & D. Mattke (Hg.), Therapeutische Teams (S. 46-92). Göttingen: Vandenhoeck & Ruprecht.

Firth, S.T. (1985). Regression in the hospital large group: Therapeutic implications. Psychiatric Journal of the University of Ottawa, 10, 81-86.

Furedi, J., Szegedi, M. & Kun, M. (1974). Methodological problems of therapeutic community's large groups. International Journal of Group Psychotherapy, 24, 190-198.

Leopold, H.S. (1976). Selective group approaches with psychotic patients in hospital settings. American Journal of Psychotherapy, 30, 95-103.

Linden, P. van der (1988). How does the large group change the individual? International Journal of Therapeutic Communities, 9, 31-39.

Städtler, R. & Rucholtz, F. (1990). Die große Gruppe. Therapeutische Öffentlichkeit in der stationären Psychotherapie. Suchtgefahren, 36, 265-274.

Swenson, C.R. & Munich, R.L. (1989). Types of large group meetings in the therapeutic community: with special emphasis on the large-term unit. Psychiatry, 52, 437-445.

Evaluation

In der Psychotherapieforschung versteht man unter Evaluation die *Bewertung von psychotherapeutischen Maßnahmen nach expliziten Erfolgskriterien, um die Erfüllung dieser Kriterien zu optimieren.* Bedient sich die Evaluation zur Überprüfung der Kriterienerfüllung einer erkenntniskritischen Methodologie, darf sie als wissenschaftlich gelten.

Will man Gruppenanalyse evaluieren, so verlangt dies in einem ersten Schritt die *Formulierung von Zielen*, die gruppenanalytisch erreicht werden sollen. Diese Zielformulierung erfolgt in der Regel für die Ebene der einzelnen Teilnehmer. Prinzipiell wird sie als angestrebte *positive Veränderung* eines von ihnen beklagten negativen psychosozialen Ausgangszustandes gefaßt. Erfolg hat eine gruppenanalytische Behandlung dann, wenn sie ihre formulierten Ziele *nachweisbar* erreicht. Dabei versteht es sich von selbst, daß ein Erfolg um so wahrscheinlicher ist, je bescheidener diese Ziele sind: So läßt sich das Selbstverständnis der Teilnehmer vermutlich leichter verändern als ihre Symptome und Beschwerden oder gar ihre unbewußten Erlebnis- und Beziehungsstrukturen.

Behandlungsziele. Zielformulierungen hängen letztlich nicht allein von den praktischen Erfahrungen der Psychotherapeuten und ihrer Fachverbände ab. Die Gesellschaft mißt sie daran, ob sie halten, was sie sich an *sozialer Kontrolle* von ihnen verspricht, ihr Klientel zunehmend mehr daran, ob sie deren *Selbstverwirklichungschancen* mehrt. Unter diesen Bedingungen ist stets mit *illusionären Erwartungen* und folglich auch mit einem erheblichen *Enttäuschungspotential* zu rechnen, das — der Psycho-Boom zeigt es — durch die Erfindung immer „neuer" Therapieangebote permanent verschoben werden muß. Der Evaluationsforschung fällt deshalb nicht zuletzt die *desillusionierende Aufgabe* zu, festzustellen, was *realistischerweise* generell von Psychotherapie und speziell von den verschiedenen konkurrierenden psychotherapeutischen Verfahren zu erwarten ist. Sie bearbeitet diese Aufgabe freilich nur dann reflektiert, wenn sie sich bewußt hält, daß es sich bei den angestrebten Zielen stets um *Zielhierarchien* handelt, die nach *Präferenzen* zusammengestellt werden, die zwischen den einzelnen Interessengruppen *prinzipiell strittig* sind.

So kann es sein, daß zwei verschiedene gruppentherapeutische Verfahren — etwa Gruppenanalyse und verhaltenstherapeutische Gruppentherapie — gemessen an einem Erfolgskriterium wie der Symptombeseitigung bei Patienten mit einer bestimmten Psychopathologie zwar dasselbe Ergebnis erbringen, sich aber in anderen Kriterien — Einsicht in die Krankheitsursachen, Behandlungsdauer oder therapiebedingte psychosoziale Belastungen — deutlich unterscheiden. Die Frage, welches Einzelkriterium oder welche Kriterienkombination Erfolg definiert, ist nicht neutral zu beantworten. Folglich wird durch die *Wahl der Kriterien* eine *entscheidende Weichenstellung für die möglichen Evaluationsergebnisse* getroffen.

Der zentrale gesellschaftliche *Dauerkonflikt* besteht dabei in dem Widerstreit *zwischen dem Selbstbestimmungsanspruch der Psychotherapie-"Schulen" und dem Anspruch, den das Gesundheitssystem mit seiner notorischen Ressourcenknappheit erhebt*, indem es — wenn auch konjunkturabhängig — auf maximalen volkswirtschaftlichen Nutzen (Wiederherstellung der Arbeitskraft) bei minimalen volkswirtschaftlichen Kosten drängt. Aufgrund der sinkenden Bereitschaft der öffentlichen Hand, die psychotherapeutische Versorgung der Bevölkerung zu finanzieren, obwohl diese tatsächlich nur einen verschwindenden Bruchteil der Gesamtaufwendungen für das Gesundheitssystem verbraucht, nimmt der Druck, fremdbestimmte Erfolgsnachweise zu liefern, deshalb in den letzten Jahren für alle spürbar zu.

Auch die Psychoanalyse steht unter Beschuß. Bewaffnet mit Argumenten des Wissenschaftsphilosophen Grünbaum (1988), der ihre Wissenschaftlichkeit bestreitet, gehen die Kritiker in die Offensive. Wenn die Psychoanalyse ihre Behauptung, ein erfolgreiches Verfahren der Therapie psychischer Krankheiten zu sein, mit der ihre „zeitlichen und finanziellen Verpflichtungen gerechtfertigt [werden]" (Flanagan, 1991, S. 74), empirisch nicht stützen könne, werde, so die Drohung, endlich festgestellt werden müssen, welchen „Nutzen" sie „vom ökonomischen Standpunkt aus" tatsächlich hat (ebd., S. 76). Dies gilt zwar primär für die hochfrequente Einzelanalyse, nimmt aber die Gruppenanalyse nicht aus, die deshalb auch verstärkt auf „Kurzgruppenpsychotherapie" (Pritz, 1990) setzt.

Die Notwendigkeit empirischer Forschung. Die geäußerte Kritik ist freilich nicht aus der Luft gegriffen. So glaubte man bei der Entwicklung der Gruppenanalyse zwischen Psychoanalyse und Kleingruppenpsychologie lange Zeit, ohne empirische Forschung auskommen zu können. „Diese Vorgehensweise", meint Heigl-Evers (1987, S. 9), „gründet letztlich im Erleben subjektiver Evidenz auf Seiten des analytischen Praktikers: Der einzelne Therapeut wählt sein Konzept aus den bereits vorhandenen Angeboten, übernimmt es unverändert oder modifiziert es an seine spezielle Sichtweise, oder er erfindet auch einmal ein neues Modell".

Üblicherweise schreibt ein in der Geschichte der Gruppenanalyse neu formuliertes Gruppenkonzept die langjährige Praxis eines bestimmten Analytikers fest und ist deshalb ein narzißtisch hoch besetztes Lebenswerk (→Theoriebildung). So verdienstvoll *personengebundene Theorieentwicklung* auch sein mag, sie bringt es mit sich, daß der Erfinder seine eigene Persönlichkeitsstruktur sowie seine besondere (institutionelle) Arbeitssituation unbemerkt in das Konzept einschreibt. Zech (1985) hat dies exemplarisch für das Bionsche Modell der „Grundannahmengruppen" gezeigt. Aufgrund dieser Art der Theorientwicklung bleibt es nicht aus, daß „ein zwanghaftes oder hysterisches, ein schizoides oder depressives Konzept" (König, 1987, S. 15) entsteht, das erhebliche praktische Schwierigkeiten bereitet, wenn es sich jemand — beispielsweise ein Weiterbildungskandidat — aneigen muß, zu dessen Persönlichkeitsstruktur es „nicht gut paßt" (ebd.).

Um diese konzeptimmanenten Idiosynkrasien zu entdecken und in Richtung einer stärker personen*un*gebundenen Theorieentwicklung zu überwinden, ist eine *gegenstandsadäquate empirische Forschung unverzichtbar*. Dies gilt vor allem für die Vielzahl der spezifischen „therapeutischen Faktoren" (Bloch & Crouch, 1985), die als veränderungswirksam behauptet werden. Legt man die umfangreiche Zusammenstellung von Finger-Trescher (1991, Teil II) zugrunde, so wird ein *eklatanter Mangel an empirischen Untersuchungen* über die Wirkung gruppenanalytischer Behandlungen deutlich (→Indikation). Während Meta-Analysen (Lösel, 1987) für den Gesamtbereich der Psychotherapie (Smith et al., 1980; W.W. Wittmann & Matt, 1986) beachtliche Effektstärken belegen, ist die Datenbasis vergleichbarer Studien zur Gruppenanalyse zu schmal, um deren spezifische Effektstärke abschätzen zu können.

Erfolgsuntersuchungen. Werden Erfolgsuntersuchungen durchgeführt, handelt es sich in der Regel um *Pre-Post-Vergleiche*. Dabei sucht man, Veränderungen zwischen Beginn und Ende einer Gruppenanalyse zu erfassen. Der Prüfzeitpunkt für diese Veränderungen kann mehr oder weniger lange nach Beendigung der gruppenanalytischen Behandlung liegen.

Die meisten dieser Untersuchungen verzichten auf differentielle Hypothesen. Man prüft lediglich, *ob überhaupt Veränderungen festzustellen sind*, ohne vorherzusagen, bei welchen Teilnehmern man wie große Veränderungen in welchen Dimensionen erwartet. Mithin handelt es sich fast ausnahmslos um Erkundungsstudien. Zudem *fehlt meist ein Vergleich mit einer Kontrollgruppe*, so daß auch festgestellte Veränderungen streng genommen nicht auf die gruppenanalytische Behandlung zurückgeführt werden können.

Die Feststellung der Veränderungen erfolgt mit den unterschiedlichsten Mitteln. Am häufigsten sind *katamnestische Interviews*, die mit Erstinterviews verglichen werden. Um die Vergleichbarkeit solcher klinischen Interviews zu erhöhen, läßt sich die Aufmerksamkeit zusätzlich oder auch ausschließlich auf bestimmte vorab festgelegte Beurteilungsgesichtspunkte lenken. Diesem Zweck dienen *ratingähnliche Interviewleitfäden* (Dick, 1983) und *Ad hoc-Fragebogen* (Maul et al., 1985). Als Beurteiler kommen nicht nur die direkt an der gruppenanalytischen Behandlung beteiligten Personen, also Teilnehmer und behandelnde Gruppenanalytiker, sondern prinzipiell auch Dritte, nämlich nicht involvierte Fachkollegen und Angehörige der Teilnehmer, in Frage. Dies gilt auch, wenn *standardisierte Instrumente* der Veränderungsmessung eingesetzt werden.

Für den deutschsprachigen Raum sind vor allem folgende Instrumente zu nennen:

* Gießen-Test (GT). Mit seinen sieben Skalen („soziale Resonanz", „Dominanz", „Kontrolle", „Grundstimmung", „Durchlässigkeit" und „soziale Potenz") dient er der Erfassung von (realen und idealen) Selbst- und Fremdbildern (Beckmann & Richter, 1972). Man gebraucht alle Skalen (J. Kemper et al., 1981) oder eine untersuchungsspezifische Auswahl (Kutter, 1985), gelegentlich auch in Verbindung mit Skalen aus Persönlichkeitsfragebögen wie etwa dem Freiburger Persönlichkeitsinventar (FPI) (Rüger, 1991).
* Stuttgarter Bogen (SB). Es handelt sich um einen Introspektionsbogen, der anhand von Adjektivpolaritäten — z. B. „verwirrt vs. durchblickend" — zu beurteilen aufgibt, wie man sich während einer Gruppensitzung gefühlt hat (Normen: Czogalik & Költzow, 1987). Er erfaßt eine „Gruppenbefindlichkeit" (Hermes, 1983), die sich (zumindest) aus den beiden Faktoren „Emotionale Bezogenheit" und „Aktive Kompetenz" (Költzow & Teufel, 1984) zusammensetzt.
* Gruppenklima-Fragebogen (GCQ-S). Die deutsche Adaptation des Group Climate Questionnaire (MacKenzie, 1981, 1983) verlangt, zu der Gruppe als Ganzes Stellung zu nehmen — z.B.: „Die Gruppenmitglieder mißtrauten sich und lehnten einander ab". Das „Gruppenklima", das er erfaßt, besteht aus den drei Faktoren „Engagement", „Konflikt" und „Abhängigkeit/Vermeidung" (Tschuschke et al., 1990).

Zur Durchführung konkreter Veränderungsuntersuchungen ist es sinnvoll, Instrumente unterschiedlichen Standardisierungsgrades zu kombinieren. Denn jedes der Instrumente besitzt spezifische Beschränkungen. Diese können durch eine „*Triangulation*" (Flick, 1991) *differentieller methodischer Ansätze* ausgeglichen werden. Weiterhin ist es sinnvoll, *mehrere Prüfzeitpunkte* zu wählen, weil dadurch Veränderungs*verläufe* sichtbar werden. Der letzte dieser Zeitpunkte sollte nicht zu kurz nach Beendigung einer gruppenanalytischen Behandlung angesetzt werden, weil sonst die Gefahr besteht, deren Wirkung falsch einzuschätzen. Denn relevant ist die *Stabilität der Veränderungen*. Sie läßt sich aber erst dann beurteilen, wenn die veränderten Verhaltensweisen einer *längeren Bewährungsprobe im Alltag* der Teilnehmer ausgesetzt gewesen sind (Transfer). Dabei ist mit allen möglichen Ausgängen zu rechnen: unter anderem mit kurzfristigen positiven Veränderungen, die längerfristig nicht stabilisiert werden können, mit bleibenden negativen Veränderungen, mit kurzfristigen negativen Veränderungen, die sich längerfristig zu positiven Veränderungen wandeln, aber auch mit Verzögerungseffekten, durch die zunächst keine, mit der Zeit aber doch eine (positive oder negative) Veränderung festzustellen ist.

Konzeptuelle Defizite. Die entscheidende Schwäche der skizzierten Erfolgsuntersuchungen besteht darin, daß sie das Geschehen in der Gruppe über die Sitzungen hinweg als „black box" behandeln, da sie nur dessen Auswirkungen zu fassen bekommen. Was an diesem Geschehen *kausalgenetisch* veränderungswirksam ist, bleibt unbekannt. Bestenfalls kann man Setting-Bedingungen (Prädiktor-Variablen) mit Erfolgsmaßen (Kriterien-Variablen) *korrelationsstatistisch* verbinden. Das erlaubt dann Antworten auf Fragen der Art: Welche Gruppenpsychotherapieform — z.B. Gruppenanalyse vs. verhaltenstherapeutische Gruppenpsychotherapie — führt bei welcher institutionellen Einbettung (ambulant vs. stationär), welcher Gruppenform (offen vs. geschlossen), welcher Frequenz (hoch- vs. niederfrequent), welcher Dauer (Lang- vs. Kurztherapie), welcher Gruppengröße (Klein- vs. Großgruppe), welcher Gruppenzusammensetzung (homogen vs. heterogen), welcher Vorbereitung (ohne vs. mit vorhergehender Einzeltherapie) und welchem Leitungsstil (Einzel- vs. Co-Leitung) zu welchen Veränderungen?

Über die psychodynamische Bedeutung dieser →Setting-Bedingungen weiß man damit nichts. Selbst die *Etikettierung* der Gruppenpsychotherapieformen als gruppenanalytisch und verhaltenstherapeutisch ist prinzipiell *wenig informativ*, weil sie eine Differenz in Anspruch nimmt, die selbst der Klärung bedarf. Denn es kann sehr wohl sein, daß innerhalb derselben Gruppenpsychotherapie-"Schule" die tatsächlichen Verfahrensunterschiede größer sind als zwischen zwei verschiedenen Gruppenpsychotherapie-"Schulen".

Übersichtsdarstellungen der Gruppenpsychotherapieforschung, die mit experimentellen und quasi-experimentellen Designs arbeitet, kommen denn auch nach 40 Jahren Forschung zu dem *Schluß, daß man streng genommen nichts Genaues weiß.* Als maßgeblicher Grund für diesen Mißstand wird vor allem eine *unzureichende theoretische Vorarbeit* genannt:

„Selbst die klügsten statistischen Analysen und die komplexesten Forschungs-Designs können nicht bedeutsame Beziehungen zwischen relevanten und irrelevanten oder ungenügend definierten Variablen beschreiben." (Kaul & Bednar [3]1986, S. 673)

Es fehlt an anspruchsvollen theoretischen Veränderungsmodellen, die eine systematische empirische Forschung anleiten. Als bemerkenswerte *Ausnahme* ist für den deutschsprachigen Raum das *„dialektische Veränderungsmodell"* von Fischer (1989) herauszustellen, das den gelungenen Versuch unternimmt, für Prozesse, wie sie in Einzel- und Gruppenanalyse zu beobachten sind, Strukturbeschreibungen zu entwickeln.

Kritik am Wirkfaktoren-Ansatz. Der in Deutschland am bekanntesten gewordene theoretische Rahmen zur Bestimmung von Veränderungsursachen ist freilich der sehr viel anspruchslosere Wirkfaktoren-Ansatz von Yalom (1974). Er geht davon aus, daß es womöglich *unspezifische Faktoren* sind, die jenseits aller ideologischer Differenzen zwischen den Psychotherapie-"Schulen" über Erfolg und Nicht-Erfolg von Psychotherapien entscheiden. Formuliert man die Annahme moderater, so ist zu vermuten, daß es zwar spezifische Faktoren gibt, die aber nur vor dem Hintergrund der unspezifischen Faktoren wirksam werden können.

Yalom unterscheidet zwölf potentielle kurative Faktoren, die er durch *Fragen* operationalisiert, *was im Rückblick auf die eigene Psychotherapie hilfreich gewesen zu sein scheint.* Für die Gruppenpsychotherapie zeigt die Übersicht von MacKenzie (1987), die Studien über ambulant und stationär behandelte Patienten versammelt, daß die am häufigsten genannten Faktoren „Katharsis", „Feedback", „Einsicht" und „Kohäsion" sind, während der Faktor

„Anleitung" sowie die von Gruppenanalytikern theoretisch herausgestellten Faktoren „Rekapitulation der primären Familiengruppe" und „Identifikation" für wenig hilfreich gehalten werden.

Abgesehen davon, daß nur die wenigsten der empirischen Untersuchungen psychoanalytisch geleitete Gruppen betreffen, ist das benutzte Untersuchungsverfahren selbst *methodisch höchst problematisch*. Zum einen krankt es an seinem Elementarismus: an der *theoretischen Isolierung einzelner Faktoren, die praktisch doch nur konfigurativ wirksam sind*.

Zum anderen unterstellt es, Patienten seien tatsächlich fähig, Wirkfaktoren zu identifizieren. Genau das darf aber bezweifelt werden. Denn es ist *bekannt, daß Befragte* generell mehr sagen, als sie wissen, da sie *ihre Aussagen über ihr Erleben im Hinblick auf implizite, für wahr gehaltene Theorien normalisieren* (Nisbett & Wilson, 1977). Es wundert denn auch nicht, wenn die Faktoren, die Patienten als hilfreich angeben, nicht mit denen übereinstimmen, die ihre Therapeuten — gemäß eigener impliziter, für wahr gehaltener Theorien — nennen (Schaffer & Dreyer, 1982). Desgleichen nehmen Patienten zwischen verschiedenen psychotherapeutischen Verfahren sehr viel weniger Unterschiede wahr, als von ihren Therapeuten akzentuiert werden: Zum Beispiel geben sie für psychoanalytische, gesprächstherapeutische und Encountergruppen (Eckert et al., 1981, Eckert & Biermann-Ratjen, 1985) oder gar für psychoanalytische Gruppen, die sich auf unterschiedliche Konzepte („tiefenpsychologisch fundiert" vs. „psychoanalytisch-interaktionell") berufen (Davis-Osterkamp et al., 1990), ähnliche kurative Faktoren an.

Zweifellos trifft die Kritik von Weiner (1974, S. 236) zu, daß auf dem von Yalom beschrittenen Weg die *unbewußten Determinanten der Patientenaussagen ausgeblendet* werden. So ist stets damit zu rechnen, daß das, was ein Patient im Rückblick für hilfreich hält, Ausdruck fortbestehender Übertragungsbeziehungen sein kann. Diese Kritik macht Patientenbefragungen freilich nicht prinzipiell wertlos. Dies belegt eine Untersuchung zur stationären analytischen Gruppenpsychotherapie, die mittels narrativer Interviews Patienten- und Analytiker-Rückblicke vergleicht (Senf, 1988). Sie erbringt einen bemerkenswerten Befund: Bei erfolgreichen Patienten verändert sich die Wahrnehmung ihres Analytikers von anfänglicher Idealisierung oder Verteufelung zu einem realistische(re)n Fremdbild, wobei beider Erinnerungen an die entscheidenden (kritischen) Stationen ihrer sich entwickelnden Beziehung während dieses Prozesses in den wesentlichen Zügen übereinstimmen. Dieser Befund liefert eine indirekte Bestätigung für das von Psychotherapieforschern wiederholt formulierte Resümee (Orlinsky & Howard, 1986, S. 371), daß der *einzige* Faktor, der sich durchgängig als *hilfreich* erweist, die *„Passung"* von *Patient und Therapeut* ist.

Plädoyer für empirisch-hermeneutische Einzelfallstudien. Insgesamt darf — wie für die Einzelpsychotherapie auch (Grawe, 1988) — bezweifelt werden, daß aufwendige statistische Auswertungen die Gruppenpsychotherapieforschung überhaupt weiterbringen. Denn aufgrund der spezifischen Intersubjektivität, die psychotherapeutische Behandlungen kennzeichnet, sind deren *Verlauf und Ausgang nicht vorhersagbar*; zumindest ist es bis heute nicht gelungen, geeignete Prädiktoren auszumachen (Kächele & Fiedler, 1985).

Wir wissen viel zu wenig, was tatsächlich *in* Psychotherapien geschieht. Deshalb ist das *Plädoyer* von Sandner (1984, 1985, 1988) *für intensive qualitative* (empirisch-hermeneutische) *Einzelfallstudien zur Gruppenanalyse* vorbehaltlos zu unterstützen. Diese müßten allerdings in ein Forschungsprogramm integriert werden, das sich etwa an den methodologischen Prinzipien einer der „Grounded Theory" verpflichteten „Komparativen Kasuistik" orientiert (Wiedemann, 1990). Vielleicht lassen sich dann Ergebnisse erzielen, die von den gruppenanalytisch praktizierenden Klinikern besser aufgenommen werden, weil sie *näher an den Erfordernissen der tatsächlichen gruppenanalytischen Arbeit* bleiben. Mangelnde Akzeptanz der Ergebnisse der üblichen Psychotherapieforschung (Coché & Dies, 1981) ist nämlich nicht allein Borniertheit.

Kooperationsbedingungen praxisorientierter Forschung. Die Kooperation von gruppenanalytisch praktizierenden Klinikern und sozialwissenschaftlichen Evaluationsforschern ist generell deshalb nicht leicht, weil es ein großes *Potential an Konfliktspannungen* gibt. Denn der Forscher übernimmt eine Rolle, die auf rücksichtslose Aufklärung der Evidenzen der Kliniker zielt und diese einer Leistungsbeurteilung aussetzt. Diese Beurteilung wird kränkend erlebt, weil sich der Kliniker im Dienste einer riskanten Behandlungsform aufreibt, die ihm sehr viel persönliches Engagement abverlangt. Er fühlt sich dann schnell unverstanden und spielt deshalb das Argument, die reale gruppenanalytische Situation sei sehr viel komplexer, als der Forscher sich dies vorstelle, gegen diesen aus. Der Forscher seinerseits gerät, vor allem dann, wenn er selbst keine praktischen gruppenanalytischen Erfahrungen hat, schnell in die Position, in diesen Vorbehalten nur das Bemühen um Immunisierung gegen Objektivierung zu sehen. Mithin kommt eine *Statusrivalität* in Gang, die zu einer *Polarisierung* führt, bei der beide Parteien einander an der Idealisierung des eigenen Handelns scheitern lassen.

Die Erfahrungsbildung von Gruppenanalytikern erfolgt üblicherweise in *kasuistischen Seminaren*. Diese Veranstaltungen „*praxisnaher konkreter* Kommunikation" zielen auf die „Entwicklung einer auf reflektiertem Erfahrungswissen beruhenden *praktischen beruflichen Kompetenz*" (Fürstenau, 1979, S. 95), die den Analytiker hinreichend selbstgewiß macht, sich seinen praktischen Aufgaben zu stellen. Das Wissen, das er durch diese Teilnahme an gemeinsamen Reflexionsprozessen gewinnt, läßt sich nur unzureichend sprachlich fassen und dementsprechend schwer in explizite Theorien und praxeologische Regeln umsetzen. In diesem Kontext entstehen (mindestens) drei *professionsspezifische* (→Gruppenleitung) *psychodynamische* →Widerstände *gegen Objektivierung*:

— Erstens führt die intensive Verschränkung von Selbsterfahrung und Kompetenzerwerb dazu, daß sich die erworbene gruppenanalytische Kompetenz zu einem narzißtisch hoch besetzten Selbstanteil entwickelt. Evaluative Argumente zur Sache lassen sich deshalb kaum von Argumenten zur Person trennen.
— Zweitens sind in diese Persönlichkeitsentwicklung all die Mentoren und Kollegen einbezogen, von deren praktischen Erfahrungen man selbst profitiert hat und in deren Kreis man aufgenommen worden ist. Der evaluierte Gruppenanalytiker gerät deshalb immer auch in einen subtilen Loyalitätskonflikt: Seine „Fehler" fallen auf die zurück, denen er doch Dank schuldet.
— Drittens konfrontiert Evaluation mit der Begrenztheit der eigenen gruppenanalytischen Möglichkeiten wie der Gruppenanalyse überhaupt, was vor allem im Falle eines auf therapeutischem Erfolg basierenden professionellen Ich-Ideals eine sehr schmerzhafte Erfahrung ist. Da die Versachlichung von Psychotherapie zu einer reinen Dienstleistung aber nie völlig gelingt — auch nicht gelingen darf, sollen nicht die (wenigen) Er-

folgschancen verspielt werden — gehört der Schutz der Berufsmotivation vor dem „Burn out"-Syndrom zu den maßgeblichen
psychohygienischen Anliegen jedes Gruppenanalytikers. Diesem Schutz dient es, evaluativen Argumenten nicht vorbehaltlos
zu begegnen.

Aufgrund der skizzierten Sensibilitäten sind *dauerhafte For-
schungsgemeinschaften wünschenswert, die aus Personen bestehen,
die die jeweils andere Rolle übernehmen können*: aufgrund mehr
oder weniger faktischer Kompetenzen, die einen Rollenwechsel
möglich machen, zumindest aber aufgrund eines intensiven wechselseitigen Kennenlernens der jeweils anderen Rolle. Dabei gilt es
die „Sprachlosigkeit zwischen empirischen Forschern und Praktikern" (Lindner, 1987, S. 19) zu überwinden, indem man gemeinsam eine *Verkehrssprache* entwickelt, *die beiden Seiten gerecht
wird*. Dies gelingt freilich nur, wenn die gruppenanalytisch praktizierenden Kliniker ihre *Idealisierung aufgeben*, daß es keine Reduktion der Komplexität des gruppenanalytischen Prozesses geben
darf — immerhin sind ihre eigenen impliziten Hintergrundannahmen bereits Reduktionen, ohne die ihnen Erkenntnis überhaupt
nicht möglich wäre; und die sozialwissenschaftlichen Evaluations-
forscher geben ihre Idealisierung auf, daß derart reduktionsbeding-
te Forschungsergebnisse umgehend zu einer Korrektur der herrschenden klinischen Praxis führen müßten.

Ein Hindernis, das es in diesem Zusammenhang zu überwinden
gilt, ist das von Klinikern oftmals *programmatisch angeführte
Junktim von Heilen und Forschen*. Wie Bowlby (1982, S. 200) zu
Recht betont, *verdeckt es den unaufhebbaren Gegensatz, der zwischen beiden Handlungstypen besteht*. Denn während Forschen eine erkenntniskritische Haltung verlangt, muß man beim Heilen
„bereit sein, so zu handeln, als seien gewisse Prinzipien und
Theorien gültig", was verlangt, „größeres Vertrauen" in sie zu
setzen, „als durch die Tatsachen gerechtfertigt erscheinen mag."

Dies gilt nicht nur für gruppenanalytische Sitzungen, sondern
mit Abstrichen auch für die üblichen *Supervisionsseminare*. Diese
sind *solange keine Forschung, wie es an Vorkehrungen fehlt, die
Erkenntnisbildung im Dienste ihrer intersubjektiven Kritisierbarkeit
zu objektivieren*. Ein Seminar, das als erweiterte klinische Situation
gestaltet ist, eignet sich deshalb kaum zu Forschungszwecken.

Über die *Eignung schriftlicher Fallberichte als Mittel for-schungsrelevanter Kommunikation* gehen die Ansichten weit auseinander (Stuhr & Deneke, 1993). Sichtet man die üblichen Berichte, wird schnell deutlich, daß sie meist nicht über die *illustrative Funktion* von Fallvignetten hinauskommen, da es bei ihrer Abfassung weitgehend an *Methodenbewußtsein fehlt.* So begnügt man sich gerne mit Freuds Bemerkung, seine Krankengeschichten seien „wie Novellen zu lesen", weil dies der „Natur des Gegenstandes" (Freud, 1895d, S. 227) entspreche. Dies überspielt jedoch, daß sich die meisten Fallberichte, die geschrieben werden, die Entwicklung von Argumenten (Toulmin, 1975) ersparen.

Edelson (1991) hat deshalb eine Liste von *Verbesserungsvorschlägen* für die Forschung aufgestellt. Indirekt lassen sich ihnen die bestehenden Mängel entnehmen:

„1) Es wird klar und deutlich festgelegt, was der Autor behauptet — seine Hypothese, seine Schlußfolgerung oder seine Verallgemeinerung in bezug auf einen Fall oder eine Behandlung.

2) Der Autor zeigt, wie seine Hypothese — über den Fall oder die Behandlung — die Beobachtungen, über die er berichtet, erklärt oder begründet; er stellt die Beobachtungen nicht lediglich nebeneinander.

3) Der Autor trennt sorgfältig Tatsachen oder Beobachtungen von seinen Deutungen, d. h. er unterscheidet, was man beobachten kann, ohne daß man die Theorie, die geprüft wird, kennt oder sie anwendet, von den auf derselben Theorie beruhenden Deutungen, wobei solche Beobachtungen zur Prüfung herangezogen werden.

4) Der Autor spezifiziert, welche Beobachtungen er ggf. als Grund akzeptieren würde, um seine Hypothese zu verwerfen.

5) Der Autor berichtet mindestens über einige Beobachtungen, die seiner Hypothese widersprechen oder bei denen er Schwierigkeiten hat, sie zu erklären, und er weist darauf hin, wie er mit solchen Gegenbeispielen umzugehen gedenkt. Wenn er seine Hypothese nicht verwirft, begründet er eindeutig, warum er an ihr festhält oder wie diese Gegenbeispiele den Anwendungsbereich der Hypothese einschränken.

6) Da man jede Reihe von Beobachtungen auf verschiedene Weise erklären kann, begründet er, warum seine Beobachtungen gerade seine Hypothese besser belegen als mindestens eine vergleichbare Konkurrenzhypothese.

7) Auch wenn man behaupten kann, daß der Autor bei seinen anderen (von Kollegen geäußerten) Beobachtungen seine eigenen Mutmaßungen bevorzugt, überlegt er sich — wie Freud es beispielsweise im Fall des Suggestionsproblems tat -, welche Faktoren, die in der Situation wirkten, in der er seine Beobachtungen machte, dazu geführt haben könnten, daß er diese positiven Daten erhielt, selbst wenn seine Hypothese falsch wäre. Er führt einen Grund an, warum er mindestens einen Faktor zurückwies, der als Alternative plausibel erklären könnte, wie er zu den Daten kam, die er gern als positiv für seine Hypothese gesehen hätte.

8) Er stellt klar, in welchem Umfang er seine Hypothese über den Fall oder die Behandlung auf ähnliche Fälle oder Behandlungen zu generalisieren beabsichtigt, und er liefert ein Argument, das eine solche Generalisierung rechtfertigt." (ebd., S. 55f.)

Forschung mit Verbatim-Protokollen. Aber auch dann, wenn Edelsons Regeln Berücksichtigung finden, ändert sich nichts daran, daß die Berichte, die Gruppenanalytiker (und auch Gruppenbeobachter) über den Gruppenprozeß liefern, sehr selektiv sind. Diese *Selektivität* wird erkennbar, wenn man die üblichen *Gedächtnisprotokolle* mit Verbatim-Protokollen von Sitzungen vergleicht. Generell suggerieren erstere eine *Transparenz des Geschehens, die faktisch nicht besteht.* Die Reduktion der Komplexität erfolgt dabei nicht allein aus Gründen der beschränkten kognitiven Kapazität; sie ist zudem motiviert: Was den Gruppenanalytiker psychisch belastet, erinnert er tendenziös (Argelander, 1984).

Auslassungen und Entstellungen betreffen vor allem seine Interventionen. Deren Formulierungen werden in der Regel sprachlich so wohlgeformt wiedergegeben, als wären sie bis in die letzte Nuance hinein durchdacht. Dadurch entsteht der sozial erwünschte Eindruck, man habe das Geschehen unter Kontrolle. Besonders heikel sind offensichtlich genetische Deutungen (Rekonstruktionen). Denn diese werden im Vergleich zu anderen Interventionen überzufällig häufig in Gedächtnisprotokollen „vergessen", vermutlich, weil sie sehr voraussetzungsvoll sind und der Analytiker sie deshalb stets als wenig gesichert erlebt (Meyer, 1981, S. 104ff.).

Daß die *Angst vor narzißtischer Kränkung* bei diesen beobachtbaren Gedächtniseffekten eine wichtige Rolle spielt, macht sich bereits an der *Ablehnung von Tonbandaufzeichnungen* (oder gar Videoaufzeichnungen) von Analysestunden bemerkbar. Oftmals fühlen sich nämlich die Analytiker — Einzelanalytiker vermutlich eher als Gruppenanalytiker — durch die antizipierte wissenschaftliche Veröffentlichung der Stunden nachhaltiger gestört als die Patienten (ebd., S. 109).

Um in Anbetracht dieser Situation mit *Verbatim-Protokollen* zu arbeiten, muß ein *Klima gegenseitigen Vertrauens* geschaffen werden. Ohne dieses Klima, das weder unter gruppenanalytisch praktizierenden Klinikern noch zwischen ihnen und sozialwissenschaftlichen Evaluationsforschern selbstverständlich ist, fehlt es an der zur Auswertung der Protokolle *erforderlichen Selbstenthüllungsbereitschaft.* Denn Verbatim-Protokolle dokumentieren nur die manifeste Ebene der Interaktion. Sie weisen eine „systematische akustische Lücke" (ebd., S. 110) auf. Das heißt: Die dem Sprechhandeln von Gruppenteilnehmern und Gruppenleitern zugrundeliegenden affektbesetzten Vorstellungen (Phantasien) bleiben, selbst bei

Berücksichtigung protokollierter para- und non-verbaler Merkmale, verborgen. Durch *Sitzungsrückblicke*, bei denen die Beteiligten das Verbatim-Protokoll möglichst kurze Zeit später kommentieren, läßt sich die anfängliche Datenbasis prinzipiell erweitern.

Dies ist vor allem für *Interventions-Studien* (→Interventionsstrategien) von Interesse. Denn dem, was der Gruppenleiter der Gruppe oder einzelnen Teilnehmern sagt, gehen Überlegungen voraus, die sich nur zum Teil verbal manifestieren, da Formulierungen in erster Linie unter dem Gesichtspunkt therapeutischer Effektivität gewählt werden und nicht, um den aktuellen Erkenntnisprozeß darzustellen. Für die Evaluation von Interventionen ist es jedoch wichtig zu wissen, welche Art von Intervention — Deklaration, Klarifikation, Konfrontation, Deutung — der Gruppenleiter intendierte, warum er gerade die geäußerte Formulierung und keine andere für therapeutisch effektiv hielt und nach welchen *Validierungskriterien* (Schlachet, 1985) er die Antwort(en) auf seine Intervention beurteilte. Ohne die Selbstkommentare des Leiters bleiben Protokollinterpretationen zu diesen Themen äußerst spekulativ.

Freilich finden die Kommentare der Beteiligten ihre Grenzen an der unbewußten Determination ihres Sprechhandelns in der Gruppe, die ihnen auch nachträglich nur partiell zu Bewußtsein kommt. Hier haben unbeteiligte Interpreten die Chance, durch eine intensive *szenische Lektüre der Verbatim-Protokolle* (Haubl, 1991a, S. 222f.) Lesarten zu generieren, die Aufschluß über das Gruppenunbewußte (→Kultur der Gruppe — Gruppenkultur) geben.

Da empirisch-hermeneutische Analysen sehr aufwendig sind, sollten auch Auswertungsmethoden für Verbatim-Protokolle aus dem Bereich der *sprachanalytischen Diagnostik sozialer Beziehungen* (Haubl, 1982, Haubl & Spitznagel, 1983) bedacht werden. Exemplarisch seien genannt:

* Diagnose der Rollenverteilung in der Gruppe mittels der Interaktionsprozeßanalyse von Bales (Balzer et al., 1980, 1985) oder dem verbesserten SYMLOG-Verfahren (Bales & Cohen, 1982);
* Diagnose schnell wechselnder affektiver — z.B. aggressiver und ängstlicher (Tschuschke et al., 1980) — Zustände mittels der Gottschalk-Gleser-Inhaltsanalyse;
* Diagnose der Ich-Beteiligung der Gruppenteilnehmer mittels differentieller Sprech(handlungs)muster, die aus den vier Parametern „Sprechhäufigkeit", „Ansprechhäufigkeit", „Sprechpart-

nerkonstanz" und „Sprechhäufigkeit an die Gesamtgruppe" gebildet wird (Rudolf & Gassmann, 1986);
* Diagnose der Gruppenkohäsion mittels Verteilungsanalyse des
Personalpronomengebrauchs von Gruppenteilnehmern und Gruppenanalytiker (Cierpka et al., 1980, 1983).

Diese Auswertungsverfahren sind alle nicht spezifisch psychoanalytisch. Indessen hat man in den letzten Jahren auch *Verfahren*
entwickelt, *um psychoanalytische Konstrukte zu operationalisieren*.
Zwei seien genannt:

* ZBKT-Methode. Sie dient der Codierung von Zentralen Bezie-
  hungs-Konflikt-Themen, die über W (Wünsche, Bedürfnisse,
  Absichten), RO (Reaktionen des Objekts) und RS (Reaktionen
  des Patienten selbst), beide nach positiven (+) und negativen
  (-) Konsequenzen unterschieden, ermittelt werden (Luborsky &
  Kächele, 1988). Ähnlich gehen auch Gill und Hoffman (1982a,
  b) vor, um Übertragungsbeziehungen zu erfassen.
* Bewertungssystem für psychodynamische Arbeit und Objekte
  (PWORS = Psychodynamic Work and Object Rating System).
  Es erlaubt, die manifesten Anzeichen für die Berücksichtigung
  psychodynamischer Zusammenhänge, mithin so etwas wie Kon-
  fliktbewußtsein zu identifizieren (Piper & McCallum, 1990).

Zweifellos befindet sich die Forschung mit der Entwicklung dieser
Auswertungsverfahren erst am Anfang. Achtet man darauf, *daß
die Phase empirisch-hermeneutischer Analysen nicht vorschnell in
Richtung standardisierter Verfahren verlassen wird*, befindet man
sich auf einem erfolgversprechenden Weg. Als Wegweiser darf die
Maxime gelten, daß die Ökonomie ihrer Operationalisierung kein
hinreichender Grund für die Wahl einer bestimmten Variablen ist.
Vielmehr muß sie *theoretisch fruchtbar und praxeologisch nützlich*
sein.

Rolf Haubl

291

Literaturempfehlungen

Finger-Trescher, U. (1991). Wirkfaktoren der Einzel- und Gruppenanalyse, Teil II. Stuttgart: frommann-holzboog.

Fischer, G. (1989). Dialektik der Veränderung in Psychoanalyse und Psychotherapie. Modell, Theorie und systematische Fallstudie. Heidelberg: Asanger.

Jüttemann, G. (Hg.) (1990). Komparative Kasuistik. Heidelberg: Asanger.

Leuzinger-Bohleber, M. (1992). Interdisciplinary exchange or „turning a blind eye"? Defense mechanisms of psychoanalysts: a case study. In dies. et al. (Eds.), „two butterflies on my head ..." Psychoanalysis in the interdisciplinary scientific dialogue (pp. 47-74). Berlin: Springer.

Sandner, D. (1988). Qualitative Gruppenpsychotherapieforschung. Begriffsbestimmung und Forschungsstand. Gruppenpsychotherapie und Gruppendynamik, 24, 184-195.

Tschuschke, V. (1990). Spezifische und/oder unspezifische Wirkfaktoren in der Psychotherapie: Ein Problem der Einzelpsychotherapie oder auch der Gruppenpsychotherapie? In V. Tschuschke & D. Czogalik (Hg.), Psychotherapie — Welche Effekte verändern? (S. 243-272). Berlin: Springer.

Wodak, R. (1983). Methoden zur Analyse von Therapietexten. Sozio- und psycholinguistische Erwägungen zum Therapieeffekt. Germanistische Linguistik, 82 (5-6), 69-102.

Außer-therapeutisches Analyseinstrument

Gruppenanalytische Theorie und Praxis haben längst das Feld ihrer therapeutischen Anwendungen überschritten. Solche Ausweitungen sind gute psychoanalytische Tradition, denn Freud (1933a, S. 169) hat die Psychoanalyse sowohl der Öffentlichkeit als auch den anderen wissenschaftlichen Disziplinen letztlich wegen ihres „Wahrheitsgehalts" und nicht wegen ihrer kurativen Effekte empfohlen. Im folgenden soll von einigen außer-therapeutischen theoretischen und praktischen Anwendungen der Gruppenanalyse die Rede sein, die sie als *Forschungsinstrument mit einem noch nicht ausgeschöpften Erkenntnispotential* vorstellen.

Themenzentrierte Selbsterfahrungsgruppen. Jeder praktizierende Gruppenanalytiker stößt, wenn er über die verschiedenen Gruppen und deren Verläufe nachdenkt, die er begleitet hat, auf *strukturelle Probleme der Gruppenbildung*, an denen sich alle Gruppenteilnehmer abarbeiten. Daß es sich dabei um Probleme handelt, *die auch alle gesellschaftlichen Gruppen bewältigen müssen*, ist kaum von der Hand zu weisen. Deshalb weckt die gruppenanalytische Praxis fast zwangsläufig das Interesse, über die gesteckten therapeutischen Ziele hinaus verallgemeinerungsfähige Beobachtungen zu machen: etwa über Entstehungs- und Veränderungsbedingungen fremdenfeindlicher Vorstellungen, Gefühle und Handlungsimpulse, da jede der üblichen Therapie- und Selbsterfahrungsgruppen die *konflikthafte Integration von Fremden* (Ardjomandi, 1993) in Gang setzt und sich dabei vergleichbarer Abwehrmechanismen bedient wie die Akteure im gesellschaftlichen Kampf um die Sicherung kultureller Identitäten (→Gruppe und Kultur — Gruppenkultur).

Das Interesse an verallgemeinerungsfähigen Beobachtungen kann allerdings nur dann erkenntnisproduktiv werden, wenn therapeutische Ziele im Bewußtsein von Gruppenleitung und Gruppenteilnehmern nicht im Vordergrund stehen. Andernfalls sind zumindest gravierende ethische Bedenken angebracht. Einen Ausweg weist in diesem Zusammenhang die Einrichtung themenzentrierter Selbsterfahrungsgruppen. Bei solchen Gruppen kommen *Teilnehmer* zusammen, *denen an einer gruppenanalytisch geleiteten Aufklärung der Psychodynamik eines gemeinsamen lebensgeschichtlichen Themas liegt.* Zwar bestehen meist auch in diesen Fällen *Therapieerwartungen*, aber sie *treten explizit hinter einem nicht primär therapeutischen Erkenntnisinteresse zurück.*

Dies gilt etwa für die Arbeit von Heenen-Wolff (1990). Sie hat Gruppen aus deutschen und französischen Erwachsenen rund um das Thema der *biographischen Bewältigung des Landeswechsels* sowie Gruppen aus Juden und Nicht-Juden in Deutschland rund um das Thema *Antisemitismus* zusammengestellt. Als deren Ziel gibt sie an, „die unbewußte Bedeutung der geschichtlichen Ereignisse und ihre dynamische Wirkung auf die Gegenwart, auf die unbewußten Phantasien der einzelnen und der jeweiligen kulturellen

Gruppe und deren Beziehung zueinander" (ebd., S. 173) zu untersuchen.

So wichtig solche Versuche zweifellos sind, es *fehlt* ihnen in
der Regel eine *erkennbare Forschungslogik*. Folglich droht, daß
gewonnene Einsichten impressionistisch bleiben.

Systematischer verfährt Eggert-Schmid Noerr (1991), wenn sie
ihr gruppenanalytisches Forschungsinteresse in mehrwöchige ge-
mischtgeschlechtliche Seminare von Arbeitslosen einbringt, die zur
Teilnahme an diesen Maßnahmen nach § 41 des Arbeitsförde-
rungsgesetzes verpflichtet sind. Mit der Zeit entwickelte sie für die
täglich zu absolvierenden Stunden ein Setting, in dem die 14-16
GruppenteilnehmerInnen, die alle aus kaufmännischen Berufen
stammten, weitgehend selbst bestimmen konnten, welchen Anteil
freier Gespräche sie haben wollten. Es zeigte sich ein großes Bedürfnis, über die psychosozialen *Belastungen anhaltender Arbeitslosigkeit* zu sprechen und dabei die eigene Lebenssituation zum
Untersuchungsgegenstand zu machen. So wurden mit Einwilligung
der GruppenteilnehmerInnen *Verbatimprotokolle* der gruppena-
lytisch geleiteten Gespräche angefertigt und *tiefenhermeneutisch
ausgewertet* (sowie die Auswertungen den TeilnehmerInnen wieder
zur Verfügung gestellt) (→Evaluation).

Die Produktivität des Unternehmens belegen die gewonnenen
Erkenntnisse:

* Die Bewältigung von Arbeitslosigkeit ist eng mit der Geschlechtsrollenidentität
der Arbeitslosen verknüpft. So hofieren beide Geschlechter eine idealisierte Männlichkeit, die ihnen als Kriterium für Berufserfolg gilt. An ihr gemessen wird die
Arbeitslosigkeit von den Männern der Gruppe als tief kränkende „Verweiblichung"
empfunden. Dieses negative Bild von Weiblichkeit, das Passivität als Kastration zu
erleben zwingt, wehren auch die Frauen der Gruppe ab, indem sie den Versuch der
Männer, Passivität positiv zu besetzen, diffamieren und damit gleichzeitig ihre eigene Weiblichkeit abzutreiben versuchen, da sie ihnen in der Berufswelt als Makel
erscheint. Folglich reproduziert sich die als überlebensnotwendig wahrgenommene
„männliche" Konkurrenzbereitschaft auch unter den GruppenteilnehmerInnen und
verunmöglicht es ihnen, solidarisch zu sein.

* Die Entwertungsgefühle, die Arbeitslosigkeit auslöst, erzeugen unrealistische
narzißtische Restitutionsversuche. So phantasieren die GruppenteilnehmerInnen hy-
pomanisch, daß Gruppenleiterin, weil sie die einzige ist, die Arbeit hat, von ihrer Arbeitslosigkeit lebt. Mithin haben sie sie unter Kontrolle. Diese Phantasie ist
allerdings sehr brüchig und schlägt unversehens in eine depressive Vorwurfshaltung
um. Dann wird die Gruppenleiterin als „böse Mutter" erlebt, die ihre „Kinder" mit
Worten abspeist, statt sie wirklich satt zu machen, d.h. mit einer Arbeitsstelle zu
versorgen.

Balint-Gruppen. Als themenzentriert lassen sich auch *Balint-
Gruppen* begreifen. Sie streben eine berufsbezogene Selbsterfah-

rung an, die für ihren Begründer, Michael Balint, Tei. eines *Forschungsprozesses* gewesen ist, *in dem Praktiker ihren Berufsalltag untersuchen.* Mit zunehmender Verbreitung — und Kommerzialisierung — der Methode bleibt dieses Anliegen allerdings immer mehr auf der Strecke. Es tritt hinter den Erwartungen an professionelle Kompetenzerweiterung und Psychohygiene zurück.

Bei einer Balint-Gruppe kommen sechs bis zehn Personen zusammen, die unter der Leitung eines Gruppenanalytikers *Problemfälle aus ihrer Berufspraxis* besprechen. Da das Erkenntnisziel berufsbezogen ist, werden die unvermeidlichen Selbsterfahrungsanteile (üblicherweise) nicht in der Gruppe bearbeitet.

Balint (1957) entwickelte sein Konzept in der Arbeit mit praktischen Ärzten. Inzwischen hat sich die Anwendungspalette erheblich erweitert: Zu Ärzten der unterschiedlichsten Fachrichtungen sind Krankenschwestern und -pfleger, Bewährungshelfer und Sozialarbeiter, Seelsorger, Erzieher und Sonderpädagogen, Lehrer, Juristen und sonstige Berufsgruppen hinzugekommen. Indiziert ist die Methode, die *fließende Übergänge zur Gruppen-Supervison* aufweist, überall dort, wo eine effektive Berufspraxis das tiefere Verständnis zwischenmenschlicher Konflikte voraussetzt. Diese Praxis soll durch eine psychoanalytische *Sensibilisierung für unbewußte Konfliktanteile* verbessert werden. Dabei ist allerdings sorgfältig darauf zu achten, daß die spezifische Berufsidentität der Gruppenteilnehmer nicht gefährdet wird.

Die *Durchführung* einer Balint-Gruppe beruht auf einem *Grundschema*, das Variationen erlaubt (Giesecke & Rappe, 1982): Am Anfang der Gruppensitzungen, die 90 Minuten dauern und in regelmäßigen Abständen über mindestens ein Jahr stattfinden, handeln die Gruppenteilnehmer einen *Fall* aus, der anschließend vorgetragen wird. Als Fall gilt die (in institutionelle Rahmenbedingungen eingebettete) *Arbeitsbeziehung* zwischen dem Berichterstatter und einem seiner Klienten, die ihn aktuell vor ein klärungsbedürftiges Problem stellt.

Der *Berichterstatter* trägt frei vor, weil dies die Chance erhöht, daß sich aus der Art seiner *erinnerungsgeleiteten Darstellung*, mit der er der Gruppe die Arbeit mit seinem Klienten zu vergegenwärtigen sucht, wichtige beziehungsdiagnostische Hinweise ergeben. Denn der *freie Vortrag* wirkt *als Übertragungsangebot,* auf das die Gruppenteilnehmer mit ihren Gegenübertragungen reagieren (Körner, 1988). Dadurch entsteht ein bestimmtes Gruppenklima, das als spezifische Resonanz auf eine (Re-)Inszenierung des unbegriffenen Beziehungsproblems gilt, das man gemeinsam zur Sprache zu bringen sucht.

Damit sich diese Resonanz entfalten kann, müssen die Gruppenteilnehmer prinzipiell fähig und bereit sein, *dem Bericht in gleichschwebender Aufmerksamkeit zuzuhören.* Tun sie dies, so stellen sich berichtbegleitende Vorstellungen, Gefühle und Handlungsimpulse ein. In der für die Balint-Gruppe relevanten Erfahrungsschicht stammen sie aus der Berufspraxis der Gruppenteilnehmer, in der sich deren individuelle Lebensgeschichte als subjektive professionelle Kompetenz niedergeschlagen hat. Bereits während der Berichterstatter spricht, findet eine *nonverbale Kommunikation* der einzelnen Gegenübertragungsreaktionen statt. Dem Balint-Gruppen-Leiter hilft sie, den geeigneten Zeitpunkt abzuschätzen, an dem er den *Vortrag unterbricht* und die Gruppenteilnehmer auffordert, sich zu äußern.

Diese Aufforderung intendiert nicht, eine fachsprachliche Diskussion zu führen, schon gar nicht mit dem Berichterstatter. Deshalb soll er zunächst — von Informationsfragen abgesehen — auch nicht direkt angesprochen werden und sich selbst mit der *Zuhörerrolle* begnügen, gleich, was er von den anderen Gruppenteilnehmern an Einfällen zu hören bekommt. Intendiert ist, *sich über die Gegenübertragungsreaktionen zu verständigen* (→Übertragung — Gegenübertragung). Durch die Verständigungsbemühungen der Gruppenteilnehmer kommt nämlich ein *Gruppenprozeß* in Gang, der mit der Zeit eine *szenische Gestalt* gewinnt, die, so das grundlegende methodische Postulat der Balint-Gruppenarbeit, *das latente Beziehungsproblem des vorgetragenen Falles im Medium der manifesten Gruppendynamik abbildet.*

Dieses „Spiegelungsphänomen" (Beispiele: Heigl-Evers & Hering, 1970; Hegenscheidt-Renartz, 1986; Neraal, 1984; Pakesch, 1973) tritt umso wahrscheinlicher auf, „je stärker die Mitglieder der Gruppe sich mit den Personen im berichteten Fallbeispiel identifizieren" (Roth, 1984, S. 126). Denn dann übernehmen sie nach Maßgabe der ihnen psychostrukturell entsprechenden Identifikationsangebote „vorübergehend einen Part in dem Fallbericht, so als würden — wie auf einer Bühne — in der Gruppendiskussion Rollen verteilt" (ebd., S. 127).

Aufgabe des *Balint-Gruppen-Leiters* ist es, die Gruppenteilnehmer auf das Rollenspiel, das sich abzeichnet, aufmerksam zu machen und es mit ihnen gemeinsam als szenische Gestalt zu formulieren, die auf die unbewußte Dimension der ber.chteten Arbeitsbeziehung verweist. Nachdem sie von der Gruppe verbalisiert worden ist und der Berichterstatter Gelegenheit erhalten hat, nunmehr seinerseits zu dem erreichten Erkenntnisstand Stellung zu beziehen, setzt dies seinen unterbrochenen Bericht fort. Dieses *Sequenzmodell von Unterbrechung und Fortsetzung* folgt dem „Vorhersageprinzip" (Argelander, 1972, S. 101). Es greift über die einzelne Sitzung hinaus, da jede neue Sitzung mit Nachträgen zu früher besprochenen Fällen begonnen (oder beendet) wird.

„Die Technik des Nachtrages ist deshalb so außerordentlich wichtig, weil der Lernprozeß der Gruppenteilnehmer nicht nur durch momentane Evidenzerlebnisse gefördert wird, die die gelungene vorbewußte Leistung der Erfassung eines unbewußten Sinnzusammenhangs anzeigen, sondern in noch ausgeprägterem Maße durch die Bestätigung der aktuellen Bedeutung des erfaßten unbewußten Geschehens. Im allgemeinen erfolgt diese Bestätigung durch den Nachtrag, an dem der Vortragende der Gruppe beweisen kann, wieweit er sich, mit dem erarbeiteten Vorwissen ausgestattet, in die unbewußte Welt seines Gesprächspartners einfühlen konnte." (ebd., S. 175)

Die Arbeit als Balint-Gruppenleiter (Eicke, 1974; Furrer, 1974; Stephanos & Auhagen, 1977; Rosin, 1983) verlangt von einem Gruppenanalytiker eine *vergleichsweise direktive Haltung* (→ Gruppenleitung). Da die Gruppe eine *Arbeitsaufgabe* hat, muß er die Entwicklung von Abwehrverschränkungen zwischen Gruppenteilnehmern sowie Gruppenteilnehmern und sich selbst, die der Bewältigung dieser Aufgabe nicht förderlich sind, rechtzeitig unterbrechen, um tiefe(re) →Regressionen zu verhindern.

Vor allem ist der Berichterstatter zu schützen. Denn der gerät leicht in das Kreuzfeuer verletzender Kritik, wenn die Gruppe sich von unerträglichen Konfliktspannungen zu entlasten sucht. Die *Gewißheit, daß der Gruppenleiter und die anderen Gruppenteilnehmer grundsätzlich nicht an der eigenen beruflichen Integrität zweifeln*, ist aber eine notwendige Bedingung, um von Balint-Gruppenarbeit zu profitieren:

„Solange die wechselseitige Identifizierung der Mitglieder stark genug ist, kann der einzelne Belastungen ertragen, weil er sich von der Gruppe akzeptiert und unterstützt fühlt. Er hat nicht das Gefühl, daß seine Fehler und Mißerfolge, so beschämend sie sein mögen, ihn für die Gruppe wertlos machen, ganz im Gegenteil, er fühlt, daß er dadurch, daß seine Fehler als Diskussionsgrundlage benützt wurden, zum Fortschritt der Gruppe beigetragen hat." (Balint, 1957, S. 406)

Die Teilnehmer einer Balint-Gruppe sind weder „Schüler" noch „Patienten". Belehrungen und therapeutische Maßnahmen verfehlen das Gruppenziel. Daran müssen sich die Gruppenteilnehmer und mehr noch der Gruppenleiter halten. So deutet er die Neurotizismen eines Berichterstatters nicht, desgleichen drängt er ihn nicht dazu, den vorgestellten Klienten „besser" zu behandeln. *Experte ist der Gruppenanalytiker nur, was die Gruppenarbeit betrifft.* Ansonsten sieht Balint (1968) ihn wie jeden anderen Gruppenteilnehmer auch als einen Lernenden. Zusammen müssen sie sich eine angemessene Problemlösung erarbeiten: Es soll der „Geist einer gemeinsamen Forschungsgruppe" (ebd., S. 127) herrschen, in der das „Mehrwissen in bestimmten Hinsichten bei Wenigerwissen auf anderen Gebieten die Art unserer Beteiligung determiniert" (ebd., S. 130).

Wenn hier von *Forschung* die Rede ist, so meint dies primär die Selbstaufklärung der eigenen Berufspraxis, *um eine erfahrungsgesättigte Praxeologie zu erarbeiten.* Ob diese über die einzelne Balint-Gruppe hinaus wirksam werden kann, hängt nicht zuletzt vom *Bemühen* aller Beteiligten ab, *ihre gewonnenen Einsichten zu ordnen und zu dokumentieren* (→Evaluation). Daß ein solcher Aufwand lohnt, davon ist Balint überzeugt gewesen. Denn die Praktiker arbeiten in der Regel mit einem *Hintergrundwissen*, das mehr oder weniger stark von der jeweiligen „offiziellen" Theorie abweicht. Viele dieser Abweichungen lassen sich nicht einfach als Verzerrungen einer wahren Lehrmeinung abtun, sondern *enthalten wegweisende Modifikationen, die die Theorie optimieren können.* Zu diesem Zweck müssen sie zur Sprache kommen. Verfolgt die Balint-Gruppenarbeit dieses Ziel, so qualifiziert sie nicht nur ihre Teilnehmer, sondern etabliert zudem einen Entdeckungszusammenhang, in dem Forschungshypothesen entwickelt werden, deren Prüfung praxisrelevant ist.

So weisen zahlreiche Ergebnisberichte aus unterschiedlichen Praxisfeldern auf den Mechanismus der *Ambivalenzspaltung* hin: Gemeinsame Ambivalenzen werden in komplementäre Rollen aufgespalten, wobei jeder der Rollenspieler „den jeweils beim anderen lokalisierten Ambivalenzanteil bei sich selbst nicht bemerkt" (Bauriedl, 1983, S. 215). Zum Beispiel in der *Schule*:

„Zwischen Lehrern und ihren Schülern ergeben sich Rollenverteilungen, in denen die einen immer alles wissen müssen, überlegen sind und die Kontrolle in der Hand haben, die anderen immer weniger wissen müssen, unterlegen sind und sich unkontrolliert benehmen." (ebd.)

Gruppenanalyse und Organisationspsychologie. Standen am Anfang der Balint-Gruppenarbeit Gruppen einander fremder Personen, so gibt es inzwischen auch Ansätze, mit *Teams zu arbeiten*,
also *Gruppen, die institutionell einen Interaktionszusammenhang*
bilden (Drees, 1984; Hegenscheidt-Renartz, 1986; Wittenberger,
1985). Damit entstehen *fließende Übergänge zur Team-Supervision*
(Gfäller, 1986) und zur *Institutionsanalyse* (Pühl, 1988; Wellendorf, 1991).

Überhaupt ist einer der einflußreichsten Abnehmer gruppenanalytischer Theorie und Praxis die *Organisationspsychologie*, die
verstärkt „Die SEELE im Unternehmen" (Mertens & Lang, 1991)
thematisiert. Dabei hat vor allem das *Konzept der Unternehmenskultur* eine Öffnung der Disziplin für die Psychoanalyse bewirkt.
Wie Neuberger und Kompa (1987) überzeugend zeigen, ist dieses
Konzept aber selbst kaum mehr als die wissenschaftliche Ideologie
für eine Unternehmenspraxis, die die „institutionalisierte Abwehr"
(Mentzos, 1988) gegen Wünsche und Ängste der Unternehmens-
mitglieder modernisiert, die den Kapitalverwertungsinteressen
zuwiderlaufen. Dies geschieht dadurch, daß das Unternehmen die
Identifizierung mit diesen Interessen als *Identitätsversprechen*
glaubhaft zu machen sucht („corporate imagery and corporate
identity": Larcon & Reitter, 1984), das vor der Orientierungslosigkeit bewahrt, die dem Individuum in einer als *überkomplex und
anomisch* erlebten Gesellschaft droht.

Dieses kritisch zu beurteilende Verwertungsinteresse diskredi-
tiert freilich nicht grundsätzlich den Versuch, zur *gruppenanalytischen Aufklärung von organisationsdynamischen Konfliktpotentia-
len und deren Verarbeitung* beizutragen (Wells, 1980). Konstrukte
wie „management by guilt" (Levinson, 1984) oder „transferential
leadership" (Pauchant, 1991) bleiben allerdings naiv, solange sie
Beziehungserfahrungen aus therapeutischen →Settings als Muster
zur Beschreibung von organisationellem Handeln gebrauchen, ohne die veränderten Interaktionsbedingungen hinreichend zu bedenken. Die Folge ist eine Reifizierung dieser Erfahrungen, durch die
die Psychoanalyse *auf eine Eigenschaftsdiagnostik zurückgestutzt*
wird.

Gruppenanalyse und Psychohistorie. Ihre makrosoziale Anwendung findet die Gruppenanalyse in der Psychohistorie. Im Zentrum
dieser maßgeblich von deMause (1979, 1989a) entwickelten *ge-*

schichtswissenschaftlichen Disziplin stehen zwei miteinander verbundene Konzepte: historische Psychoklasse und historische Gruppenphantasie.

Als Psychoklasse bezeichnet deMause eine *Gruppe von Gesellschaftsmitgliedern mit vergleichbarer Kindheit: Sie sind ähnlichen elterlichen Erziehungspraktiken ausgesetzt gewesen und haben deshalb auch ähnliche Persönlichkeitsstrukturen ausgebildet.* Die Relevanz dieses Konzeptes liegt darin, daß es die tradierten Konzepte der Generation und der polit-ökonomischen Klasse zusammenbindet und auf die verallgemeinerbaren Erfahrungen ihrer Mitglieder bezieht. Denn es ist psychologisch weder sinnvoll, all diejenigen als Generation zu bestimmen, die zu einem Geburtsjahrgang gehören, noch all diejenigen als Klasse aufzufassen, die eine ähnliche Position in den herrschenden sozioökonomischen Verhältnissen einnehmen. Objektive Faktoren können nie derart prägend sein, daß sie alleine gleichsinnige Erfahrungen bedingen.

Der Einwand trifft allerdings ebenfalls auf deMause zu, unterstellt er doch, daß bestimmte elterliche Erziehungspraktiken zwangsläufig bestimmte Persönlichkeitsstrukturen erzeugen. Durch diesen *Determinismus* ist auch das Konzept der *Gruppenphantasie* geprägt.

DeMause nimmt an, daß Menschen mit einer ähnlichen Persönlichkeitsstruktur auch ähnliche (infantile) Wünsche und Ängste haben, die ähnliche (infantile) Phantasien evozieren, wie die Gesellschaft zu gestalten sei, damit die Wünsche erfüllt und die Ängste abgewehrt werden können. Aufgrund dieser Psychodynamik *schließen sich Menschen gesellschaftlichen Gruppen, Führern und Ideologien an, die ihre Phantasien bestätigen.* Folglich engagieren sich Menschen mit ähnlichen Persönlichkeitsstrukturen für die Verwirklichung ähnlicher →Gruppenphantasien.

Gruppenphantasien gelten dabei als Faktoren, die auf *Organisierung von Psychoklassen* drängen. Dieser Organisationsprozeß verfügt nach Auffassung von deMause über bedrohliche gesellschaftliche Sprengkraft, da ein auf Gruppenphantasien gründendes politisches Engagement dazu führt, *sich gegen das Realitätsprinzip zu immunisieren.* In dieser Argumentationsfigur erkennt man den Einfluß, den Bion (1971) mit seiner Unterscheidung von „Grundannahmengruppe" und „Arbeitsgruppe" auf die psychohistorische Theoriebildung gehabt hat.

Zusammenfassend bestimmt deMause (1989b) jene in einer bestimmten Gesellschaft in einem bestimmten Zeitraum *geteilten* Phantasien als historische Gruppenphantasien, die

„1. sich durch eine massive Verschiebung auf die öffentliche Bühne der Gefühle definieren, verbunden mit der Suche des Individuums nach Liebe,
2. es den Menschen erlauben, die Gruppen zu benutzen, um ihre gemeinsam geteilten privaten Gefühle ausleben zu können und
3. die unterdrückten Wünsche, Wutregungen und Verbote, die ihren Ursprung in den gemeinsam geteilten Kindheitserfahrungen der Gruppe haben, auszuagieren oder abzuwehren in der Lage sind,
4. dieselben Ich-Mechanismen der Aufspaltung, Zusammenziehung, Reaktionsbildung etc. benutzen wie die individuelle Phantasiebildung, nur daß sie sich
5. durch öffentliche Diskussion entwickeln und
6. aus den Materialien bestehen, die von den jüngsten geschichtlichen Ereignissen geliefert worden sind; die
7. Gruppenrollen nach Psychoklassen verteilen und
8. eine Gruppendynamik herstellen, die zu einem Zusammenbruch der Gruppenphantasien führen kann, zu einer Periode paranoider Zusammenbrüche mit der versuchsweisen Wiederherstellung durch die Bildung einer Gruppen-Verblendung; die
9. sich zu einem Gruppen-Trance-Stadium addieren und eine Entladung in gewaltsamen historischen Aktionen erforderlich machen könnten." (ebd., S. 131)

Psychohistorische Untersuchungen leisten wichtige *Beiträge zur älteren Geschichte*. Ein gutes Beispiel liefert etwa die Studie von Heinemann (1986), die die Greuel der *mittelalterlicher Hexenverfolgung als projektive Identifizierung* beschreibt.

Vordringliches Ziel des Programms, das deMause verfolgt, ist es aber, zur *Aufklärung der jüngsten Geschichte sowie des aktuellen Zeitgeschehens* beizutragen. Dabei betreibt er *Politikbeobachtung* und schlägt sogar vor, dies *kontinuierlich* zu tun, um frühzeitig die Vorzeichen für ein „Gruppen-Trance-Stadium" erkennen und deshalb bereits seinen Anfängen wehren zu können. Als Untersuchungsinstrument dient ihm die *„Phantasieanalyse"* (deMause, 1989b, S. 163ff.), bei der er *alle verfügbaren Zeugnisse der öffentlichen Meinungsbildung wie freie Assoziationen* behandelt, aus denen er die virulente Gruppenphantasie als deren latenten Sinn zu erschließen sucht. Auch wenn er die Analyse-Technik oftmals zu dogmatisch handhabt, ist die Methode doch vielversprechend.

Dies belegt vor allem die große Untersuchung „Reagans Amerika", in der deMause (1985) zeigt, daß Aufstieg und Fall US-amerikanischer Präsidenten davon abhängen, *ob sie die herrschenden Gruppenphantasien bedienen können*. Eine vergleichbare Phantasie-Analyse hat es in Deutschland bislang nicht gegeben. Zu erwähnen ist allenfalls die Erkundungsstudie „Projektionsfläche

Strauß", in der sich Bliersbach (1980) mit den phantasmatischen Gründen für die polarisierende Wirkung des (einstigen) Vorsitzenden der CSU befaßt.

Gruppenanalyse und Gruppendiskussionsmethode. Gruppenanalytische Erkenntnisse können auch nutzbar gemacht werden, um die *Dynamik gruppenbezogener sozialwissenschaftliche Erhebungsmethoden besser zu verstehen und dadurch deren Durchführung zu optimieren.* Dies gilt vor allem für die *Gruppendiskussion,* die zu den Datenerhebungsinstrumenten der qualitativen Sozialforschung gehört, wissenschaftlich bislang aber ein Schattendasein fristet, da sie methodologisch nicht hinreichend ausgearbeitet ist.

Sie kann als eine *spezifische Form von Gruppeninterview* (Morgan, 1983) aufgefaßt werden, hat sie sich doch nicht zuletzt aus der Kritik am standardisierten Einzelinterview entwickelt, das in der Umfrageforschung verwendet wird, um die öffentliche Meinung zu einem bestimmten Thema als aggregierte Durchschnittsmeinung der separat befragten Mitglieder einzelner oder mehrerer gesellschaftlicher Gruppen zu errechnen. Die Vertreter dieses Ansatzes unterstellen, es gäbe bei den Interviewten feststehende Meinungen und Einstellungen zu dem interessierenden Thema, die unabhängig von jeder Handlungssituation abrufbar sind. Als Generalunterstellung ist dies freilich unhaltbar: Meinungen und Einstellungen werden nicht nur situationsabhängig geäußert, *vielfach entstehen sie überhaupt erst in Konfrontation mit Meinungs- und Einstellungsäußerungen von Mitmenschen.*

Im deutschsprachigen Raum beginnt die Entwicklungslinie der Gruppendiskussion als Datenerhebungsinstrument in den fünfziger Jahren im Frankfurter Institut für Sozialforschung. Dort wurde sie von Pollock (1955) zur Untersuchung von Phänomenen des politischen Bewußtseins der deutschen Nachkriegsbevölkerung eingesetzt. Er stellte 121 Gruppen mit überwiegend homogenem soziodemographischem Hintergrund zusammen. Jeder dieser Gruppen legte er den fingierten Brief eines alliierten Soldaten vor, der nach fünfjähriger Besatzungszeit in einer Zeitung seines Heimatlandes über Deutschland berichtet. Sein Bericht bestand aus den negativen und positiven Schlagworten, die damals über die Deutschen in Umlauf waren (ebd., S. 501ff.). Dieser „Grundreiz", der gruppenanalytisch als spezifischer thematischer Übertragungsauslöser gelten darf, sollte die Gruppenteilnehmer zu einer Kontroverse provozieren, aus deren Verbatimprotokoll man Erkenntnisse über Identitätsbildungsprozesse zu gewinnen hoffte. Konkret zielte Pollock auf Strategien, die der Bewältigung der Ereignisse des Dritten Reiches dienten, wobei er sich von der psychoanalytischen Hypothese leiten ließ, *daß die Meinungen und Einstellungen geäußert sowie für wahr und richtig gehalten werden, die der Abwehr unerträglicher Konflikte am effektivsten dienen.*

Pollock findet überzeugende Belege, die seine Hypothese stützen. So erweisen sich viele Äußerungen von Mitgliedern der unterschiedlichsten Gruppen als kombinierte Abwehr aus Projektion und Rationalisierung. Sie liegt etwa dann vor, wenn Gruppenteilnehmer anführen, die Schuld, die die Deutschen im Dritten Reich auf sich geladen haben, sei durch die Bombardierung deutscher Städte wettgemacht (ebd., S. 358ff.).

Über die Analyse solcher abwehrdienlicher Argumente hinaus studiert Pollock den *Gruppenprozeß.* Seinem Integrationsmodell (ebd., S. 456) zufolge sind sechs *Diskussionsphasen* zu beobachten, die alle Gruppen mehr oder minder klar ausgeprägt durchlaufen: „Fremdheit", „Orientierung", „Anpassung", „Vertrautheit", „Konformität" und „Abklingen der Diskussion". Aus ihnen wird deutlich, daß es den Gruppenteilnehmern primär, wenn auch unausgesprochen, nicht um sachliche Urteilsbildung, sondern um die „Befriedigung psychologischer Bedürfnisse" (ebd., S. 475) geht. Pollock schließt dies daraus,

„daß die Intensität der Diskussion nach erreichter Integration nachließ, als wäre die Vereinheitlichung der Gruppe [Konformität] das Ziel gewesen, um dessentwillen man diskutierte. [...] Das dringendste Bedürfnis scheint in der Richtung zu liegen, der quälend empfundenen Einsamkeit zu entfliehen und in eine Art von Gemeinschaft aufgenommen zu werden, sei es auch nur für ein paar Stunden. Eines der konstituierenden Elemente des Gemeinschaftsgefühls ist aber die herrschende Ideologie. In der Diskussion wird offenbar, welche Meinungen und Reaktionsweisen das Individuum zeigen muß, damit es von der Gruppe akzeptiert wird. Die Erfüllung dieser Forderung fällt dem einzelnen Teilnehmer umso leichter, je stärker sein bewußter oder unbewußter Wunsch ist, dazuzugehören" (ebd.).

Mit der letzten Bemerkung ist bereits angedeutet, wonach es *demokratietheoretisch* zu fragen gilt: nach den *Faktoren, die der Entwicklung eines totalitären Gruppenkonsensus widerstehen.* Diese Frage, zu deren Beantwortung Pollock allerdings nur wenig beiträgt („desintegrationsfördernde Faktoren": ebd., S. 468ff.), hat bis heute nichts an Relevanz verloren.

Verfolgt man den methodologischen Weg der Gruppendiskussion seit damals, so gabelt er sich: In der einen Richtung liegen

Versuche, sie dem „normativen Paradigma" einzugliedern und also den Kriterien der *quantitativ-empirischen* Sozialforschung anzupassen. Diese Versuche sind an der Komplexität der Gruppensituation *gescheitert*. Die andere Richtung entwickelt Pollocks *empirisch-hermeneutischen* Ansatz im Rahmen des „interpretativen Paradigmas" weiter (U. Volmerg, 1977).

Die ergiebigsten Weiterentwicklungen stammen dabei aus der Arbeitsgruppe um Leithäuser, die Gruppendiskussionen als „*themenzentrierte Interaktionen*" (Cohn, 1976) durchführt und deren Verbatimprotokolle auf Abwehrmechanismen hin analysiert, die sie theoretisch als „Mechanismen des Alltagsbewußtseins" (Leithäuser & B. Volmerg, 1977, S. 108ff.) konzipiert. Exemplarisch sei auf die Untersuchung „Kriegsängste und Sicherheitsbedürfnis" (B. Volmerg et al., 1983) verwiesen, die zeigt, daß die *Wahrnehmung des (damaligen) Ost-West-Konflikts eine Resultante der Verarbeitung von lebenspraktischen Konflikten* ist, die für bestimmte soziale Gruppen — unter anderen: Polizeibeamte, Lehrer, Manager und Werftarbeiter — typisch sind.

Rolf Haubl

Literaturempfehlungen

deMause, L. (1985). Reagans Amerika. Frankfurt/M.: Roter Stern/Stroemfeld.

deMause, L. (1989). Grundlagen der Psychohistorie. Frankfurt/M.: Suhrkamp.

Lawrence, W.G. (Ed.) (1978). Exploring individual and organisational boundaries: a Tavistock open systems approach. Chichester: Wiley.

Leithäuser, Th. & Volmerg, B. (1988). Psychoanalyse in der Sozialforschung. Opladen: Westdeutscher Verlag.

Mertens, W. & Lang, H.-J. (1991). Die SEELE im Unternehmen. Psychoanalytische Aspekte von Führung und Organisation im Unternehmen. Berlin: Springer.

Nießen, M. (1977). Gruppendiskussionsverfahren: Interpretative Methodologie, Methodenbegründung, Anwendung. München: Fink.

Pühl, H. (Hg.) (1990). Handbuch der Supervision: Beratung und Reflexion in Ausbildung und Organisation. Berlin: Edition Marhold.

Literaturverzeichnis

Abend, S. M. (1979). Unconscious fantasy and theories of cure. Journal of the American Psychoanalytic Association, 27, 579-596.

Ackerman, N.S. (1955). Interaction process in a group and the role of the leader. Psychoanalysis and the Social Sciences, 4, 111-120.

Adler, A. (1973). Der Sinn des Lebens. Frankfurt/M.: Fischer.

Adorno, Th.W. (1973). Minima Moralia. Reflexionen aus dem beschädigten Leben. Frankfurt/M.: Suhrkamp.

Alexander, F. (1950). Analysis of the therapeutic factors in psychoanalytic treatment. Psychoanalytic Quarterly, 19, 482-500.

Allen, J.G. (1973). Implications of research in self-disclosure for group psychotherapy. International Journal of Group Psychotherapy, 23, 306-321.

Alonso, A. & Rutan, J.S. (1988). The experience of shame and the restoration of self-respect in group therapy. International Journal of Group Psychotherapy, 38, 3-14.

Alsford, C.F. (1990). Reparation and civilization. A Kleinian account of the large group. Free Associations, 19, 7-30.

Anzieu, D. (1991). Das Haut-Ich. Frankfurt/M.: Suhrkamp.

Arbeitshefte Gruppenanalyse (1991). Schwerpunktheft: Geschlechterverhältnisse in der Gruppenpsychotherapie. 6. Jahrgang, Heft 1.

Ardjomandi, M.E. (1993). Der fremde Gruppenanalytiker und die fremde Kultur. Gruppenanalyse, 3 (2), 1-18.

Argelander, H. (1972). Gruppenprozesse. Wege zur Anwendung der Psychoanalyse in Behandlung, Lehre und Forschung. Reinbek: Rowohlt.

Argelander, H. (1974). Kombinierte Einzel- und Gruppentherapie — eine Frage. Gruppenpsychotherapie und Gruppendynamik, 8, 141-151.

Argelander, H. (1979). Die kognitive Organisation psychischen Geschehens. Stuttgart: Klett-Cotta.

Argelander, H. (1981). Was ist eine Deutung? Psyche, 35, 999-1005.

Argelander, H. (1984). Eine vergleichende Textstudie von Verbatim- und Gedächtnisprotokollen. Psyche, 38, 385-419.

Argelander, H. (1985). Betrachtungen über die Begründung psychoanalytischer Regeln. In V. Friedrich & H. Ferstl (Hg.), Bruchstellen in der Psychoanalyse (S. 11-21). Frankfurt/M.: Fachbuchhandlung für Psychologie.

Argelander, H., Bechter, R., Durner, A. & Thomä, H. (1976). Ein kasuistischer Beitrag zur Erfolgsbeurteilung bei Gruppenpsychotherapie. Gruppenpsychotherapie und Gruppendynamik, 10, 293-312.

Ariés, E. (1976). Interaction patterns and themes of male, female and mixed groups. Small Group Behavior, 7, 7-18.

Literaturverzeichnis

Arlow, J.A. (1977). Die Affekte in der psychoanalytischen Situation. Psyche, 31, 637-659.

Aronson, M.L. (1972). Intensifying the group process: techniques to raise intensity. Psychiatry Annual, 2, 39-56.

Ashback, C. & Schermer, V.L. (1987). Object relations, the self and the group. London: Routledge & Kegan Paul.

Bales, R.F. & Borgatta, E.F. (1966). Size of group as a factor in the interaction profile. In A.P. Hare & E.F. Borgatta, R.F. Bales (Eds.), Small groups. Studies in social interactions (pp. 495-536). New York: Knopf.

Bales, R.F. & Cohen, S.P. (1982). SYMLOG. Ein System der mehrstufigen Beobachtung von Gruppen. Stuttgart: Klett-Cotta.

Balint, M. (1957). Der Arzt, sein Patient und die Krankheit. Stuttgart: Klett.

Balint, M. (1968). Die Struktur der „training-cum-research"-Gruppen und deren Auswirkungen auf die Medizin. Jahrbuch der Psychoanalyse, 5, 125-146.

Balint, M. (1970). Therapeutische Aspekte der Regression. Stuttgart: Klett.

Balzer, W., Küchenhoff, B. & Rauch, H. (1985). Gruppenverläufe bei stationären analytischen Psychotherapiegruppen — mit einem Vergleich psychosomatischer und psychoneurotischer Patienten. Eine empirische Untersuchung mittels der Interaktionsprozeßanalyse nach Bales. Gruppenpsychotherapie und Gruppendynamik, 20, 273-296.

Balzer, W., Küchenhoff, B., Rauch, H. & Sellschopp-Rüppel, A. (1980). Kurzzeitergebnisse und prognostische Gesichtspunkte bei stationären analytischen Psychotherapiegruppen. Eine empirische Untersuchung mittels der Interaktionsprozeßanalyse nach Bales. Gruppenpsychotherapie und Gruppendynamik, 16, 268-286.

Bardé, B. (1987). Psycho- und soziodynamische Aspekte von Streß-Situationen in der Klinik. Wege zum Menschen, 8, 483-503.

Bardé, B. (1993a). Das Unsichtbare und das Unsagbare in der Psychoanalyse Sigmund Freuds. Überlegungen zu Struktur und Dialektik des Unbewußten. Frankfurt/M.: Haag & Herchen.

Bardé, B. (1993b). Die psychotherapeutische Behandlung der Patienten durch ein therapeutisches Team. Zur Theorie, Empirie und Klinik der psychoanalytisch orientierten stationären Psychotherapie. In B. Bardé & D. Mattke (Hg.), Therapeutische Teams (S. 46-92). Göttingen: Vandenhoeck & Ruprecht.

Bar-Levav, R. (1979). The treatment of preverbal hunger and rage in a group. International Journal of Group Psychotherapy, 27, 458-469.

Barry, H. (1972). Gruppenpsychotherapie in der privaten Praxis. In H.G. Preuss (Hg.), Analytische Gruppenpsychotherapie. Grundlagen und Praxis (S. 177-183). München: Urban & Schwarzenberg.

Barthes, R. (1981). Das Reich der Zeichen. Frankfurt: Suhrkamp.

Battegay, R. (1972). Gruppendynamische Prozesse II: Katharsis — Einsicht — Wandlung. In H.G. Preuss (Hg.), Analytische Gruppenpsychotherapie. Grundlagen und Praxis (S. 29-43). München: Urban & Schwarzenberg.

Battegay, R. (1973). Der Mensch in der Gruppe, Bd. 2: Allgemeine und spezielle gruppenpsychotherapeutische Aspekte. Bern: Huber.

Battegay, R. (1976). Ödipuskonflikt, Rivalitätskonflikt, narzißtisches Gruppenselbst: drei Kernprobleme. Dynamische Psychiatrie, 9 (4), 300-313.

Battegay, R. (Hg.) (1988). Narzißmus beim Einzelnen und in der Gruppe. Bern: Huber.

Bauriedl, Th. (1983). Balintgruppen. In W. Mertens (Hg.), Psychoanalyse. Ein Handbuch in Schlüsselbegriffen (S. 212-222). München: Urban & Schwarzenberg.

Beakeland, F. & Lundwall, L. (1975). Dropping out of treatment. A critical review. Psychological Bulletin, 82, 783-779.

Beckmann, D. & Richter, H.E. (1972). Der Gießen-Test. Ein Test für Individual- und Gruppendiagnostik. Handbuch. Bern: Huber.

Bednar, R.L. & Kaul, T.J. ([2]1978). Experimental group research: current perspectives. In A.E. Bergin & S.L. Garfield (Eds.), Handbook of psychotherapy research and behavior change: an empiricial analysis (pp. 769-816). New York: Wiley.

Bednar, R.L. (1970). Group psychotherapy research variables. International Journal of Group Psychotherapy, 20, 146-151.

Behr, H.L. (1990). Block trainings: the influence of the modified setting on the group-analytic process. Group Analysis, 23, 347-354.

Behr, H.L., Hearst, L.E. & van der Kleij, G.A. (1985). Die Methode der Gruppenanalyse im Sinne von Foulkes. In P. Kutter (Hg.), Methoden und Theorie der Gruppenpsychotherapie. Psychoanalytische und tiefenpsychologische Perspektiven (S. 93-119). Stuttgart: frommann-holzboog.

Beland, H. (1992). Die zweifache Wurzel des Gefühls. Jahrbuch der Psychoanalyse, 29, 63-91.

Berland, P.I. & Poggi, R. (1974). Expressive group psychotherapy with the aging. International Journal of Group Psychotherapy, 29, 87-107.

Berman, L. (1949). Countertransference and attitudes of the analyst in the therapeutic process. Psychiatry, 12, 159-166.

Bernardez, I. & Stein, T. (1979). Separating the sexes in group therapy. An experiment with men's and women's groups. International Journal of Group Psychotherapy, 29, 493-502.

Berzon, B., Pious, C. & Farson, R. (1963). The therapeutic event in group psychotherapy: a study of subjective reports by group members. Journal of Individual Psychology, 19, 204-212.

Biermann-Ratjen, E.M. & Eckert, J. (1982). Differentielle Indikation für Psychotherapie in der Praxis. In J. Howe (Hg.), Therapieformen im Dialog. Anwendungen und Integration von Gesprächspsychotherapie, Psychoanalyse und Verhaltenstherapie (S. 11-22). München: Kösel.

Bion, W.R. (1957). Differentiation of the psychotic from the non-psychotic personalities. International Journal of Psychoanalysis, 38, 266-275.

Bion, W.R. (1959). Attacks on linking. International Journal of Psychoanalysis, 40, 308-315.

Bion, W.R. (1971). Erfahrungen in Gruppen und andere Schriften. Stuttgart: Klett-Cotta.

Bion, W.R. (1982). Die Sprache und der Schizophrene. In Anzieu, D., Gibello, B., Gori, R., Anzieu, A., Barrau, B., Mathieu, M. & Bion, W.R. (1982). Psychoanalyse und Sprache. Vom Körper zum Sprechen (S. 235-255). Paderborn: Junfermann.

Bion, W.R. (1990). Lernen durch Erfahrung. Frankfurt/M.: Suhrkamp.

Bion, W.R. (1992). Elemente der Psychoanalyse. Frankfurt/M.: Suhrkamp.

Bircher, M., Six, P., Steiner-König, U. & Keller, W. (1979). Gruppenpsychotherapie mit Patienten in höherem und und hohen Lebensalter. Erfahrungen in einer Geriatrischen Klinik. Gruppenpsychotherapie und Gruppendynamik, 14, 326-347.

Blanck, G. & Blanck, R. (1974). Angewandte Ich-Psychologie. Stuttgart: Klett-Cotta.

Blaser, A. (1977). Der Urteilsprozeß bei der Indikationsstellung zur Psychotherapie. Bern: Huber.

Blaser, A. (1989). Role stereotypes in selecting patients for psychotherapy. Psychotherapy and Psychosomatic, 33, 59-68.

Bleger, J. (1968). Symbiosis y ambeguedad. Estudio psicoanalytico. Buenos Aires.

Bliersbach, G. (1980). Projektionsfläche Strauß. Psychologie heute, 7 (3), 20-34.

Bloch, S. & Crouch, E. (1985). Therapeutic factors in group psychotherapy. Oxford: University Press.

Bloch, S., Crouch, E. & Reibstein, J. (1982). Therapeutic factors in group psychotherapy. Archiv of General Psychiatry, 38, 519-526.

Blomert, R. (1988). Psyche und Zivilisation. Münster: Lit.

Bond, G.R. & Lieberman, M.A. (1978). Selection criteria for group therapy. In J.P. Brady & H.K.H. Brodie (Eds.), Controversy in psychiatry (pp. 114-133). Philadelphia: Saunders.

Bond, G.R. (1983). Normregulation in therapy groups. In R.R. Dies & K.R. MacKenzie (Eds.), Advances in group psychotherapy: integrating research and practice (pp. 171-191). New York: International Universities Press.

Bosse, H. (1982). Defence alliance. From anxiety to method in the analytic group. Group Analysis XV/1, 24-37.

Bowlby, J. (1982). Psychoanalyse als Kunst und Wissenschaft. In ders., Das Glück und die Trauer (S. 197-217). Stuttgart: Klett.

Bradley, M.Z. (1986). Die Nebel von Avalon. Frankfurt/M.: Fischer.

Brenner, Ch. (1986). Elemente des seelischen Konflikts. Frankfurt/M.: Fischer.

Breuer, S. (1992). Sozialpsychologische Implikationen der Narzißmustheorie. Psyche, 46, 1-31.

Brody, M. & Harrison, S.I. (1954). Group psychotherapy with stutterers. International Journal of Group Psychotherapy, 4, 154-162.

Brody, M. (1974). Interpretation in psychoanalysis: some clinical considerations. International Journal of Psychoanalysis, 3, 204-216.

Brook, P. (1988). Der leere Raum. Berlin: Alexander Verlag.

Bucher, J., Smith, E. & Gillespie, C. (1984) Short-term group therapy for stroke patients in a rehabilitations centre. British Journal of Medical Psychology, 57, 283-290.

Buchholz, M.B. (1982). Psychoanalytische Methode und Familientherapie. Frankfurt/M.: Fachbuchhandlung für Psychologie.

Buchholz, M.B. (1990). Die unbewußte Familie. Psychoanalytische Studien zur Familie in der Moderne. Berlin: Springer.

Buchholz, M.B. (1993). Metaphern in der „talking cure" — die Rhetorik der „Arbeit am Widerstand". In ders. (Hg.), Metaphernanalyse (S. 171-207). Göttingen: Vandenhoeck & Ruprecht.

Buck, R. (1980). Nonverbal behavior and the theory of emotion: the facial feedback hypothesis. Journal of Personality and Social Psychology, 38, 811-824.

Budman, S.H. (Ed.) (1985). Forms of brief therapy. New York: Guilford.

Budman, S.H., Bennet, M.J. & Wisneski, M.J. (1985). An adult developmental model of short-term group psychotherapy. In S.H. Budman (Ed.), Forms of brief therapy (pp. 309-341). New York: Guilford.

Budman, S.H. & Bennet, M.J. (1983). Short-term group psychotherapy. Group, 5, 25-32.

Buie, D.H. (1981). Empathy: it's nature and limitations. Journal of the American Psychoanalytic Association, 29, 281-307.

Bumke, J. (1986). Höfische Kultur. Literatur und Gesellschaft im hohen Mittelalter. München: Beck.

Burke, A.M. (1982). The angry patient in the large group: classification and management at a London university unit. In M. Pines & L. Rafaelsen (Eds.), The individual and the group, vol. 2 (pp. 49-55). New York: Plenum.

Burrow, T. (1925). Die Laboratoriumsmethode in der Psychoanalyse. Internationale Zeitschrift für Psychoanalyse, 24, 375-386.

Burrow, T. (1926). Die Gruppenmethode in der Psychoanalyse. Imago, 12, 211-222.

Burrow, T. (1928). The basis of group analysis or the reactions of normal and neurotic individuals. British Journal of Medical Psychology, 8, 198-206.

Canetti, E. (1992). Masse und Macht. Hildesheim: Claassen.

Literaturverzeichnis

Cappiello, A., Zanasi, M. & Fiumarain, R.S. (1988). The therapeutic value of the silent observer: clinical experience in group analysis. Group Analysis 21 (3), 227 — 231.

Carotenuto, A. (Hg.) (1986). Tagebuch einer heimlichen Symmetrie. Sabina Spielrein zwischen Jung und Freud. Freiburg: Kore.

Chalfe, L. (1964). The use of dreams in psychoanalytic group psychotherapy. Psychoanalytic Review, 51, 125-132.

Chasseguet-Smirgel, J. (1981). Das Ichideal. Psychoanalytischer Essay über die „Krankheit der Idealität". Frankfurt/M.: Suhrkamp.

Cicourel, A.V. (1975). Sprache in der sozialen Interaktion. München: List.

Cierpka, M., Ohlmeier, D. & Schaumburg, C. (1980). Personalpronomina als Indikatoren für interpersonale Beziehungen in einer psychoanalytischen Gruppentherapie. Psychotherapie und Medizinische Psychologie, 30, 212-217.

Cierpka, M., Ohlmeier, D. & Schaumburg, C. (1983). Die Veränderung im Gebrauch von Personalpronomina in einer psychoanalytischen Gruppentherapie. Gruppenpsychotherapie und Gruppendynamik, 18, 205-216.

Coché, E. (1969). Abwehrmechanismen und Verhalten in Gruppen. Gruppenpsychotherapie und Gruppendynamik, 3, 2-10.

Coché, E. (1980). „Self-Disclosure" und Gruppentherapie. Gruppenpsychotherapie und Gruppendynamik, 16, 229-239.

Coché, E. & Dies, R.R. (1981). Integration research findings into the practice of group psychotherapy. Psychotherapy, 18, 410-416.

Cohn, R.C. (1976). Von der Psychoanalyse zur themenzentrierten Interaktion. Stuttgart: Klett.

Cole, P.M. (1985). Display rules and the socializationn of affective displays. In G. Zivin (Ed.), The development of expressive behavior. Biology-environment-interaction (pp. 269-290). Orlando: Academic Press.

Cook, O.A.G., Fox, C.A., Weaver, C.M. & Rooth, F.G. (1991). The Berkeley Group: ten years experience of a group for non-violent sex offenders. British Journal of Psychiatry, 158, 238-243.

Cooper, A.M. (1986). Some limitations on therapeutic effectiveness: the „burnout syndrome" in psychoanalysis. Psychoanalytic Quarterly, 55, 576-598.

Corsini, R.J. & Rosenberg, B. (1963). Mechanisms of group psychotherapy. Process and dynamics. In M. Rosenbaum & M. Berger (Eds.), Group psychotherapy and group function (pp. 340-351). New York: Basic Books.

Cremerius, J. (1962). Die Beurteilung des Behandlungserfolges in der Psychotherapie. Berlin: Springer.

Cremerius, J. (1977). Grenzen und Möglichkeiten der psychoanalytischen Behandlungstechnik bei Patienten mit Über-Ich-Störungen. Psyche, 31, 593-636.

Cremerius, J. (1981a). Die Präsenz des Dritten in der Psychoanalyse. Zur Problematik der Fremdfinanzierung. Psyche, 35, 1-41.

Cremerius, J. (1981b). Freud bei der Arbeit über die Schulter geschaut. Seine Technik im Spiegel von Schülern und Patienten. In U. Ehebald & F.W. Eickhoff (Hg.), Humanität und Technik in der Psychoanalyse (S. 123-158). Bern: Huber.

Cremerius, J. (1984). Die psychoanalytische Abstinenzregel. Vom regelhaftem zum operationalen Gebrauch. Psyche, 38, 769-800.

Cremerius, J. (1987). Sabina Spielrein — ein frühes Opfer der psychoanalytischen Berufspolitik. Forum der Psychoanalyse, 3, 127-142.

Curry, A.E. (1967). Large therapeutic groups. A critique and appraisal of selected literature. International Journal of Group Psychotherapy, 17, 536-547.

Czogalik, D. & Költzow, R. (1987). Zur Normierung des Stuttgarter Bogens. Gruppenpsychotherapie und Gruppendynamik, 23, 36-45.

Danzinger, R. (1983). Psychoanalytische Beobachtungen an großen Gruppen. Zeitschrift für Gruppenpsychotherapie und Gruppendynamik, 19, 63-76.

Davis, M. & Wallbridge, D. (1983). Eine Einführung in das Werk von D.W. Winnicott. Stuttgart: Klett-Cotta.

Davis-Osterkamp, S., Jung, K., Ott, J. & Heigl-Evers, A. (1980). Therapeutische Faktoren in zwei Formen psychoanalytisch orientierter Gruppentherapie. Gruppenpsychotherapie und Gruppendynamik, 25, 313-328.

de Maré, P. (1982). Large group perspectives. In M. Pines & L. Rafaelsen (Eds.), The individual and the group (pp. 365-377). New York: Plenum.

de Maré, P. (1989). The history of large group phenomena in relation to group analytic psychotherapy: the story of a median group. Group, 13, 173-197.

de Maré, P., Piter, R. & Thompson, S. (1991). Koinonia. From hate through dialogue to culture in the large group. London: Karnac.

Dehe, W., Kontos, J., Markert, F., Mentzos, S. & Rothe, H.J. (1979). Abgebrochene psychotherapeutische Behandlungen. Praxis der Psychotherapie und Psychosomatik, 24, 165-183.

deMause, L. (1979). Über die Geschichte der Kindheit. Frankfurt/M.: Suhrkamp.

deMause, L. (1985). Reagans Amerika. Frankfurt/M.: Roter Stern/Stroemfeld.

deMause, L. (1989a). Grundlagen der Psychohistorie. Frankfurt/M.: Suhrkamp.

deMause, L. (1989b). Historische Gruppenphantasien. In ders., Grundlagen der Psychohistorie (S. 131-230). Frankfurt/M.: Suhrkamp.

Deneke, F.W. (1982). Analytische Gruppentherapien. Eine Prozeß- und Erfolgsstudie. Gruppenpsychotherapie und Gruppendynamik. Beiheft 11.

Deserno, H. (1984). Zwei unterschiedliche Konstellationen des Übertragungswiderstandes im Prozeß der psychoanalytischen Gruppentherapie. fragmente 12/13, 26-41.

Deserno, H. (1990). Die Analyse und das Arbeitsbündnis. Eine Kritik des Arbeitsbündniskonzepts. München: Verlag Internationale Psychoanalyse.

Deter, H. & Allert, G. (1983). Group therapy for asthma patients: a concept for the psychosomatic treatment of patients in a medical clinic. A controlled study. Psychotherapy and Psychosomatics, 40, 95-105.

Literaturverzeichnis

Devereux, G. (1976). Angst und Methode in den Verhaltenswissenschaften. Frankfurt/M.: Ullstein.

Dick, B. (1975). A ten year study of out-patient analytic group therapy. British Journal of Psychiatry, 127, 365-375.

Dick, B. (1983). Out-patient analytic group psychotherapy: a ten-year study of the outcome. In M. Pines (Ed.), The evolution of group analysis (pp. 54-75). London: Routledge & Kegan Paul.

Dies, R.R. (1977). Group therapist transparency: a critique of theory and research. International Journal of Group Psychotherapy, 27, 177-200.

Dies, R.R. (1979). Group psychotherapy. Reflections on three decades of research. Journal of Applied Behavioral Science, 15, 361-373.

Dies, R.R. (1983). Clinical implications of research on leadership in short-term group psychotherapy. In R.R. Dies & K.R. MacKenzie (Eds.), Advances in group psychotherapy: integrating research and practice. New York: International Universities Press.

Dies, R.R., Mallet, J. & Johnson, F. (1979). Openess in the co-leader relationship. Its effects on group process and outcome. Small Group Behavior, 10, 523-546.

Dion, K.L. (1985). Sex, gender, and groups: selected issues. In V.E. O'Leary, R.K. Unger & B.S. Wallston (Eds.), Woman, gender, and social psychology (pp. 293-347). Hillsdale: Erlbaum.

Dolto, F. (1987). Das unbewußte Bild des Körpers. Weinheim: Quadriga.

Drees, A. (1984). Balintgruppen in Institutionen. Gruppenpsychotherapie und Gruppendynamik, 20, 76-86.

Dührssen, A. (1964). Katamnestische Untersuchungen zur Gruppentherapie. Zeitschrift für psychosomatische Medizin, 12, 120-126.

Dührssen, A. (1985). Dynamische Psychotherapie, Psychoanalyse und analytische Gruppenpsychotherapie im Vergleich. Zeitschrift für Psychosomatische Medizin, 32, 161-180.

Durkin, H.E. (1964). The group in depth. New York: International University Press.

Durkin, H.E. (1971). Transferences in group psychotherapy revisited. International Journal of Group Psychotherapy, 21, 11-22.

Durkin, H.E. (1981). The technical implications of general system theory for group psychotherapy. In dies. (Ed.), Living groups: group psychotherapy and general system theory (pp. 172-199). New York: Brunner/Mazel, Publ.

Durkin, J.E. (Ed.) (1981). Living systems: group psychotherapy and general system theory. New York: Brunner/Mazel, Publ.

Durkin, J.E. (1982). Change in group psychotherapy. Therapy and practice: a systems perspective. International Journal of Group Psychotherapy, 32, 431-444.

Dürrenmatt, F. (1990). Labyrinth. Stoffe 1-3. Zürich: Diogenes.

Eber, M. & Kunz, L. (1984). The desire to help others. Bulletin of the Menninger Clinic, 48, 125-140.

Eckert, J. & Biermann-Ratjen, E.-M. (1985). Stationäre Gruppenpsychotherapie. Berlin: Springer.

Eckert, J. & Biermann-Ratjen, E.-M. (1990). Ein heimlicher Wirkfaktor: Die „Theorie" der Therapeuten. In V. Tschuschke & D. Czogalik (Hg.), Psychotherapie — Welche Effekte verändern. Zur Frage der Wirkmechanismen therapeutischer Effekte (S. 272-288). Berlin: Springer.

Eckert, J., Biermann-Ratjen, E.-M., Tönnies, S. & Wagner, W. (1981). Heilfaktoren in der Gruppenpsychotherapie. Gruppenpsychotherapie und Gruppendynamik, 17, 142-162.

Edelson. M. (1970). The practice of sociotherapy. New York: Yale University Press.

Edelson. M. (1991). Die Beweiskraft der klinischen Daten des Psychoanalytikers. In A. Grünbaum (Hg.), Kritische Betrachtungen zur Psychoanalyse. Adolf Grünbaums „Grundlagen" in der Diskussion (S. 51-56). Berlin: Springer.

Edelstein, W. & Keller, M. (1982). Perspektivität und Interpretation. Zur Entwicklung des sozialen Verstehens. In W. Edelstein & M. Keller (Hg.), Perspektivität und Interpretation. Beiträge zur Entwicklung des sozialen Verstehens (S. 9-47). Frankfurt/M.: Suhrkamp.

Edwards, N. (1977). Dreams, ego psychology and group interaction in analytic group psychotherapy. Group, 1, 32-47.

Eggert-Schmid Noerr, A. (1991). Geschlechtsrollenbilder und Arbeitslosigkeit. Eine gruppenanalytische Studie. Mainz: Grünewald.

Ehlers, W., Tschuschke, V., Ardjomandi, M.E. & Koechel, R. (1993). Das Praxisfeld der analytischen Gruppentherapie in der Sektion „Analytische Gruppenpsychotherapie" der DAGG: Die statistische Auswertung einer Befragung von Mitgliedern. Gruppenpsychotherapie und Gruppendynamik, 29, 21-41.

Eicke, D. (1974). Technik der Gruppenleitung von Balint-Gruppen. In B. Luban-Plozza (Hg.), Praxis der Balint-Gruppen (S. 128-128). München: Lehmanns.

Eissler, K.R. (1960). Variationen in der psychoanalytischen Technik. Psyche, 13, 609-625.

Erdheim, M. (1982). Die gesellschaftliche Produktion von Unbewußtheit. Eine Einführung in den ethnopsychoanalytischen Prozeß. Frankfurt/M : Suhrkamp.

Erdheim, M. (1992). Kultur und Sozialisation. Gruppenpsychotherapie und Gruppendynamik, 28, 265-278.

Erikson. E.H. (1966). Identität und Lebenszyklus. Frankfurt/M.: Suhrkamp.

Erikson. E.H. (1970). Jugend und Krise. Die Psychodynamik im sozialen Wandel. Stuttgart: Klett.

Ermann, M. (1982). Zur analytischen Psychotherapie von Patienten mit strukturellen Ichstörungen in der Gruppe. Gruppenpsychotherapie und Gruppendynamik, 18, 84-91.

Literaturverzeichnis

Ermann, M. (1984). Von der Psychodynamik zur Interaktion des Widerstandes. Praxis der Psychotherapie und Psychosomatik, 29, 61-70.

Ermann, M. (1987). Behandlungskrisen und die Widerstände des Psychoanalytikers. Bemerkungen zum Gegenübertragungswiderstand. Forum der Psychoanalyse, 3, 100-111.

Esser, P. (Hg.) (1987). Psychologische Gruppenarbeit im Rahmen der Rehabilitation von Herzpatienten. Stuttgart: Enke.

Etchegoyen, R.H. (1982). The relevance of the 'Here and Now'-tranceference interpretation for the reconstruction of early psychic development. International Journal of Psychoanalysis, 63, 5-76.

Ezriel, H. (1950). A psychoanalytical approach to group treatment. British Journal of Medical Psychology, 23, 59-74.

Ezriel, H. (1952). Comments on psychoanalytic group psychotherapy. Interpretation and research. Psychiatry, 15, 119-126.

Ezriel, H. (1956). Experimentation within the psychoanalytic session. British Journal of Philosophy of Science, 7, 29-48.

Ezriel, H. (1959). The role of transference in psychoanalytic and other approaches to group treatment. Acta Psychotherapeutica, 7, 101-116.

Ezriel, H. (1960). Übertragung und psychoanalytische Deutung in der Einzel- und Gruppenpsychotherapie. Psyche, 9, 496- 523.

Fast, I. (1991). Von der Einheit zur Differenz. Psychoanalyse der Geschlechtsidentität. Psychoanalyse der Geschlechterdifferenz. Berlin: Springer.

Fenichel, O. (1985). Schautrieb und Identifizierung. In ders., Aufsätze, Bd. 1 (S. 382-408). Frankfurt/M.: Ullstein.

Ferenczi, S. (1982). Zur psychoanalytischen Technik. In ders., Schriften zur Psychoanalyse, Bd. 1 (257-271). Frankfurt/M.: Fischer.

Ferenczi, S. (1984). Die Elastizität der psychoanalytischen Technik. In ders., Bausteine der Psychoanalyse, Bd. 3 (S. 380-398). Frankfurt/M.: Ullstein.

Ferenczi, S. & Rank, O. (1924). Entwicklungsziele der Psychoanalyse. Wien: IPV.

Finell, J.S. (1985). Narcissitic problems in analysts. International Journal of Psycho-Analysis, 66, 433-445.

Finger-Trescher, U. (1977). Narzißmus und Gruppe. Frankfurt/M.: Fachbuchhandlung für Psychologie.

Finger-Trescher, U. (1984). Primärnarzißtische Erlebnismuster in Gruppen. Wiederbelebung, Bearbeitung, korrektive Erfahrung. Gruppenpsychotherapie und Gruppendynamik, 20, 146-151.

Finger-Trescher, U. (1991). Wirkfaktoren der Einzel- und Gruppenanalyse. Stuttgart: frommann-holzboog.

Firth, S.T. (1985). Regression in the hospital large group: therapeutic implications. Psychiatric Journal of the University of Ottawa (Rev. de psychiatrie de l'Univ. d'Ottawa), 10, 81-86.

Fischer, G. (1989). Dialektik der Veränderung in Psychoanalyse und Psychotherapie. Modell, Theorie und systematische Fallstudie. Heidelberg: Asanger.

Fishel, E. (1980). Schwestern. Liebe und Rivalität in der Familie. Berlin: Ullstein.

Fisher, J., Silver, R.C., Chinsky, J.M., Goff, B., Klar, Y. & Zagieboylo, C. (1989). Psychological effects of participation in a large group awareness training. Journal of Consulting and Clinical Psychology, 57, 747-755.

Flaake, K. (1989). Geschlechterneutralität als Mythos. Der blinde Fleck in der psychoanalytischen Theoriebildung und Praxis. Gruppenpsychotherapie und Gruppendynamik, 25, 99-109.

Flader, D. & Grodzicki, W.-D. (1982). Hypothesen zur Wirkungsweise der psychoanalytischen Grundregel. In D. Flader, W.-D. Grodzicki & K. Schröter (Hg.), Psychoanalyse als Gespräch. Interaktionsanalytische Untersuchungen über Therapie und Supervision (S. 41-95). Frankfurt/M.: Suhrkamp.

Flanagan, O.J. Jr. (1991). Die Psychoanalyse als soziale Aktivität. In A. Grünbaum (Hg.), Kritische Betrachtungen zur Psychoanalyse. Adolf Grünbaums „Grundlagen" in der Diskussion (S. 74-76). Berlin: Springer.

Flavell, J.H. (1975). Rollenübernahme und Kommunikation bei Kindern. Weinheim: Beltz.

Flick, U. (1991). Triangulation. In U. Flick, E. v. Kardorff, H. Keupp, L. v. Rosenstiel & S. Wolff (Hg.), Handbuch Qualitative Sozialforschung (S. 432-434). München: PVU.

Fossum, M.A. (1986). Contrasting respectful and shame-bound systems. In dies., Facing shame (pp. 19-36). New York: W.W. Norton & Company Inc.

Foulkes, S.H. (1948). Introduction to group-analytic psychotherapy. London: Heinemann.

Foulkes, S.H. (1968). On interpretation in group analysis. International Journal of Group Psychotherapy, 18, 432-444.

Foulkes, S.H. (1970). Dynamische Prozesse in der gruppenanalytischen Situation. Gruppenpsychotherapie und Gruppendynamik, 4, 70-81.

Foulkes, S.H. (1977). Probleme der großen Gruppe vom gruppenanalytischen Standpunkt aus. In L. Kreeger (Hg.), Die Großgruppe (S. 27-49). Stuttgart: Klett.

Foulkes, S.H. (1986). Gruppenanalytische Psychotherapie. Frankfurt/M.: Fischer.

Foulkes, S.H. & Anthony, E.J. (1957). Group psychotherapy — The psychoanalytic approach. Harmondsworth: Penguin Books.

Foulkes, S.H. & Lewis, E. (1944). Group analysis. Studies in the treatment of groups on psychoanalytical lines. British Journal of Medical Psychology, 20, 175-184.

Frank, J.D. (1959). The dynamics of psychotherapeutic relationship: determinants and effects of the therapist's influence. Psychiatry, 22, 17-39.

Literaturverzeichnis

Frank, J.D. (1985). Die Heiler. Über psychotherapeutische Wirkungsweisen vom Schamanismus bis zu den modernen Therapien. München: dtv.

Frank, K. (1968). Indikationen zur psychoanalytischen Gruppentherapie. Psyche, 22, 778-785.

Frank, K. (1986) Die Abstinenz und Freiheit des Analytikers. Gruppenpsychotherapie und Gruppendynamik, 21, 181-193.

Franklin, G. (1990). The multiple meanings of neutrality. Journal of the American Psychoanalytic Association, 38, 195-220.

Freedman, M.B. & Sweet, B.S. (1954). Some specific features of group psychotherapy and their implications for selection of patients. International Journal of Group Psychotherapy, 4, 212-221.

Freud, A. (1964). Das Ich und die Abwehrmechanismen. München: Kindler.

Freud, S. (1895d). Studien über Hysterie. GW I, 75-80, 99-312.

Freud, S. (1896c). Zur Ätiologie der Hysterie. GW I, 423-459.

Freud, S. (1900a). Die Traumdeutung. GW II/III.

Freud, S. (1905d). Drei Abhandlungen zur Sexualtheorie. GW V, 28-145.

Freud, S. (1905e). Bruchstück einer Hysterie-Analyse. GW V, 161-286.

Freud, S. (1908b). Charakter und Analerotik. GW VII, 201-209.

Freud, S. (1908d). Die „kulturelle" Sexualmoral und die moderne Nervosität. GW VII, 143-167.

Freud, S. (1908e). Der Dichter und das Phantasieren. GW VII, 211-223.

Freud, S. (1909b). Analyse der Phobie eines 5-jährigen Knaben. GW VII, 241-377.

Freud, S. (1910d). Die zukünftigen Chancen der psychoanalytischen Therapie. GW VIII, 103-115.

Freud, S. (1910f). Brief an Dr. Friedrich S. Krauss über Anthropophyteia, Anthropophyteia. GW VIII, 224-225.

Freud, S. (1911b) Formulierungen über die zwei Prinzipien des psychischen Geschehens. GW VIII, 229-238.

Freud, S. (1912b). Zur Dynamik der Übertragung. GW VIII, 363-374.

Freud, S. (1912e). Ratschläge für den Arzt bei der psychoanalytischen Behandlung. GW VIII, 375-387.

Freud, S. (1912g). Einige Bemerkungen über den Begriff des Unbewußten in der Psychoanalyse. GW VIII, 429-439.

Freud, S. (1912-13). Totem und Tabu. GW IX.

Freud, S. (1913c). Zur Einleitung der Behandlung. GW VIII, 453-478.

Freud, S. (1914c). Zur Einführung des Narzißmus. GW X, 137-170.

Freud, S. (1914g). Erinnern, Wiederholen, Durcharbeiten. GW X, 125-136.

Freud, S. (1915a). Bemerkungen über die Übertragungsliebe. GW X, 305-321.

Freud, S. (1915b). Zeitgemäßes über Krieg und Tod. GW X, 323-355.

Freud, S. (1915c). Triebe und Triebschicksale. GW X, 209-232.

Freud, S. (1915d). Die Verdrängung. GW X, 247-261.

Freud, S. (1915e). Das Unbewußte. GW X, 263-303.

Freud, S. (1916-17). Vorlesungen zur Einführung in die Psychoanalyse. GW XI.

Freud, S. (1919a). Wege der psychoanalytischen Therapie. GW XIII 181-195.

Freud, S. (1920g). Jenseits des Lustprinzips. GW XIII, 1-69.

Freud, S. (1921c). Massenpsychologie und Ich-Analyse. GW XIII, 71-161.

Freud, S. (1923b). Das Ich und das Es. GW XIII, 235-289.

Freud, S. (1924c). Das oekonomische Problem des Masochismus. GW XIII, 369-383.

Freud, S. (1926d). Hemmung, Symptom und Angst. GW XIV, 111-205.

Freud, S. (1927c). Die Zukunft einer Illusion. GW XIV, 323-380.

Freud, S. (1927d). Der Humor. GW XIV, 381-389.

Freud, S. (1930a). Das Unbehagen in der Kultur. GW XIV, 419-506.

Freud, S. (1933a). Neue Folge der Vorlesungen zur Einführung in die Psychoanalyse. GW XV.

Freud, S. (1933b). Warum Krieg? GW XVI, 11-27.

Freud, S. (1937c). Die endliche und die unendliche Analyse. GW XVI, 57-99.

Freud, S. (1937d). Konstruktionen in der Analyse. GW XVI, 41-56.

Freud, S. (1940a). Abriß der Psychoanalyse. GW XVII, 63-138.

Freud, S. (1986). Briefe an Wilhelm Fließ. Frankfurt/M.: Fischer.

Freud, S. & Jung, C.G. (1984). Briefwechsel. Frankfurt/M.: Fischer.

Friedman, W.H. (1976). Referring patients for group psychotherapy. Some guidelines. Hospital and Community Psychiatry, 27, 121-123.

Furedi, J., Szegedi, M. & Kun, M. (1974). Methodological problems of therapeutic community's large groups. International Journal of Group Psychotherapy, 24, 190-198.

Furman, R.A. (1978). Some development aspects of the verbalization of affects. The Psychoanalytic Study of the Child, 33, 187-211.

Furrer, W.L. (1974). Gegenübertragungsprobleme des Balint-Gruppenleiters. In B. Luban-Plozza (Hg.), Praxis der Balint-Gruppen (S. 138-149). München: Lehmanns.

Furst, W. (1963). Homogenous versus heterogenous groups. In M. Rosenbaum & M. Berger (Eds.), Group psychotherapy and group function (pp. 409-412). New York: Basic Books.

Fürstenau, P. (1979). Das Theorie-Praxis-Verhältnis. In ders., Zur Theorie psychoanalytischer Praxis (S. 94-100). Stuttgart: Klett-Cotta.

Fürstenau, P. (1982a). Der institutionelle Aspekt ambulanter Gruppenpsychotherapie. Gruppenpsychotherapie und Gruppendynamik, 17, 309-314.

Literaturverzeichnis

Fürstenau, P. (1982b). Konsequenzen der systemtheoretischen Orientierung für die psychoanalytische Gruppentherapie. Gruppenpsychotherapie Gruppendynamik, 18, 68-75.

Fürstenau, P. (1986). Die Bedeutung von Rahmenbedingungen und rahmenbezogenen Konflikten in der Gruppenarbeit. Gruppenpsychotherapie und Gruppendynamik, 21, 363-365.

Fürstenau, P. (1990). Die Anwendung psychoanalytisch-systemischer Orientierung auf die Gruppentherapie. Gruppenpsychotherapie und Gruppendynamik, 26, 197-204.

Ganzarain Cajiao, R. (1983). Working through in analytic group psychotherapy. International Journal of Group Psychotherapy, 33, 281-196.

Garfinkel, H. (1963). A conception of and experiments with 'truth' as a condition of stable concerted actions. In O.J. Harvey (Ed.), Motivation and social interaction (pp. 187-238). New York: Ronald Press.

Garfinkel, H. (1967). Studies in Ethnomethodology. Englewood Cliffs: Printice Hall.

Garfinkel, H. (1973). Studien über die Routinegrundlagen von Alltagshandeln. In H. Steinert (Hg.), Symbolische Interaktion (S. 280-293). Stuttgart: Klett.

Garfinkel, H. & Sacks, H. (1976). Über formale Strukturen praktischer Handlungen. In E. Weingarten, R. Sack & J. Schenkein (Hg.), Ethnomethodologie. Beiträge zu einer Soziologie des Alltagshandelns (S. 130-176). Frankfurt/M.: Suhrkamp.

Gay, P. (1989). Freud. Eine Biographie für unsere Zeit. Frankfurt/M.: Fischer.

Gerlach, A. (1985). Psychosoziale Abwehr in der psychoanalytischen Gruppenpsychotherapie. Frankfurt/M.: Lang.

German, A. & Gustafson, J. (1976). Patient's perceptions of the therapeutic relationship and group therapy outcome. American Journal of Psychiatry, 133, 1290-1294.

Geulen, D. (Hg.) (1982). Perspektivenübernahme und soziales Handeln. Texte zur sozial-kognitiven Entwicklung. Frankfurt/M.: Suhrkamp.

Gfäller, G.R. (1986). Team-Supervision nach dem Modell von S.H. Foulkes. In H. Pühl & W. Schmidbauer (Hg.), Supervision und Psychoanalyse. Selbstreflexion der helfenden Berufe (S. 66-102). Frankfurt/M.: Fischer.

Gibbard, G.S. & Hartman, J.J. (1973). The oedipal paradigm in group development — a clinical and empirical study. Small Group Behavior, 4, 305-354.

Gibbard, G.S. & Hartman, J.J. (1976). Die Bedeutung utopischer Phantasien in Kleingruppen. In G. Ammon (Hg.), Analytische Gruppendynamik (S. 95-113). Hamburg: Hoffmann & Campe.

Giesecke, M. & Rappe, K. (1982). Setting und Ablaufstrukturen in Supervisions- und Balintgruppen. In D. Flader, W.-D. Grodzicki & K. Schröter (Hg.), Psychoanalyse als Gespräch (S. 208-302). Frankfurt/M.: Suhrkamp.

Giessrau, B. (1989). Weibliche Spiegelungen. Zur besonderen Dynamik von therapeutischen Frauengruppen. Gruppendynamik, 20, 389-405.

Gill, M.M. (1979). The analysis of transference. Journal of the American Psychoanalytic Association, 27, 263-288.

Gill, M.M. & Hoffman, I.Z. (1982a). A method for studying the analysis of aspects of the patient's experience of the relationship in psychoanalysis and psychotherapy. Journal of the Psychoanalytic Association, 30, 137-167.

Gill, M.M. & Hoffman, I.Z. (1982b). Analysis of transference. Studies of nine audiorecorded psychoanalytic sessions. New York: International University Press.

Ginneken, J. van (1984). Die Vatertötung. Über die Hintergründe von Freuds „Massenpsychologie und Ich-Analyse". Psyche, 38, 1124-1148.

Glatzer, H. (1969). Working through in analytic group psychotherapy. International Journal of Group Psychotherapy, 19, 292-306.

Goffman, E. (1977). Rahmen-Analyse. Ein Versuch über die Organisation von Alltagserfahrungen. Frankfurt/M.: Suhrkamp.

Goldstein, A.P. (1962). Therapist-patient expectancies in psychotherapy. New York: Macmillan.

Goldstein, A.P. (1971). Psychotherapeutic attraction. New York: Pergamon.

Goldstein, A.P. (1973). Structured learning therapy. Toward a psychotherapy for the poor. New York: Pergamon Press.

Goldstein, A.P. & Stein, N. (Hg.) (1989). Maßgeschneiderte Psychotherapien. Darmstadt: Steinkopf.

Gori, R. (1982). Zwischen Schrei und Sprache: Der Sprechakt. In D. Anzieu, B. Gibello, R. Gori, A. Anzieu, B. Barrau, M. Mathieu, & W.R. Bion (1982). Psychoanalyse und Sprache. Vom Körper zum Sprechen (S. 91-129). Paderborn: Junfermann.

Grawe, K. (1978). Indikation in der Psychotherapie. In C.J. Pongratz (Hg.), Handbuch der Psychologie, Bd. 8: Klinische Psychologie (S. 1849-1883). Göttingen: Hogrefe.

Grawe, K. (1988). Zurück zur psychotherapeutischen Einzelfallforschung. Praxis der Psychotherapie und Psychosomatik, 17, 1-7.

Greene, L.R. (1983). On fusion and individuation processes in small groups. International Journal of Group Psychotherapy, 33, 3-19.

Greene, L.R. et al. (1981). Gender and authority: effects of perceptions of small group co-leaders. Small Group Behavior, 12, 401-413.

Greene, L.R., Rosenkrantz, J. & Muth, D.Y. (1985). Splitting dynamics, self representations and boundary phenomenons in group psychotherapy of borderline personality disorders. Psychiatry, 48, 234-245.

Greussing, M. (1992). Von der Scham. Unveröffentlichter Vortrag zur Erlangung der Mitgliedschaft im Wiener Arbeitskreis für Psychoanalyse.

Literaturverzeichnis

Greve, W. (1987). Probleme der Gruppenpsychotherapie in der Akutpsychiatrie. In R. Koechel & D. Ohlmeier (Hg.), Psychiatrie-Neurosen (S. 55-64). Berlin: Springer.

Grinberg, L. (1993). Einführung in das Werk Bions. Stuttgart: frommann-holzboog.

Grinberg, L., Langer, M. & Rodrigué, E. (1972). Psychoanalytische Gruppentherapie. Praxis und theoretische Grundlagen. München: Kindler.

Grotjahn, M. (1971). The qualities of group therapist. In H.L. Kaplan & B.J. Sadock (Eds.), Comprehensive group psychotherapy (pp. 757-773). Baltimore: Williams and Wilkins.

Grotjahn, M. (1972). Learning from dropout patients: a clinical view of patients who discontinued group psychotherapy. International Journal of Group Psychotherapy, 22, 306-319.

Grotjahn, M. (1984). The narcissistic person in analytic group psychotherapy. International Journal of Group Psychotherapy, 34, 243-256.

Grotjahn, M. (1985). Kunst und Technik der analytischen Gruppentherapie. München: Kindler.

Grünbaum, A. (1988). Die Grundlagen der Psychoanalyse: eine philosophische Kritik. Ditzingen: Reclam.

Grunebaum, M.N. & Kates, W. (1977). Whom to refer to group psychotherapy? American Journal of Psychiatry, 134, 130-133.

Grunert, J. (1989). Intimität und Abstinenz in der psychoanalytischen Allianz. Jahrbuch der Psychoanalyse, 25, 203-235.

Gurman, A.S. & Gustafson, J.P. (1976). Patients perception of the therapeutic relationship and group therapy outcome. American Journal of Psychiatry, 133, 1290-1294.

Haan, N. (1977). Coping and defending. New York: Academic Press.

Hadden, S.B. (1972). Gruppenpsychotherapie mit Homosexuellen. In A.G. Preuss (Hg.), Analytische Gruppenpsychotherapie (S. 134-140). Reinbek: Rowohlt.

Hamburger, A. (1983). Übertragung und Gegenübertragung. In W. Mertens (Hg.). Psychoanalyse — Ein Handbuch in Schlüsselbegriffen (S. 159-166). München: Urban & Schwarzenberg.

Hämmerling-Balzer, C. (1978). Grundlagen, Probleme und Ergebnisse der psychoanalytischen Therapie. In L.J. Pongratz (Hg.), Handbuch der Psychologie: Klinische Psychologie, 2. Halbbd. (S. 1884-1910). Göttingen: Hogrefe.

Hartwich, P. & Schumacher, E. (1985). Zum Stellenwert der Gruppenpsychotherapie in der Nachsorge Schizophrener. Eine 5-Jahresverlaufsstudie. Nervenarzt, 56, 365-372.

Haubl, R. (1982). Gesprächsverfahrensanalyse. Ein Beitrag zur sprachwissenschaftlichen Sozialforschung. Frankfurt/M.: Lang.

Haubl, R. (1988). Kreativer Spiel-Raum und Gruppeninszenierung. In J. Belgrad, H.-J. Busch, B. Görlich, R. Haubl & H. J. Kalck, Sprache — Szene — Unbewußtes. Sozialisationstheorie in psychoanalytischer Perspekive (S. 237-273). Frankfurt/M.: Nexus.

Haubl, R. (1990). Erinnerung an die hermeneutische Tradition. Kultu-Analysen, 3, 1990, 308-329.

Haubl, R. (1991a). Modelle psychoanalytischer Textinterpretation. In U. Flick, E. v. Kardorff, H. Keupp, L. v. Rosenstiel & S. Wolff (Hg.), Handbuch Qualitative Sozialforschung (S. 219-223). München: PVU.

Haubl, R. (1991b). „Unter lauter Spiegelbildern ..." Zur Kulturgeschichte des Spiegels. 2 Bde. Frankfurt/M.: Stroemfeld/Nexus.

Haubl, R. (1992). Libidinöse List. Zur Rekonstruktion des Sublimierungsbegriffs. texte 12 (2), 25-67.

Haubl, R. (1993). Szenisches Verstehen als Aspekt psychoanalytischer Deutungspraxis. Zu Geschichte und Systematik psychoanalytischer Hermeneutik. texte 13 (2), 7-50.

Haubl, R. & Spitznagel, A. (1983). Diagnostik sozialer Beziehungen. In K.-J. Groffmann & K.-J. Michel (Hg.), Verhaltensdiagnostik (S. 702-858). Göttingen: Hogrefe.

Hayne, M. (1989). Zur Traumdeutung in Gruppenanalysen. Gruppenpsychotherapie und Gruppendynamik, 25, 230-242.

Hayne, M. (1993). Affekte in Gruppen. Gruppenpsychotherapie und Gruppendynamik, 29, 42-52.

Heath, R.G. (1986). The neural substrat for emotion. In R. Plutchik & H. Kellerman (Eds.), Emotion. Theory, research, and experience, vol. 3: Biological foundations of emotions (pp. 3-35). Orlando: Academic Press.

Heenen-Wolff, S. (1990). Die Latenz des Nationalsozialismus im Spiegel des gruppenanalytischen Prozesses. Gruppenpsychotherapie und Gruppendynamik, 26, 173-185.

Hegenscheidt-Renartz, M. (1986). Spiegelphänomene in einer an Balint orientierten Supervision des Therapeutenteams einer Suchtklinik. Gruppenpsychotherapie und Gruppendynamik, 22, 198-211.

Heigl, F. (1972). Indikation und Prognose in Psychoanalyse und Psychotherapie. Göttingen: Vandenhoeck & Ruprecht.

Heigl-Evers, A. (1978). Konzepte der psychoanalytischen Gruppentherapie. Göttingen: Vandenhoeck & Ruprecht.

Heigl-Evers, A. (1987). Zum Spannungsfeld zwischen forschenden und praktizierenden Gruppenpsychotherapeuten. Gruppenpsychotherapie und Gruppendynamik, 23, 8-14.

Heigl-Evers, A. (Hg.) (1971). Psychoanalyse und Gruppe. Göttingen: Vandenhoeck & Ruprecht.

Heigl-Evers, A. & Heigl, F. (1967). Analytische Einzel- und Gruppenpsychotherapie: Differentia specifica. Gruppenpsychotherapie und Gruppendynamik, 2, 21-52.

Heigl-Evers, A. & Heigl, F. (1972). Rolle und Interventionsstil des Gruppenpsychotherapeuten. Gruppenpsychotherapie und Gruppendynamik, 5, 152-171.

Heigl-Evers, A. & Heigl, F. (1973). Gruppentherapie: interaktionell — tiefenpsychologisch fundiert (analytisch orientiert) — psychoanalytisch. Gruppenpsychotherapie und Gruppendynamik, 7, 132-157.

Heigl-Evers, A. & Heigl, F. (1974). Zur Kombination von analytischer Einzel- und Gruppentherapie. Gruppenpsychotherapie und Gruppendynamik, 8, 97-121.

Heigl-Evers, A. & Heigl, F. (1975). Zur tiefenpsychologisch fundierten oder analytisch orientierten Gruppenpsychotherapie des Göttinger Modells. Gruppenpsychotherapie und Gruppendynamik, 9, 237-266.

Heigl-Evers, A. & Heigl, F. (1979). Die psychosozialen Kompromißbildungen als Umschaltstellen innerseelischer und zwischenmenschlicher Beziehungen. Gruppenpsychotherapie und Gruppendynamik, 20, 310-325.

Heigl-Evers, A. & Hering, A. (1970). Die Spiegelung einer Patientengruppe durch eine Therapeuten-Kontrollgruppe. Gruppenpsychotherapie und Gruppendynamik, 4, 179-190.

Heigl-Evers, A. & Nitzschke, B. (1991). Das Prinzip „Deutung" und das Prinzip „Antwort" in der psychoanalytischen Therapie. Zeitschrift für psychosomatische Medizin, 37, 115-127.

Heigl-Evers, A. & Rosin, U. (1984). Steuerung regressiver Prozesse in Therapiegruppen. Zeitschrift für Psychosomatische Medizin und Psychoanalyse, 30, 134-149.

Heigl-Evers, A. & Streeck, U. (1978). Analytische Gruppenpsychotherapie. Zum psychoanalytischen Prozeß in therapeutischen Gruppen. In L.J. Pongratz (Hg.), Handbuch der Psychologie: Klinische Psychologie, 2. Halbbd. (S. 2676-2695). Göttingen: Hogrefe.

Heimann, P. (1950). On counter-transference. International Journal of Psycho-Analysis, 31, 81-84.

Heine, R.W. & Trossman, H. (1969). Initial expectations of the doctor-patient-interaction as a factor in continuance in psychotherapy. Psychiatry, 23, 275-278.

Heinemann, E. (1986). Hexen und Hexenangst. Eine psychoanalytische Studie. Frankfurt/M.: Campus.

Heinz, R. (1982). Über Regression. In D. Eicke (Hg.), Sigmund Freud — Leben und Werk. Die Psychologie des 20. Jahrhunderts, Bd. 1 (S. 487-493). Weinheim: Beltz.

Heising, G. (1971). Bemerkungen zum Gegenübertragungsproblem des Gruppentherapeuten. Gruppenpsychotherapie und Gruppendynamik, 5, 172-185.

Heising, G. & Beckmann, D. (1971). Die Gegenübertragungsreaktion bei Diagnose und Indikationsstellung. Zeitschrift für Psychotherapie und medizinische Psychologie, 21, 2-8.

Heising, G. & Wolff, E. (1976). Kotherapie in Gruppen. Göttingen: Vandenhoeck & Ruprecht.

Heising, G., Brieskorn, M. & Rost, W.D. (1982). Sozialschicht und Gruppentherapie. Patienten der unteren Sozialschichten und Akademiker im Vergleich. Eine objektpsychologische Fallstudie. Göttingen: Vandenhoeck & Ruprecht.

Herdieckerhoff, G. (1985). Körpersprache in der psychoanalytischen Behandlungssituation. Zeitschrift für Psychosomatische Medizin, 31, 129-150.

Herdieckerhoff, G. (1989). Funktionen nonverbaler Kommunikation in Gruppen. Gruppenpsychotherapie und Gruppendynamik, 25, 243-251.

Herkner, W. (1981). Einführung in die Sozialpsychologie. Bern: Huber.

Hermes, M. (1983). Der Stuttgarter Bogen als Testinstrument zur Messung der Befindlichkeit von Gruppenteilnehmern. In H. Enke, V. Tschuschke & V. Volk (Hg.), Psychotherapeutisches Handeln. Stuttgart: Kohlhammer.

Hess, H. (1990). Affektive Beunruhigung als erlebnismäßiger Ausdruck der Dynamik im gruppentherapeutischen Veränderungsprozeß. In V. Tschuschke & D. Czogalik (Hg.), Psychotherapie — Welche Effekte verändern. Zur Frage der Wirkmechanismen therapeutischer Prozesse (S. 387-405). Berlin: Springer.

Hettinger, R. & Bruns, A. (1990). Das interaktive Umfeld der psychodynamischen Interpretation. In V. Tschuschke & D. Czogalik (Hg.), Psychotherapie — Welche Effekte verändern? Zur Frage der Wirkmechanismen therapeutischer Prozesse (S. 180-204). Berlin: Springer.

Hey, G. (1986). Die Indikation von Gruppen- und Einzeltherapie in der Behandlung des Alkoholismus aus psychoanalytischer Sicht. Suchtgefahren, 32, 243-253.

Hobbs, M. (1988). From behind the scenes: the psychodymanic implications for an analytic psychotherapy group of being observed through a one-way screen. Group Analysis, 21 (3), 235 — 248.

Hochschild, R.A. (1979). Emotion work, feeling rules, and social structure. American Journal of Sociology, 85 (3), 551-557.

Hoffman, I.Z. (1983). The patient as interpreter of the analyst's experience. Comtemporary Psychoanalysis, 19, 389-422.

Hohage, R. (1985). Das Selbst zwischen Ambivalenz und Ambiguität. Zur Theorie des unbewußten Konflikts. Forum der Psychoanalyse, 1, 189-200.

Hohage, R. (1990). Emotionale Einsicht als therapeutischer Wirkfaktor. In V. Tschuschke & D. Czogalik (Hg.), Psychotherapie — Welche Effekte verändern. Zur Frage der Wirkmechanismen therapeutischer Prozesse (S. 31-70). Berlin: Springer.

Hombach, D. (1989). Die Drift der Erkenntnis. Zur Theorie selbstmodifizierter Systeme bei Gödel, Hegel und Freud. München: Raben.

Literaturverzeichnis

Hopper, E. & Weymann, A. (1977). Große Gruppen aus soziologischer Sicht. In L. Kreeger (Hg.), Die Großgruppe (S. 154-183). Stuttgart: Klett.

Horowitz, M.J. (1972). Modes of representation of thought. Journal of the Amercian Psychoanalytic Association, 20, 793-819.

Horwitz, L. (1976). Indications and contraindications for group psychotherapy. Bulletin of the Menninger Clinic, 40, 505-507.

Horwitz, L. (1986). An integrated, group-centered approach. In I.L. Kutash & A. Wolf (Eds.) Psychotherapist's casebook: theory and techniques in practice. San Francisco: Jossey/Bass.

Horwitz, L. (1987). Indications for group psychotherapy with borderline and narcissistic patients. Bulletin of the Menninger Clinic, 3, 248-260.

Hürter, O. (1977). T-Gruppe und T-Labaratorium im klinischen Modell. In A. Heigl-Evers (Hg.), Lewin und die Folgen. Die Psychologie des 20. Jahrhunderts, Bd. 8 (S. 652-659). Zürich: Kindler.

Imker, H. (1991). Zur Diagnose von Verhalten in Gruppensituationen. In L.M. Alisch (Hg.), Empirische Pädagogik, Bd. 3 (S. 61-81). Braunschweig: TU.

Inowlocki, L. (1981). Gruppe und Beobachter. Zum teilnehmenden Beobachten von Selbsterfahrungsgruppen. In P. Kutter & J.K. Roth, Psychoanalyse an der Universität. Psychoanalytische Selbsterfahrungs- und Supervisionsgruppen mit Studenten (S. 75 — 85). München: Kindler.

Isaacs, S. (1939). Criteria for interpretation. International Journal of Psycho-Analysis, 20, 148-160.

Janssen, P.L. (1987). Psychoanalytische Therapie in der Klinik. Stuttgart: Klett-Cotta.

Jensen, K. (1988). Zur Gefühlsambivalenz — Eine Form des Widerstandes? Gruppenpsychotherapie und Gruppendynamik, 24, 43-52.

Joseph, E.D. & Widlöcher, D. (Eds.) (1983). The identity of the psychoanalyst. New York: International Universities Press.

Jüttemann, G. (Hg.) (1990). Komperative Kasuistik. Heidelberg: Asanger.

Kadis, A.L., Krasner, G.D., Einer, M.F., Winick, C. & Foulkes, S.H. (1982). Praktikum der Gruppenpsychotherapie, ergänzt und hrsg. v. P. Kutter. Stuttgart: frommann-holzboog.

Kächele, H. & Fiedler, F. (1985). Ist der Erfolg einer psychotherapeutischen Behandlung vorhersagbar? Erfahrungen aus dem Penn-Psychotherapy-Projekt. Psychotherapie und Medizinische Psychologie, 8, 201-212.

Kanter, S.S. (1976). The therapist's leadership in psychoanalytically orientated group psychotherapy. International Journal of Group Psychotherapy, 19, 139-147.

Literaturverzeichnis

Kanzler, E. & Drüten, M. (1988). „Schwestern und Rivalinnen" — Verlauf einer therapeutischen Gruppe abhängiger Frauen. Suchtgefahren, 34 (4), 333-339.

Kaul, T.J. & Bednar, R.L. (³1986). Experimental group research: results, questions, and suggestions. In S.L. Garfield & A.E. Bergin (Eds.), Handbook of psychotherapy and behavior change (pp. 671-714). New York: Wiley & Sons.

Kellerman, H. (1979). Group psychotherapy and personality: intersecting structures. New York: Grune & Stratton.

Kelman, H.C. (1963). The role of the group in the induction of therapeutic change. International Journal of Group Psychotherapy, 13, 399-451.

Kemper, J., Küfner, H. & Maul, Chr. (1981). Auswirkungen analytischer Selbsterfahrungsgruppen. Gruppenpsychotherapie und Gruppendynamik, 17, 173-192.

Kemper, W. (1953/54). Die Gegenübertragung. Psyche, 7, 593-625.

Kernberg, O.F. (1975). A systems approach to priority setting of interventions in groups. International Journal of Group Psychotherapy, 25 (3), 251-275.

Kernberg, O.F. (1981). Objektbeziehungen und Praxis der Psychoanalyse. Stuttgart: Klett.

Kernberg, O.F. (1988). Innere Welt und äußere Realität. München: VIP.

Kernberg, O.F. (1988a). Regression in Gruppen. In ders., Innere Welt und äußere Realität. Anwendungen der Objektbeziehungstheorie (S. 239-267). München: VIP.

Kernberg, O.F. (1988b). Regression in Organisationen. In ders., Innere Welt und äußere Realität. Anwendungen der Objektbeziehungstheorie (S. 268-288). München: VIP.

Kernberg, O.F. (1992). Massenpsychologie aus analytischer Sicht. texte, 12 (1), 9-35.

Kibel, H.D. & Stein, A. (1981). The group-as-a-whole approach: an appraisal. International Journal of Group Psychotherapy, 31, 409-427.

Kibel, H.D. (1987a). Inpatient group psychotherapy — where treatment philosophies converge. In R. Langs (Ed.), The yearbook of psychoanalysis and psychotherapy (S. 94-116). New York: Gardner Press.

Kibel, H.D. (1987b). Narzißmus: Theorie und Praxis im Rahmen der stationären Gruppenpsychotherapie. In U. Rauchfleisch (Hg.), Allmacht und Ohnmacht. Das Konzept des Narzißmus in Theorie und Praxis (S. 90-110). Stuttgart: Huber.

Kiesler, D.J. (1980). Einige Mythen der Psychotherapieforschung und die Suche nach einem Paradigma. In A.P. Goldstein & N. Stein (Hg.), Maßgeschneiderte Psychotherapien (S. 98-104). Darmstadt: Steinkopff.

Killingmo, B. (1989). Conflict and deficit: implications for technique. International Journal of Psycho-Analysis, 70, 65-79.

Klapman, J.W. (1959). Group psychotherapy theory and practice. New York: Grune & Stratton.

Literaturverzeichnis

Klar, Y., Mendolla, R., Silver, R.C., Chinsky, G.M. & Goff, B. (1990). Characteristics of participants in a large group awareness training. Journal of Consulting and Clinical Psychology, 58, 99-108.

Kleij, G. van der (1985). Das 'Setting' und die Umwelt der Gruppe. In V. Friedrich & H. Ferstl (Hg.), Bruchstellen in der Psychoanalyse (S. 117-127). Frankfurt/M.: Fachbuchhandlung für Psychologie.

Klein, J. (1991). Inzest: Kulturelles Verbot und natürliche Scheu. Opladen: Westdeutscher Verlag.

Klein, M. (1972a). Die Bedeutung der Symbolbildung für die Ich-Entwicklung. In dies., Das Seelenleben des Kleinkindes (S. 31-45). Reinbek: Rowohlt.

Klein, M. (1972b). Die Trauer und ihre Beziehung zu manisch-depressiven Zuständen. In dies., Das Seelenleben des Kleinkindes (S. 74-100). Reinbek: Rowohlt.

Klein, M. (1972c) Bermerkungen über einige schizoide Mechanismen. In dies., Das Seelenleben des Kleinkindes (S. 101-126). Reinbek: Rowohlt.

Klein, R.H. (1977). Inpatient group psychotherapy. Practical considerations and special problems. International Journal of Group Psychotherapy, 27, 201-214.

Klüwer, R. (1983). Agieren und Mitagieren. Psyche, 37, 828-841.

Koerfer, A. & Neumann, V. (1982). Alltagsdiskurs und psychoanalytischer Diskurs. Aspekte der Sozialisierung des Patienten in einen „ungewohnten" Diskurstyp. In D. Flader, W.-D. Grodzicki & K. Schröter (Hg.), Psychoanalyse als Gespräch (S. 96-137). Frankfurt/M.: Suhrkamp.

Költzow, R. & Teufel, R. (1984). Untersuchung zur Faktorenstruktur des Stuttgarter Bogens. Gruppenpsychotherapie und Gruppendynamik, 19, 221-230.

König, K. (1976). Übertragungsauslöser — Übertragung — Regression in der analytischen Gruppenpsychotherapie. Gruppenpsychotherapie und Gruppendynamik, 10, 220-232.

König, K. (1977). Der Therapeut als Beobachter, Interpret, Schrittmacher und Teilnehmer der Gruppe. Praxis der Psychotherapie, 12, 249-255.

König, K. (1979a). Arbeitsbeziehungen in analytischen Gruppen. In A. Heigl-Evers (Hg.), Lewin und die Folgen. Die Psychologie des 20. Jahrhunderts, Bd. 8 (S. 790-794). Zürich: Kindler.

König, K. (1979b). Die analytische Gruppenpsychotherapie und ihre Anwendung auf Patienten. In A. Heigl-Evers (Hg.), Lewin und die Folgen. Die Psychologie des 20. Jahrhunderts, Bd. 8 (S. 795-801). Zürich: Kindler.

König, K. (1982). Der interaktionelle Anteil der Übertragung in Einzelanalyse und analytischer Gruppenpsychotherapie. Gruppenpsychotherapie und Gruppendynamik, 18, 76-83.

König, K. (1987). Gruppentherapie im Spannungsfeld zwischen Praxis und Forschung — Anmerkungen aus der Sicht des Forschers. Gruppenpsychotherapie und Gruppendynmaik, 23, 15-21.

König, K. (1990). Zur Vorbereitung und Einleitung einer analytischen Gruppenpsychotherapie. Gruppenpsychotherapie und Gruppendynamik, 26, 101-122.

König, K. (1992). Projektive Identifizierung. Gruppenpsychotherapie und Gruppendynamik, 28, 17-28.

König, K. (1993). Gegenübertragungsanalyse. Göttingen: Vandenhoeck & Ruprecht.

König, K. & Lindner, W.-V. (1991). Psychoanalytische Gruppenpsychotherapie. Göttingen: Vandenhoeck & Ruprecht.

Körner, J. (1988). Die Induktion der Gegenübertragung — eine experimentelle Studie. Die Balint-Gruppe in Klinik und Praxis, 2, 193-211.

Körner, J. (1989). Arbeit an der Übertragung? Arbeit in der Übertragung? Forum der Psychoanalyse, 5, 209-223.

Körner, J. (1990). Übertragung und Gegenübertragung, eine Einheit im Widerspruch. Forum der Psychoanalyse, 6, 87-104.

Körner, J. & Rosin, U. (1985). Das Problem der Abstinenz in der Psychoanalyse. Forum der Psychoanalyse, 1, 25-47.

Kohut, H. (1973). Narzißmus. Frankfurt/M.: Suhrkamp.

Kohut, H. (1979). Die Heilung des Selbst. Frankfurt/M.: Suhrkamp.

Krauß, Th. (1985). Die vergesellschaftete Subjektivität und ihre Deutungsmuster. Zum Zusammenhang von Ideologie und Narzißmus. Frankfurt/M.: Campus.

Kreeger, L.C. (Hg.) (1977). Die Großgruppe. Stuttgart: Klett-Cotta.

Kreische, R. (1990). Stören und Stabilisieren — Zur Frage der Wirkfaktoren in der Gruppenpsychotherapie aus psychoanalytischer und systemtheoretischere Sicht. In V. Tschuschke & D. Czogalik (Hg.), Psychotherapie — Welche Effekte verändern? Zur Frage der Wirkmechanismen therapeutischer Prozesse (S. 288-297). Berlin: Springer.

Kris, A.O. (1982). Free Association. Method and Process. London: Yale University Press.

Kris, E. (1977). Die ästhetische Illusion. Phänomene der Kunst aus der Sicht der Psychoanalyse. Frankfurt/M.: Suhrkamp.

Kroeber, T.C. (1963). The coping functions of the ego mechanisms. In R.W. White (Ed.), The study of lives (pp. 178-199). New York: Atherton.

Krystal, H. (1977). Aspects of affect theory. Bulletin of the Menninger Clinic, 41, 1-26.

Künsebeck, H.-W. & Schöl, R. (1985). Geschlechtsspezifische Einflüsse in der Gruppenpsychotherapie im Rahmen eines stationären Behandlungssettings. Gruppenpsychotherapie und Gruppendynamik, 21, 99-112.

Kutter, P. (1978a). Gruppenmethoden an der Hochschule. In A. Heigl-Evers (Hg.), Lewin und die Folgen . Die Psychologie des 20 Jahrhunderts, Bd. 8 (S. 1018-1023). München: Kindler.

Kutter, P. (1978b). Modelle psychoanalytischer Gruppentherapie und das Verhältnis von Individuum und Gruppe. Gruppenpsychotherapie und Gruppendynamik, 13, 34-151.

Literaturverzeichnis

Kutter, P. (1984). Gruppe und Familie. Die Therapie-Gruppe als Familie. Gruppenpsychotherapie und Gruppendynamik, 20, 168-171.

Kutter, P. (1985). Psychoanalytische Interpretation und empirische Methoden. Ein zweidimensionaler Ansatz von Forschung in der Psychoanalyse am Beispiel von Selbsterfahrungs- und Supervisionsgruppen an der Universität. Frankfurt/M.: Fachbuchhandlung für Psychologie.

Kutter, P. (1988). Grundhaltung, professionelle Einstellung und psychoanalytische Methode. In P. Kutter, R. Páramo-Ortega & P. Zagermann (Hg.), Die psychoanalytische Haltung (S. 17-29). München: VIP.

Kutter, P. (1989a). Gruppentherapie oder Einzeltherapie. Indikation, Methoden und Ziele. Praxis der Psychotherapie und Psychosomatik, 34, 7-14.

Kutter, P. (1989b). Indikation und Ziele der analytischen Gruppenpsychotherapie. Gruppenpsychotherapie und Gruppendynamik, 25, 28-34.

Kutter, P., Páramo-Ortega, R. & Zagermann, P. (Hg.) (1988). Die psychoanalytische Haltung. Auf der Suche nach dem Selbstbild der Psychoanalyse. München: VIP.

Lacan, J. (1973). Die Ausrichtung der Kur und die Prinzipien ihrer Macht. In ders., Schriften I (S. 173-236). Freiburg: Olten.

Lacan, J. (1980). Die vier Grundbegriffe der Psychoanalyse. Olten: Walter.

Lachauer, R. (1990). Die Bedeutung des Handlungsdialogs für den therapeutischen Prozeß, 44, 1082-1100.

Lakatos, I. & Musgrave, A. (Eds.) (1970). Criticism and the growth of knowledge. Cambridge: University Press.

Lamott, F. (1984). Die erzwungene Beichte. Zur Kritik des therapeutischen Strafvollzugs. München: Profil.

Lamott, F. (1986). Therapeutische Verstrickungen im Gefängnis. Vorgänge. Zeitschrift für Bürgerrechte und Gesellschaftspolitik, 79, 83-93.

Langs, R. (1987). Die psychotherapeutische Verschwörung. Stuttgart: Klett-Cotta.

Laplanche, J. & Pontalis, J.-B. (1972). Das Vokabular der Psychoanalyse. Frankfurt/M.: Suhrkamp.

Laplanche, J. & Pontalis, J.-B. (1992) Urphantasie. Frankfurt/M.: Fischer.

Larcon, J.-P. & Reitter, R. (1984). Corporate imagery and corporate identity. In M.F.R. Kets de Vries (Ed.), The irrational executive. Psychoanalytic explorations in management (pp. 344-359). New York: International Universities Press.

Lawrence, W.G. (Ed.) (1978). Exploring individual and organisazional boundaries: a Tavistock open systems approach. Chichester: Wiley.

Laxenaire, M. (1983). Group-analytic psychotherapy according to Foulkes and psychoanalysis according to Lacan. In M. Pines (Ed.), The evolution of group analysis (pp. 167-183). London: Routledge & Kegan Paul.

Leal, R. (1982). Resistances and the group-analytic-process. Group Analysis, 15, 97-109.

Lear, T.E. (1988). Discussion on paper by A. Cappielo, M. Zanasi and R.S. Fiumarain. Group Analysis, 21 (3), 232-234.

Leeuw, P. J. van der (1965). Zur Entwicklung des Begriffs der Abwehr. Psyche, 19, 161-171.

Leithäuser, Th. & Volmerg, B. (1977). Die Entwicklung einer empirischen Forschungsperspektive aus der Theorie des Alltagsbewußtseins. In Th. Leithäuser, B. Volmerg, G. Salje, U. Volmerg, B. Wutka, Entwurf einer Empirie des Alltagsbewußtseins (S. 11-159). Frankfurt/M.: Suhrkamp.

Leithäuser, Th. & Volmerg, B. (1988). Psychoanalyse in der Sozialforschung. Opladen: Westdeutscher Verlag.

Lemche, E. (1993). Der gestalttheoretische Aspekt und sein Einfluß auf die Interventionsweise bei S.H. Foulkes. Gruppenpsychotherapie und Gruppendynamik, 29, 70-102.

Leopold, H.S. (1976). Selective group approaches with psychotic patients in hospital settings. American Journal of Psychotherapy, 30, 95-103.

Lermer, S. (1979). Zur nichtverbalen Kommunikation in der analytischen Gruppenpsychotherapie. Gruppenpsychotherapie und Gruppendynamik, 14, 38-53.

Leszcz, M. (1990). Towards an integrated model of group psychotherapy with the elderly. International Journal of Group Psychotherapy, 4, 379-399.

Leuner, H. (1978). Regression. Die Entwicklung des Begriffs und ihre Bedeutung für therapeutische Konzepte. Zeitschrift für Psychosomatische Medizin und Psychoanalyse, 24, 301-318.

Leuzinger-Bohleber, M. (1992). Interdisciplinary exchange or „turning a blind eye"? Defense mechanisms of psychoanalysts: a case study. In M. Leuzinger-Bohleber, H. Schneider & R. Pfeifer (Eds.), „two butterflies on my head ..." Psychoanalysis in the interdisciplinary scientific dialogue (pp. 47-74). Berlin: Springer.

Levinson, H. (1984). Managment by guilt. In M.F.R. Kets de Vries (Ed.), The irrational executive. Psychoanalytic explorations in management (pp. 132-151). New York: International Universities Press.

Lewin, K. (1951). Field theory in social science. Selected theoretical papers. New York: Harper & Bros.

Lewis, H.B. (1971). Shame and guilt in neurosis. New York: International University Press.

Lewis, H.B. (Ed.) (1987). The role of shame in symptom formation. Hillsdale: Erlbaum.

Lewis, M. & Michalson, L. (1982). The socialization of emotions. In T. Field & A. Fogel (Eds.), Emotion and early interaction (pp. 189-211). Hillsdale: Erlbaum.

Lieberman, M.A. (1987). Effects of large group awareness training on participants' psychiatric status. American Journal of Psychiatry, 144, 460-464.

Literaturverzeichnis

Lieberman, M.A. (1990). Understanding how group works: a study of homogenous peer group failures. International Journal of Group Psychotherapy, 40, 31-51.

Liedtke, R., Künsebeck, H.W & Lempa, W. (1990). Änderung der Konfliktbewältigung während stationärer Psychotherapie. Zeitschrift für psychosomatische Medizin, 36, 79-88.

Liedtke, R., Jäger, B., Lempa, W., Künsebeck, H.W., Gröne, M. & Freyberger, H. (1991). Therapy outcome of the two treatment models for Bulimia Nervosa: preliminary results of a controlled study. Psychotherapy and Psychosomatics, 56, 56-63.

Liff, Z.A. (Ed.) (1975). The leader in the group. New York: Aronson.

Lifton, R.J. (1973). Home from the war. New York: Simon & Schuster.

Linden, P. van der (1988). How does the large group change the individual? International Journal of Therapeutic Communities, 9, 31-39.

Lindner, W.V. (1987). Überlegungen aus der Sicht des Praktikers. Gruppenpsychotherapie und Gruppendynamik, 23, 19-21.

Lindner, W.V. (1988). Von der Inszenierung innerseelischer Konflikte in der Gruppe. In Ritter-Röhr, D.v. (Hg.), Gruppenanalytische Exkurse (S. 71-77). Berlin: Springer.

Lindner, W.V. (1989). Indikation und Ziele in der analytischen Gruppenpsychotherapie aus der Sicht niedergelassener Kolleginnen und Kollegen. Gruppenpsychotherapie und Gruppendynamik, 25, 35-39.

Lipton, S.D. (1977). Clinical observations on resistance to the transference. International Journal of Psycho-Analysis, 58, 463-472.

List, E. (1993a). Urszene und Weltbild I: Metapsychologisches. texte, 13 (2), 50-76.

List, E. (1993b). Urszene und Weltbild II: Massenpsychologisches. texte, 13 (3), 38-69.

Loch, W. (1963). Regression. Über den Begriff und seine Bedeutung in einer allgemeinen psychoanalytischen Neurosentheorie. Psyche, 17, 516-545.

Locke, N. (1961). Group psychoanalysis: theory and technique. New York: University Press.

Loeser, L.H. & Bry, T. (1953). The position of the group therapist in transference and countertransference. An experimental study. International Journal of Group Psychotherapy, 3, 389-406.

Lomax-Simpson, M. (1987). The management of stigma in a large group setting. International Journal of Adolescence and Youth, 1, 99-113.

Loo, H. van der & Reijen, W. van (1992). Modernisierung. Projekt und Paradox. München: dtv.

Lorenzer, A. (1970). Sprachzerstörung und Rekonstruktion. Vorarbeiten zu einer Metatheorie der Psychoanalyse. Frankfurt/M.: Suhrkamp.

Lorenzer, A. (1972). Zur Begründung einer materialistischen Sozialisationstheorie. Frankfurt/M.: Suhrkamp.

Lorenzer, A. (1981). Das Konzil der Buchhalter. Die Zerstörung der Sinnlichkeit. Frankfurt/M.: EVA.

Lorenzer, A. (1984). Intimität und soziales Leid. Archäologie der Psychoanalyse. Frankfurt/M.: Fischer.

Lorenzer, A. (1988). Hermeneutik des Leibes. Über die Naturwissenschaftlichkeit der Psychoanalyse. Merkur, 475/76, 838-858.

Lösel, F. (1987). Methodik und Problematik von Meta-Analysen — Mit Beispielen aus der Psychotherapieforschung. Gruppendynmaik, 18, 323-343.

Lothstein, L.M. (1978). Human territoriality in group psychotherapy. International Journal of Group Psychotherapy, 28, 55-71.

Lowinger, P.L. & Dobie, S. (1966). Attitudes and emotions of the psychiatrist in the initial interview. American Journal of Psychotherapy, 20, 17-34.

Luborsky, L. & Kächele, H. (Hg.) (1988). Der zentrale Beziehungskonflikt. Ein Arbeitsbuch. Ulm: PS 2-Verlag.

Luborsky, L. & Singer, B. (1975). Comparative studies of psychotherapies. Archiv of General Psychiatry, 32, 99-1108.

Lutz, Chr. (1982). Eifersucht und Rivalität in der Familie. In P.-M. Pflüger (Hg.), Neid, Eifersucht, Rivalität (S. 58-86). Fellbach: Bonz.

MacKenzie, K.R. (1979). Group norms: importance and measurement. International Journal of Group Psychotherapy, 29, 471-480.

MacKenzie, K.R. (1981). Measurement of group climate. International Journal of Group Psychotherapy, 31, 287-296.

MacKenzie, K.R. (1983). The clinical application of group climate measure. In R.R. MacKenzie & K.R. MacKenzie (Eds.), Advances in group psychotherapy — integrating research and practice. New York: International Universities Press.

MacKenzie, K.R. (1987). Therapeutic factors in group psychotherapy: a contemporary view. Group, 11, 26-37.

MacKenzie, K.R. (1990). Bedeutsame interpersonelle Ereignisse — Der Hauptansatz für therapeutischen Effekt in der Gruppenpsychotherapie. In V. Tschuschke & D. Czogalik (Hg.), Psychotherapie — Welche Effekte verändern? Zur Frage der Wirkmechanismen therapeutischer Prozesse (S. 323-348). Berlin: Springer.

MacLennan, B.W. (1965). Co-Therapy. International Journal of Group Psychotherapy, 15, 154-166.

MacLennan, B.W. (1975). The personalities of group leaders: implications for selection and training. International Journal of Group Psychotherapy, 25 (2), 176-183.

Mahler, M.S., Pine, F. & Bergman, A. (1978). Die psychische Geburt des Menschen — Symbiose und Individuation. Frankfurt/M.: Fischer.

Literaturverzeichnis

Mahony, P. (1979). The boundaries of free association. Psychoanalysis and Contemporary Thought, 2, 151-198.

Main, T. (1957). The ailment. British Journal of Medical Psychology, 30, 129-145.

Main, T. (1977). Zur Psychodynamik großer Gruppen. In L. Kreeger (Hg.), Die Großgruppe (S. 50-80). Stuttgart: Klett.

Malan, D.H., Balfour, F.H.G., Hood, V.G. & Shooter, M.N. (1976). Group Psychotherapy. Archiv of General Psychiatry, 33, 1303-1315.

Manonni, M. (1973). Der Psychiater, der Patient und die Psychoanalyse. Frankfurt/M.: Syndikat.

Mans, E.J. (1991). Die Vorannahmen des Psychoanalytikers. Forum der Psychoanalyse, 7, 245-249.

Marcus, S. (1974). Freud und Dora. Psyche, 28, 32-79.

Mathews, B. (1988). The role of therapist self-disclosure in psychotherapy: a survey of therapists. American Journal of Psychotherapy, 42 (4), 521-31.

Maul, Chr., Küfner, H. & Kemper, J. (1985). Was ändert sich bei Teilnehmern an analytischen Selbsterfahrungsgruppen? Gruppenpsychotherapie und Gruppendynamik, 20, 256-272.

McGee, T.F. & Schuman, B.N. (1970). The nature of the co-therapy relationship. International Journal of Group Psychotherapy, 20, 25-36.

Melnick, J. & Woods, M. (1976). Analysis of group composition research and theory for psychotherapeutic and growth-orientated groups. Journal of Applied Behavioral Science, 12, 493-512.

Meltzer, D. (1988). Traumleben. München: VIP.

Mendell, D. (1981). Isomorphy in group therapy: the leader as catalyst and regulator. In J.E. Durkin (Ed.), Living groups: group psychotherapy and general system theory (pp. 127-141). New York: Brunner/Mazel, Publ.

Menne, K. (1980). Soziale Deutungsmuster, Realität und psychoanalytischer Prozeß. In K. Menne & K. Schröter (Hg.), Psychoanalyse und Unterschicht. Soziale Herkunft — ein Hindernis für die psychoanalytische Behandlung? (S. 73-112). Frankfurt/M.: Suhrkamp.

Mentzos, S. (1982). Neurotische Konfliktverarbeitung. Frankfurt/M.: Fischer.

Mentzos, S. (1988). Interpersonale und institutionalisierte Abwehr. Erweiterte Neuausgabe. Frankfurt/M.: Suhrkamp.

Mertens, W. (1990-91). Einführung in die psychoanalytische Therapie. 3 Bände. Stuttgart: Kohlhammer.

Mertens, W. & Lang, H.-J. (1991). Die SEELE im Unternehmen. Psychoanalytische Aspekte von Führung und Organisation im Unternehmen. Berlin: Springer.

Meyer, A.-E. (1981). Psychoanalytische Prozeßforschung zwischen der Skylla der „Verkürzung" und der Charybdis der „systematischen akustischen Lücke". Zeitschrift für psychosomatische Medizin und Psychoanalyse, 27, 103-116.

Modell, A.H. (1981). Die „bewahrende Umwelt" und die therapeutische Funktion der Psychoanalyse. Psyche, 35, 788-808.

Modell, A.H. (1978). Affects and the complementary of biologic and historical meaning. Annual Psychoanalysis, 6, 167-180.

Moeller, M.L. (1977). Zur Theorie der Gegenübertragung. Psyche, 31, 142-166.

Moeller, M.L. (1988). Zur Dynamik der Selbsthilfegruppen im Vergleich mit Gruppenpsychotherapie. In D. v. Ritter-Röhr (Hg.), Gruppenanalytische Exkurse (S. 78-94). Berlin: Springer.

Molnos, A. (1986). Anger that destroys and anger that heals: handling hostility in group analysis and in brief psychotherapy. Group Analysis, 19, 207-221.

Morgan, D.L. (1983). Focus groups. A qualitative research. Newbury Park: Sage.

Morrone, M. (1984). Aspects of transference in group analysis. Group Analysis, 17, 179-190.

Moscovici, S. (1986). Das Zeitalter der Massen. Frankfurt/M.: Fischer.

Moscovici, S. & Ricateau, P. (1975). Konformität, Minderheit und sozialer Einfluß. In S. Moscovici (Hg.) Forschungsgebiete der Sozialpsychologie, Bd. 1 (S. 155-213). Frankfurt: Athenäum Fischer.

Moser, U. (1964). Zur Abwehrlehre. Jahrbuch der Psychoanalyse, 3, 56-83.

Mullan, H. (1991). Inherent normal practice in group psychotherapy. International Journal of Psychotherapy, 1, 185-197.

Müller, P. (1993). An wen wendet sich die Grundregel? In P. Müller et. al. (Hg.), Eine Technik für die Psychoanalyse? Würzburg: Königshausen & Neumann.

Müller-Pozzi, H. (1985). Identifikation und Konflikt. Die Angst vor Liebesverlust und der Verzicht auf Individuation. Psyche, 39, 877-904.

Müller-Pozzi, H. (1991). Psychoanalytisches Denken. Bern: Verlag Hans Huber.

Nathanson, D.L. (1986). The empathic wall and the ecology of affect. Psychoanalytic Study of the Child, 41, 171-187.

Nathanson, D.L. (1987a). The many faces of shame. New York: Guilford.

Nathanson, D.L. (1987b). A timetable for shame. In ders., The many faces of shame (pp. 1-63). New York: Guilford.

Neighbor, J.E., Beach, M., Brown, D.T., Kevin, D. & Visher, J.S. (1963). An approach to the selection of patients for group psychotherapy. In M. Rosenbaum & M. Berger (Eds.), Group psychotherapy and group function (pp. 413-423). New York: Basic Books.

Neraal, T. (1984). Spiegelungsphänomene und spezielle Übertragungsprobleme in der Balintgruppenarbeit mit Kinderärzten. Gruppenpsychotherapie und Gruppendynamik, 20, 57-67.

Nestroy, J.N. (1964). Der Zerrissene. Stuttgart.

Neto, B.B. (1966). Zur Gegenübertragung in der Gruppentherapie. Zeitschrift für Psychosomatische Medizin, 12, 138-143.

Literaturverzeichnis

Neuberger, O. & Kompa, A. (1987). Wir, die Firma. Der Kult um die Unternehmenskultur. Weinheim: Beltz.

Nießen, M. (1977). Gruppendiskussionsverfahren: Interpretative Methodologie, Methodenbegründung, Anwendung. München: Fink.

Nisbett, R.E. & Wilson, T.D. (1977). Telling more than we can know. Verbal reports on mental processes. Psychological Review, 84, 231-259.

Noam, G. & Kegan, R. (1982). Soziale Kognition und Psychodynamik. Auf dem Weg zu einer klinischen Entwicklungspsychologie. In W. Edelstein & M. Keller (Hg.), Perspektivität und Interpretation (S. 422-460). Frankfurt/M.: Suhrkamp.

Noy, P. (1967). Resistence to change in group psychotherapy. International Journal of Group Psychotherapy, 17, 371-377.

Nunberg, H. & Federn, E. (Hg.) (1977). Protokolle der Wiener Psychoanalytischen Vereinigung, Bd. 2, 1908-1910. Frankfurt/M.: Fischer.

O'Brien, C.P. (1975). Group therapy for schizophrenia: a practical approach. Schizophrenia Bulletin, 13, 119-129.

O'Brien, C.P., Hamm, K.B., Ray, B.A., Pierce, J.F., Luborsky, L. & Mintz, J. (1972). Group vs. individual psychotherapy with schizophrenics. Archiv of General Psychiatry, 27, 474-478.

Ogden, Th. (1979). On projective identification. International Journal of Psychoanalysis, 60, 357-373.

Ogden, Th. (1985). On potential space. International Journal of Psycho-Analysis, 66, 129-141.

Ohlmeier, D. (1973a). Gruppen und Familie als psychische Entwicklungsstufen. In ders. (Hg.), Psychoanalytische Entwicklungspsychologie. Freiburg: Rombach.

Ohlmeier, D. (1973b). Angst und Aggression in einer psychoanalytischen Gruppe bei der Bearbeitung ödipaler Konflikte. Materialien zur Psychoanalyse und analytisch orientierten Psychotherapie, 4, 1-109.

Ohlmeier, D. (1975). Gruppenpsychotherapie und psychoanalytische Theorie. In A. Uchtenhagen, R. Battegay & A. Friedmann (Hg.), Gruppenpsychotherapie und soziale Umwelt (S. 548-557). Bern: Huber.

Ohlmeier, D. (1987). Indikation und Kontraindikation der analytischen und tiefenpsychologisch fundierten Gruppenbehandlung. In R. Koechel & D. Ohlmeier (Hg.), Psychiatrie Plenum, Bd. 1 (S. 73-83). Berlin: Springer.

Ohlmeier, D. & Radebold, H. (1972). Übertragungs- und Abwehrprozesse in der Initialphase einer Gruppenanalyse mit Patienten im höheren Lebensalter. Gruppenpsychotherapie und Gruppendynamik, 5, 289-302.

Oppermann, J. (1982). Erstinterviewtechnik und Indikationskriterien bei der Auswahl der Patienten für ambulante analytische Gruppentherapie. Gruppenpsychotherapie und Gruppendynamik, 18, 133-139.

Orlinsky, D.E. & Howard, K.I. (1986). Process and outcome in psychotherapy. In S.L. Garfield & A.E. Bergin (Eds.), Handbook of psychotherapy and behavior change (pp. 311-385). New York: Wiley.

Pagés, M. (1974). Das affektive Leben in Gruppen. Stuttgart: Klett.

Pakesch, E. (1973). Spiegelungsphänomene in Supervisionsgruppen. Gruppenpsychotherapie und Gruppendynamik, 6, 277-285.

Palmowski, B. (1992). Zur Bedeutung von Scham und Selbsterleben für Indikation und Verlauf in der analytischen Gruppenpsychotherapie. Forum der Psychoanalyse, 8, 134-146.

Parham, I.A., Priddy, J.M., McGovern, T.V. & Richman, C.M. (1982). Group psychotherapy with the elderly: problems and prospects. Psychotherapy. Theory, Research & Practice, 19, 437-443.

Parin, P. (1975). Gesellschaftskritik im Deutungsprozeß. Psyche, 29, 97-117.

Parloff, M.B. & Dies, R.R. (1977). Group psychotherapy outcome research 1966-1975. International Journal of Group Psychotherapy, 27, 281-320.

Pauchant, Th.C. (1991). Transferential leadership. Towards a more complex understanding of charisma in organizations. Organization Studies, 12 (4), 507-527.

Paulson, I., Burroughs, J.C. & Gelb, C.B. (1976). Co-therapy: what is the crux of the relationship? International Journal of Group Psychotherapy, 26, 213-224.

Payn, S.B. (1965). Group methods in the pharmacotherapy of chronic psychotic patients. The Psychiatric Quarterly, 39, 258-263.

Petzold, H. (Hg.) (1981). Widerstand. Ein strittiges Konzept. Paderborn: Junfermann.

Piaget, J. (1975). Die Elaboration des Weltbildes. In ders., Der Aufbau der Wirklichkeit beim Kinde. Gesammelte Werke, Bd. 2 (S. 337-371). Stuttgart: Klett.

Piaget, J. (1982). Das In-Beziehung-Setzen der Perspektiven. In J. Piaget & B. Inhelder, Die Entwicklung des räumlichen Denkens beim Kinde. Gesammelte Werke, Bd. 6 (S. 249-290). Stuttgart: Klett.

Piaget, J. & Inhelder, B. (1972). Die Psychologie des Kindes. Frankfurt/M.: Fischer.

Pigott, C. (1988). Comments and associations around Alonso and Rutan's article „The experience of shame". International Journal of Group Psychotherapy, 38, 23-27.

Pines, M. (1977). Überblick. In L. Kreeger (Hg.), Die Großgruppe (S. 281-300). Stuttgart: Klett.

Pines, M. (1979). S.H. Foulkes' Beitrag zur Gruppenpsychotherapie. In A. Heigl-Evers (Hg.), Lewin und die Folgen. Die Psychologie des 20. Jahrhunderts, Bd. 8 (S. 719-732). Kindler: Zürich.

Pines, M. (Ed.) (1983). The evolution of group analysis. London: Routledge & Kegan Paul.

Pines, M. (Ed.) (1985). Bion and Group-Psychotherapy. London: Routledge & Kegan Paul.

Piper, W.E. & MacCallum, M. (1990). Psychodynamische Arbeit als Wirkfaktor in der Gruppenpsychotherapie. In V. Tschuschke & D. Czogalik (Hg.), Psychotherapie — Welche Effekte verändern? Zur Frage der Wirkmechanismen therapeutischer Prozesse (S. 349-368). Berlin: Springer.

Piper, W.E. & McCallum, M. (1990). A controlled study of effectiveness and patient suitability for short-term group psychotherapy. International Journal of Group Psychotherapy, 40, 431-452.

Piper, W.E., Doan, B.D., Edwards, E.M. & Jones, B.D. (1979). Cotherapy behavior, group therapy process, and treatment outcome. Journal of Consulting and Clinical Psychology, 47, 1081-1089.

Plänkers, T. (1993). Ein Volk — ein Unbewußtes? Gruppenpsychologisches zum (Golf-)Krieg. In T. Plänkers (Hg.), Die Angst vor der Freiheit. Beiträge zur Psychoanalyse des Kriegs. Tübingen: Edition diskord.

Ploog, D. (1980). Emotionen als Produkt des limbischen Systems. Medizinische Psychologie, 6, 7-19.

Poey, K. (1985). Guidelines for practice of brief, dynamic group therapy. International Journal of Group Psychotherapy, 35, 331-354.

Pohlen, M. (1972). Gruppenanalyse. Göttingen: Vandenhoeck & Ruprecht.

Pohlen, M. (1982). Über die Parteinahme in der Psychoanalyse. Gruppenpsychotherapie und Gruppendynamik, 18, 28-36.

Pohlen, M. & Bautz-Holzherr, M. (1991). Eine andere Aufklärung. Das Freudsche Subjekt in Analyse. Frankfurt/M.: Suhrkamp.

Pohlen, M. & Wittmann, L. (1980). „Die Unterwelt bewegen." Versuch über Wahrnehmung und Phantasie in der Psychoanalyse. Frankfurt/M.: Syndikat.

Pollner, M. (1976). Mundanes Denken. In E. Weingarten, F. Sack & J. Schenkein (Hg.), Ethnomethodologie. Beiträge zu einer Soziologie des Alltagshandelns (S. 295-326). Frankfurt/M.: Suhrkamp.

Pollock, F. (1955). Gruppenexperiment. Frankfurt/M.: EVA.

Pontalis, J.-B. (1991a). Eine Idee, die nicht kuriert werden kann. In ders., Aus dem Blick verlieren. Im Horizont der Psychoanalyse (S. 64-73). München: Kirchheim.

Pontalis, J.-B. (1991b). Nein, zweimal nein. In ders., Aus dem Blick verlieren. Im Horizont der Psychoanalyse (S. 74-103). München: Kirchheim.

Porter, K. (1989). Combined individual and group psychotherapy: a review of the literature 1965-1987. International Journal of Group Psychotherapy, 4, 107-114.

Poulsen, A. (1991). Psychodynamic time-limited group therapy in rheumatic disease: a controlled study with special reference to alexithymia. Psychotherapy and Psychosomatics, 56, 12-23.

Preuss, H.G. (1972a). Die psychotherapeutische Gruppe (Zur Einführung in die analytische Gruppenpsychotherapie). In ders. (Hg.), Analytische Gruppenpsychotherapie (S. 15-22.). Reinbek: Rowohlt.

Preuss, H.G. (1972b). Wirkungs- und Indikationsbereich der analytischen Gruppenpsychotherapie. In H.G. Preuss (Hg.), Analytische Gruppenpsychotherapie (S. 85-91). Grundlagen und Praxis. Reinbek: Rowohlt.

Pritz, A. (1990). Kurzgruppenpsychotherapie. Berlin: Springer.

Psychoanalytisches Seminar Zürich (Hg.) (1981). Die neuen Narzißmustheorien: Zurück ins Paradies. Frankfurt/M.: Syndikat.

Pühl, H. (1988). Angst in Gruppen und Institutionen. Frankfurt/M.: Fischer.

Pühl, H. (Hg.) (1990). Handbuch der Supervision: Beratung und Reflexion in Ausbildung und Organisation. Berlin: Edition Marhold.

Putash, I.L. & Wolf, A. (Eds.) (1990). Group therapists handbook. New York: Columbia University Press.

Racker, H. (1978a). Übertragung und Gegenübertragung. München: Reinhardt.

Racker, H. (1978b). Die Gegenübertragungsneurose. In ders., Übertragung und Gegenübertragung (S. 124-149). München: Reinhardt.

Racker, H. (1978c). Bedeutungen und Verwendungsweisen der Gegenübertragung. In ders., Übertragung und Gegenübertragung (S. 150-201). München: Reinhardt.

Rangell, L. (1976). Zur Psychologie der Gelassenheit. In ders., Gelassenheit und andere menschliche Möglichkeiten (S. 25-72). Frankfurt/M.: Suhrkamp.

Reckless, J. & Byrd, P. (1980). A system of group therapy for the treatment of marital and sexual dysfunction. Journal of Sexual and Marital Therapy, 6, 199-204.

Reiche, R. (1972). Ist der Ödipuskomplex universell? Kursbuch, 29, 159-176.

Reiche, R. (1993). Einleitung. In S. Freud, Massenpsychologie und Ich-Analyse. Frankfurt/M.: Fischer (Neuauflage der Taschenbuchausgabe).

Reijzer, H.M. (1988). Shame can be treated in group psychotherapy, if only the patient wants ist: a discussion of Alonso and Rutan. Journal of Group Psychotherapy, 38, 15-21.

Reik, Th. (1976). Hören mit dem dritten Ohr. Die innere Erfahrung eines Psychoanalytikers. Hamburg: Hoffmann & Campe.

Rice, C.A. & Rutan, J.S. (1981). Boundary maintenance in inpatient therapy groups. International Journal of Group Psychotherapy, 31, 97-309.

Richter, H.E. (1970). Patient Familie. Reinbek: Rowohlt.

Riemann, F. (1959). Die Struktur des Therapeuten und ihre Auswirkung in der Praxis. Psyche, 13, 150-159.

Riesenberg, R. (1982). Das Werk von Melanie Klein. In D. Eicke (Hg.), Sigmund Freud — Leben und Werk. Die Psychologie des 20. Jahrhunderts, Bd. 1. Weinheim: Beltz.

Literaturverzeichnis

Roberts, J.P. (1983). Foulkes' concept of the matrix. Group Analysis, 15, 111-127.

Rogers, C., Roback, H., McKee, E. & Calhoun, D. (1976). Group psychotherapy with homosexuals. A review. International Journal of Group Psychotherapy, 26, 3-25.

Rosenthal, P. (1947). Death of the leader in group psychotherapy. American Journal of Orthopsychiatry, 17, 266-277.

Rosenzweig, S.P. & Folman, R. (1974). Patient and therapist variables effecting premature termination in group psychotherapy. Psychotherapy, 11, 76-79.

Rosie, J.S. & Azim, H.F.A. (1990). Large-group-psychotherapy in a day treatment program. International Journal of Group Psychotherapy, 40, 305-321.

Rosin, U. (1983). An welchen Konzepten orientiere ich mich, wenn ich als Leiter einer Balint-Gruppe interveniere? Patientenbezogene Medizin, 6, 89-102.

Ross, D.W. & Rissenden, A. (1961). Some observations of the emotional position of the group therapists. Psychiatric Quarterly, 35, 511-522.

Roth, J.K. (1984). Hilfe für Helfer: Balint-Gruppen. München: Piper.

Rudnitzki, G. (1991). Indikationen für Gruppenanalyse oder: Die Diagnose ist die Waffe der Ohnmächtigen. Gruppenanalyse, 1, 1-22.

Rudolf, G. & Gassmann, A.U. (1986). Umfang, Inhalte und prognostische Bedeutung sprachlicher Interaktionen in Gruppentherapien. Gruppenpsychotherapie und Gruppendynamik, 21, 208-223.

Rüger, U. (1976). Ergebnisse einer katamnestischen Nachuntersuchung an 21 Patienten fünf Jahre nach Abschluß einer ambulanten Gruppenpsychotherapie. Gruppentherapie und Gruppendynamik, 10, 313-330.

Rüger, U. (1981). Indikationsmöglichkeiten für eine stationär-ambulante Gruppenpsychotherapie. Gruppenpsychotherapie und Gruppendynamik, 16, 335-342.

Rüger, U. (1991). 7-Jahres-Katamnese nach Abschluß analytischer Gruppenpsychotherapie. Zeitschrift für psychosomatische Medizin und Psychoanalyse, 37, 361-374.

Russakoff, M. & Odham, J.M. (1984). Group psychotherapy on a short-term treatment unit: an application of an object relations theory. International Journal of Group Psychotherapy, 34 (3), 171-189.

Sadock, B.J. & Kaplan, H.I. (1972). Selection of patients and the dynamic and structural organisation of the group. In H. Kaplan & B.J. Sadock (Eds.), The evolution of group therapy (pp. 119-131). New York: Dutton.

Sadock, B.J. (1988). Gruppenpsychotherapie, kombinierte Individual- und Gruppenpsychotherapie, Psychodrama. In A.M. Freedman, H.I. Kaplan, B.J. Sadock & U.H. Peters (Hg.), Psychiatrie in Praxis und Klinik, Bd. 3.: Neurosen. Stuttgart: Thieme.

Sadoff, R.L. (1973). The group that failed. Psychiatric Quarterly, 47, 110-116.

Sandison, R. (1991). The psychotic patient and psychotic conflict in group analysis. Group Analysis, 24, 73-83.

Sandler, J. (1976). Gegenübertragung als Bereitschaft zur Rollenübernahme. Psyche, 30, 297-305.

Sandler, J. (1979). Die Grundbegriffe der psychoanalytischen Therapie. Stuttgart: Klett-Cotta.

Sandler, J., Dare, Chr. & Holder, A. (1973). The patient and the analyst. The basis of psychoanalytic process. New York: International Universites Press.

Sandler, J. & Freud, A. (1972-73). The analysis of defense: „The ego and the mechanisms of defense" revisited. New York: International Universities Press.

Sandner, D. (1978). Psychodynamik in Kleingruppen. München: Reinhardt.

Sandner, D. (1980). Zur Psychodynamik von Schizophrenen in analytischen Gruppen mit Psychotikern und Neurotikern. Gruppenpsychotherapie und Gruppendynamik, 15, 32-50.

Sandner, D. (1981). Theoriebildung in der Gruppenanalyse. Gegenwärtiger Stand und Perspektiven. Gruppenpsychotherapie und Gruppendynamik, 17, 234-250.

Sandner, D. (1984). Zur Methodologie der Erforschung des Gruppenprozesses in der analytischen Gruppenpsychotherapie. Gruppenpsychotherapie und Gruppendynamik, 19, 380-393.

Sandner, D. (1985). Begründung und Darstellung eines hermeneutischen Verfahrens zur Erfassung des Beziehungsgeschehens in der analytischen Gruppenpsychotherapie (Gruppenanalyse). In D. Czogalik, W. Ehlers & R. Teufel (Hg.), Perspektiven der Psychotherapieforschung (S. 300-315). Freiburg i. Br.: Hochschulverlag.

Sandner, D. (1986). Gruppenanalyse. Theorie, Praxis und Forschung. Berlin: Springer.

Sandner, D. (1988). Qualitative Gruppenpsychotherapieforschung. Begriffsbestimmung und Forschungsstand. Gruppenpsychotherapie und Gruppendynamik, 24, 184-195.

Sandner, D. (1990). Modelle der analytischen Gruppenpsychotherapie — Indikation und Kontraindikation. Gruppenpsychotherapie und Gruppendynamik, 26, 87-100.

Saravay, S. (1978). A psychoanalytic theory of group development. International Journal of Group Psychotherapy, 28, 481-507.

Schafer, R. (1968). The mechanisms of defense. International Journal of Psycho-Analysis, 49, 49-62.

Schafer, R. (1973). The ideal of resistance. International Journal of Psycho-Analysis, 54, 259-285.

Schafer, R. (1981). Handeln in der psychoanalytischen Deutung und Theorie. Psyche, 35, 875-926.

Schafer, R. (1983). The analytic attitude. New York: Basic Books.

Literaturverzeichnis

Schaffer, J.G. & Dreyer, S.F. (1982). Staff and inpatient perceptions of change mechanisms in group psychotherapy. American Journal of Psychiatry 139, 127-128.

Scharinger, H. (1990). Sigmund Freud und die „Massen". Möglichkeiten und Begrenzungen einer „analytischen" Massenpsychologie. Werkblatt. Zeitschrift für Psychoanalyse und Gesellschaftskritik, 22/23, 27-48.

Scheff, Th.J. (1987). The shame-rage spiral: a case study of an interminal quarrel. In H.B. Lewis (Ed.), The role of shame in symptom formation (pp. 109-149). Hillsdale: Erlbaum.

Scheidlinger, S. (1968). The concept of regression in group psychotherapy. International Journal of Group Psychotherapy, 13, 3-20.

Scheidlinger, S. (1974). On the concept of the „mother-group". International Journal of Group Psychotherapy, 24, 417-428.

Schepank, H. & Tress, W. (Hg.) (1988). Die stationäre Psychotherapie und ihr Rahmen. Berlin: Springer.

Scherer, K.R. (1984). On the nature and function of emotion: a component process approach. In K.R. Scherer & P. Ekman (Eds.), Approaches to emotion (pp. 293-317). Hillsdale: Erlbaum.

Scheunert, G. (1960). Zum Problem der Gegenübertragung. Psyche, 13, 574-597.

Schiff, S., Glasman, S.M. (1969). Large and small group therapy in a state mental health center. International Journal of Group Psychotherapy, 19, 150-157.

Schigutt, R. (1985). Umgang mit Widerstand in verschiedenen therapeutischen Schulen. Gestalt-Bulletin, 5 (1), 35-51.

Schilder, P.F. (1936). The analysis of ideology as a psychotherapeutic method, especially in group treatment. American Journal of Psychoanalysis and Psychiatry, 93, 601-617.

Schilder, P.F. (1939). Results and problems of group psychotherapy. Mental Hygiene, 23, 87-99.

Schilder, P.F. (1940). Introductory remarks on groups. Journal of Social Psychology, 12, 83-100.

Schindler, R. (1957). Grundprinzipien der Psychodynamik in der Gruppe. Psyche, 11, 308-314.

Schindler, R. (1960). Über den wechselseitigen Einfluß von Gesprächsinhalt, Gruppenposition und Ichgestalt in der analytischen Gruppenpsychotherapie. Psyche, 14, 382-392.

Schlachet, P. (1985). The clinical validation of therapist interventions in group therapy. International Journal of Group Psychotherapy, 35, 225-258.

Schlieffen, H. von (1983). Psychoanalyse ohne Grundregel. Psyche, 37, 481-497.

Schmidbauer, W. (1975). Vom Es zum Ich. Evolution und Psychoanalyse. München: List.

Schmidbauer, W. (1977). Selbsterfahrung in der Gruppe. München: List.

Schneider, H. (1989). Toward a more detailed understanding of self-organizing processes in psychotherapy. In A.L. Gouldsmit (Ed.), Self-organization in psychotherapy (pp. 72-99). Berlin: Springer.

Schneider-Düker, M. (1981). Gruppenpsychotherapie. Methoden und Probleme. München: Kösel.

Schofield, W. (1964). Psychotherapy, the purchase of friendship. Englewood N.J.: Prentice Hall.

Schröter, K. (1983). Psychoanalytisches Setting. In W. Mertens (Hg.), Psychoanalyse. Ein Handbuch in Schlüsselbegriffen (S. 146-151). München: Urban & Schwarzenberg.

Schülein, J.A. (1975). Das Gesellschaftsbild der Freudschen Theorie. Frankfurt/M.: Campus.

Schütz, A. (1955). Symbol, reality and society. In L. Bryson, L. Finkelstein, H. Hoagland & R.M. McIver (Eds.), Symbol and Society (pp. 135-203). New York.

Schütz, A. (1971). Das Problem der Relevanz. Frankfurt/M.: Suhrkamp.

Schütz, A. (1981). Der sinnhafte Aufbau der sozialen Welt. Frankfurt/M.: Suhrkamp.

Schwaber, E.A. (1983). Psychoanalytic listening and psychic reality. International Review of Psycho-Analysis, 10, 379-392.

Schwartz, E.K. & Wolf, A. (1964). On countertransference in group psychotherapy. Journal of Psychology, 57, 131-142.

Schwartzman, G. (1984). The use of the group as self-object. International Journal of Group Psychotherapy, 34, 229-241.

Schwarz, Chr. (1992). „Am Nein wächst der Mensch". Einige psychoanalytische Überlegungen zur Bedeutung von Grenzsetzung und Grenzverletzung in entwicklungspsychologischer und suchttherapeutischer Perspektive. Wiener Zeitschrift für Suchtforschung, 15 (4), 35-45.

Segal, H. (1983). Melanie Klein. Eine Einführung in ihr Werk. Frankfurt/M.: Fischer.

Senf, W. (1988). Was hilft in der Psychotherapie? Sicht der Therapeuten — Rückblick der Patienten. Zeitschrift für Psychotherapie und Psychosomatik, 33, 281-291.

Sennett, R. (1985). Autorität. Frankfurt/M.: Fischer.

Shaked, J. (1989). Psychoanalytische Großgruppe. Gruppenpsychotherapie und Gruppendynamik, 25, 252-259.

Shaked, J. (1993). Die psychoanalytische Großgruppe — Freudianische und Kleinianische Ansätze. Gruppenpsychotherapie und Gruppendynamik, 29, 4-20.

Sifneos, P.E. (1972). Short-term psychotherapy and emotional crisis. Cambridge, MA.: Harvard Univ. Press.

Sifneos, P.E. (1979). Short-term dynamic psychotherapy. New York: Plenum medical book.

Literaturverzeichnis

Silverman, M.A. (1985). Countertransference and the myth of the perfectly analyzed analyst. Psychoanalytic Quarterly, 54, 175-199.

Skynner, A.C.R. (1977). Die große Gruppe als Trainingsmethode. In L. Kreeger (Hg.), Die Großgruppe (S. 220-244). Stuttgart: Klett.

Slater, Ph. E. (1978). Mikrokosmos: Eine Studie über Gruppendynamik. Frankfurt/M.: Fischer.

Slaviasky-Holy, N. (1982). Theory and practice in group psychotherapy with borderline patients and narcissistic pathologies. In M. Pines & L. Rafaelsen (Eds.), The Individual and the group. Boundaries and interrelations, vol. 2: Practice. New York.

Slavson, S.R. (1950). Analytic group psychotherapy. New York: Columbia University Press.

Slavson, S.R. (1956). Einführung in die Gruppentherapie. Göttingen: Vandenhoeck & Ruprecht.

Slavson, S.R. (1977). Analytische Gruppentherapie. Frankfurt/M.: Fischer.

Smith, M.L., Glass, G.V. & Miller, T.I. (1980). The benefits of psychotherapy. Baltimore: Johns Hopkins University Press.

Sommer, R. (1967). Small group ecology. Psychological Bulletin, 67 (2), 145-152.

Spitz, R. (1957). Nein und Ja. Stuttgart: Klett.

Spitz, R. (^{5}1976). Vom Säugling zum Kleinkind. Stuttgart: Klett.

Sporn, H. (1990). Großgruppenarbeit in der stationären Entwöhnungsbehandlung von alkohol- und medikamentenabhängigen Patienten. Suchtgefahren, 36, 274-278.

Springman, R.R. (1970). A large group. International Journal of Group Psychotherapy, 20, 210-218.

Springman, R.R. (1974). The application of interpretation in large group. International Journal of Group Psychotherapy, 24, 338-341.

Springman, R.R. (1977). Psychotherapie in der großen Gruppe In L. Kreeger (Hg.), Die Großgruppe (S. 205-219). Stuttgart: Klett.

Städtler, R. & Rucholtz, F. (1990). Die große Gruppe. Therapeutische Öffentlichkeit in der stationären Psychotherapie. Suchtgefahren, 36, 265-274.

Steffens, W. & Kächele, H. (1988). Abwehr und Bewältigung — Vorschläge zu einer integrativen Sichtweise. Zeitschrift für Psychotherapie und medizinische Psychologie, 38, 53-69.

Stephanos, S. & Auhagen, U. (1977). Einige Überlegungen zur Person eines Balint-Gruppen-Leiters. Therapiewoche, 27 (40), 6976-6982.

Sternberg, T. (1982). Defence mechanisms and the working through of resistences in group therapy. Group Analysis, 15, 261-277.

Steward, J.B., Hardin, S.B., Weinrich, S., Mc George, S., Lopez, J. & Pesut, D. (1992). Group protocol to mitigate disaster stress and enhance special support in adolescents exposed to hurricane Hugo. Issues Mental Health Nursing, 13, 105-119.

Stierlin, H. (1972). Gruppendynamische Prozesse I: Übertragung und Widerstand. In H.G. Preuss (Hg.), Analytische Gruppenpsychotherapie (S. 23-29). Reinbek: Rowohlt.

Stille, M. (1983). Patienten brechen analytische Behandlungen ab. Zeitschrift für Psychosomatische Medizin, 29, 350-362.

Stock D. (1962). Interpersonal concerns during the early sessions of therapy groups. International Journal of Group Psychotherapy, 12, 14-26.

Stock, D. & Thelen, M.A. (1958). Emotional dynamics and group culture. New York: Universities Press.

Stock, D., Whitman, R.M. & Lieberman, M.A. (1958). The deviant member in therapy groups. Human Relations, 11, 341-372.

Stock-Whitaker, D. & Lieberman, M.A. (1965). Psychotherapy through the group process. London: Tavistock Publications.

Stone, L. (1954). The widening scope of indications for psychoanalysis. Journal of the American Psychoanalytic Association, 20, 353-362.

Stone, L. (1973a). Die psychoanalytische Situation. Frankfurt/M.: Fischer.

Stone, L. (1973b). On resistence to the psychoanalytic process: some thoughts on its nature and motivations. Psychoanalysis and Contemporary Science, 2, 42-76.

Stone, L. (1981). Some thought of the here-and-now in psychoanalytic technique and process. Psychoanalytic Quarterly, 50, 709-733.

Stone, W.N. & Gustafson, J.P. (1982). Technique in group psychotherapy of narcissistic and borderline patients. International Journal of Group Psychotherapy, 32, 29-47.

Strachey, J.B. (1934). The nature of the therapeutic action of psychoanalysis. International Journal of Psycho-Analysis, 15, 127-159.

Strachey, J.B. (1935). Die Grundlagen der therapeutischen Wirkung der Psychoanalyse. Internationale Zeitschrift für Psychoanalyse, 21, 487-515.

Strachey, J.B. (1937). Zur Theorie der therapeutischen Resultate der Psychoanalyse. Internationale Zeitschrift für Psychoanylse, 23, 68-94.

Streeck, U. (1980). „Definition der Situation", soziale Normen und interaktionelle Gruppenpsychotherapie. Gruppenpsychotherapie und Gruppendynamik, 16, 209-221.

Streeck, U. (1986). Hintergrundannahmen im psychoanalytischen Behandlungsprozeß. Forum der Psychoanalyse, 2, 98-110.

Strindberg, A. (1977). Ein Traumprotokoll. Frankfurt/M.: Suhrkamp.

Strupp, H.H. & Hadley, S.W. (1977). A tripartite model of mental health and therapeutic outcomes with special references to negative effects in psychotherapy. American Psychologist, March, 187-196.

Literaturverzeichnis

Strupp, H.H. (1959). Toward an analysis of the therapist's contribution to the treatment process. Psychiatry, 22, 349-362.

Strupp, H.H. (1962). Patient — Doctor relationship. Psychotherapist in the therapeutic process. In A.J. Bachrach (Ed.), Experimental foundations of clinical psychology (pp. 576-615). New York: Basic Books.

Strupp, H.H. (1977). A reformulation of the dynamics of the therapist's contribution. In A.S. Gurman & A.M. Razin (Eds.), Effective psychotherapy. A handbook of research (pp. 1-22). New York: Pergamon.

Stuhr, U. & Deneke, F.-W. (Hg.) (1993). Die Fallgeschichte. Beiträge zu ihrer Bedeutung als Forschungsinstrument. Heidelberg: Asanger.

Sugar, M. (1971). Multitransferences and divarications in group therapy. International Journal of Group Psychotherapy, 21, 444-455.

Sutherland, J.D. (1952). Components on psychoanalytic group therapy. Therapy and Education. Psychiatry, 15, 111-117.

Swaan, A. de (1982). Zur Soziogenese des psychoanalytischen Settings. In P. Gleichmann (Hg.), Materialien zu Norbert Elias' Zivilisationstheorie (S. 369-407). Frankfurt/M.: Suhrkamp.

Swenson, C.R. & Munich, R.L. (1989). Types of large group meetings in the therapeutic community: with special emphasis on the large-term unit. Psychiatry, 52, 437-445.

Terr, L.C. (1992). Mini-marathon groups: psychological 'first aid' following disasters. Bulletin of the Menninger Clinic, 56, 76-86.

Thomä, H. (1984). Der „Neubeginn" Michael Balints (1932) aus heutiger Sicht. Psyche, 38, 516-543.

Thomä, H. & Hohage, R. (1984). Schwankungen der „gleichschwebenden Aufmerksamkeit" und ihre therapeutische Bearbeitung. Zeitschrift für psychosomatische Medizin, 30, 232-237.

Thomä, H. & Kächele, H. (1986). Lehrbuch der psychoanalytischen Therapie, Bd. 1: Theorie. Berlin: Springer.

Thomä, H. & Kächele, H. (1988). Lehrbuch der psychoanalytischen Therapie. Band 2: Praxis. Berlin: Springer.

Thomas, E.J. & Fink, C.F. (1966). Effects of group size. In A.P. Hare, R. Borgatta & F. Bales (Eds.), Small groups. Studies in social interaction (pp. 525-536). New York: Knopf.

Tomkins, S.S. (1987). Shame. In D.L. Nathanson (Ed.), The many faces of shame (pp. 133-161). New York: Guilford.

Toulmin, S. (1975). Der Gebrauch von Argumenten. Kronberg/Ts.: Scriptor.

Tschuschke, V. (1990a). Spezifische und/oder unspezifische Wirkfaktoren in der Psychotherapie: Ein Problem der Einzelpsychotherapie oder auch der Gruppentherapie? In V. Tschuschke & D. Czogalik (Hg.), Psychotherapie — Welche

Effekte verändern. Zur Frage der Wirkmechanismen therapeutischer Prozesse (S. 243-272). Berlin: Springer.

Tschuschke, V. (1990b). Zum therapeutischen Stellenwert der Interaktionsprozesse in der Gruppenpsychotherapie. In V. Tschuschke & D. Czogalik, D. (Hg.) Psychotherapie — Welche Effekte verändern. Zur Frage der Wirkmechnismen therapeutischer Prozesse (S. 298-322). Berlin: Springer.

Tschuschke, V., Hess, H. & MacKenzie, K.R. (1990). Der Gruppenklima-Fragebogen (GCQ-S) — Methodik und Anwendung eines Meßinstruments zum Gruppenerleben. Gruppenpsychotherapie und Gruppendynamik, 26, 340-359.

Tschuschke, V., Volk, W. & Ehlers, W. (1980). Die Verwendbarkeit der Gott-schalk-Gleser-Sprachinhaltsanalyse für Verlaufsuntersuchungen in der analytischen Gruppenpsychotherapie. Gruppenpsychotherapie und Gruppendynamik, 16, 240-256.

Tuckmann, B.W. (1965). Developmental sequences in small groups. Psychological Bulletin, 63 (6), 384-399.

Tuckmann, B.W. & Jensen, M.A.C. (1977). Stages of small-group development revisited. Group and Organisation Studies, 2, 419-427.

Turner, R. (1976). Einige formale Eigenschaften des therapeutischen Gespräches. In M. Auwärter, E. Kirsch & K. Schröter (Hg.), Seminar: Kommunikation, Interaktion, Identität (S.140-190). Frankfurt/M.: Suhrkamp.

Turquet, P. (1977). Bedrohung der Identität in der großen Gruppe. In L. Kreeger (Hg.), Die Großgruppe (S. 81-139). Stuttgart: Klett.

Tyrell, H. (1983). Zwischen Interaktion und Organisation I: Gruppe als Systemtyp. Kölner Zeitschrift für Soziologie und Sozialpsychologie, 25, 75-87.

Uchtenhagen, A. (1970). Erinnern, Wiederholen, Durcharbeiten in der analytischen Gruppenpsychotherapie. Gruppenpsychotherapie und Gruppendynamik, 4, 124-132.

Vaillant, P. (1971). Theoretical hierarchy of adaptive ego mechanism. Archive of General Psychiatry, 25, 107-128.

Valenstein, A.F. (1962). The psychoanalytic situation. Affects, emotional reliving, and insight in the psychoanalytic process. International Journal of Psychoanalysis, 43, 315-324.

Viderman, S. (1979). The analytic space. Meaning and problems. Psychoanalytic Quarterly, 48, 315-324.

Volmerg, B., Volmerg, U. & Leithäuser, Th. (1983). Kriegsängste und Sicherheitsbedürfnis. Zur Sozialpsychologie des Ost-West-Konflikts im Alltag. Frankfurt/M.: Fischer.

Volmerg, U. (1977). Kritik und Perspektiven des Gruppendiskussionsverfahrens in der Forschungspraxis. In Th. Leithäuser, B. Volmerg, G. Salje, U. Volmerg,

B. Wutka, Entwurf einer Empirie des Alltagsbewußtseins (S. 184-217). Frankfurt/M.: Suhrkamp.

Wahl, H. (1985). Narzißmus? Von Freuds Narzißmustheorie zur Selbstpsychologie. Stuttgart: Kohlhammer.

Weiner, M.F. (1992). Group therapy reduces medical and psychiatric hospitalization. International Journal of Psychotherapy, 2, 267-275.

Weinstein, D. (1991). Exhibitionism in group psychotherapy. In A. Goldberg (Ed.), The evolution of self psychology, vol. 7 (pp. 219-233). Hillsdale: Analytic Press.

Weiss, J., Sampson, H. & The Mount Zion Psychotherapy Research Group (1986). The psychoanalytic process: theory, clinical observation, and empirical research. New York: Guilford Press.

Wellendorf, F. (1991). Supervision und Institutionsanalyse. In H. Pühl & W. Schmidbauer (Hg.), Supervision und Psychoanalyse. Selbstreflexion der helfenden Berufe (S. 49-66). Frankfurt/M.: Fischer.

Wells, L. (1980). The group-as-a-whole: a systemic socio-analytic perspective on interpersonal and group relations. In C.P. Alderfer & C.L. Cooper (Eds.), Advances in experimental social processes, vol. 2 (pp. 165-199). Wiley & Sons Ltd.

Whiteley, J.S. (1977). Die große Gruppe als Medium der Soziotherapie. In L. Kreeger (Hg.), Die Großgruppe (S. 186-204). Stuttgart: Klett.

Whitman, R.M. & Stock, D. (1958). The group focal conflict. Psychiatry, 21, 269-276.

Whitman, R.M., Lieberman, M.A. & Stock, D. (1960). The relation between individual and group conflicts in psychotherapy. International Journal of Group Psychotherapy, 1, 259-286.

Wiedemann, P.M. (1990). Komparative Kasuistik im Vergleich mit dem Ansatz der Grounded Theory. In G. Jüttemann (Hg.), Komparative Kasuistik (S. 122-130). Heidelberg: Asanger.

Willi, J. (1975). Die Zweierbeziehung. Reinbek: Rowohlt.

Winer, J.A. & Lewis, I. (1984). Interpretative psychotherapy in the inpatient community meeting. Psychiatry, 47, 333-341.

Winnicott, D.W. (1958) Über die Fähigkeit, allein zu sein. Psyche, 12, 344-352.

Winnicott, D.W. (1969). Kind, Familie und Umwelt. München: Kindler.

Winnicott, D.W. (1974). Ich-Verzerrung in Form des wahren und des falschen Selbst. In ders., Reifungsprozesse und fördernde Umwelt. München: Kindler.

Winnicott, D.W. (1985a). Übergangsobjekte und Übergangsphänomene. In ders., Vom Spiel zur Kreativität (S. 10-36). Stuttgart: Klett-Cotta.

Winnicott, D.W. (1985b). Objekverwendung und Identifizierung. In ders., Vom Spiel zur Kreativität (S. 101-110). Stuttgart: Klett-Cotta.

Winnicott, D.W. (1985c). Der Ort, an dem wir leben. In ders., Vom Spiel zur Kreativität (S. 121-128). Stuttgart: Klett-Cotta.

Wittenberger, G. (1985). Gruppensupervision — ein Beitrag zur Entwicklung beruflicher Identität. In H.G. Trescher, A. Leber & Chr. Büttner (Hg.), Die Bedeutung der Gruppe für die Sozialisation. Teil 2: Beruf und Gesellschaft (S. 42-61). Göttingen: Vandenhoeck & Ruprecht.

Wittmann, L. & Wittmann, S. (1984). Widerstand in Psychoanalyse und Verhaltenstherapie. Zürich: Psychologisches Institut, Abteilung Klinische Psychologie.

Wittmann, W.W. & Matt, G.E. (1986). Meta-Analyse als Integration von Forschungsergebnissen am Beispiel deutschsprachiger Arbeiten zur Effektivität von Psychotherapie. Psychologische Rundschau, 37, 20-40.

Wodak, R. (1983). Methoden zur Analyse von Therapietexten. Sozio- und psycholinguistische Erwägungen zum Therapieeffekt. Germanistische Linguistik, 82 (5-6), 69-102.

Wolf, A. & Schwartz, K.E. (1962). Psychoanalysis in groups. New York: Grune & Stratton.

Wong, H. (1979). Clinical considerations in the group treatment of narcissistic disorders. International Journal of Group Psychotherapy, 29, 325-345.

Woods, M. & Melnick, J.A. (1979). A review of group therapy selection criteria. Small Group Behavior, 10, 155-175.

Wundt, W. (1912). Elemente der Völkerpsychologie. Grundlinien einer psychologischen Entwicklungsgeschichte der Menschheit. Leipzig: Kröner.

Wurmser, L. (1990). Die Maske der Scham. Zur Psychoanalyse von Schamaffekten und Schamkonflikten. Berlin: Springer.

Wygotski, L.S. (1974). Denken und Sprechen. Frankfurt/M.: Fischer.

Yalom, I.D. (1974). Gruppenpsychotherapie. Grundlagen und Methoden. München: Kindler.

Yalom, I.D. (1989). Theorie und Praxis der Gruppenpsychotherapie. Ein Lehrbuch. München: Pfeiffer.

Zech, P.K. (1985). Analyse eines psychotherapeutischen Artefakts. Die Bionschen „Grundannahmen-Gruppen". Gruppenpsychotherapie und Gruppendynamik, 20, 368-382.

Zenz, H., Heising, G. & Fahnert, J. (1972). Gruppendynamik nach dem Rollenwechsel der Gruppenbeobachterin zur Kotherapeutin. Gruppenpsychotherapie und Gruppendynamik, 6, 30-48.

Zielke, M. (1979). Indikation zur Gruppenpsychotherapie. Stuttgart: Kohlhammer.

Ziferstein, I. & Grotjahn, M. (1956). Psychoanalysis and group psychotherapy. In F. Fromm-Reichmann & J.L. Moreno (Eds.), Progress in psychotherapy, vol. 1. (pp. 248-255). New York: Grune & Stratton.

Zimmerman, D. (1967). Some characteristics of dreams in group analytic psychotherapy. International Journal of Group Psychotherapy, 17, 524-535.

Gruppenanalytische Zeitschriften

Deutsche Zeitschriften

ARBEITSHEFTE GRUPPENANALYSE

Herausgegeben vom Förderverein Gruppenanalyse e.V. Münster; erscheint seit 1985 zweimal im Jahr, seit 1991 im Votum Verlag in Münster.

Ausgangspunkt der Arbeitshefte Gruppenanalyse ist der von S.H. Foulkes entwickelte Ansatz der Gruppenanalyse. Dabei verbindet die Zeitschrift die Diskussion über theoretische und methodische Grundfragen der Gruppenanalyse mit der Untersuchung der sozialgeschichtlichen und kulturellen Kontexte, in denen Psychotherapie stattfindet.

GRUPPENANALYSE. ZEITSCHRIFT FÜR GRUPPENANALYTISCHE PSYCHOTHERAPIE, BERATUNG UND SUPERVISION

Herausgegeben vom Institut für Gruppenanalyse Heidelberg e.V.; erscheint halbjährlich im Mattes Verlag in Heidelberg.

Die Zeitschrift will die Verstrickungen des Individuums in Gruppenbeziehungen sichtbar machen und setzt dabei auf die Analyse unbewußter Prozesse. Sie veröffentlicht Beiträge aus den Arbeitsfeldern: Psychotherapie, Supervision, Ausbildung, Kulturanalyse, Institutionsanalyse, Organisationsberatung, Großgruppenarbeit und Politik.

GRUPPENDYNAMIK. ZEITSCHRIFT FÜR ANGEWANDTE SOZIALPSYCHOLOGIE

Herausgeber: W. Graf von Baudissin ✝, B. Dorst, J. Fengler, M. Horkheimer ✝, W.M. Jores, T. Lindner, W. Metzger ✝, F. Minssen ✝, M. Sader, A. Wagner; 1969 zum ersten Mal erschienen; wird in Zusammenarbeit mit dem Kurt-Lewin-Institut für Psychologie herausgegeben; jährlich vier Ausgaben im C.W. Leske Verlag & Budrich GmbH Leverkusen.

Die „Gruppendynamik" versteht sich als interdisziplinäre, zwischen Theorie und Praxis vermittelnde Zeitschrift. Ihr Hauptinteresse sind jene Prozesse, durch die das Verhalten von Menschen und Institutionen beeinflußt werden. Sie enthält Beiträge über empirische Forschungen, über kritische Theoriebildung im Bereich von Gruppen und über aktuelle praxisbezogene Probleme.

GRUPPENPSYCHOTHERAPIE UND GRUPPENDYNAMIK. BEITRÄGE ZUR SOZIALPSYCHOLOGIE UND THERAPEUTISCHEN PRAXIS

Herausgeber: R. Battegay, A.M. Däumling, H. Enke, H. Friedrich, P. Fürstenau, A. Heigl-Evers, K. König, B. Mittelsten-Scheid, D. Ohlmeier, R. Schindler, M. Schneider-Düker, H. Strotzka, A. Uchtenhagen. Erstmals erschienen 1968 als Organ des Deutschen Arbeitskreises für Gruppenpsychotherapie und Gruppendynamik (DAGG), des Österreichischen Arbeitskreises für Gruppenpsychotherapie und Gruppendynamik, des Schweizerischen Arbeitsausschusses für Gruppenpsychotherapie der Schweizerischen Ärztegesellschaft für Psychotherapie sowie der Schweizerischen Gesellschaft für Gruppenpsychologie und Gruppendynamik. Erscheint viermal im Jahr bei Vandenhoeck & Ruprecht in Göttingen.

Die Zeitschrift ist seit ihrer Gründung den Erkenntnissen der Psychoanalyse ebenso verpflichtet wie denen der Gruppendynamik und versteht sich vorwiegend als Organ wissenschaftlicher Auseinandersetzung. Ihre inhaltlichen Schwerpunkte liegen in der Analyse des Einflusses gesellschaftlicher Faktoren auf Gruppen, ihrer institutionellen Einbindung in den Kontext von Sozial-, Gesundheits- und Bildungspolitik, sowie in der Theorie, der empirischen Forschung und in der Praxis der Gruppenarbeit.

Anglo-amerikanische Zeitschriften

JOURNAL OF GROUP PSYCHOTHERAPY, PSYCHODRAMA AND SOCIOMETRY

Herausgeber: A. Blatner, A. Garcia, Th.W. Treadwell sowie die American Society of Group Psychotherapy and Psychodrama (ASGP), erscheint ab 1976 bis heute unter diesem Titel, viermal pro Jahr bei Heldref Publications in Washington, D.C.

Die Zeitschrift wurde 1947 von J.L. Moreno gegründet und war von Anfang an das offizielle Organ der ASGP. Bis 1970 wurde sie unter dem Titel GROUP PSYCHOTHERAPY. JOURNAL OF SO-

CIOPSYCHOPATHOLOGY AND SOCIATRY geführt und erschien viermal pro Jahr bei Beacon, N.Y.

Die GROUP PSYCHOTHERAPY war stark beeinflußt von Moreno und dessen Institut für Psychodrama, Soziometrie und Psychotherapie. Daher beschäftigte sich ein großer Teil der Beiträge mit den theoretischen und experimentellen Arbeiten an den Moreno-Instituten und ihre Anwendungen z.B. in Gefängnissen, psychiatrischen Kliniken etc. Ein weiterer Schwerpunkt des Journals war die Dokumentation der Aktivitäten der ASGP, die 1942 gegründet wurde. Sie ist die älteste Gesellschaft für Gruppenpsychotherapie — Moreno war ihr erster Präsident.

Von 1970 bis 1976 erschien die Zeitschrift viermal pro Jahr unter dem Titel GROUP PSYCHOTHERAPY AND PSYCHODRAMA, danach bis heute unter dem Titel JOURNAL OF GROUP PSYCHO-THERAPY, PSYCHODRAMA AND SOCIOMETRY. Nur der Vermerk in der Kopfzeile des Titelblattes (gegründet von J.L. Moreno) verweist noch auf die lange Tradition dieses Journals.

Als Hauptanliegen formulieren die Herausgeber die Vermittlung von Theorie und Praxis der Gruppenpsychotherapie, des Psychodramas und der Soziometrie. Neben der Diskussion von Anwendungsproblemen im therapeutischen und pädagogischen Bereich, kommt es ihnen heute besonders auf die Präsentation experimenteller Forschung und empirischer Studien an.

INTERNATIONAL JOURNAL OF GROUP PSYCHOTHERAPY: OFFICAL PUBLICATION OF THE AMERICAN GROUP PSYCHOTHERAPY ASSOCIATION, INC.

Herausgegeber: W.E. Piper (seit 1992) für die American Group Psychotherapy Association, Inc.; erscheint seit 1951 viermal pro Jahr bei Guilford Press, New York.

Das offizielle Journal der American Group Psychotherapy Association publiziert seit seiner Gründung in erster Linie Texte, die sich mit dem Wissen über alle Arten von Gruppentherapie auseinandersetzen. Dieses Wissen sollte theorie-, praxis- und forschungsgeleitet sein und eine Balance zwischen Theorie und Praxis sowie zwischen Forschung und Lehre ermöglichen. Dabei versteht sich das Journal als Fenster der Assoziation zur Welt, öffnet sich also auch für Autoren, die keine Mitglieder der American Group Psychotherapy Assoziation sind.

GROUP. THE JOURNAL OF THE EASTERN GROUP PSYCHO-THERAPY SOCIETY

Herausgeber: P.J. Schlachet für die Eastern Group Psychotherapy Society, Mitglied der American Group Psychotherapy Association; erscheint seit 1977 vierteljährlich bei Brunner/Mazel Publishers in New York.

Ein wesentlicher Schwerpunkt der Publikationen des Journals liegt, neben theoretischen Erörterungen zur Gruppentherapie, in der Diskussion praktischer Konzepte im medizinisch-psychiatrischen Bereich.

GROUP ANALYSIS. THE JOURNAL OF GROUP-ANALYTIC PSYCHOTHERAPY

Herausgeber: M. Pines für die Group-Analytic Society (London); internationaler Beirat u.a. R. Battegay (Schweiz), H. Bosse, K. König, G. Leutz (Deutschland), T. Sternberg (Israel), I.D. Yalom (USA); erscheint seit 1967 vierteljährlich bei Sage Publications in London.

Die Zeitschrift ist das Journal der Gesellschaft für Gruppenanalyse in London, dessen Anliegen die Theorie, Praxis und Forschung der Gruppenpsychotherapie ist. Ihrem Selbstverständnis entsprechend, versucht sie Konzepte der Psychoanalyse, der Sozialpsychologie, der Gruppendynamik, der Soziologie und der Anthropologie zu verbinden. Dabei knüpft sie an das integrative Konzept von S.H. Foulkes an. GROUP ANALYSIS fördert — wie die Zusammensetzung des Beirates zeigt — den internationalen Austausch und stellt ein Forum für den Dialog zwischen Praktikern, Theoretikern und Forschern aller Disziplinen zur Verfügung. Gewünscht ist die Diskussion der Anwendung verschiedenster gruppenanalytischer Prinzipien im weiteren Kontext von Institutionen: im Bereich medizinischer und therapeutischer Versorgung, in der Erwachsenenbildung und der Weiterbildung in Gruppenarbeit.

SMALL GROUP RESEARCH. AN INTERNATIONAL JOURNAL OF THEORY, INVESTIGATION, AND APPLICATION

Herausgeber: Ch. Garvin, R.B. Polley, J.F. Schneider (Deutschland), A. Brower; erscheint seit 1990 unter neuer Herausgeberschaft mit obigem Titel viermal pro Jahr bei Sage Periodicals Press, Newbury Park, London.

Von 1970 bis 1973 erschien die Zeitschrift zunächst unter dem Titel COMPARATIVE GROUP STUDIES. Ab 1973 hieß sie SMALL GROUP BEHAVIOR: AN INTERNATIONAL JOURNAL OF THERAPY, COUNSELING AND TRAINING und erschien viermal pro Jahr bei Sage Publications, Beverly Hills.

Sie verstand sich als internationales und interdisziplinäres Journal, in dem die Theorie und Praxis der Gruppenarbeit vorgestellt und diskutiert werden sollte. Dabei lag der Fokus keineswegs auf Therapie- und Behandlungsgruppen, vielmehr bestand für jede Form der Kleingruppenarbeit Interesse.

Der Schwerpunkt des ab 1990 erscheinenden Nachfolge-Journals SMALL GROUP RESEARCH hat sich auf die Präsentation quantitativer und qualitativer Kleingruppenforschung verlegt. Dabei wird neben den therapeutischen Gruppen verstärkt Wert auf jene Gruppentypen gelegt, die im außertherapeutischen Bereich angesiedelt sind. Dem Anspruch, eine interdisziplinäre und internationale Debatte zu befördern, kommt die kontinuierliche Zusammenarbeit mit der Universität des Saarlandes (J.F. Schneider) entgegen.

Ausbildungsinstitute

Innerhalb des Deutschen Arbeitskreises für Gruppenpsychotherapie und Gruppendynamik (DAGG) ist die Sektion „Analytische Gruppenpsychotherapie" Ansprechpartnerin für Fragen, die die Gruppenanalyse betreffen.

Sektionsvorstand:
Med. Dir., Dr. med. M.E. Ardjomandi
Niedersächsisches Landeskrankenhaus Tiefenbrunn
37924 Rosdorf

Die Sektion erkennt folgende Weiterbildungsinstitute als gruppenanalytisch an:

Arbeitsgemeinschaft für die Anwendung der Psychoanalyse in Gruppen
Sekretariat:
Frau Elke Hochwald
Brunnenbreite 14
37079 Göttingen

Gruppenanalyse Seminar (GRAS)
Sekretariat:
Frau Doris Häuser
Falltorstraße 4
35398 Gießen-Lützellinden

Internationale Arbeitsgemeinschaft
für Gruppenanalyse
Sekretariat:
Ingrid Berendes
Kreuzherrenstraße 65
53227 Bonn

Institut für Gruppenanalyse
Märzgasse 5
69117 Heidelberg

Zusätzliche Weiterbildungsangebote, besonders für den außertherapeutischen Bereich bietet:

Institut für angewandte Psychoanalyse
Institutsvorstand:
Prof. Dr. P. Fürstenau
Grafenberger Allee 365
40235 Düsseldorf

Für weitere Informationen steht das Sekretariat des DAGG zur Verfügung:

Deutscher Arbeitskreis für Gruppenpsychotherapie und Gruppendynamik
Sekretariat:
Frau Jutta Bohnhorst
Landaustraße 18
34121 Kassel

Personenverzeichnis

Sachverzeichnis

- im Dienste der Gruppe 140
- im Dienste des Ich 137
- maligne 139, 145, 264
regulative Idee 2, 68ff., 84, 86, 108
(Re-)Konstruktion 26, 289
Religion 19, 170, 220, 248, 251
Repräsentanz 14, 19, 22, 40, 161, 180, 185, 188, 191, 227ff., 231, 266
Rivalität 13f., 121, 125, 151f., 193, **216ff.**, 239ff., 263f., 265, 286
Rolle, psychodynamische 6, 12, 32ff., 58, 72, 90, 93, 105, 114, 123, 161, 189, 242, 259f., 290, 298

Scham 22, 36, 154f., 165, 215, 224, 233ff.
Schuld(gefühl) 22, 31, 68, 88, 97, 98, 101, 103, 145, 154, 178, 187, 192f., 197, 214, 220, 234, 251, 274, 303
Schweigen 25, 53, 66, 68, 106, 129, 131, 143, 148, 165, 176, 201, 207f., 227
Schweigepflicht 59f., 95, 100, 131
Sehen und Gesehenwerden 132f., 149, 208ff., 224f., 234
Sekundärprozeß 24, 208, 260
Selbst(wert)gefühl 108, 170, 244f.
Selbst
- analyse 8, 15, 91, 116ff., 177, 184
- enthüllung 32, 77, 234f., 238, 289
- hilfegruppe 14
Setting 7, 17, 22, 31, 43, 46, **49ff.**, 75f., 95, 98, 101, 111, 115, 116, 138, 140, 143, 146, 149f., 151, 165, 181, 250, 266, 268, 272, 282f.

Sexualität 10, 20, 57, 106, 183, 185, 196, 199, 206, 214, 222, 236ff., 239, 242, 245, 252, 275
Sicherheit 12, 24, 39, 112, 115, 146, 172, 192, 208, 213, 272
Sitzungsrückblick 290
soziale Schicht 23, 34
Sozialisation 3, 9, 146f., 213, 232
Spaltung 20, 109, 111, 143, 151, 261, 263, 273, 274, 298
Spiegelung 22, 34, 41, 130, 215, 296
Spiel 134, 137f., 140f., 144f., 210, 224, 250, 252, 266
Sprache 12, 31, 34, 62, 63, 69, 83f., 134f., 139, 145, 200, 231, 232, 256, 286f., 296
Sprechhandeln 7, 11, 25, 52, 59f., 64f., 91f., 131, 151, 153, 207f., 227, 229, 258, 289f.
Strafvollzug 59ff.
Sublimierung 9, 173, 253
Suizidalität 22, 30, 46, 116, 272
Supervision 73, 129, 287, 295, 299
Symbolisierung 25, 52, 56, 60, 64, 67, 83, 99, 107f., 116, 126, 139, 145, 209, 222, 231, 253, 258, 259, 273
Systemtheorie 6, 18, 140
szenische Gestaltung 3, 12, 53, 68, 85f., 94, 98, 101, 105f., 107, 109, 115, 120, 123f., 144, 153f., 167, 170, 186, 193f., 221, 232, 242, 261, 296
szenisches Verstehen 85ff., 194

Thanatos 10, 20
Theater 49f., 86
thematische Selbsterfahrung 293f.
therapeutische Gemeinschaft 269ff.,
Tiefenhermeneutik 85f., 232f., 294

Die AutorInnen

Benjamin Bardé, Diplom-Psychologe, Diplom-Soziologe, Dr. phil., wissenschaftlicher Mitarbeiter am Sigmund-Freud-Institut in Frankfurt am Main. Arbeitsschwerpunkte: Untersuchung psychotherapeutischer und supervisorischer Prozesse in verschiedenen Settings. Adresse: Sigmund-Freud-Institut, Myliusstr. 20, 60323 Frankfurt am Main.

Birgitt Ballhausen-Scharf, Dr. med., Psychotherapeutin. In gruppenanalytischer Weiterbildung. Seit 1986 in eigener psychotherapeutischer Praxis. Arbeitsschwerpunkte: Psychoanalyse und Literatur. Adresse: Dillstraße 12, 65195 Wiesbaden.

Bernd Böttger, Diplom-Psychologe, wissenschaftlicher Mitarbeiter in der Abteilung Medizinische Psychologie der Frankfurter Universitätsklinik, befaßt mit Gruppen und Gruppendynamik seit 1974, Gruppenanalytiker seit 1989. Arbeitsschwerpunkte: Supervisionsgruppen, Psychoanalyse der Zweierbeziehung und Selbsthilfegruppen. Adresse: Abteilung für Medizinische Psychologie, Zentrum der Psychosozialen Grundlagen der Medizin, Universitätskliniken der Johann-Wolfgang-v.-Goethe-Universität, Theodor-Stern-Kai 7, 60590 Frankfurt am Main.

Elke Böttger, Diplom-Psychologin, Diplom-Pädagogin; studierte Psychologie und Pädagogik in Frankfurt. 1983-1991 Ausbildung zur Gruppenanalytikerin, seit 1989 Ausbildung zur Psychoanalytikerin. Sie arbeitet seit 1984 als Psychologin in Klinik und Praxis, aktuell als wissenschaftliche Mitarbeiterin in der Abteilung Medizinische Psychologie am Klinikum der J.W. v. Goethe-Universität Frankfurt am Main. Arbeitsschwerpunkte: Narzißmus in Gruppen, empathische Kompetenz, Fragen der psychoanalytischen Ausbildung, Inzest und sexueller Mißbrauch. Adresse: Abteilung für Medizinische Psychologie, Zentrum der Psychosozialen Grundlagen der Medizin, Universitätskliniken der Johann-Wolfgang-v.-Goethe-Universität, Theodor-Stern-Kai 7, 60590 Frankfurt am Main.

Andrea Eckert, Diplom-Psychologin, bis 1991 wiss. Mitarbeiterin am Lehrstuhl für Psychologie der TU München; seit 1987 freiberufliche Tätigkeit in der Erwachsenenbildung mit Gruppen. In gruppenanalytischer Weiterbildung. Arbeitsschwerpunkte: Fremdenfeindlichkeit, Konflikte, Gewalt. Adresse: Kornblumenweg 18, 81545 München.

Günther Franzen, Diplom-Pädagoge, Studium der Sozial- und Erziehungswissenschaften in Frankfurt am Main und Berlin. 1981-1986 wissenschaftlicher Mitarbeiter am Psychologischen Institut der Universität Hannover, seit 1990 wissenschaftlicher Mitarbeiter der Abteilung für Medizinische Psychologie am Universitätsklinikum Frankfurt am Main. Freie journalistische Mitarbeit bei verschiedenen Zeitschriften. Schriftsteller. Arbeitsschwerpunkte: Angewandte Psychoanalyse, Medizinische Psychologie. Adresse: Oranienstraße 4, 60439 Frankfurt am Main.

Marlene Greussing, Psychoanalytikerin, Gruppenanalytikerin, Mitglied im Wiener Arbeitskreis für Psychoanalyse, arbeitet in freier Praxis sowie am Institut für Sozialtherapie. Arbeitsschwerpunkte: Psychoanalyse der Adoleszenz, Weiblichkeit und Scham. Adresse: Porzellangasse 22a/8, A – 1090 Wien.

Rolf Haubl, Diplom-Psychologe, Dr. phil. (Germanistik), Dr. rer. pol. habil. (Psychologie), Gruppenanalytiker. Privatdozent für Psychologie an der Wirtschafts- und Sozialwissenschaftlichen Fakultät der Universität Augsburg. Arbeitsschwerpunkte: Psychoanalytische Kultur- und Sozialisationstheorie, Psychohistorie, Selbst(wert)psychologie, Qualitative Sozialforschung, Medienanalyse, Theorie und Praxis der Gruppenanalyse, Medizinpsychologie. Adresse: Lehrstuhl für Psychologie II, Wirtschafts- und Sozialwissenschaftlichen Fakultät Fakultät, Universität Augsburg, Memmingerstraße 14, 86159 Augsburg.

Eva Kohout, M.A., Gruppenanalytikerin. Weiterbildung in Psychoanalyse und Psychodrama. Arbeitet als Psychotherapeutin und AHS-Lehrerin für Germanistik, Philiosophie, Psychologie. Arbeitsschwerpunkte: Psychoanalyse des Spiels. Adresse: Ottakringerstr. 49/29, A – 1160 Wien.

Franziska Lamott, Diplom-Soziologin, Dr. rer. soc., Studium der Sozialwissenschaften in München und Tübingen. Lehrbeauftragte an der Universität und Fachhochschule in München. Weiterbildung in Gruppenanalyse. Arbeitsschwerpunkte: Kriminalsoziologie, Kulturanalyse, Frauen- und Wissenschaftsgeschichte. Adresse: Jagdstraße 7b, 80639 München.

Erwin Lemche, Diplom-Psychologe, Studium der Psychologie und der Linguistik an der Freien Universität Berlin, 1988-1991 Tätigkeit für den Sozialpsychiatrischen Dienst beim Gesundheitsamt Berlin-Zehlendorf, seit 1991 Assistent an der Karl-Bonhoeffer-Nervenklinik, Doktorand und Lehrbeauftragter am Psychologischen Institut der FU. Arbeitsschwerpunkte: Theoriebildung in der Gruppenanalyse, Gruppenanalyse in der forensischen Psychiatrie. Adresse: Bornstedter Straße 5, 10711 Berlin.

Eveline List, Mag. rer. soc. oec., Dr. phil., Studium der Geschichte, Psychologie, Literatur und Volkswirtschaft. Wissenschaftliche Beamtin und Psychoanalytikerin in freier Praxis. Arbeitsschwerpunkte: Psychoanalyse, Mentalitätsgeschichte, Institutionentheorie. Adresse: Mariahilfer Straße 108/27, A — 1070 Wien.

Helmut Paulus, Dr. med., Psychiater, Psychoanalytiker; Mitglied des Salzburger Arbeitskreises für Psychoanalyse und der Sektion Gruppenpsychoanalyse des ÖAGG; arbeitet als Leiter des Departments für Psychosomatik/Diakonissenkrankenhaus Salzburg sowie in freier psychoanalytischer Praxis. Arbeitsschwerpunkte: Psychoanalyse und Kreativität, Psychoanalyse als multimediales, interdisziplinäres, traditionsintegratives, interkulturelles und sozialkommunikatives Spannungsfeld. Adresse: Salzweg 10A, A — 5082 Grödig b. Salzburg.

Elisabeth Schönberger, Dr. phil., Studium der Altphilologie, Philosophie, Germanistik und Politologie an den Universitäten Frankfurt und Wien. Seit 1979 Ausbildung im Wiener Arbeitskreis für Psychoanalyse. Gruppenanalytikerin. Seit 1980 als Psychotherapeutin beschäftigt im Anton-Proksch-Institut, Abteilung für Drogenabhängige. Arbeitsschwerpunkte: Psychoanalyse und Gesellschaftstheorie, Psychoanalyse und Ethik, Psychoanalytische Behandlungstechnik in der stationären Therapie mit drogenabhängigen Jugendlichen. Adresse: Schubertgasse 4-6/14, A — 1090 Wien.

Christian Schwarz, Dr. phil., Studium der Philosophie, Psychologie und Geschichte an der Universität Wien. Berufliche Tätigkeit im Bereich der stationären Drogenrehabilitation. Psychoanalytiker und Gruppenanalytiker in freier Praxis. Arbeitsschwerpunkte: Philosophie und Psychoanalyse, Psychoanalyse der Kollektive, Psychoanalyse schwerer Psychopathologien (Sucht, Perversion, Borderline), Narzißmus und Sexualität. Adresse: Meraviglia-Gasse 3, A — 1060 Wien.

Hanspeter Stutz, Dr. med., Spezialarzt FMH für Psychiatrie und Psychotherapie, Oberarzt in der Kantonalen Psychiatrischen Klinik Liestal. In gruppenanalytischer Weiterbildung. Arbeitsschwerpunkte: Analytische Gruppentherapie in der Psychiatrie, Integration gruppenanalytischer Konzepte, Analytische Einzel- und Gruppenpsychotherapie bei Borderline-Störungen und Psychotikern. Adresse: Kantonale Psychiatrische Klinik Bienentalstrasse 7, CH — 4410 Liestal.